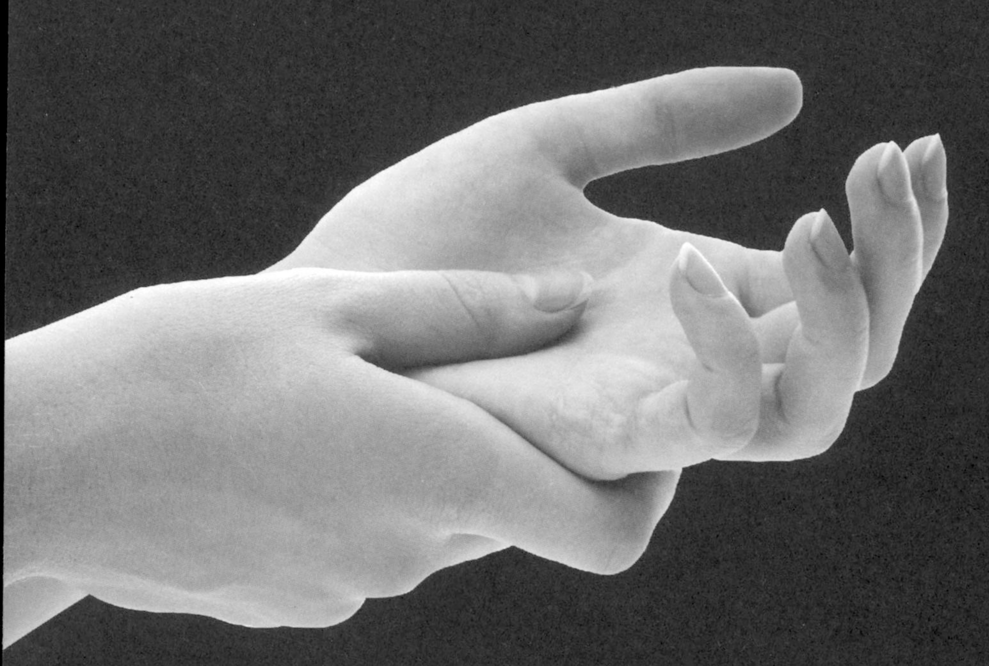

本書內容是查煒博士多年來研究的精華彙集，其內容普遍適用於一般社會大眾；但由於個人體質多少有些互異，若在參閱、採用本書的建議後仍未能獲得改善或仍有所疑慮，建議您是向專科醫師諮詢，才能為您的健康做好最佳的把關。

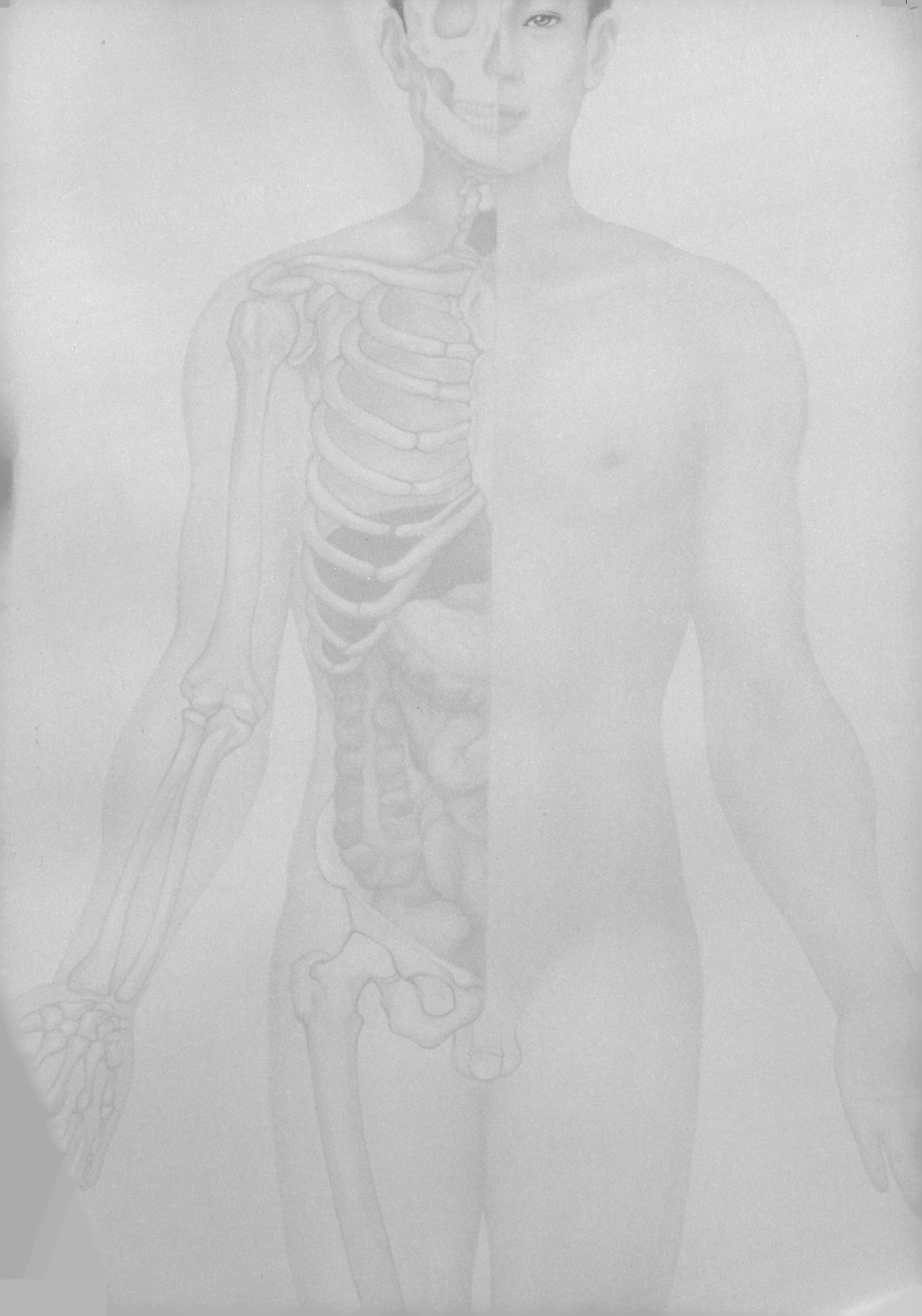

前言

經絡是一門學問，不僅講述了人體內部聯繫和運行規律，更是我們取穴治病的主要依據。

本書從常見疾病的按摩方法講起，將疾病與取穴融合在一起，為讀者提供了快速可查的特效按摩方法。另外，本書介紹的經絡穴位涵蓋了十二正經、任督二脈、經外奇穴，彌補了市面上很多圖書取穴不足的缺點。從基本的循行路線入手，再詳細為大家分析經絡上每個穴位的位置、取穴方式、對症治病以及特效按摩方法。您可以在人體骨骼圖上精準定位，也可透過真人演示圖放心按摩，解決了讀者難以判斷位置的困惑。人體骨骼圖和真人演示圖單獨成頁，老年讀者不戴老花鏡也一樣能精準取穴。

本書取穴為推拿按摩而設，按摩以手或輔以按摩棒，手指之粗，對於纖細如發之毫針來說，不止百信於信，故穴略偏差，按之以手，仍中其穴，故讀者不必拘泥所謂標準取穴法。當然，本書儘可能堅持科學準確的介紹諸穴定位，有些穴位為了您快速取穴，可能做了一些變通，但較之於標準的方法，簡便許多，同樣有效！

本書不是一本簡單的取穴書，我們希望為您提供的，不僅是您需要的，更是讓您意想不到的。

目錄

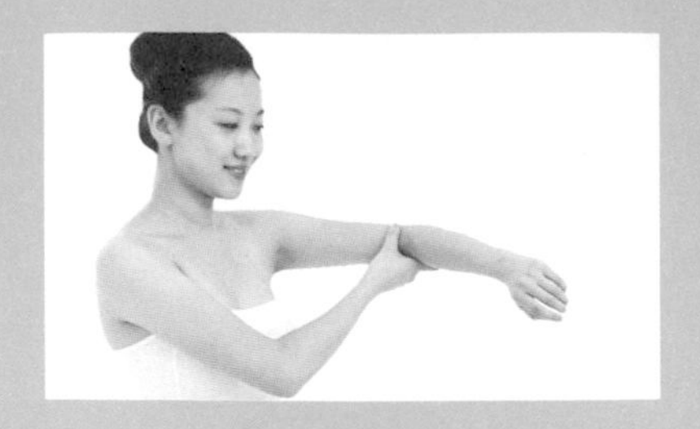

第一章 60種常見疾病的特效按摩法

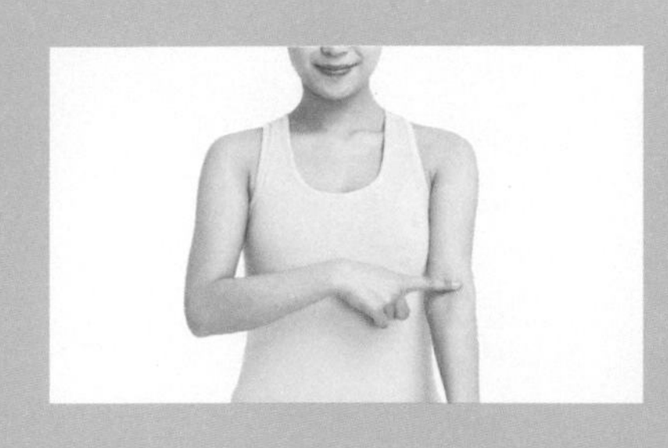

第二章

手太陰肺經：氣息通暢的總管

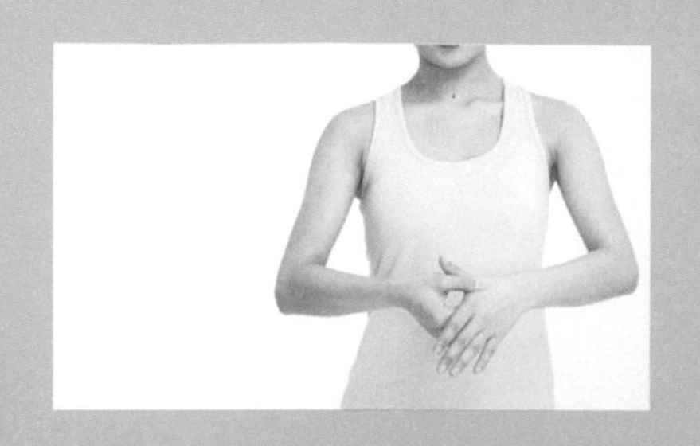

第三章

手陽明大腸經：人體淋巴系統的守護神

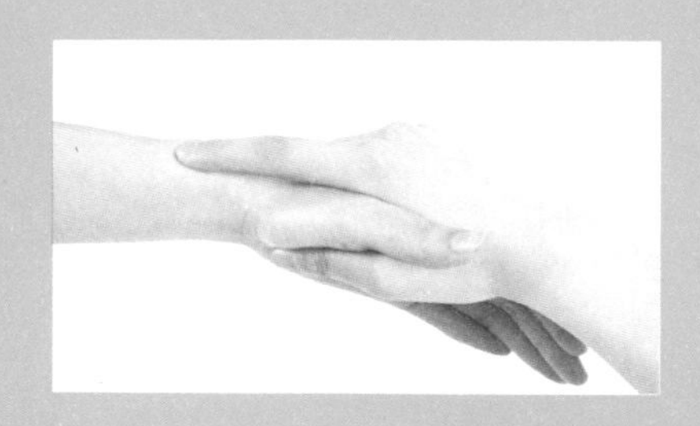

第四章
足陽明胃經：人體的後天之本

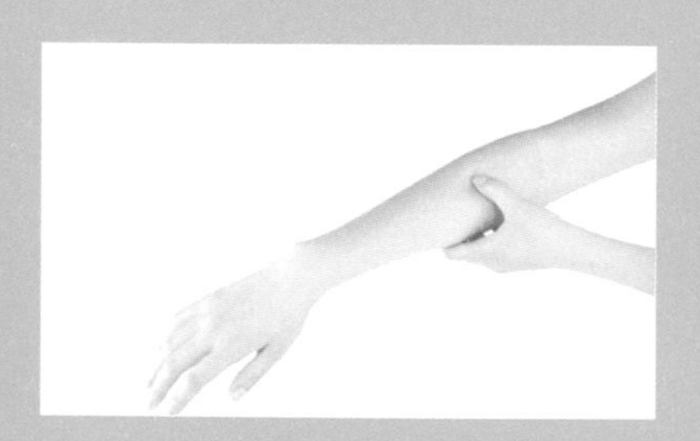

第五章
足太陰脾經：滋陰養血，百病不生

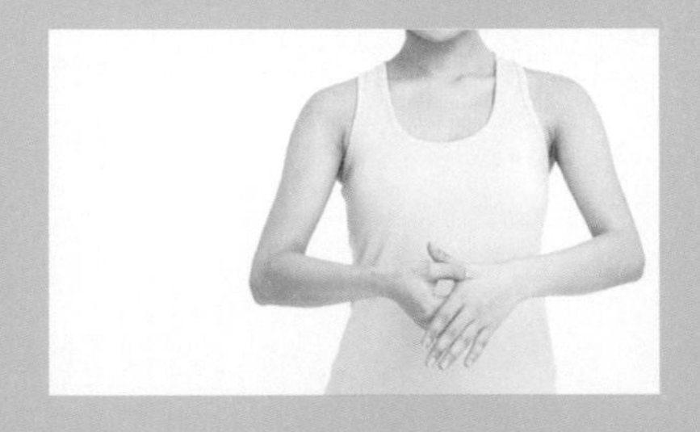

第六章

手少陰心經：掌管人體生死的君王

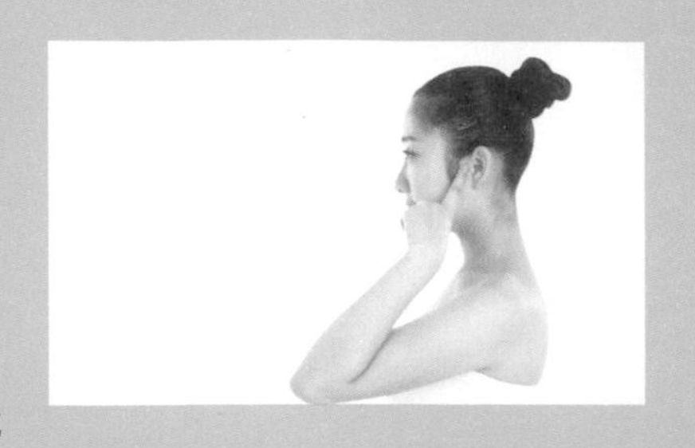

第七章

手太陽小腸經：反映心臟能力的鏡子

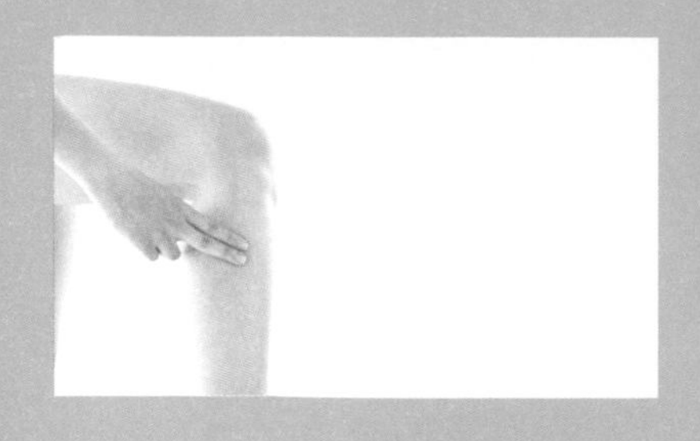

第八章
足太陽膀胱經：通達人體全身的水道

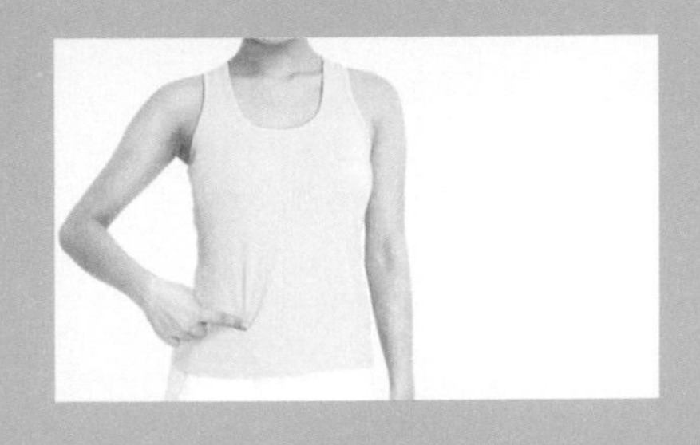

第九章

足少陰腎經：人體健康的根本

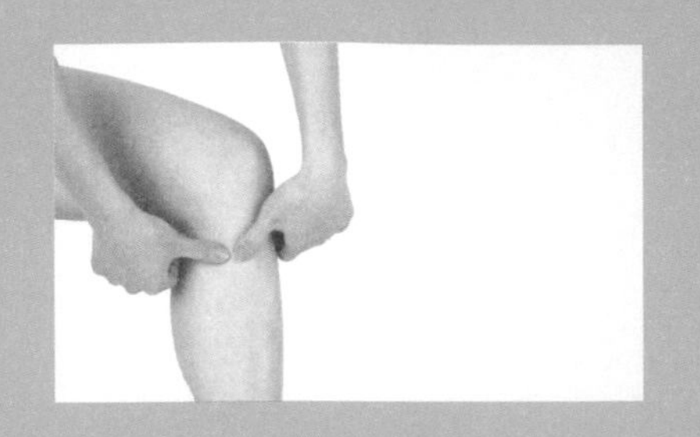

第十章

手厥陰心包經：護衛心主的大將軍

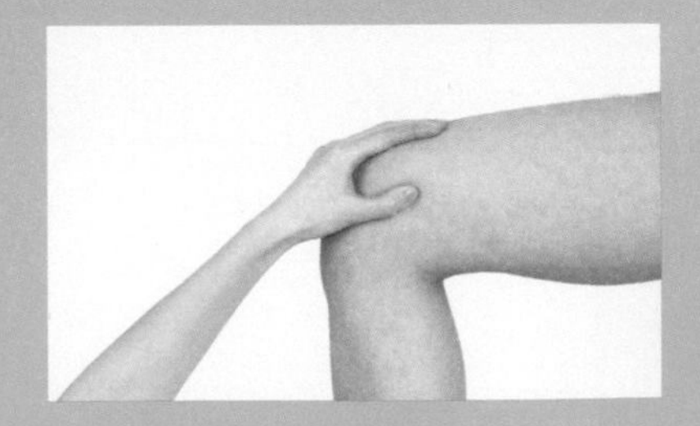

第十一章

手少陽三焦經：捍衛頭腦安全

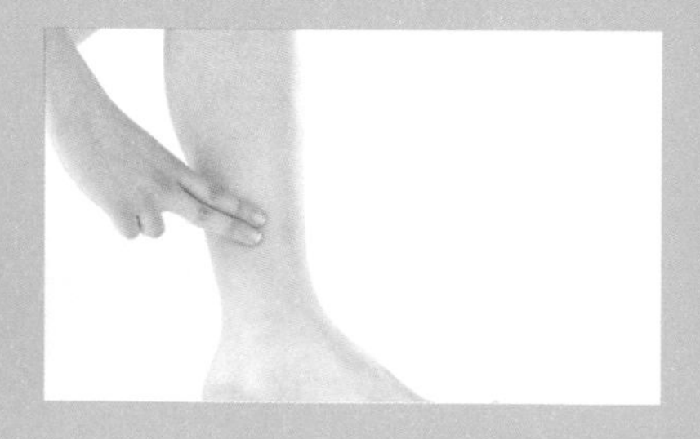

第十二章

足少陽膽經：具有神奇養生功用的經脈

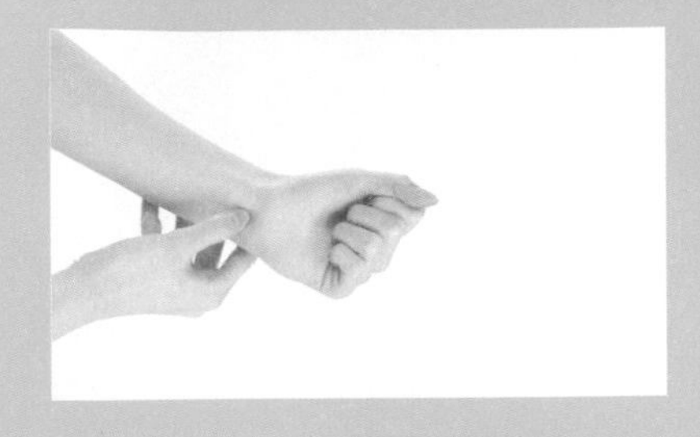

第十三章

足厥陰肝經：修身養性的關鍵

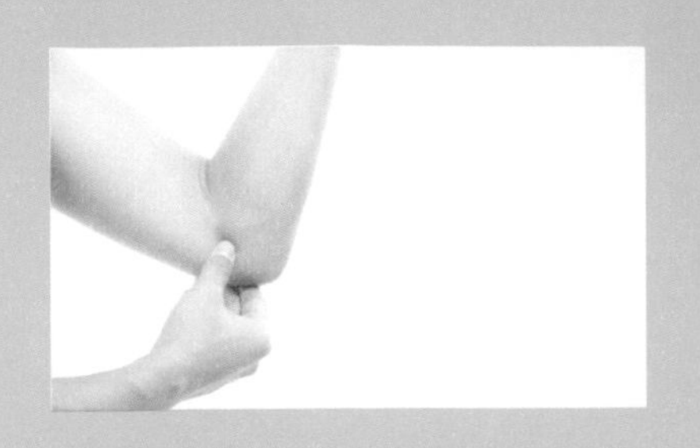

第十四章

任脈：掌管女性妊養的總管

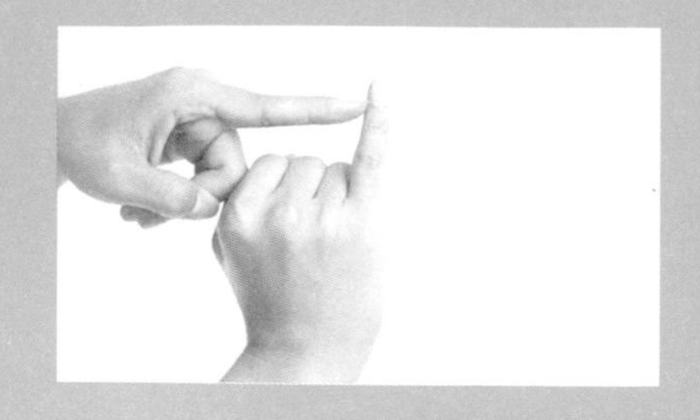

第十五章

督脈：調節陽經氣血的總督

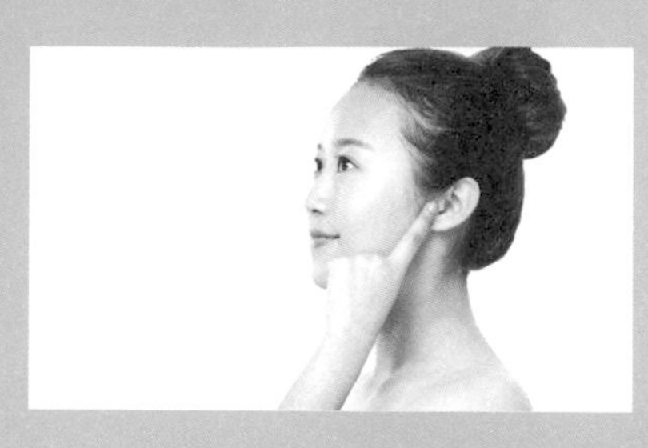

第十六章

經外奇穴：對症治療，效果神奇

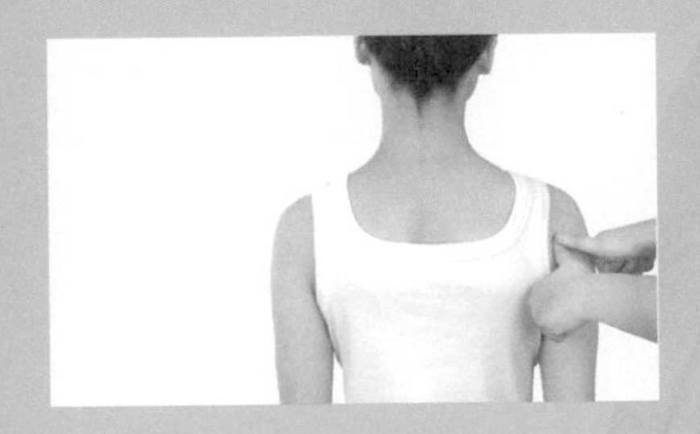

附錄

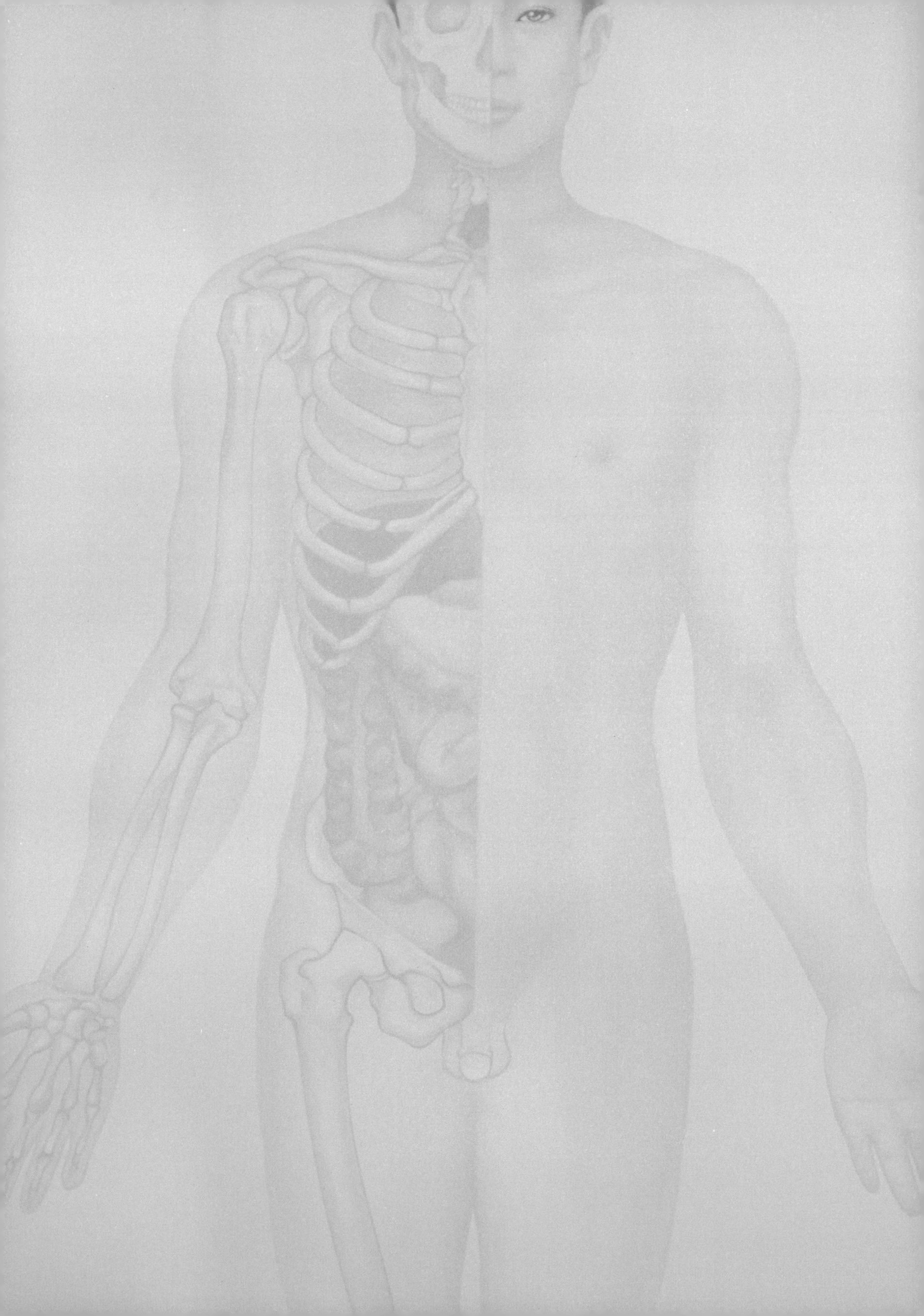

第一章

60種常見疾病的特效按摩法

面對越來越多的疾病，我們必須學會自我防護。按摩歷史悠久，簡便易行，深受老百姓喜愛。因此，本章我們選取了適合按摩防治的60種常見病、多發病，希望透過簡便易行的按摩方法，幫助患者減輕病痛。

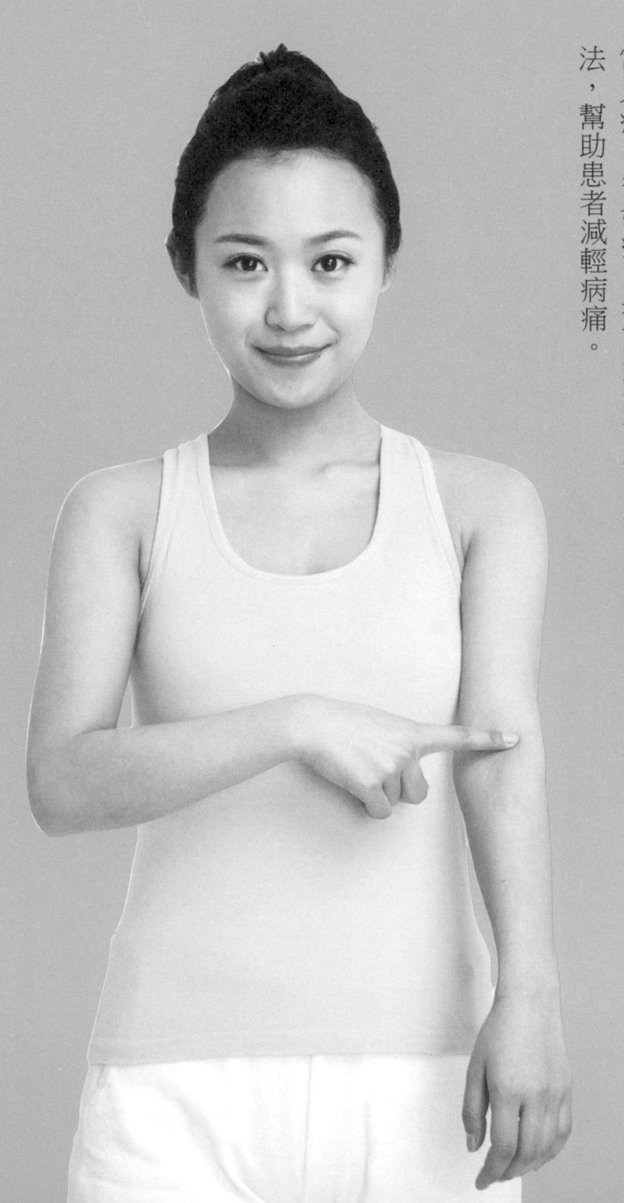

糖尿病

多尿、多飲、多食、消瘦。

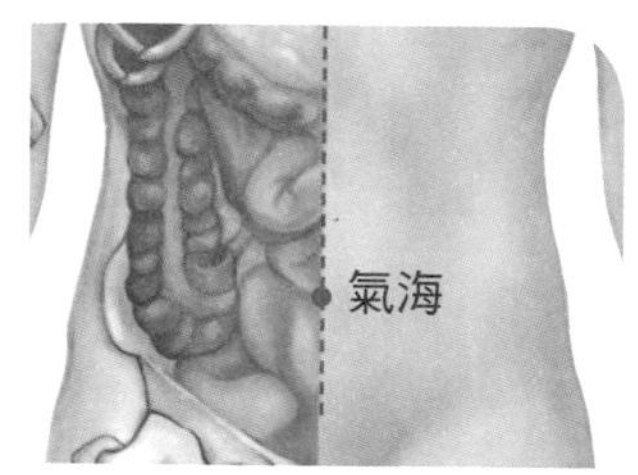

1 用食指、中指、無名指輕輕按摩氣海2分鐘，以產生酸脹感為宜。

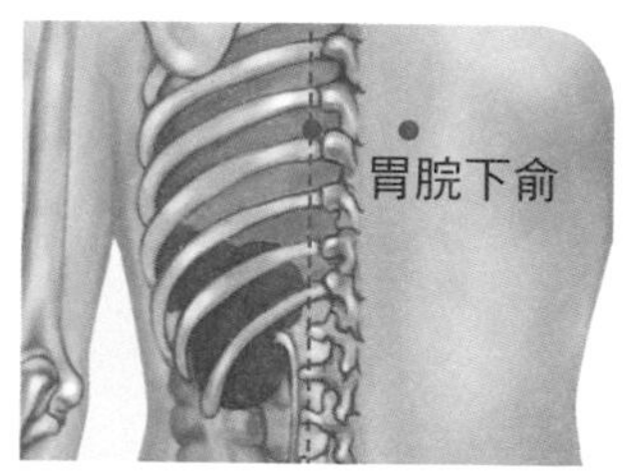

2 用健康槌輕輕叩擊胃脘下俞2分鐘。

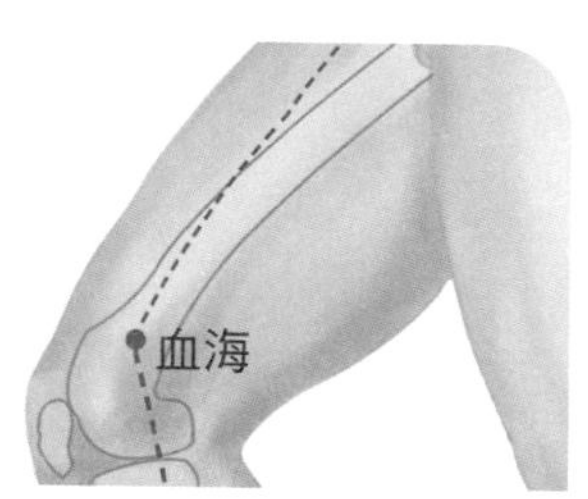

3 用拇指指腹均衡用力按壓血海1分鐘，配合呼吸，效果更好。

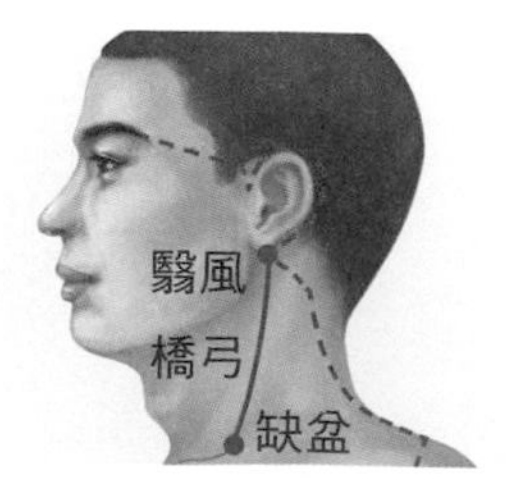

4 用拇指指腹自上向下推橋弓（翳風與缺盆的連線）10～20次，左右交替進行。

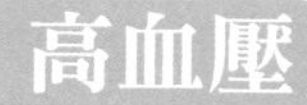

高血壓

頭疼、眩暈、耳鳴、心悸。

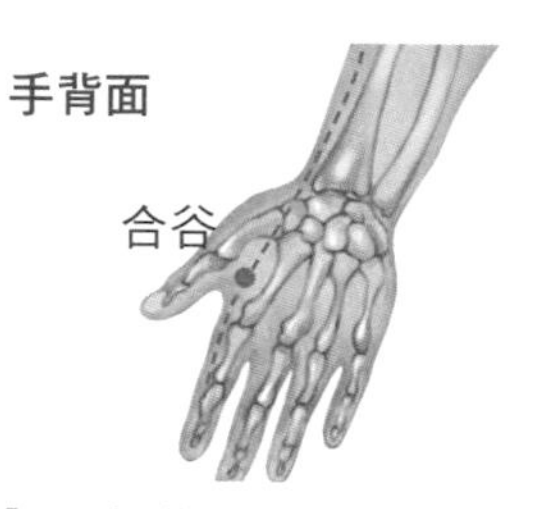

1 用拇指指腹點按合谷30次，力度稍重。

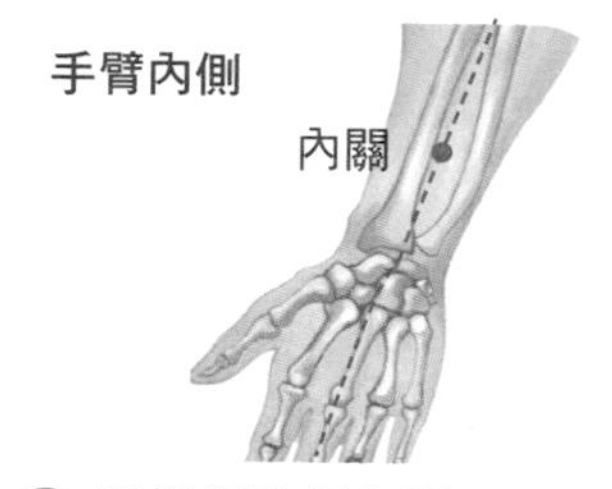

2 用拇指點揉內關3～5分鐘，力度適中。

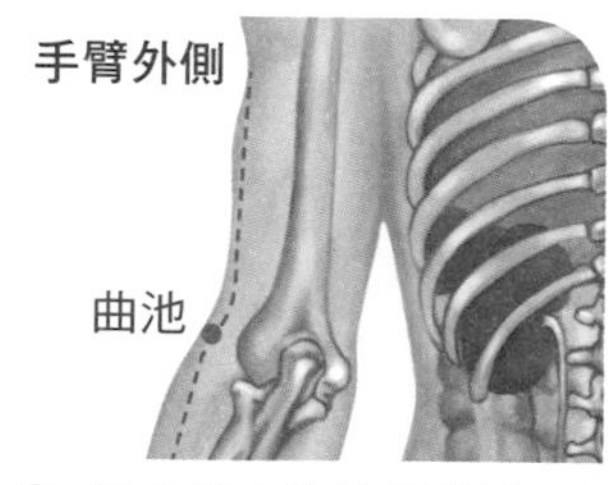

3 用食指中節按壓曲池3分鐘，力度稍重。

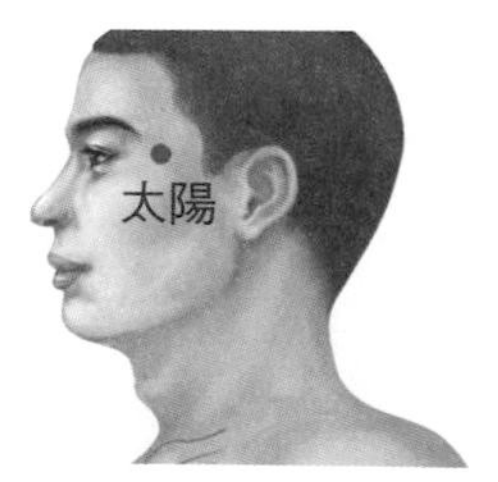

4 用雙手掌根按揉兩側太陽，順時針方向、逆時針方向各1分鐘。

高脂血症

神疲乏力、失眠健忘、胸悶心悸。

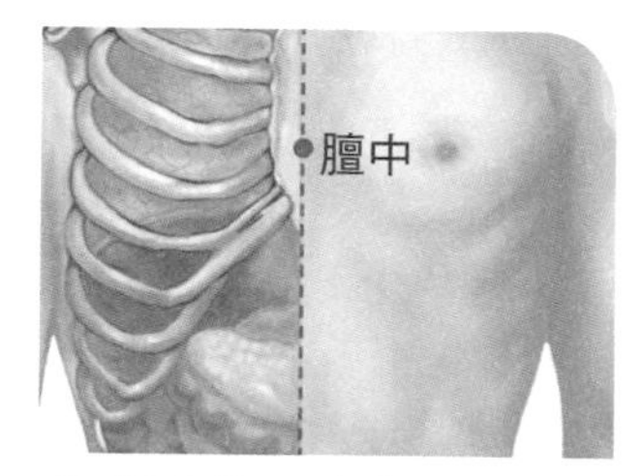

1 用食指、中指、無名指指腹按揉膻中50次。

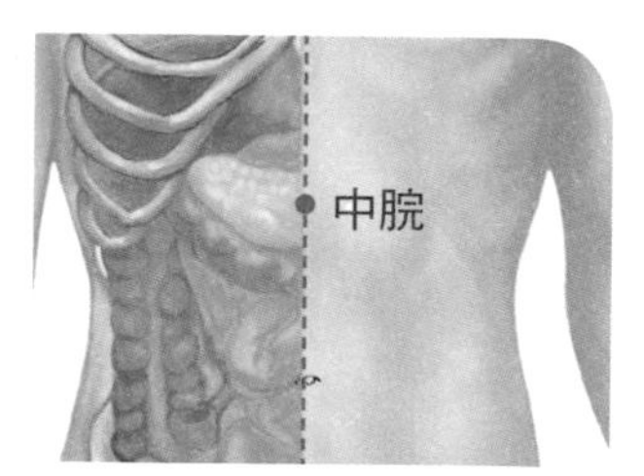

2 用拇指指端輕輕按壓中脘20次。

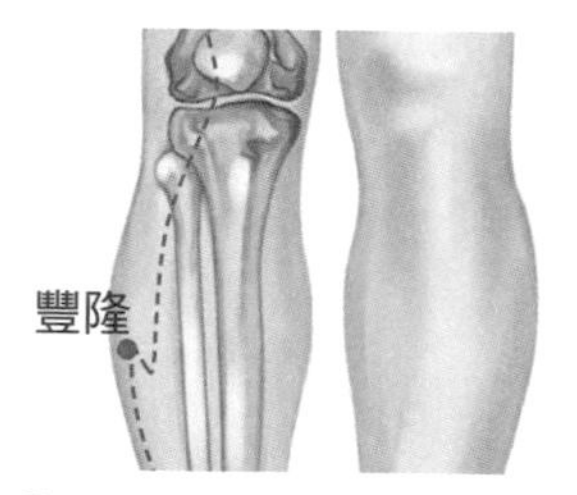

3 用拇指指端用力按揉豐隆2分鐘。

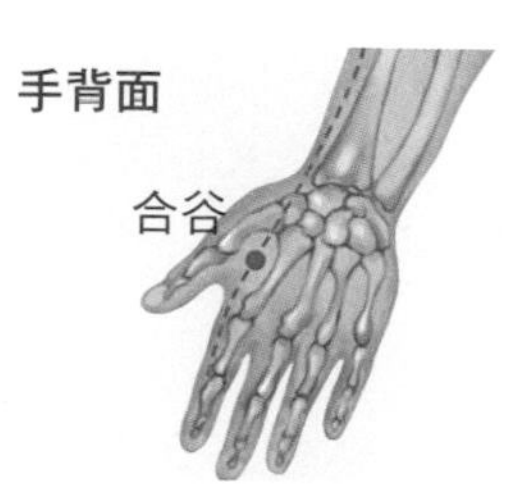

4 用拇指指腹點按合谷30次，力度稍重。

冠狀動脈疾病

胸痛憋悶、心悸氣短、脈搏不齊。

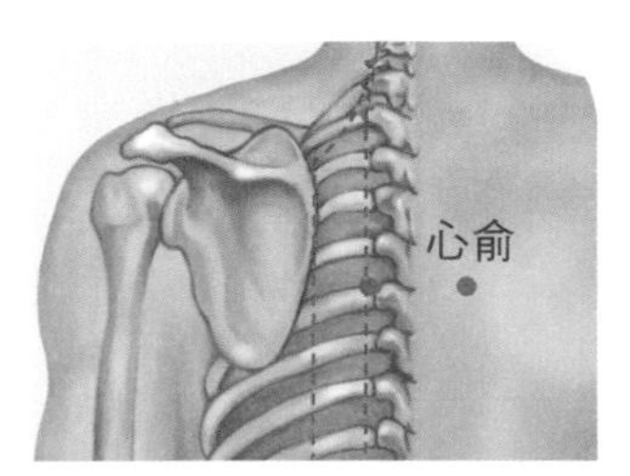

1 以健康槌叩擊心俞2分鐘，以產生酸脹感為宜。

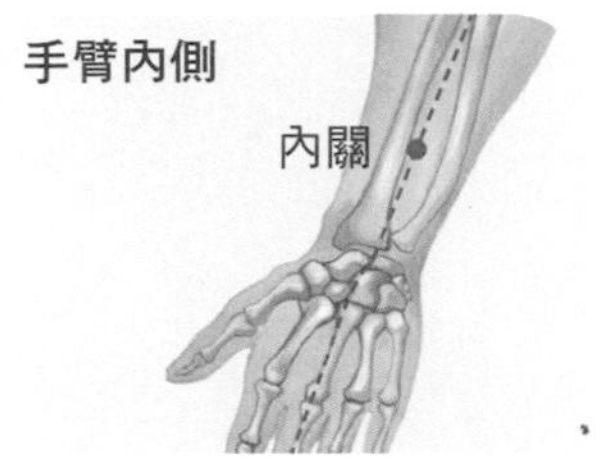

2 用拇指點按內關30次，兩手交替進行，力度適中。

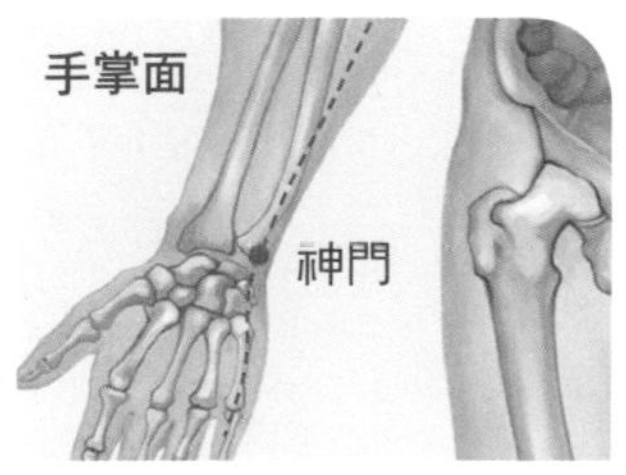

3 用拇指和食指揉捏神門3～5分鐘，兩手交替進行，力度適中。

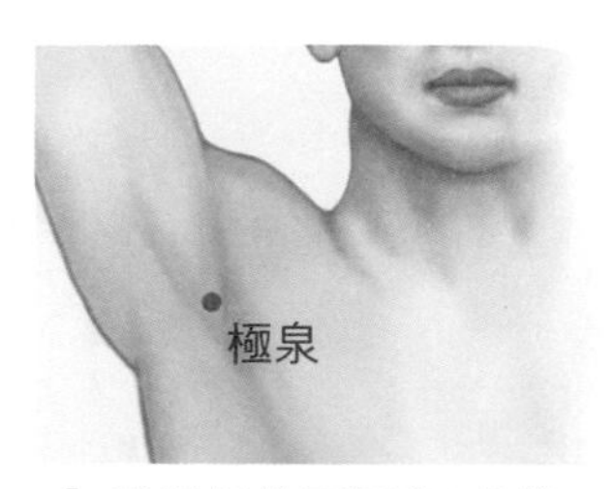

4 用拇指按壓極泉1分鐘，其餘四指扶住腋窩後方的肩膀。

脂肪肝

消化不良、肝區隱痛、神疲乏力。

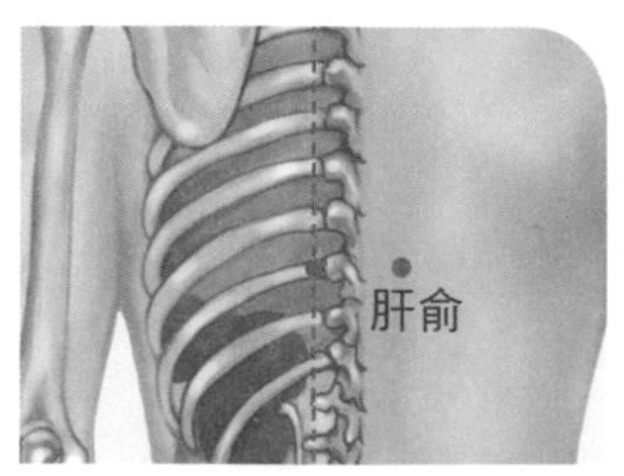

1 用雙手的拇指同時按壓兩側肝俞20次，可邊按邊轉圈。

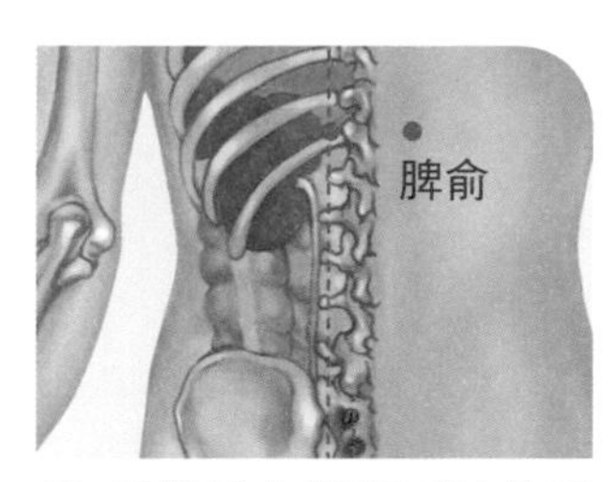

2 用雙手的拇指同時按壓兩側脾俞20次，可邊按邊轉圈。

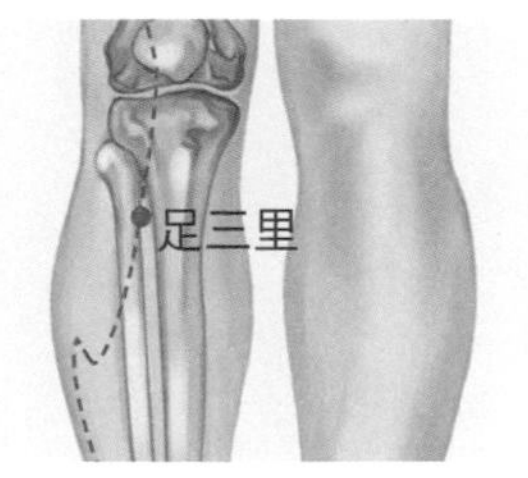

3 用拇指指腹重力按壓足三里1～3分鐘。

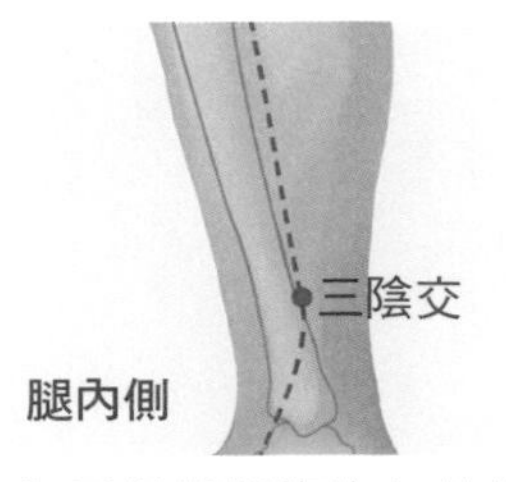

4 用拇指指腹均勻地按壓三陰交2分鐘。

慢性膽囊炎

消化不良、膽囊絞痛。

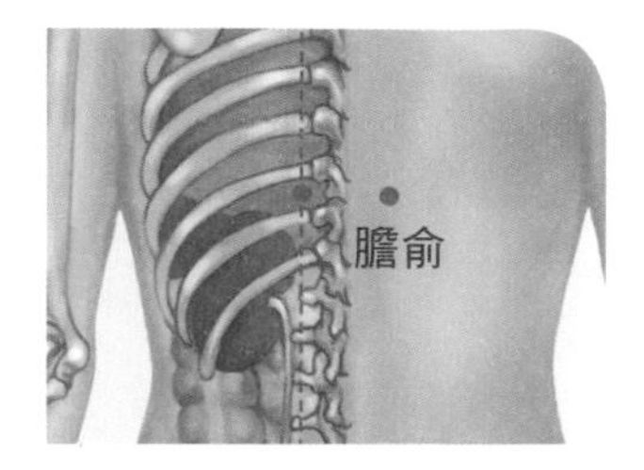

1 用拇指指腹按揉膽俞1～3分鐘。

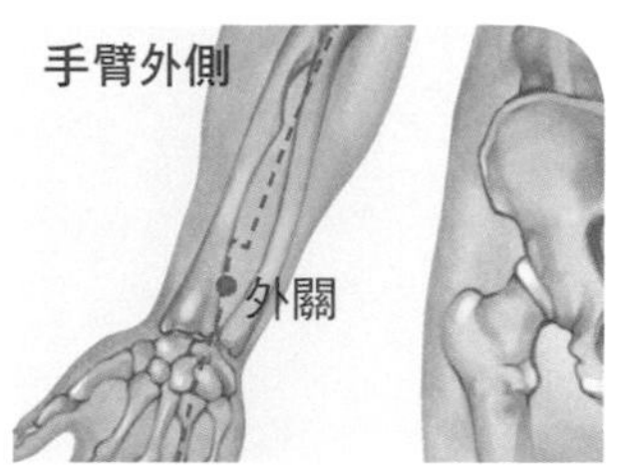

2 用拇指點按外關20次，力度適中。

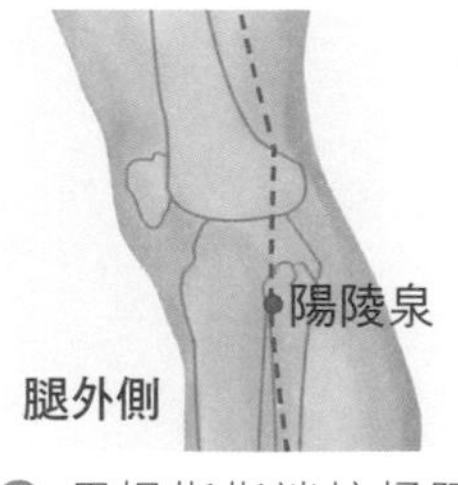

3 用拇指指端按揉陽陵泉100次，力度稍重。

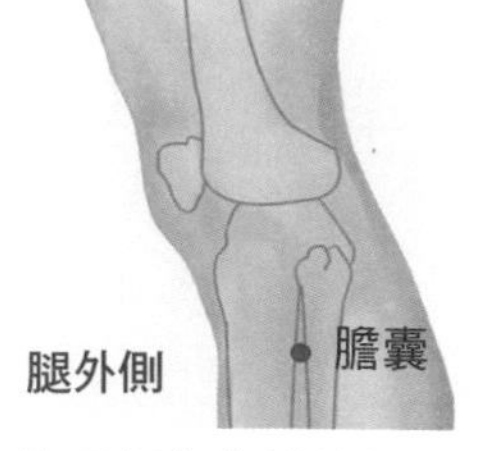

4 用拇指指端按揉膽囊3分鐘，用力均衡。

更年期症候群

潮紅、自汗、多食、焦慮。

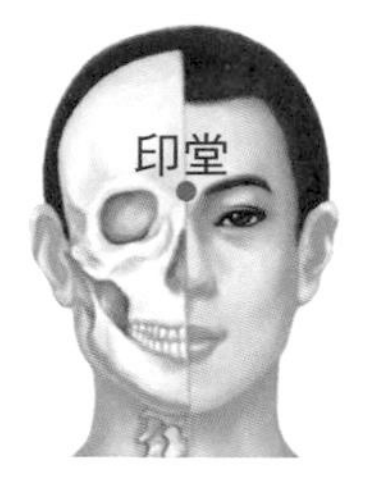

1 用食指指腹沿印堂向上推，反覆做1分鐘。

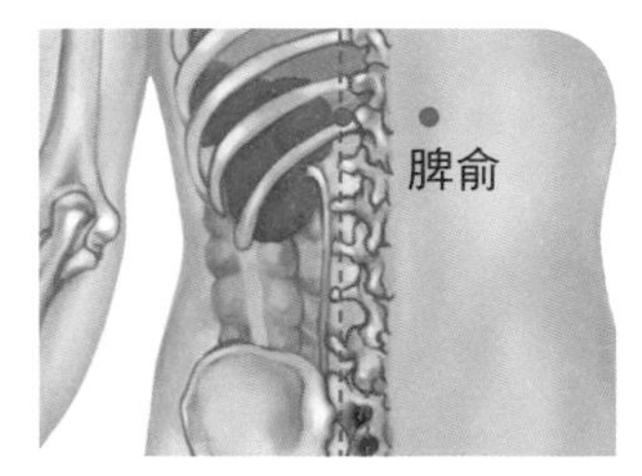

2 雙手拇指用力按住脾俞，稍等片刻再猛然放開，反覆做1分鐘。

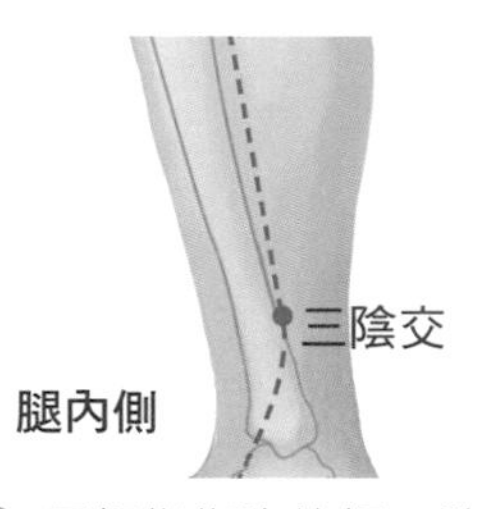

3 用拇指指腹按揉三陰交1分鐘，適度用力。

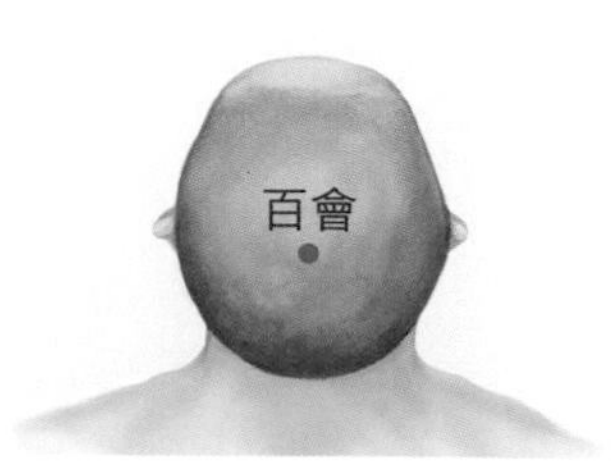

4 用中間三指的指端叩擊百會2～3分鐘。

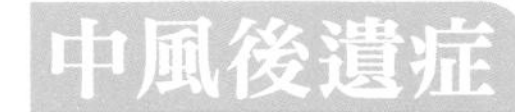

中風後遺症

半邊癱瘓、感覺減退、半邊麻木。

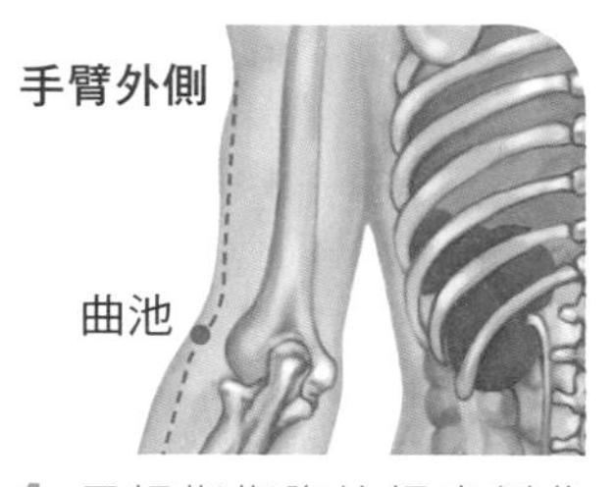

1 用拇指指腹按揉患側曲池100次。

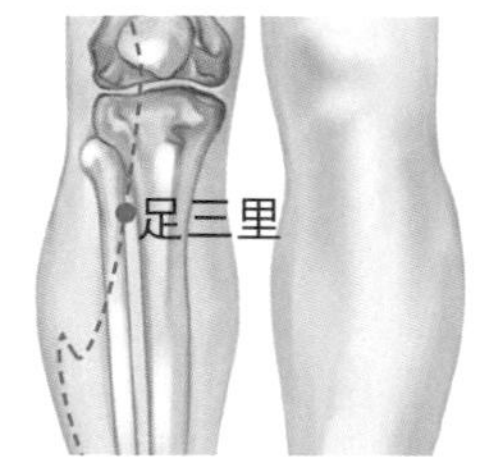

2 用拇指點揉足三里1分鐘，力度稍重。

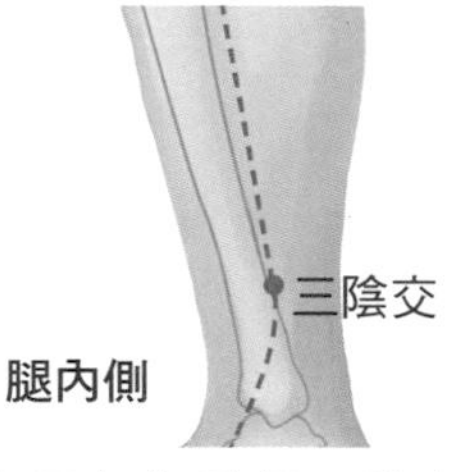

3 用拇指點揉三陰交1分鐘，力度適中。

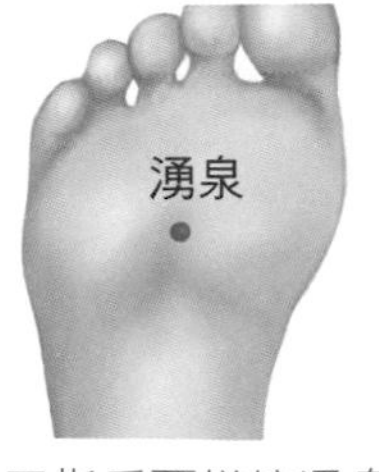

4 用四指反覆搓擦湧泉3分鐘至腳心發熱。

白內障

視物模糊、視物重影、視物變形。

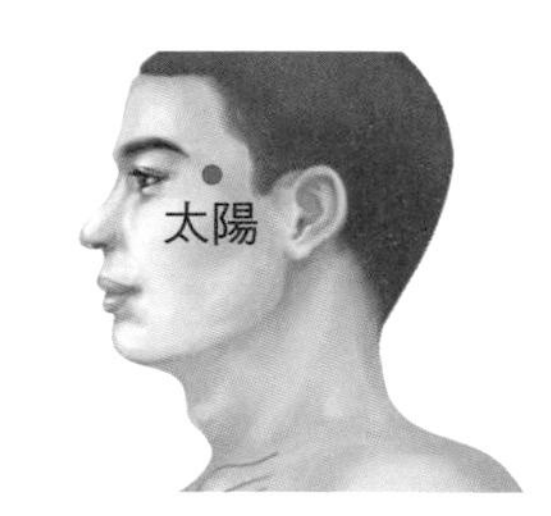

1 雙手食指彎曲，從內向外抹刮眉弓至太陽，重複2分鐘。

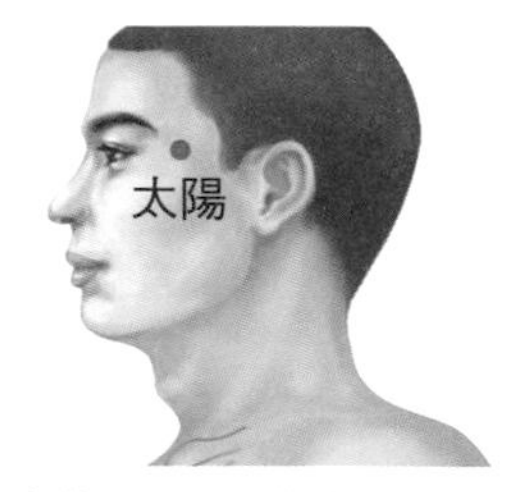

2 中指和無名指併攏，用二指的指腹按揉兩側太陽2分鐘。

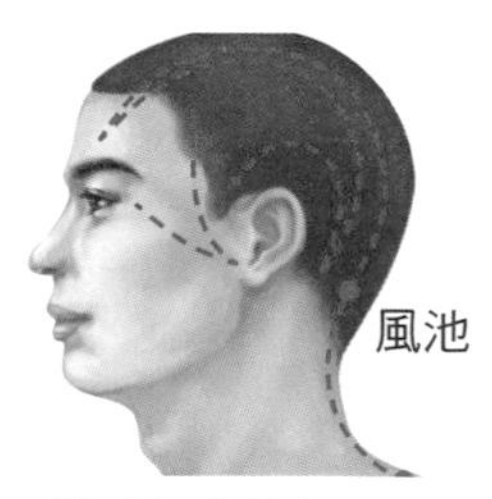

3 用雙手拇指按揉風池2分鐘，力度以酸脹透遍全身為宜。

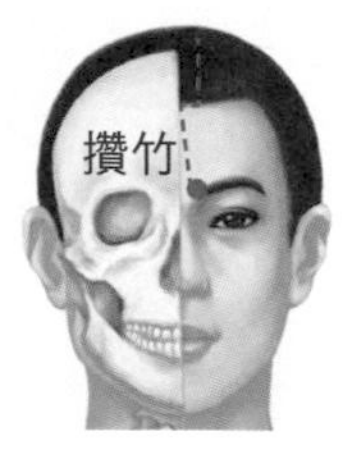

4 用雙手食指按壓攢竹30次，力度宜輕。

頭痛

頭部疼痛、有重壓感、面紅多汗。

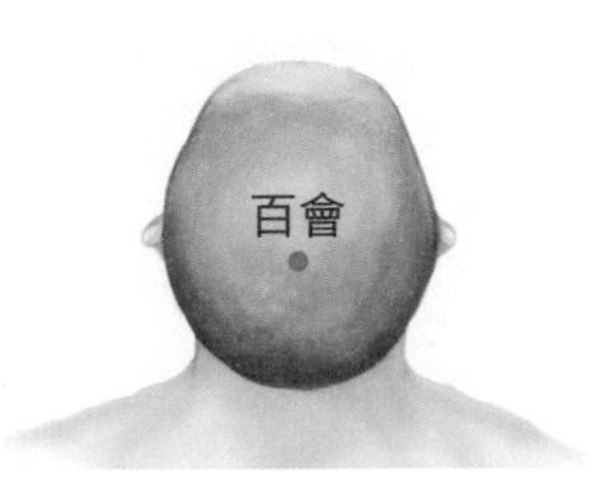

1 用食指指腹適當用力按揉百會1分鐘。

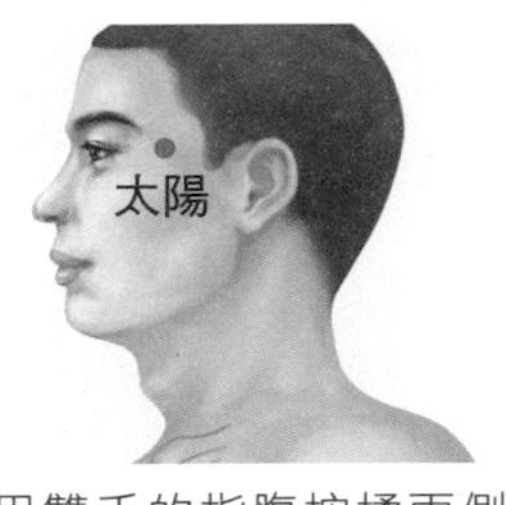

2 用雙手的指腹按揉兩側太陽1分鐘。

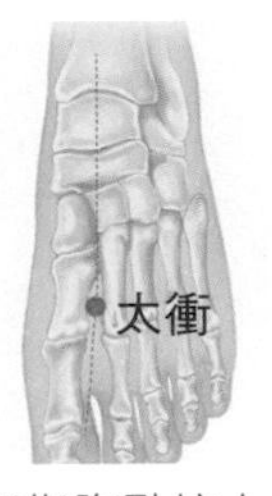

3 用拇指指腹點按太衝1分鐘，力度適中。

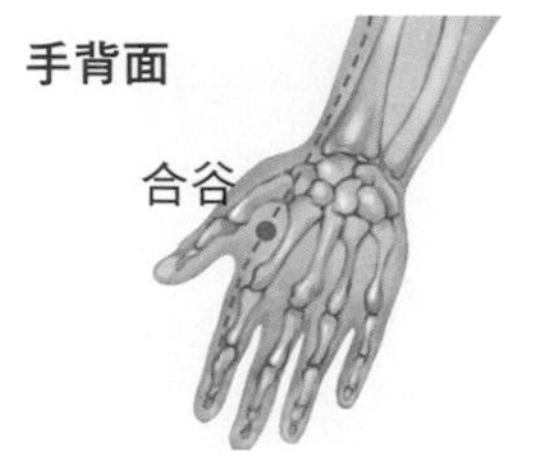

4 用拇指和食指夾住合谷，用力按揉1分鐘。

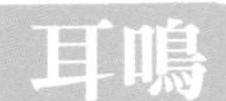

耳鳴

耳聾、眩暈、頭痛。

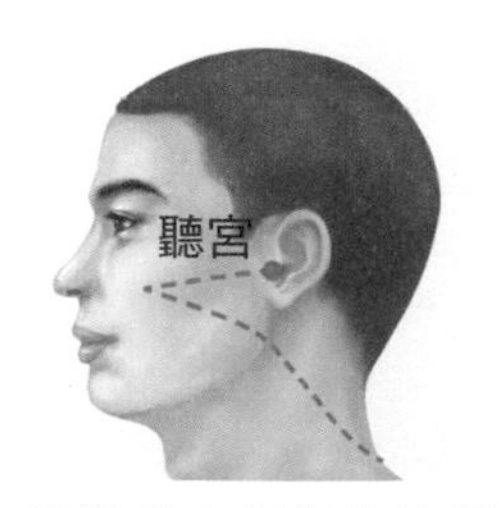

1 用雙手中指指腹按壓聽宮1分鐘。

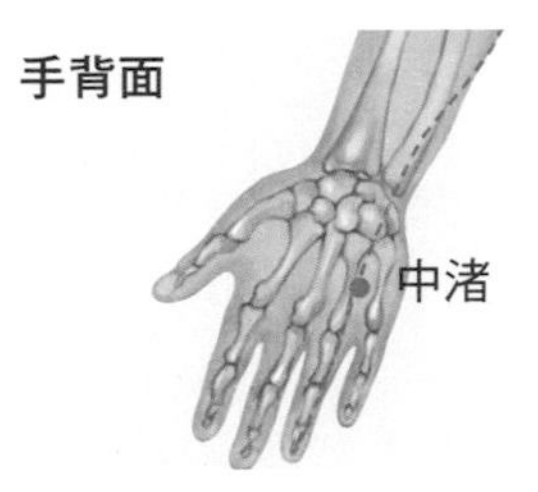

2 用拇指和食指揉捏中渚1分鐘。

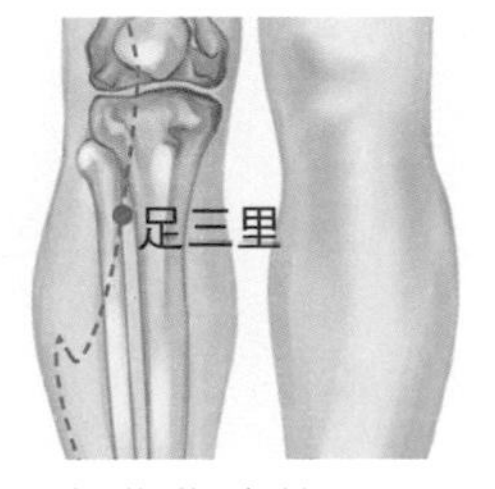

3 用拇指指腹按壓足三里20～30次，力度稍重。

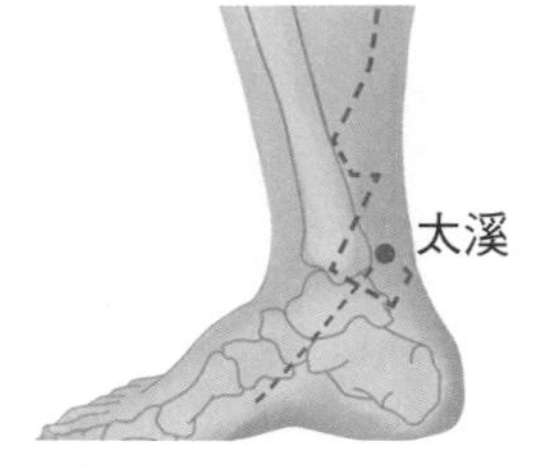

4 用拇指指腹按壓太溪10～15次，力度稍重。

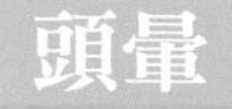

頭暈

頭昏腦脹、頭重腳輕、視物旋轉。

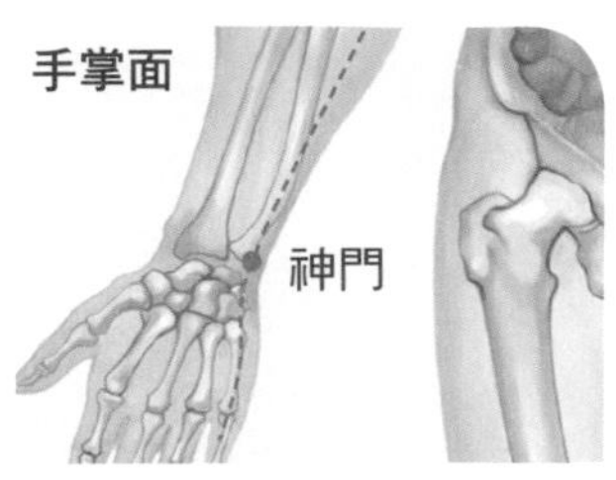

1 用拇指按揉神門2分鐘，力度適中。

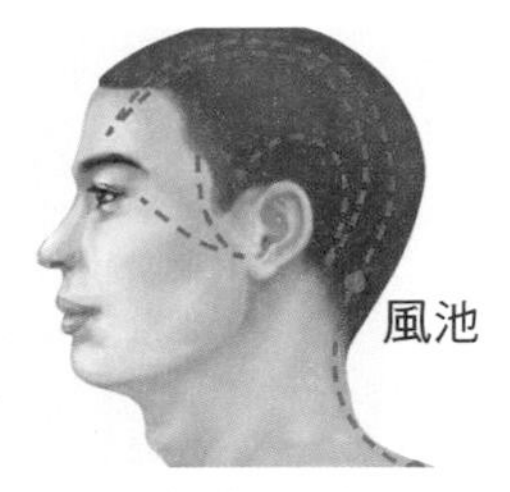

2 用雙手拇指指端按揉風池1～2分鐘，用力適中。

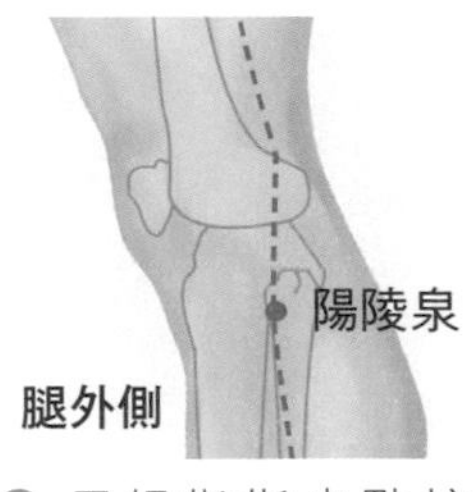

3 用拇指指尖點按陽陵泉，雙側各按摩20次。

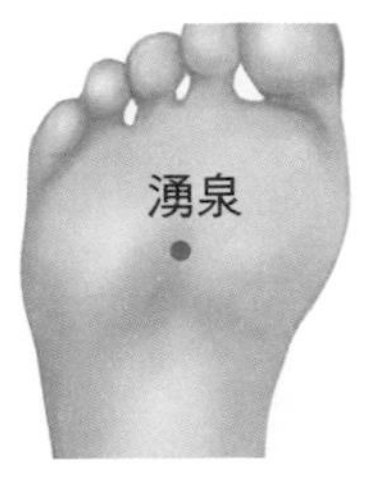

4 用手掌反覆搓擦湧泉3分鐘，直至腳心發熱。

胸悶

呼吸費力、氣不夠用、全身乏力。

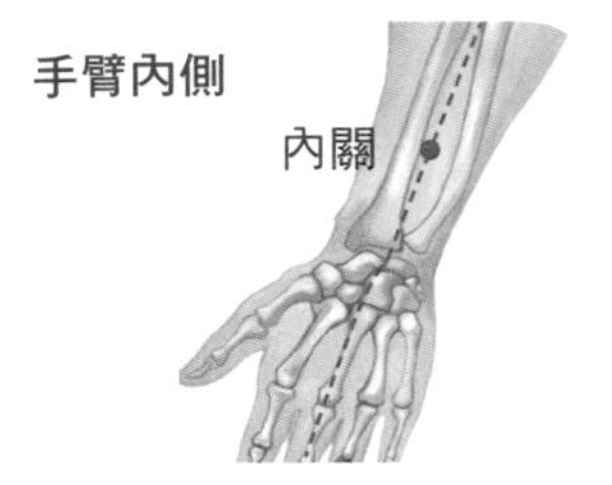

1 用拇指指腹按揉內關20～30次。

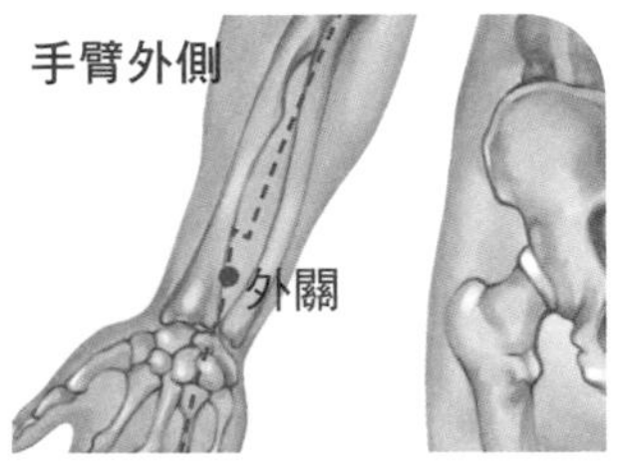

2 用拇指指腹按壓外關2分鐘，力度適中。

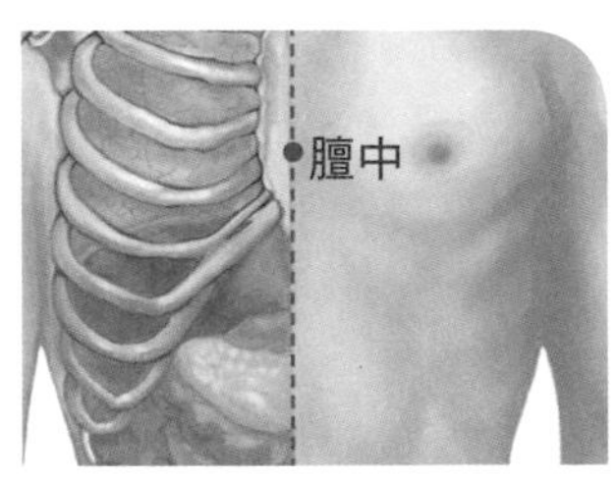

3 中間三指併攏，用指腹按壓膻中，力度要輕，直至胸悶緩解。

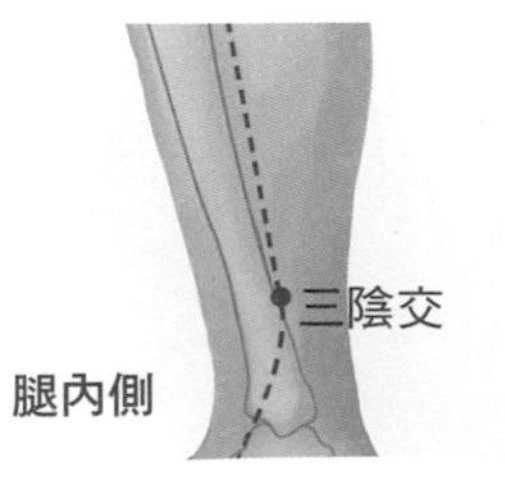

4 用拇指指腹按揉三陰交2分鐘，左右交替進行，力度適中。

心悸

心悸心慌、時作時息、善驚易恐、坐臥不安。

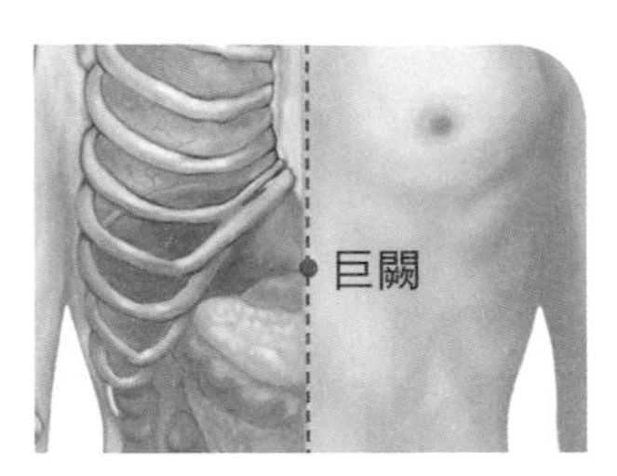

1 用大魚際從腹部巨闕處向下輕輕推摩30次。

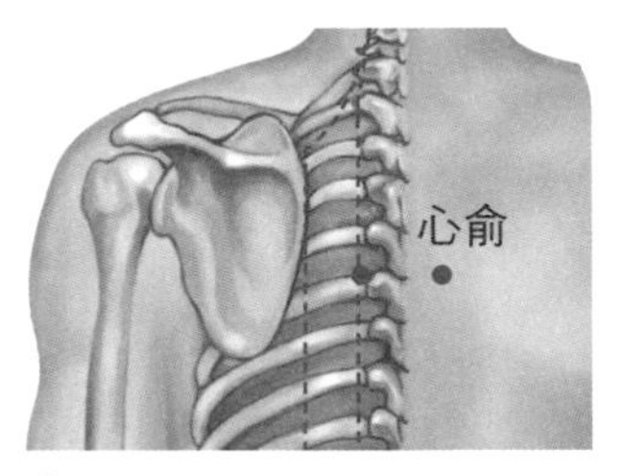

2 右手握拳，用拳面輕輕叩擊心俞1～3分鐘。

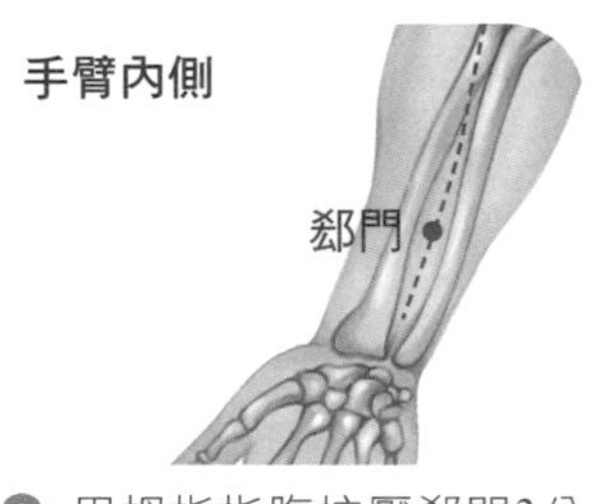

3 用拇指指腹按壓郄門3分鐘，力度適中。

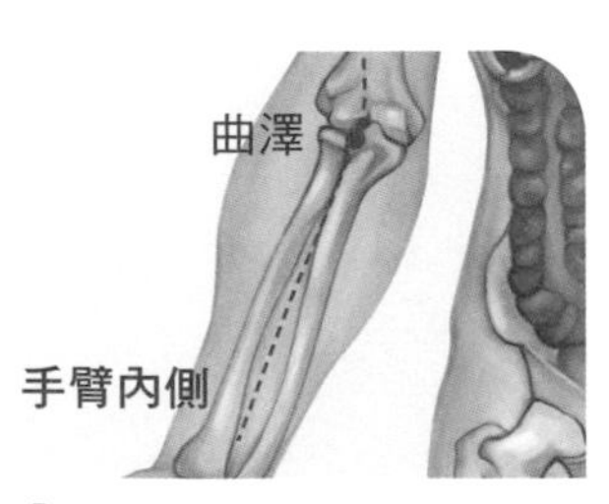

4 用拇指按壓曲澤30次，力度適中。

失眠

入睡困難、不能熟睡、多夢早醒。

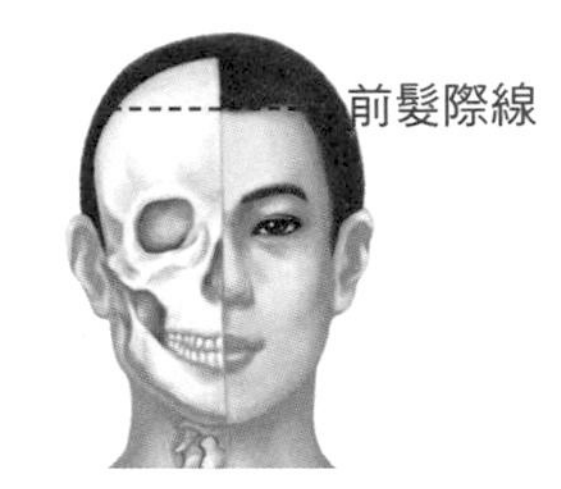

1 雙手五指張開，從前髮際至後髮際反覆拿捏10次。

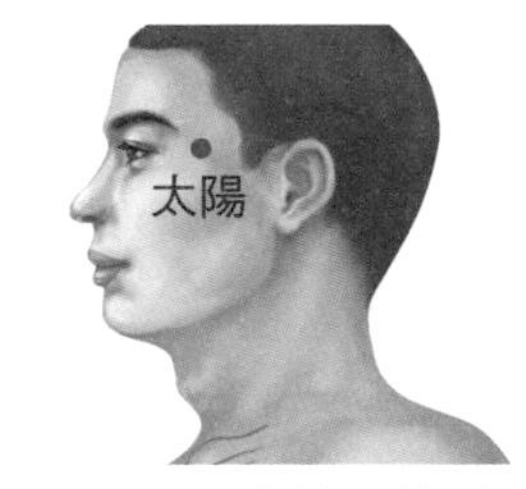

2 雙手食指彎曲，抹刮眉弓至太陽2分鐘。

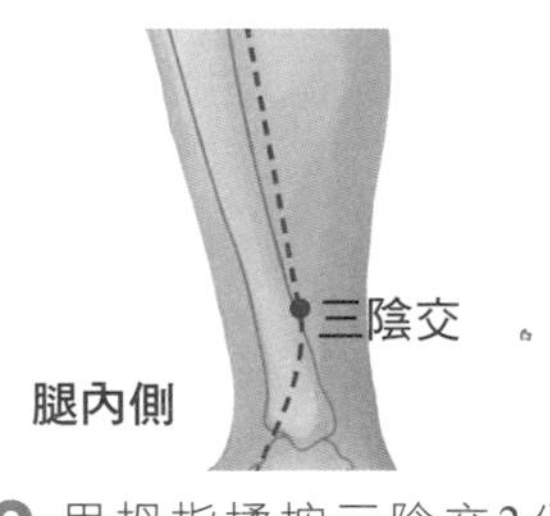

3 用拇指揉按三陰交2分鐘，兩側可同時進行。

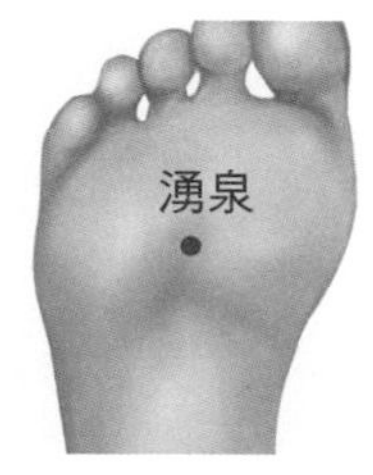

4 用小魚際擦熱湧泉2分鐘，力度稍重。

牙痛

牙齦紅腫、頷面疼痛、口渴口臭。

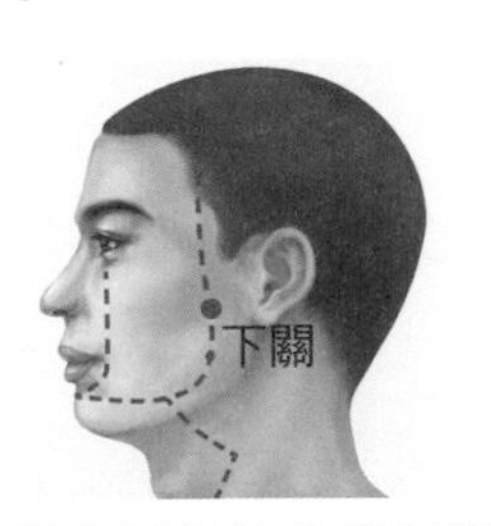

1 用食指指腹按揉下關2分鐘。

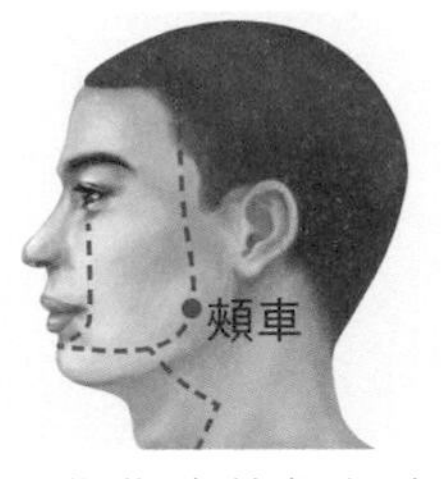

2 用食指指腹按揉頰車2分鐘。

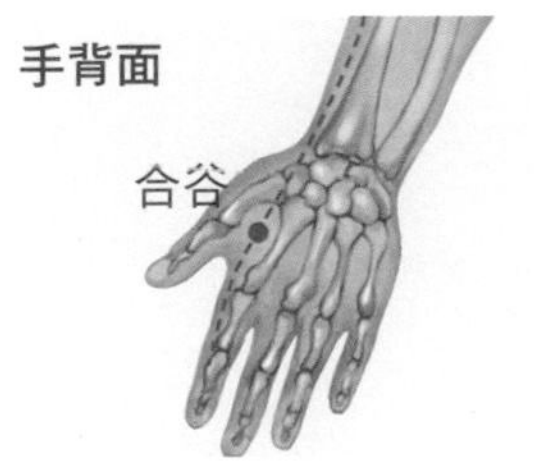

3 用拇指用力按壓合谷1分鐘。

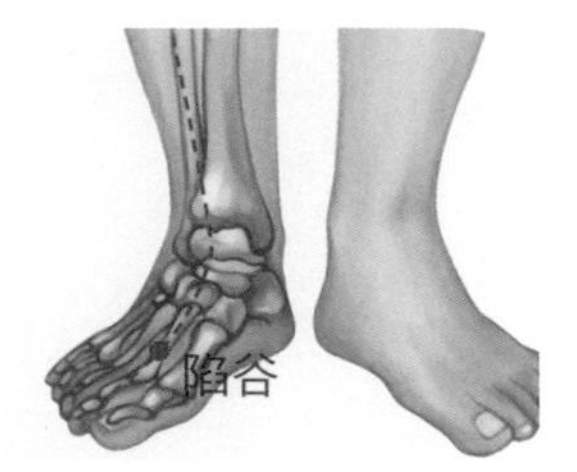

4 用拇指指端按揉陷谷1～2分鐘，力度稍重。

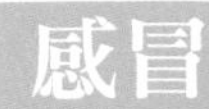

感冒

噴嚏、鼻塞、流涕、咽痛。

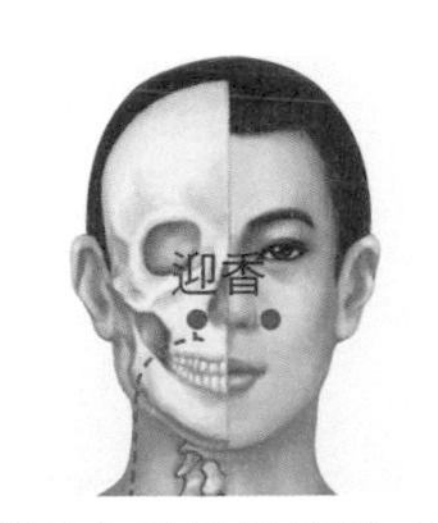

1 雙手食指置於迎香處，上下搓擦1分鐘，直至用鼻呼吸通暢。

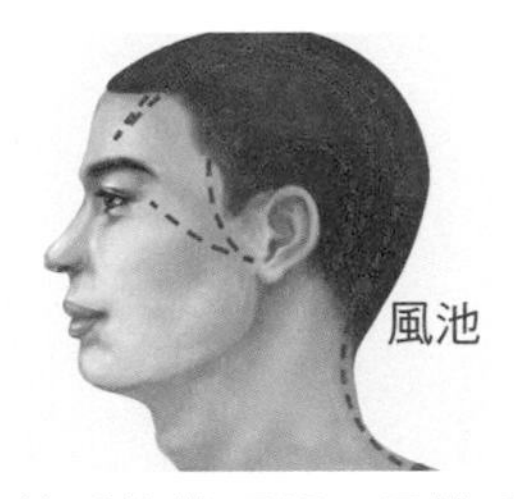

2 雙手抱攏頭部，用雙手拇指在頸後的風池處揉捻1分鐘。

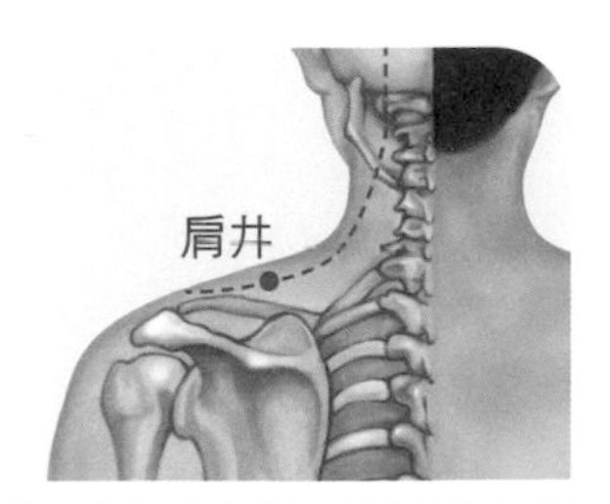

3 用右手中間三指按揉左側肩井1分鐘，然後左手按右側肩井，力度宜重。

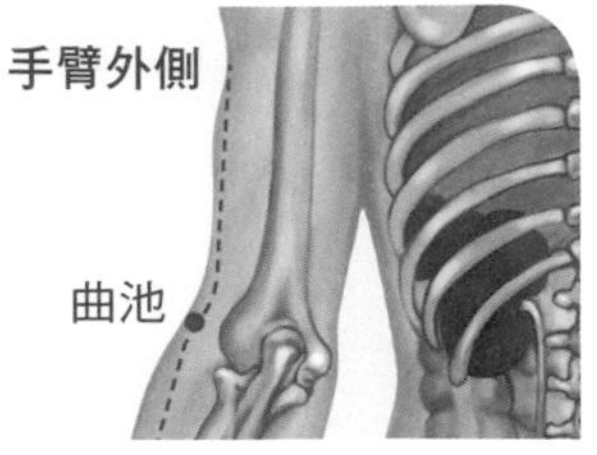

4 用食指中節叩壓曲池1分鐘，力度稍大，雙側交替進行。

咳嗽

咳痰、氣喘。

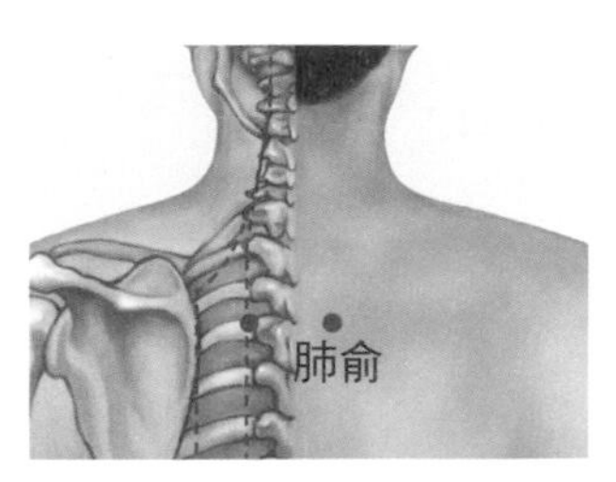

1 用中指端按揉肺俞1分鐘，力度適中。

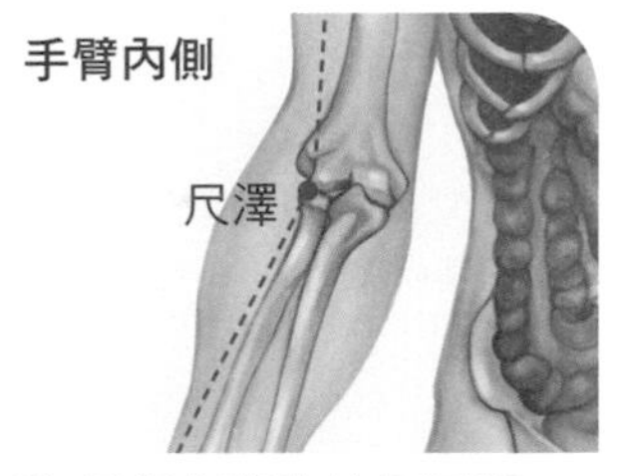

2 用拇指指腹按壓尺澤1～3分鐘，力度適中。

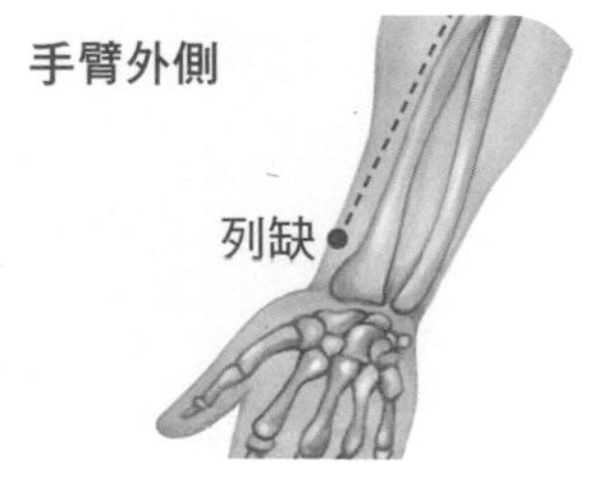

3 用拇指指端壓捻列缺2分鐘，逐漸加力。

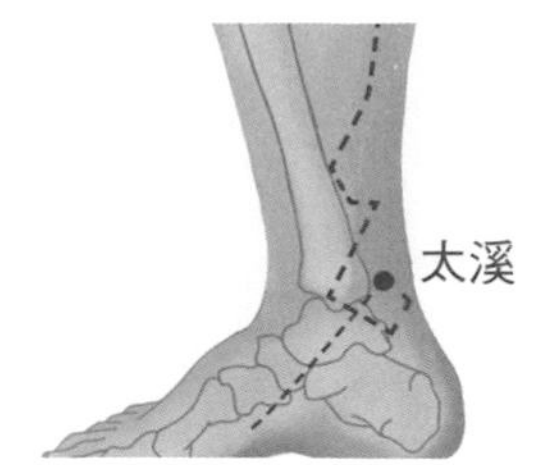

4 用拇指指腹按壓太溪10～15次，力度適中。

哮喘

咳嗽、喘息、胸悶、咳痰。

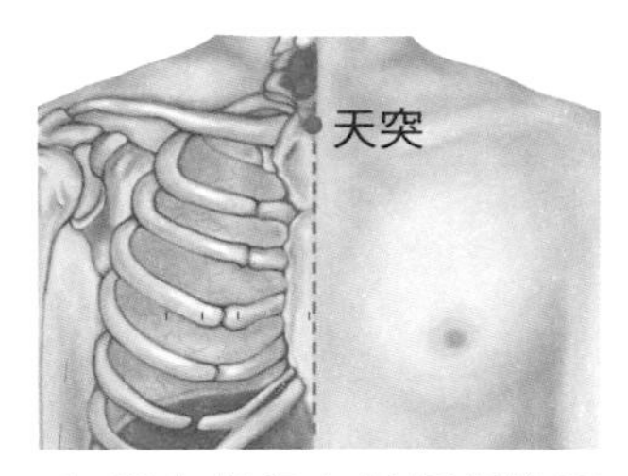

1 用食指和中指輕輕按壓天突1～2分鐘。

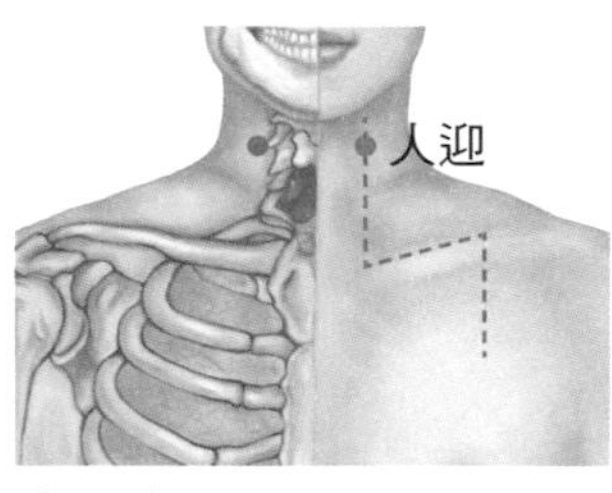

2 用拇指和食指同時按壓兩側人迎1～3分鐘。

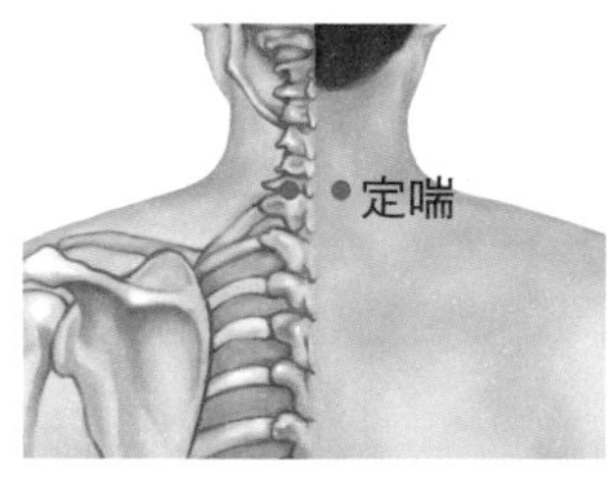

3 哮喘急性發作時，用拇指指端重按定喘30～50次。

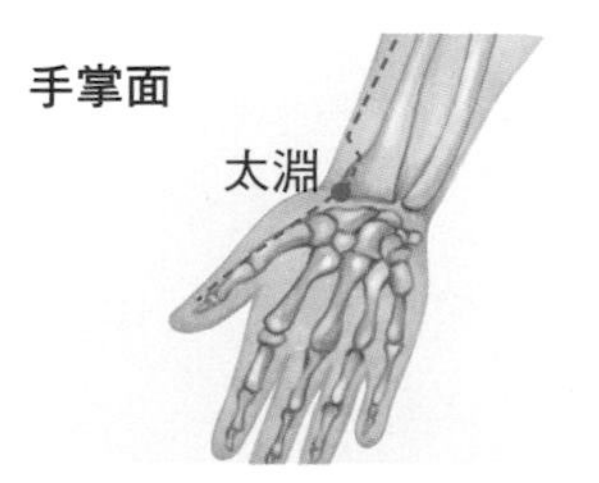

4 用拇指指腹按壓太淵1～3分鐘。

咽喉腫痛

赤腫疼痛、吞嚥困難、舌紅苔黃。

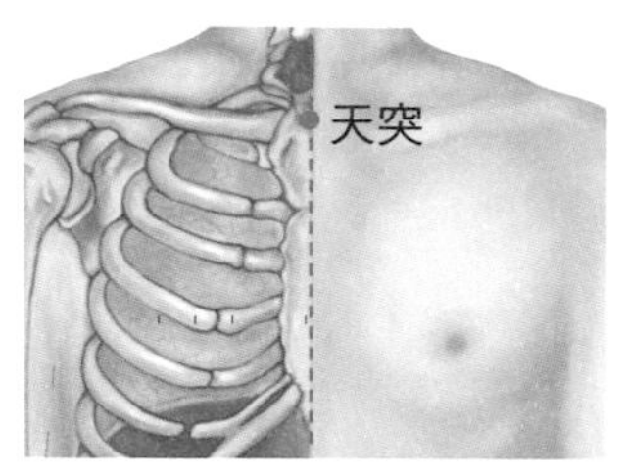

1 用食指按壓天突3分鐘，力度以感到酸脹為宜。

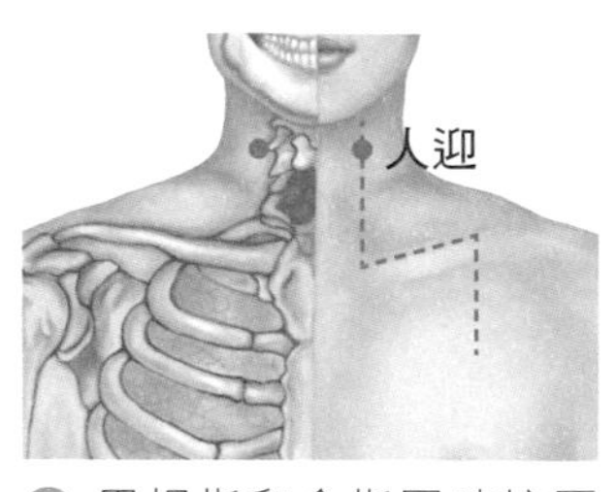

2 用拇指和食指同時按壓兩側的人迎1～3分鐘。

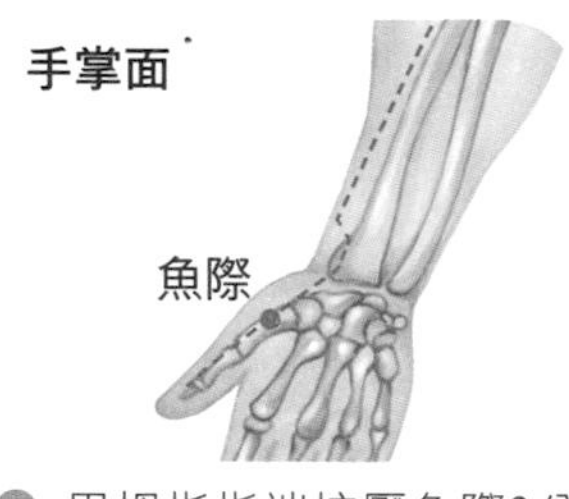

3 用拇指指端按壓魚際3分鐘，力度適中。

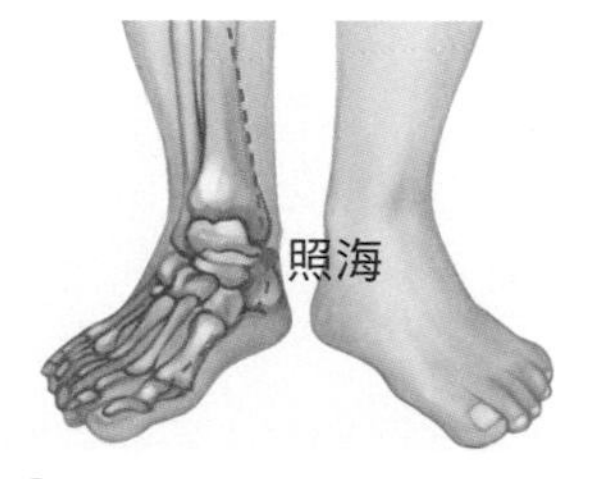

4 用拇指指端點揉照海3分鐘，力度以產生酸脹感為宜。

慢性咽炎

咽部不適、乾咳噁心、白色痰液。

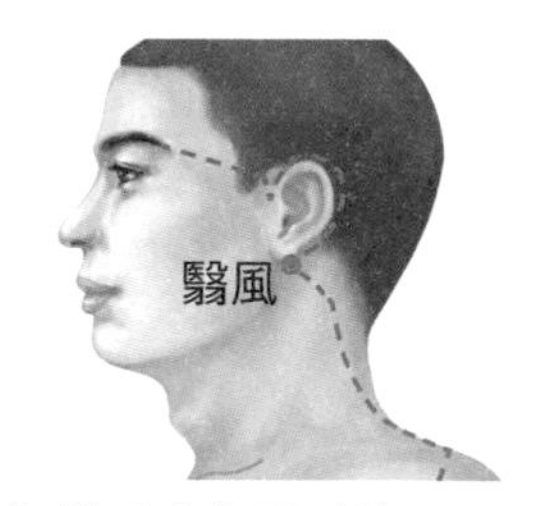

1 雙手食指同時按壓翳風1分鐘，力度較輕。

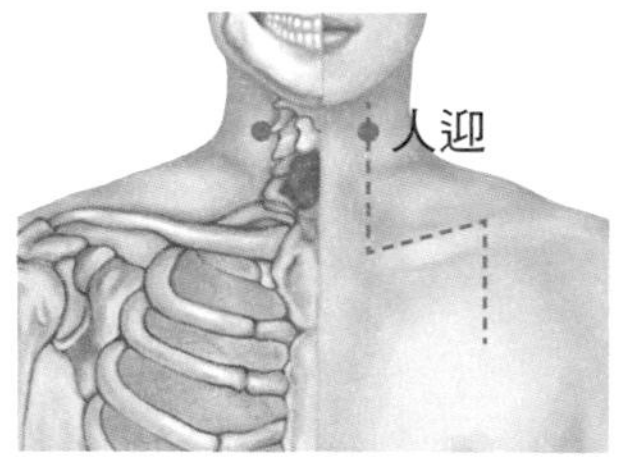

2 用拇指和食指的同時按壓兩側的人迎1分鐘。

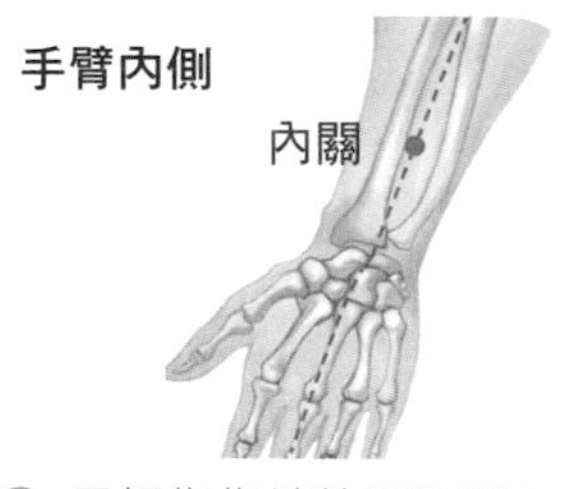

3 用拇指指端按壓內關1～3分鐘，適當用力。

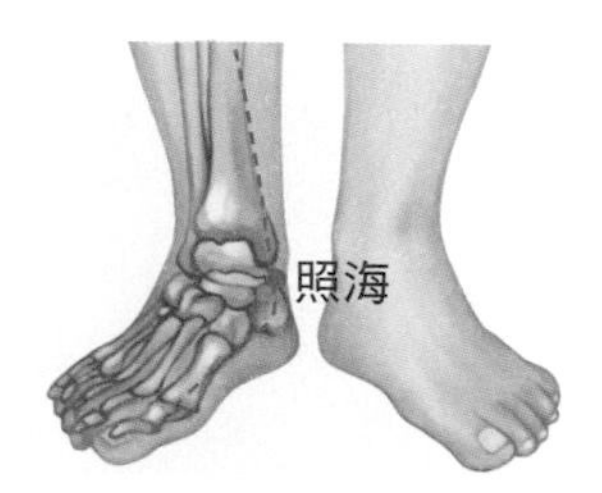

4 用拇指指端點按照海50～100次，力度以局部酸脹為宜。

肺炎

呼吸急促、持久乾咳、單邊胸痛。

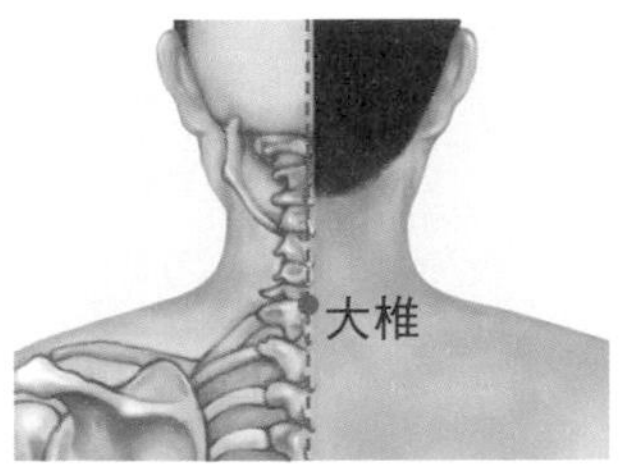

1 用拇指按揉大椎1分鐘，力度要輕。

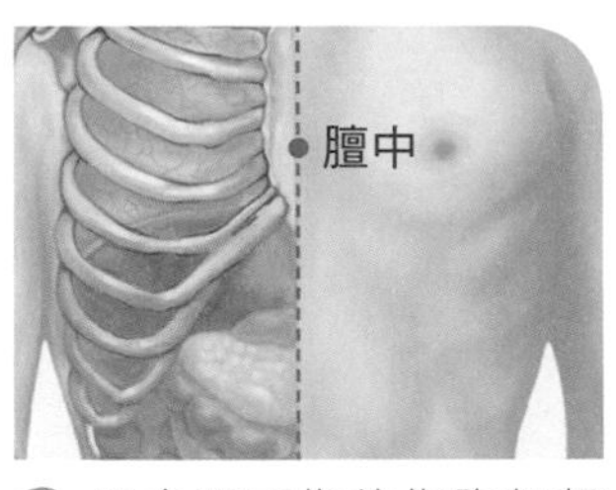

2 用中間三指的指腹輕輕按壓膻中1分鐘。

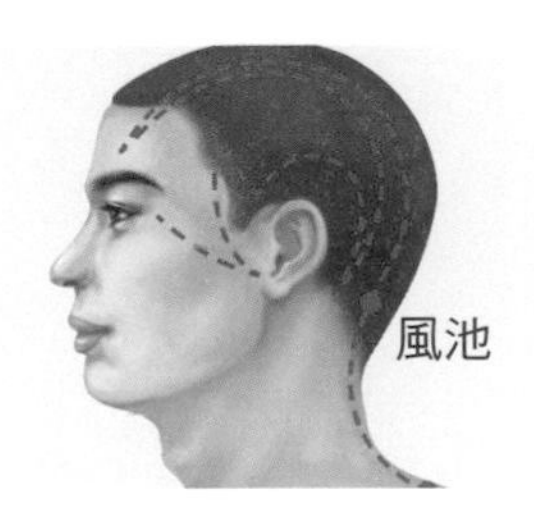

3 用兩手拇指抵住風池，左右同時按壓1～3分鐘。

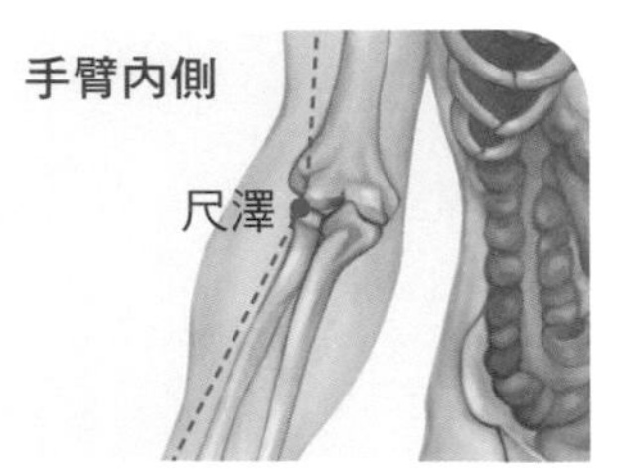

4 用拇指指端按揉尺澤3分鐘，力度適中。

慢性支氣管炎

終年咳嗽、咳痰不停、冬秋加劇。

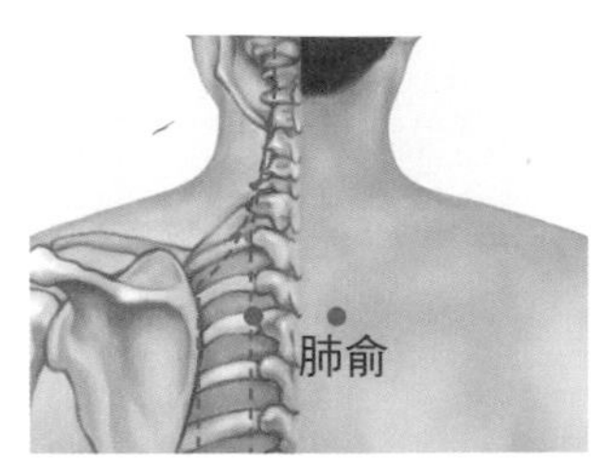

1 用拇指按揉肺俞3分鐘，力度適中。

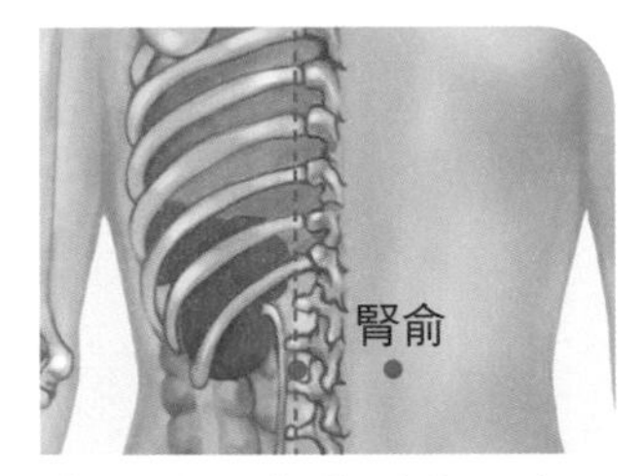

2 用雙手拇指點按腎俞30次，力度適中。

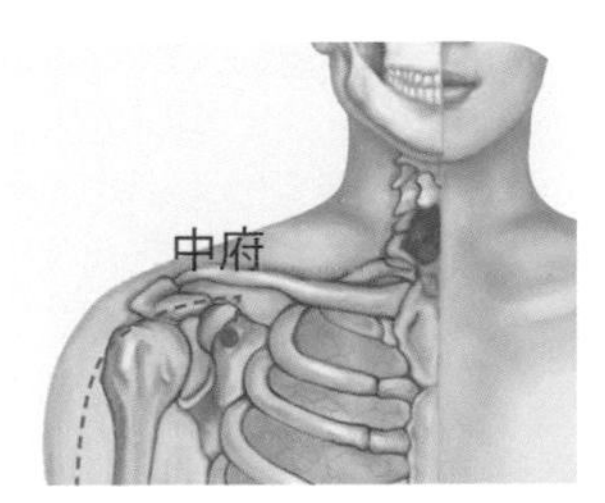

3 中間三指併攏，輕輕按揉中府2～3分鐘。

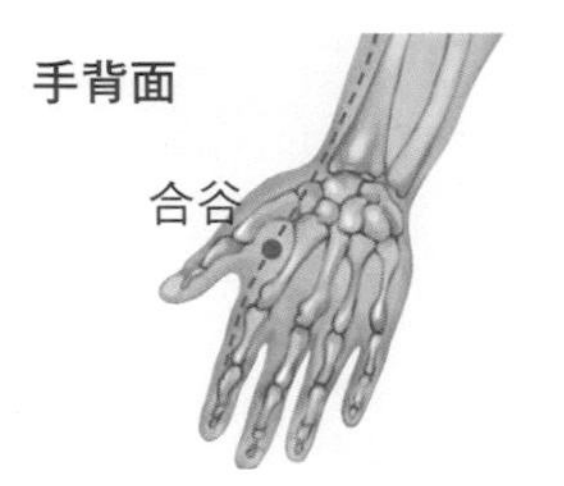

4 用拇指和食指捏按合谷30次，適當加力。

過敏性鼻炎

噴嚏、鼻癢、流涕、鼻塞。

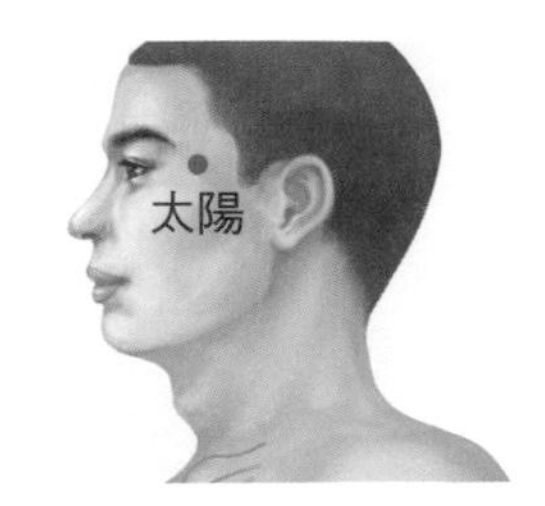

1 用食指指腹按揉太陽2分鐘。

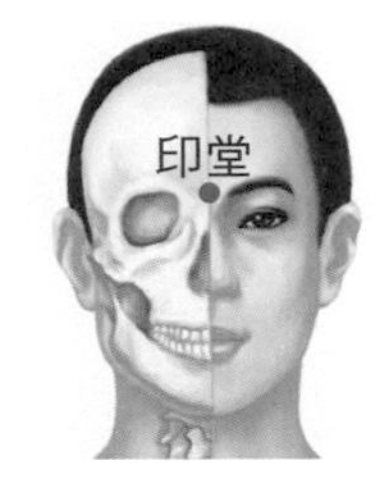

2 用雙手中指指腹交替推上印堂100次。

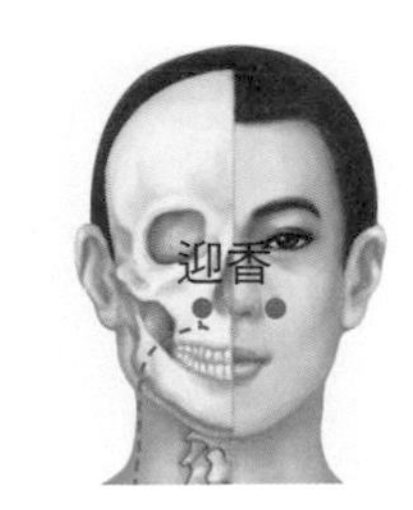

3 用食指和中指指端上下推擦迎香2分鐘。

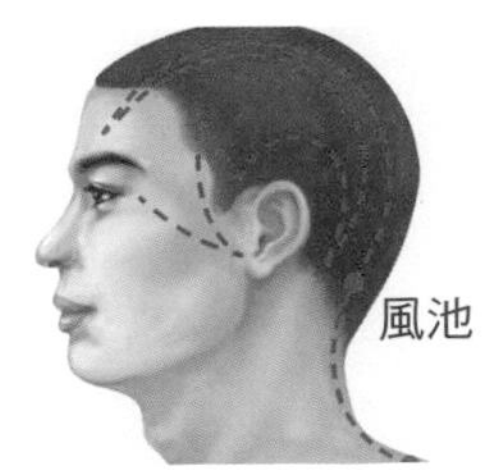

4 雙手拇指按揉風池2分鐘。

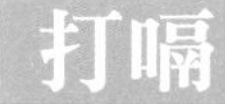

慢性鼻炎

鼻塞、多涕。

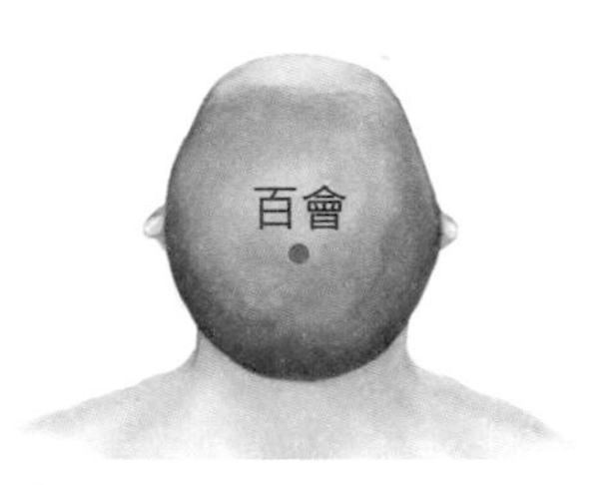

1 用食指指腹順時針揉百會1分鐘。

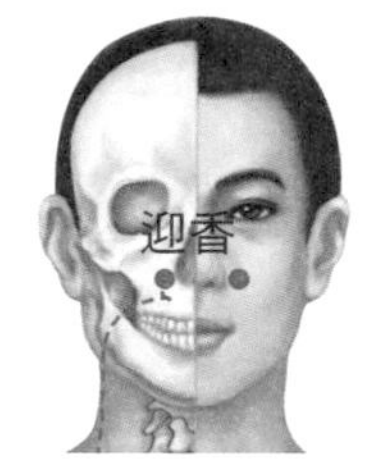

2 用雙手食指同時按壓迎香1分鐘。

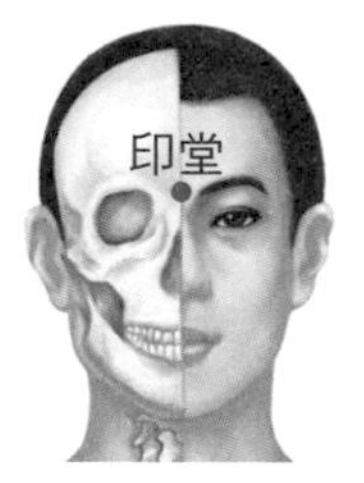

3 用食指指腹按壓印堂1分鐘，力度要輕。

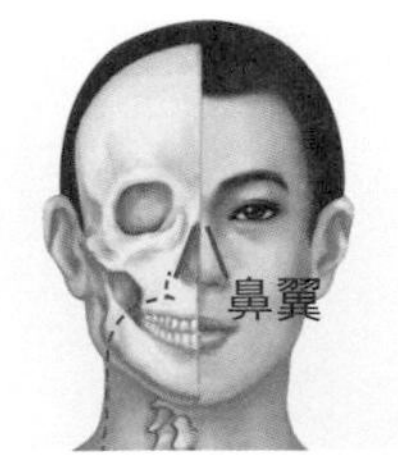

4 用食指和中指指腹推擦兩側鼻翼100次。

打嗝

持續、反覆打嗝。

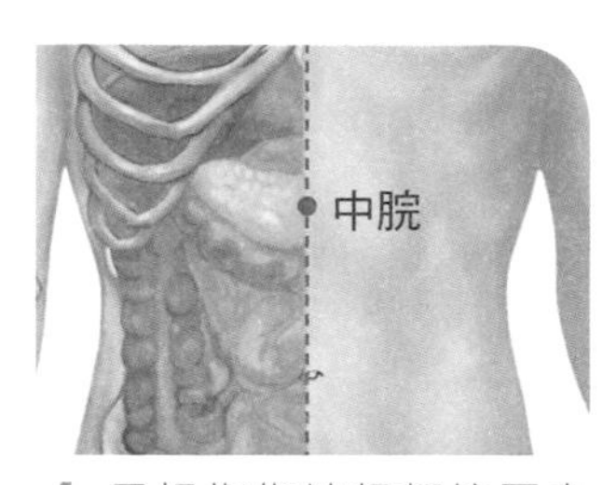

1 用拇指指端輕輕按壓中脘20次。

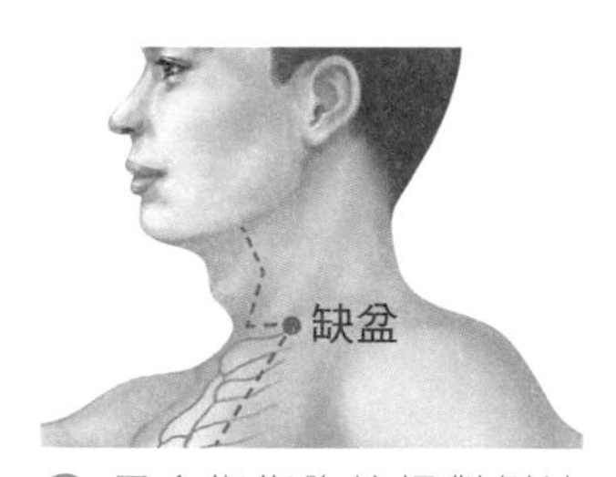

2 用食指指腹按揉對側缺盆1～3分鐘。

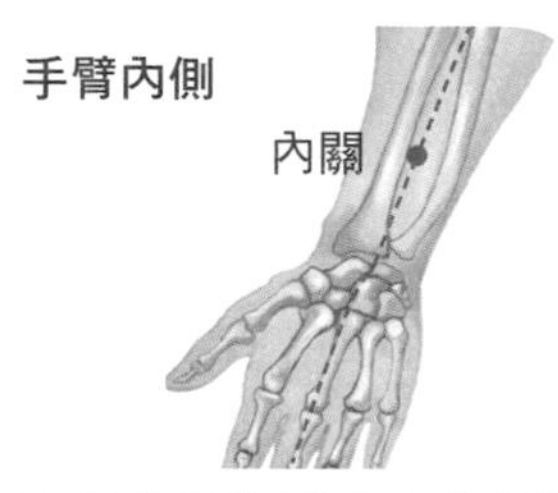

3 用食指和拇指夾住手腕的內關，掐按3分鐘。

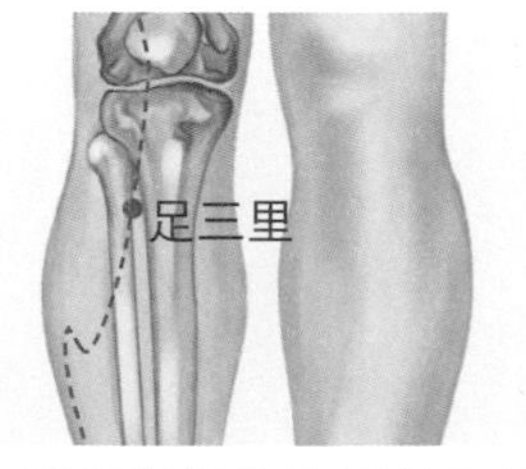

4 用拇指指腹按壓足三里1～3分鐘。

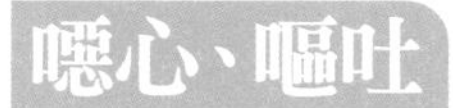

噁心、嘔吐

皮膚蒼白、出汗流涎、兩眼發黑。

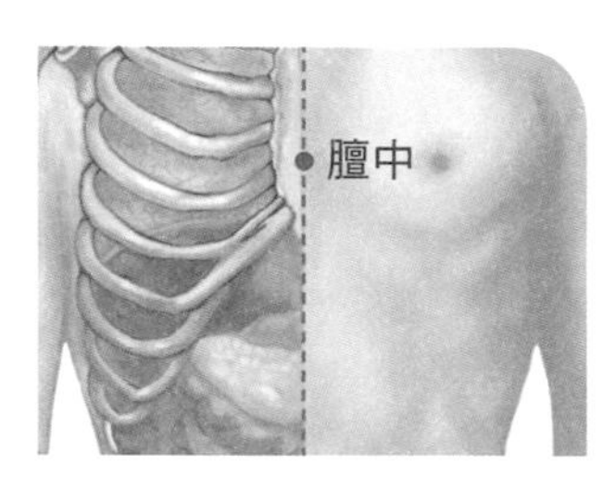

1 用中間三指的指腹推下膻中100次。

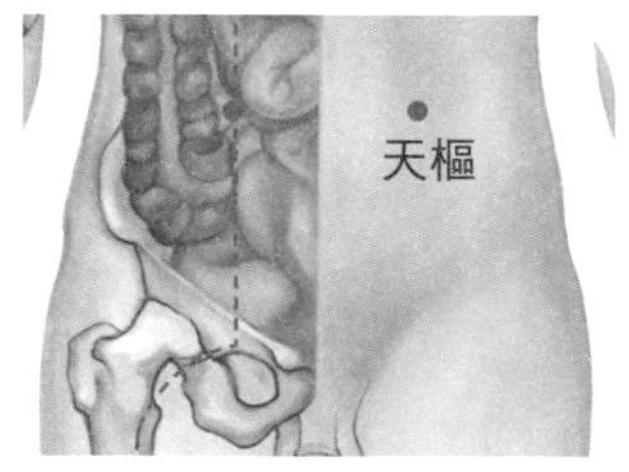

2 用拇指指腹按揉天樞1分鐘，適當用力。

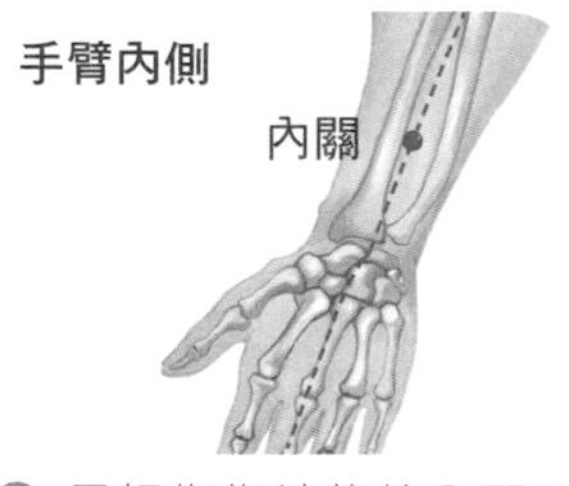

3 用拇指指端掐按內關20次，力度適中。

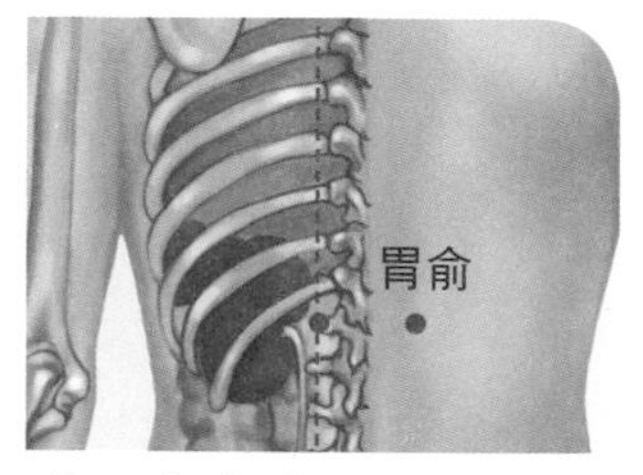

4 用拇指指端按壓胃俞20次。

腹瀉

發熱、腹痛、腹脹、嘔吐。

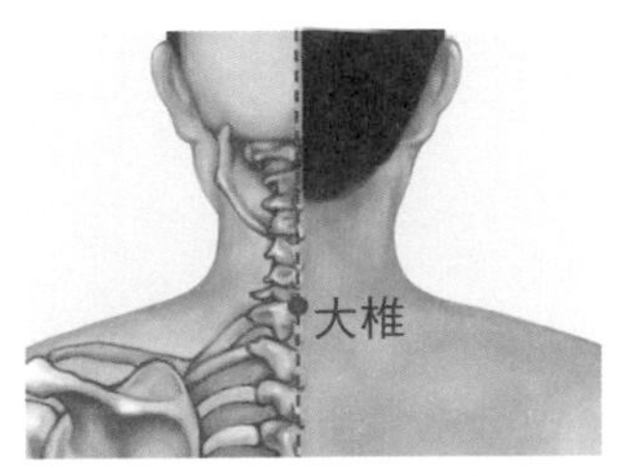

1 用拇指指腹按揉大椎20次，其餘四指置於脖間，力度要輕。

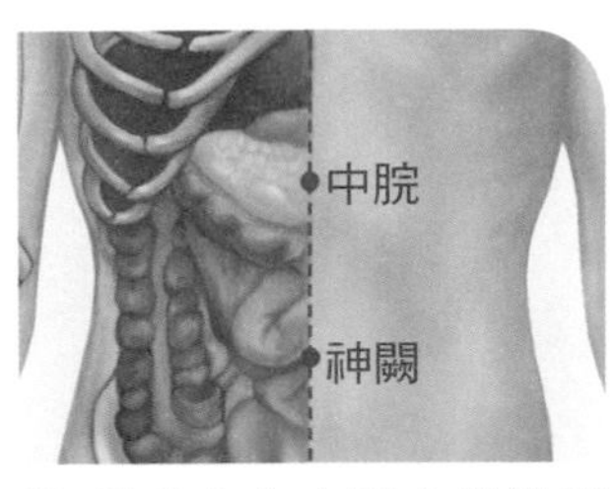

2 用掌心在中脘穴和神闕周圍揉摩1～3分鐘，直至腹部發熱。

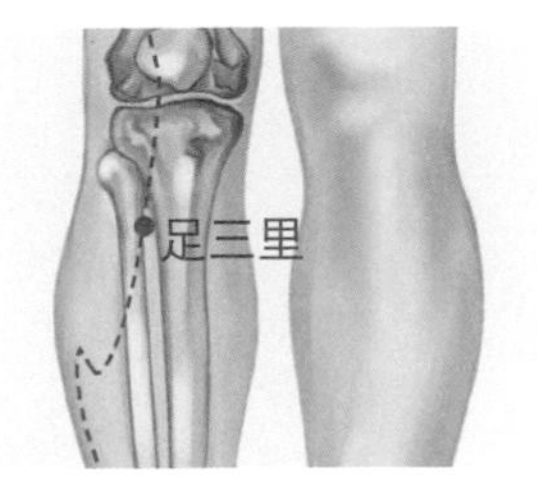

3 用拇指指腹按壓足三里20次，力度稍重。

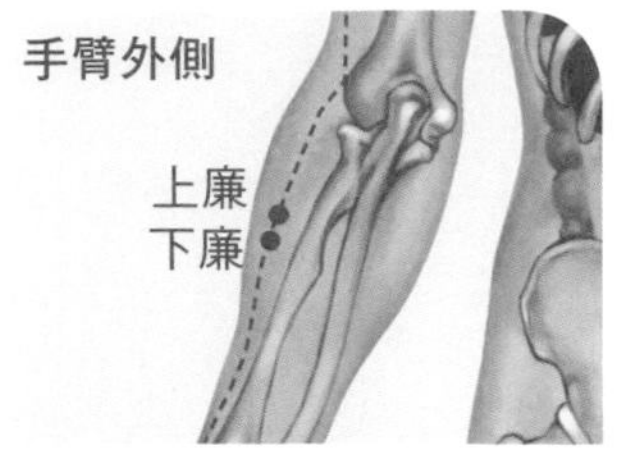

4 用拇指指腹按揉上廉、下廉1～3分鐘。

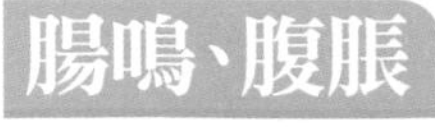

腸鳴、腹脹

噯氣、嘔吐、便祕、矢氣（放屁）。

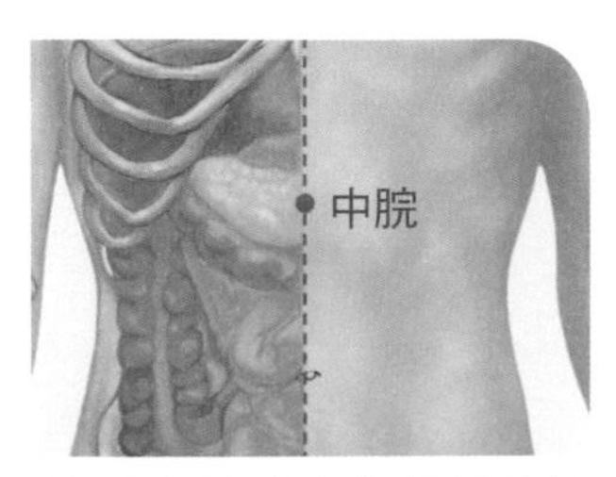

1 用拇指或中指輕輕點按中脘1分鐘。

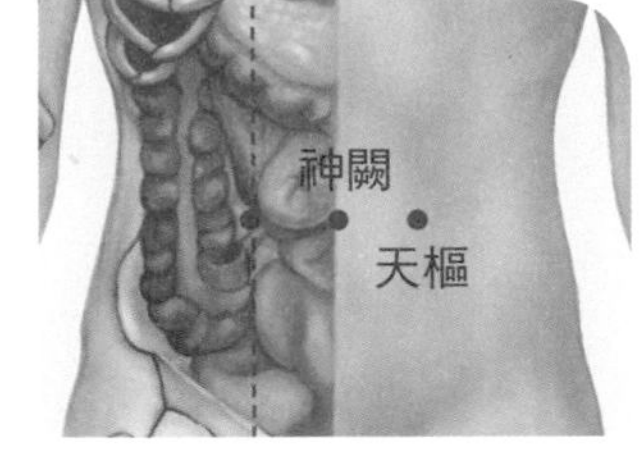

2 用掌心按摩神闕、天樞，直至腹部發熱。

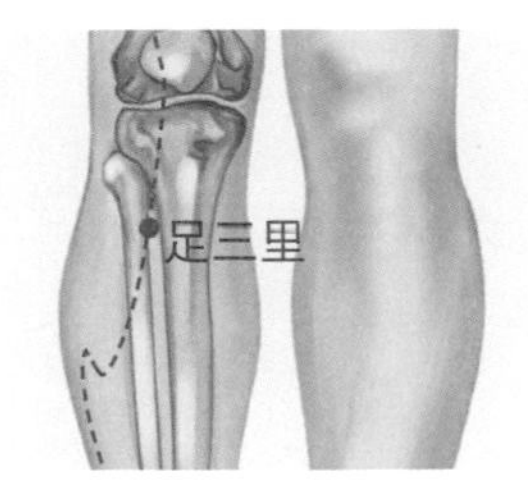

3 用拇指重力按壓足三里20次。

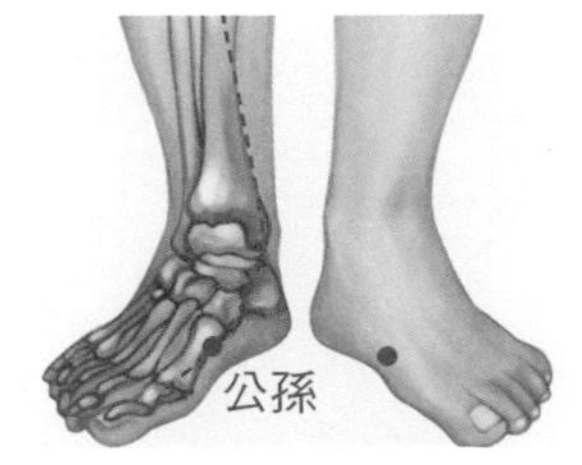

4 用拇指指腹按揉兩側公孫100次，兩側可同時進行。

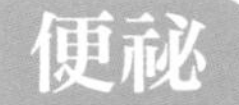

便祕

糞質乾燥、排出困難、次數減少。

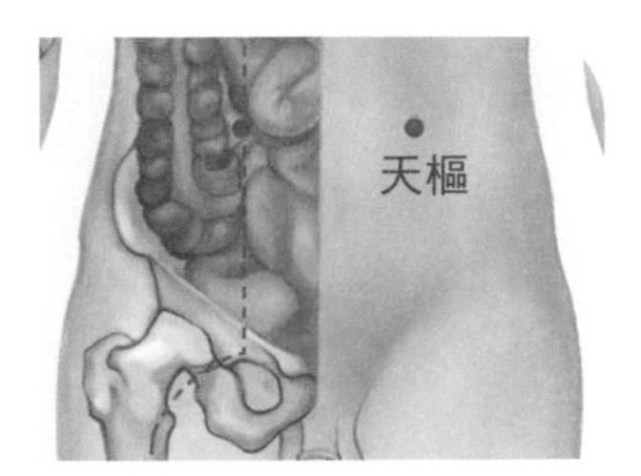

1 用拇指指腹按揉天樞1分鐘，可兩側同時按壓。

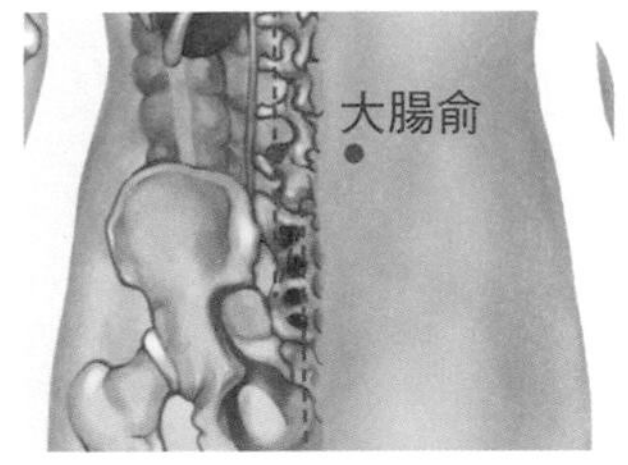

2 用雙手拇指點按大腸俞20次，力度適中。

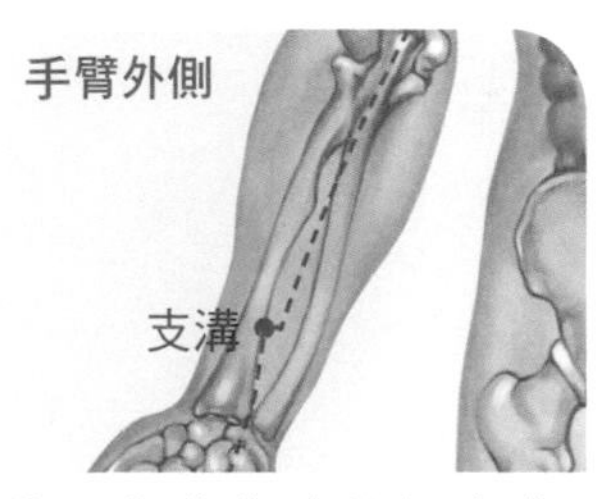

3 用拇指指腹按揉支溝1分鐘，以產生酸脹感為宜，雙手交替進行。

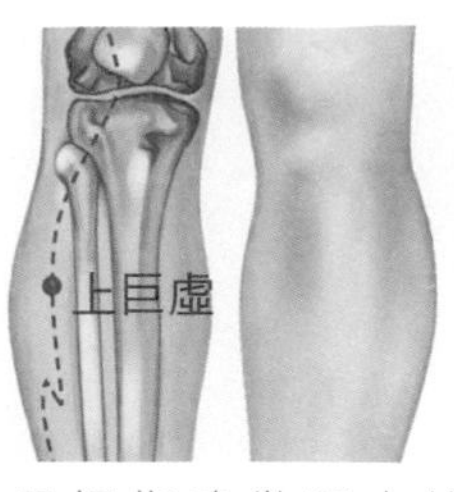

4 用拇指略微用力按壓上巨虛，以略感疼痛為佳，按住5秒後鬆開，反覆10次。

痔瘡

無痛性便血。痔塊脫垂時，可有脹痛。

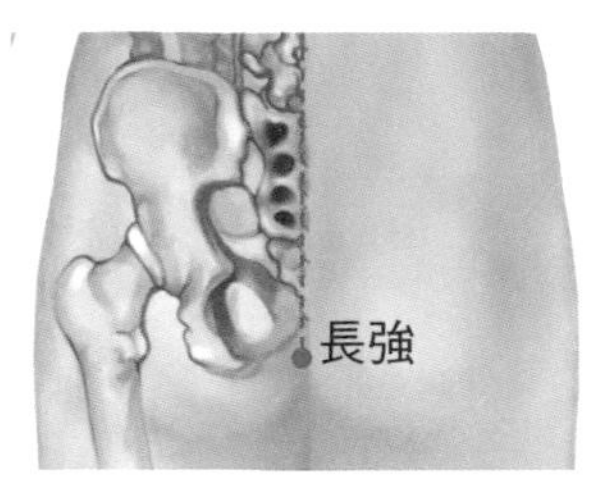

1 用中指指端按揉長強3分鐘。

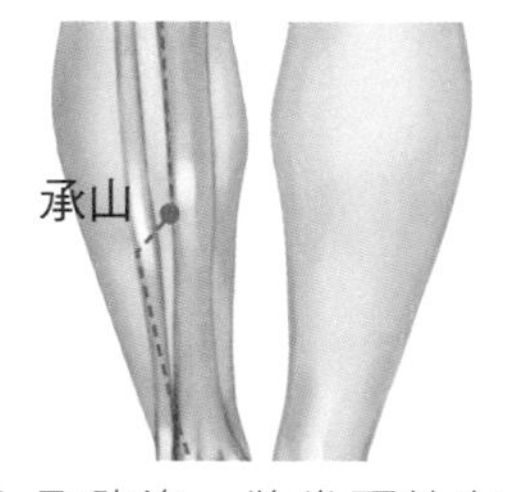

2 取跪姿，將拳頭放在承山的位置，然後用大腿夾緊，刺激3～5分鐘。

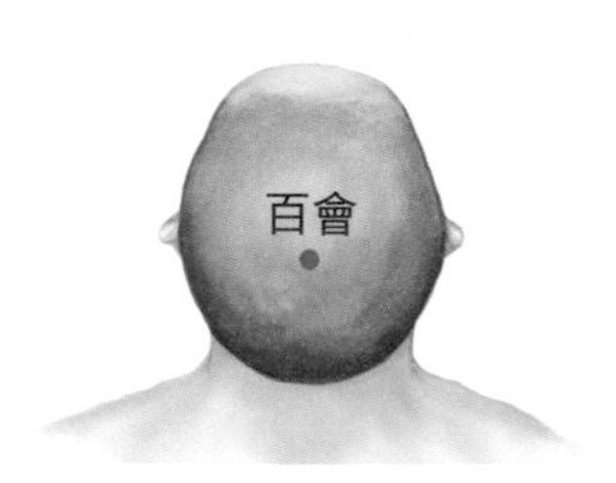

3 用食指和中指指端按揉百會約3分鐘。

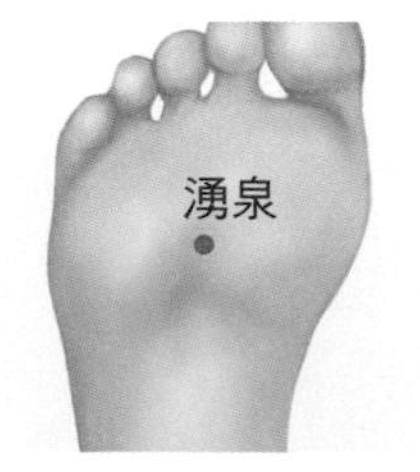

4 用手掌搓擦足底湧泉3～5分鐘，直至腳心發熱。

慢性胃炎

上腹隱痛、食慾減退、餐後飽脹。

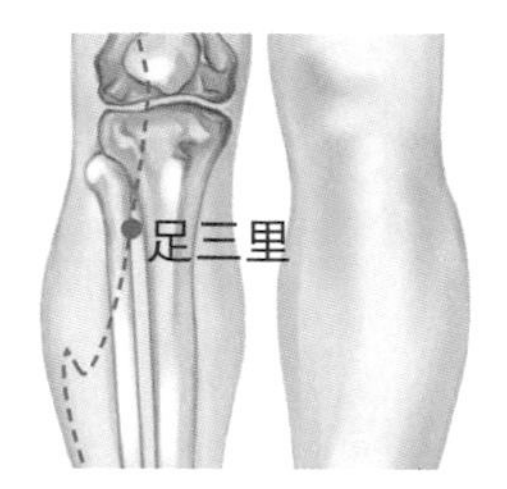

1 用拇指指端按壓足三里，左右各3分鐘。

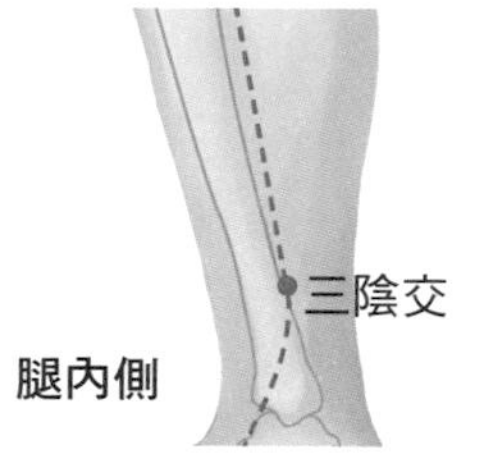

2 用拇指指端用力按壓三陰交，左右各3分鐘。

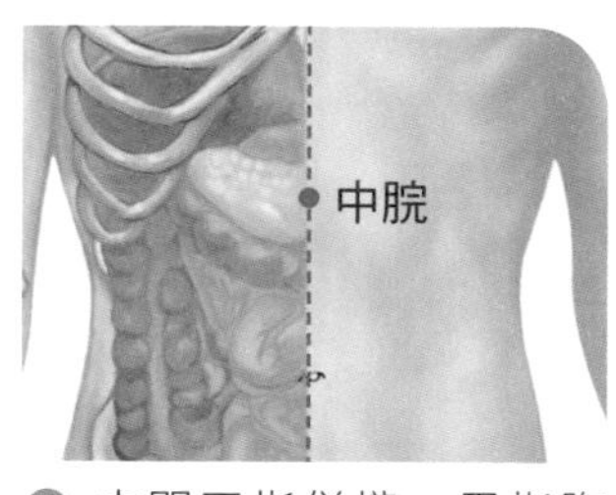

3 中間三指併攏，用指腹按揉中脘3分鐘。

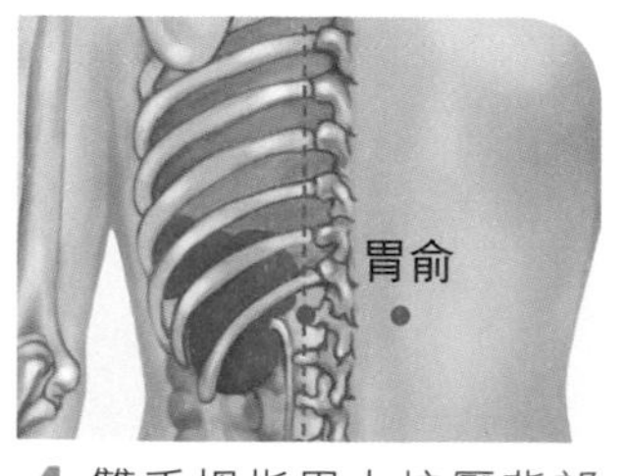

4 雙手拇指用力按壓背部的胃俞10次。

胃下垂

胃痛、噁心、腹脹、噯氣。

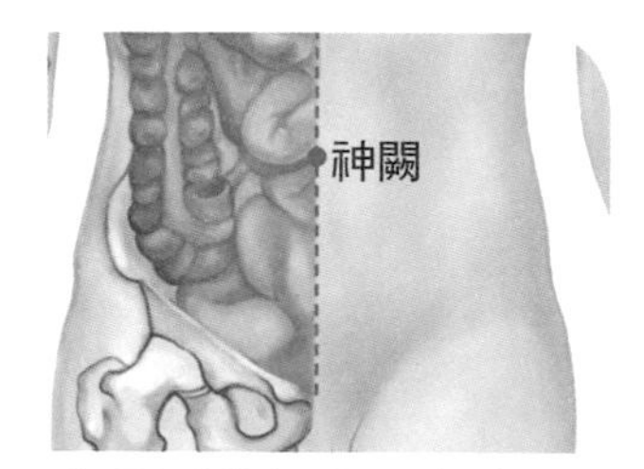

1 兩手掌相疊，自神闕向左上腹推抹100次。

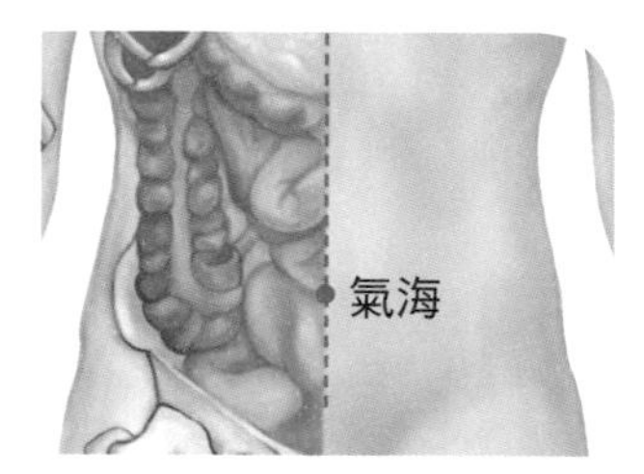

2 中間三指併攏，用指腹按揉腹部氣海1分鐘。

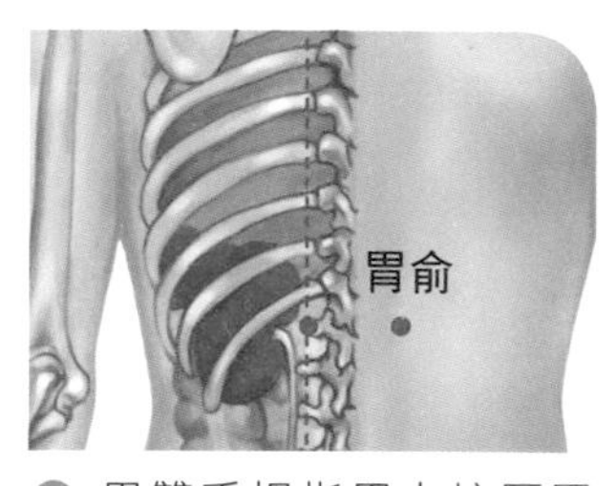

3 用雙手拇指用力按壓胃俞20次。

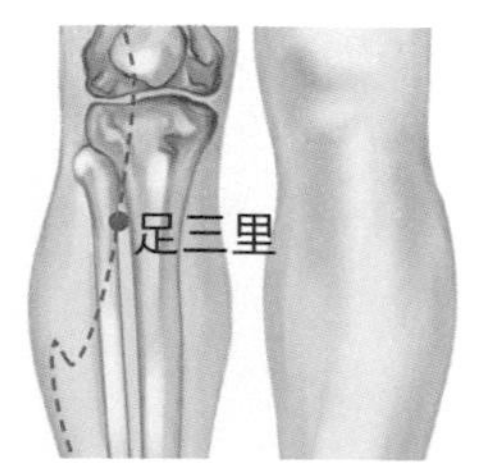

4 用拇指按壓兩側足三里各1分鐘。

十二指腸潰瘍

飢餓不適、飽脹噯氣、上腹疼痛。

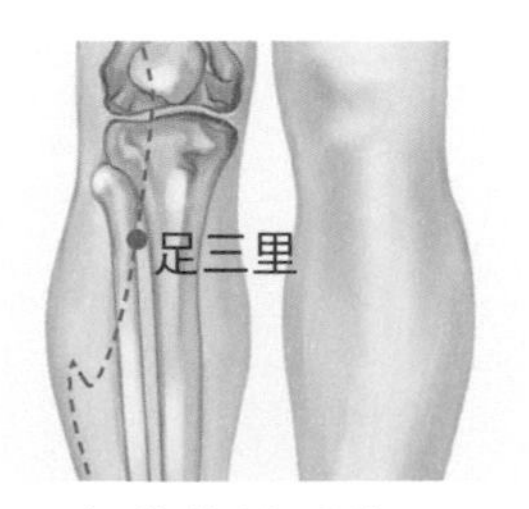

1 用拇指指端重按足三里100次。

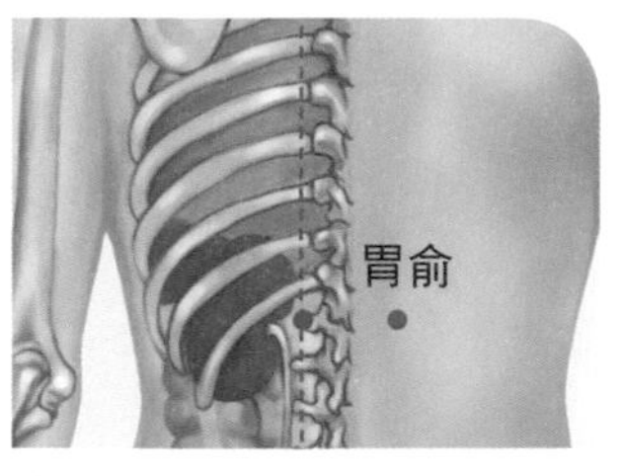

2 雙手拇指同時按壓胃俞20次。

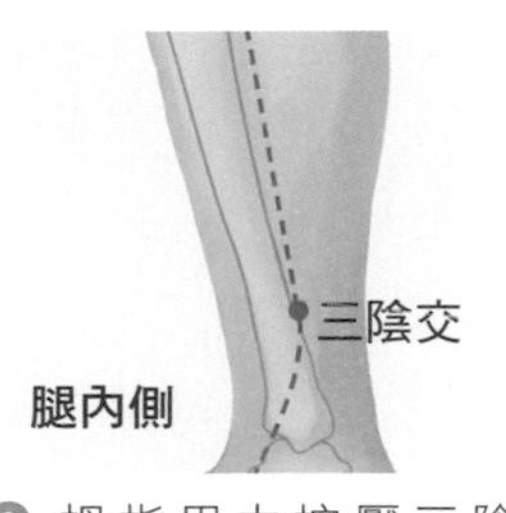

3 拇指用力按壓三陰交20次。

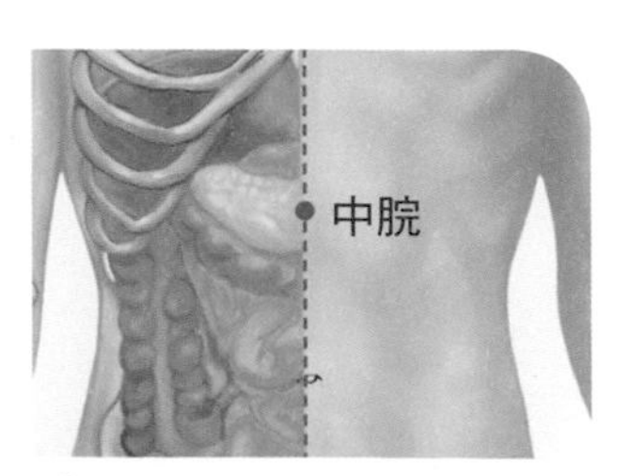

4 用中間三指的指腹摩中脘2～3分鐘。

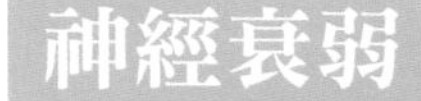

煩躁易怒、神疲乏力、睡眠障礙。

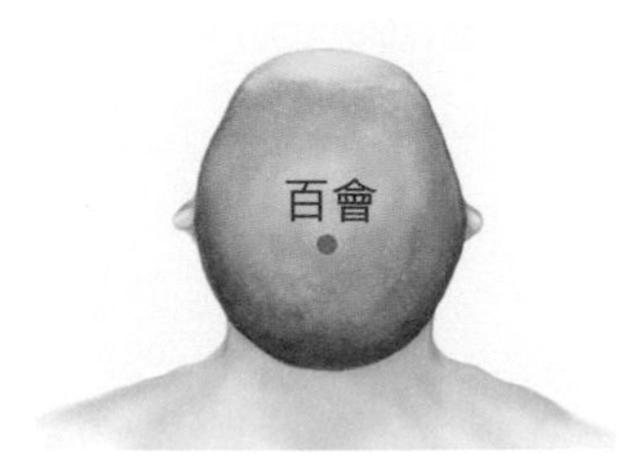

1 用中指的指腹輕輕按壓百會1分鐘。

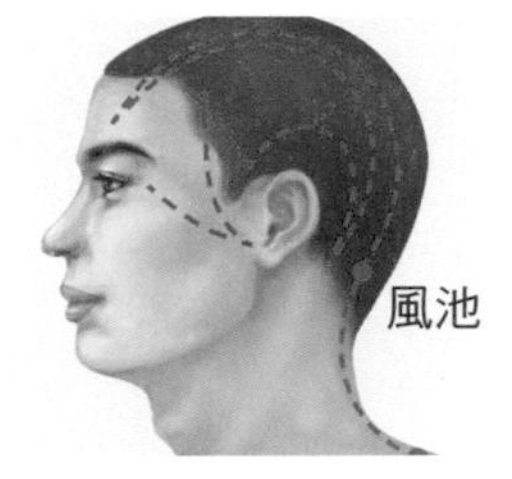

2 用拇指和食指拿捏風池30次，力度適中。

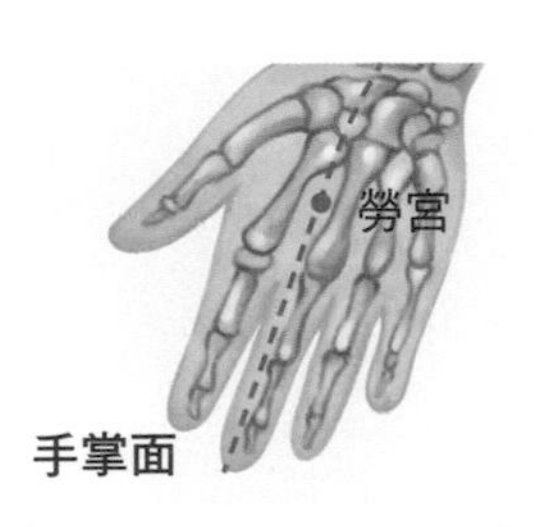

3 用拇指指腹按揉勞宮3分鐘，力度適中。

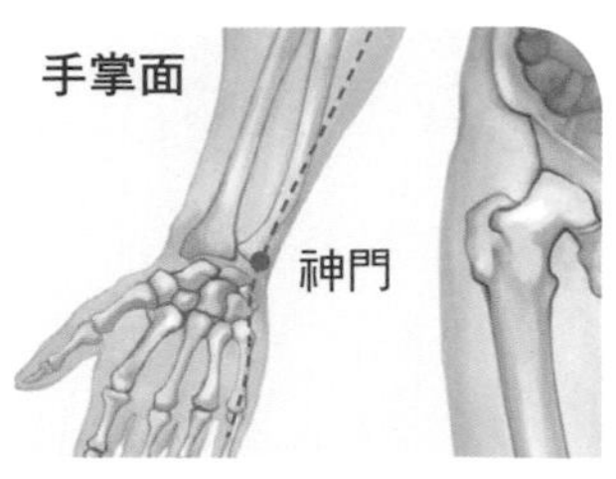

4 用拇指和食指揉捏神門3分鐘，力度適中。

坐骨神經痛

患側疼痛、感覺減退、夜間加劇。

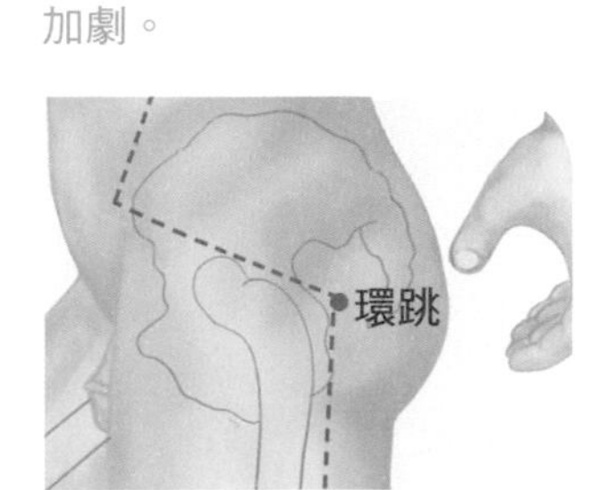

1 用中間三指的指端按揉患側環跳100次，用力稍重。

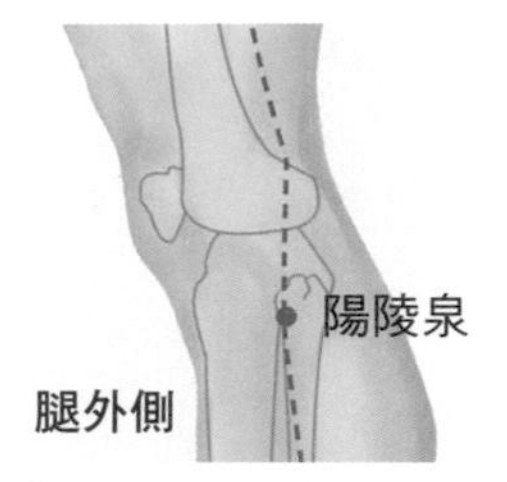

2 用拇指用力點按陽陵泉100次。

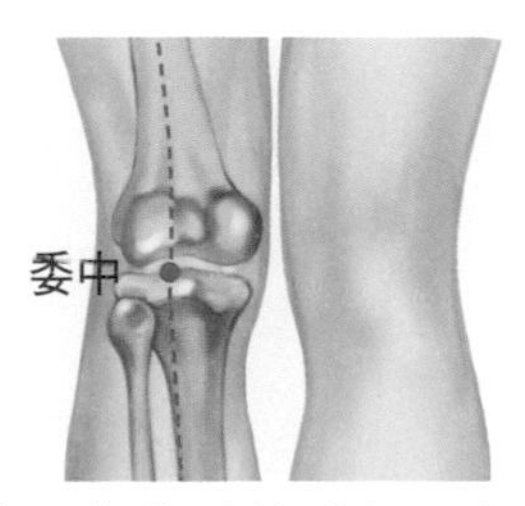

3 用拇指點按委中30次，力度以可以耐受為度。

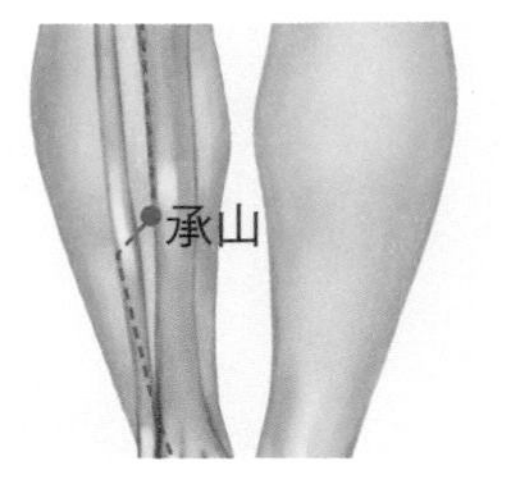

4 用拇指指腹按揉承山100次，用力稍重。

顏面神經麻痺

面頰不靈、口喎（口歪）、眼裂擴大。

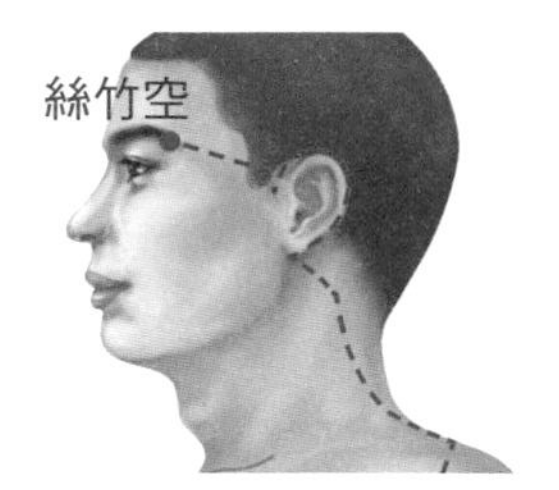

1 用雙手食指輕輕按揉絲竹空1～3分鐘。

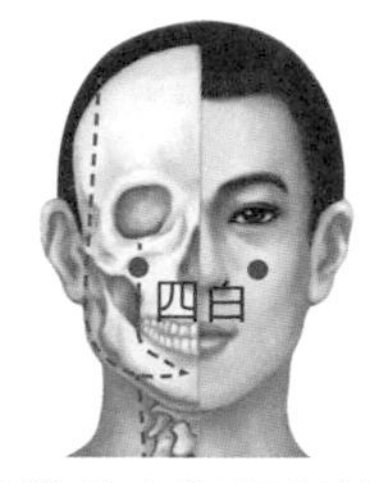

2 用雙手食指輕輕按壓四白1～3分鐘。

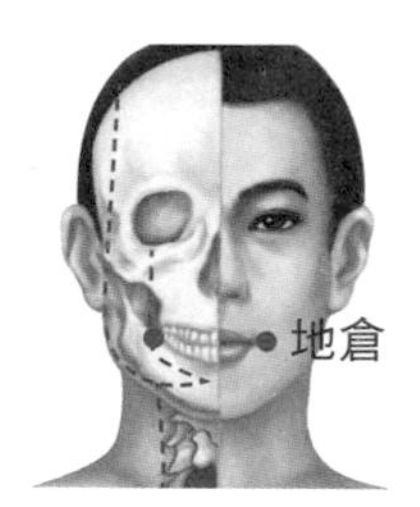

3 用雙手食指按揉地倉1～3分鐘。

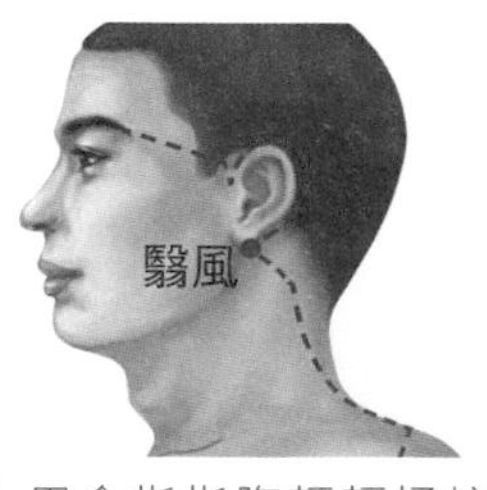

4 用食指指腹輕輕揉按翳風1～3分鐘。

三叉神經痛

驟然發作、沒有先兆、多為一側。

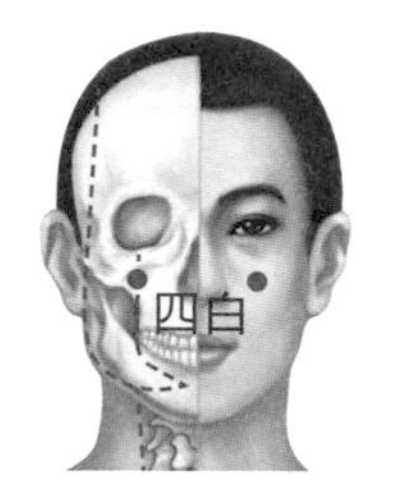

1 用雙手食指輕輕按揉四白1分鐘。

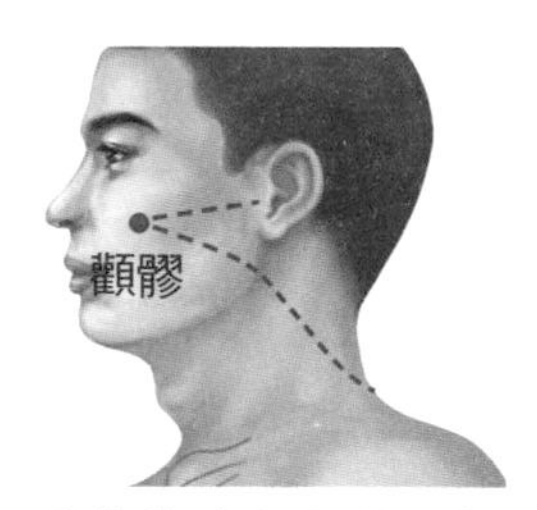

2 用食指指腹輕輕按壓顴髎1～3分鐘。

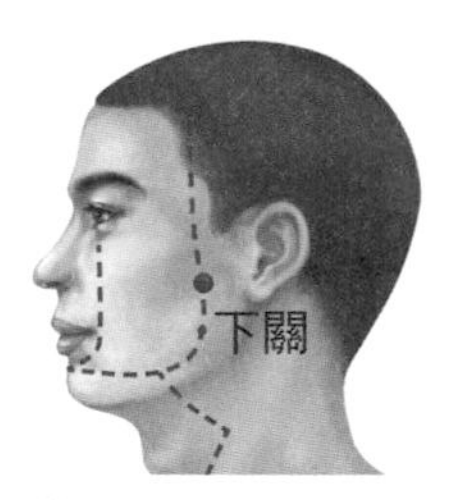

3 用雙手食指指腹按揉下關1分鐘，力度適中。

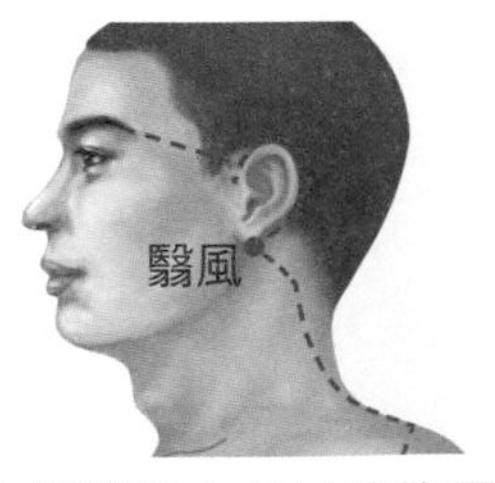

4 用雙手食指同時按壓翳風1分鐘。

偏頭痛

噁心、嘔吐、畏光、畏聲。

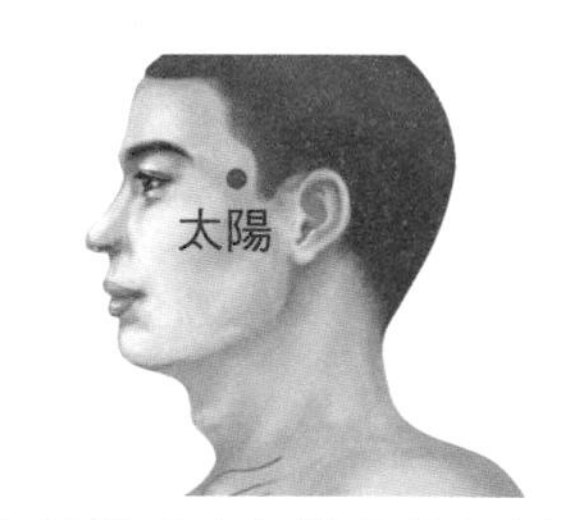

1 用雙手大魚際按揉兩側太陽1分鐘。

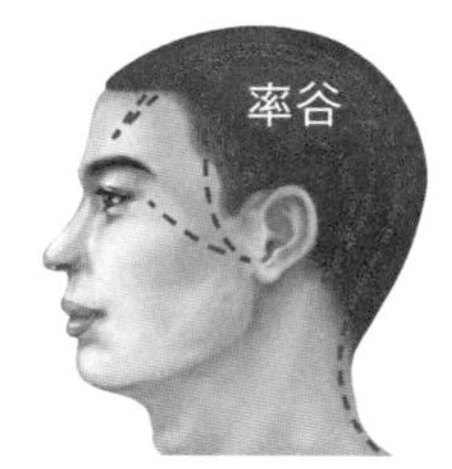

2 用大魚際向後推率谷100次。

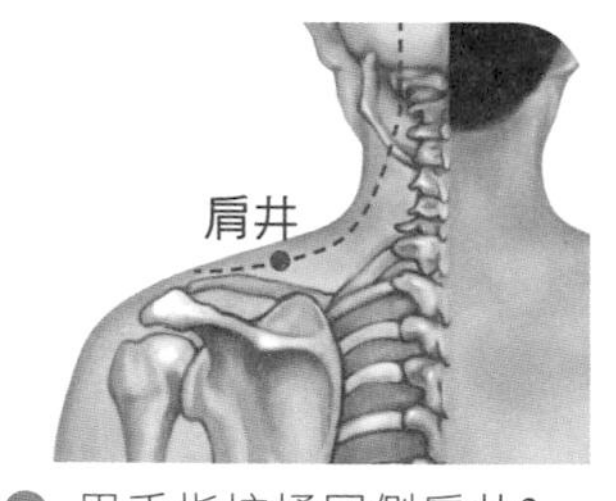

3 用手指按揉同側肩井3～5分鐘。

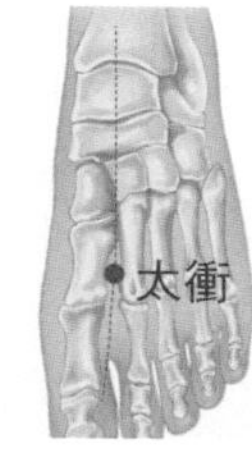

4 用食指指腹按壓太衝5次，力度稍大。

皮膚搔癢症

皮膚搔癢、抓後留痕、色素沉著。

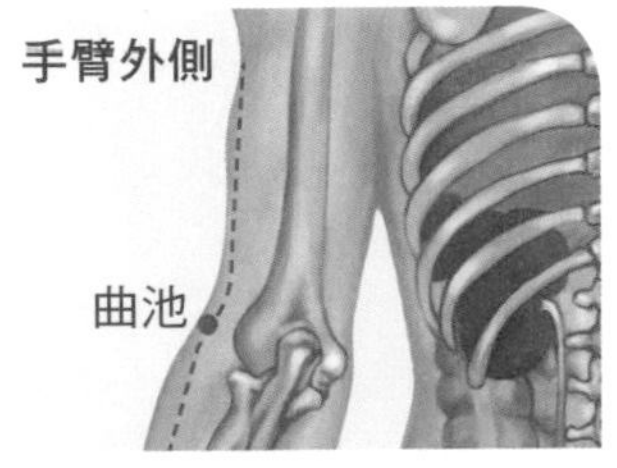

1 用拇指指腹用力按壓曲池3～5分鐘。

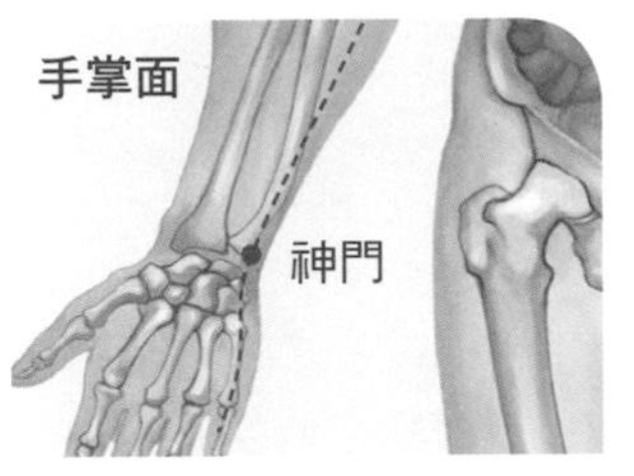

2 用拇指指腹按揉神門2分鐘。

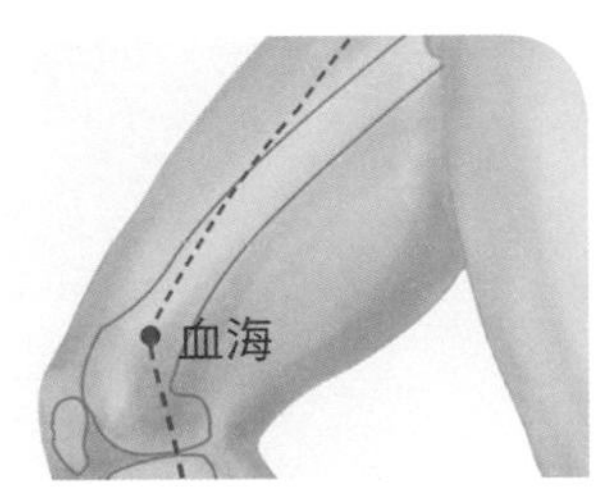

3 用拇指指腹按揉血海100次。

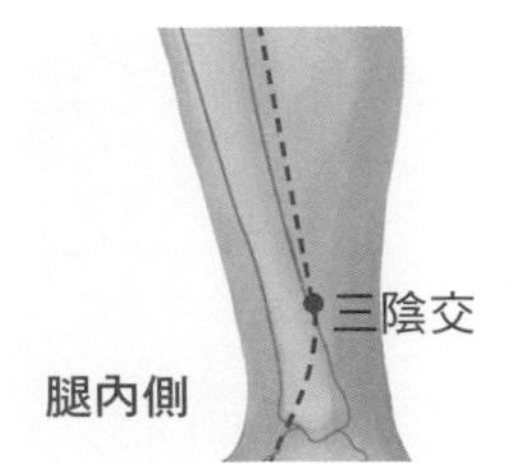

4 用拇指掐按三陰交50次，力度稍大。

濕疹

成片紅斑、密集丘疹、甚至水皰。

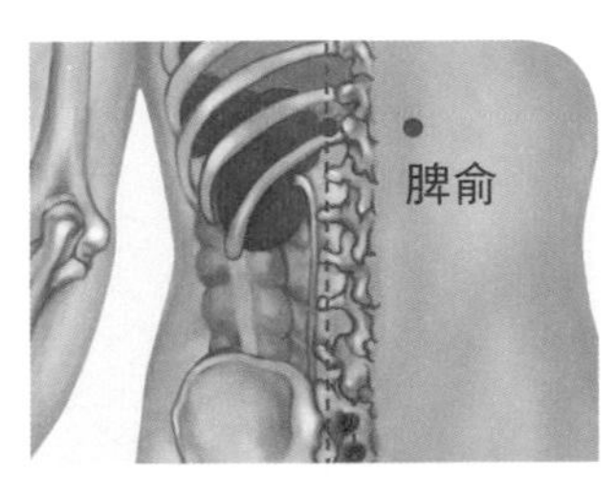

1 用雙手拇指按壓脾俞1～3分鐘，力度適中。

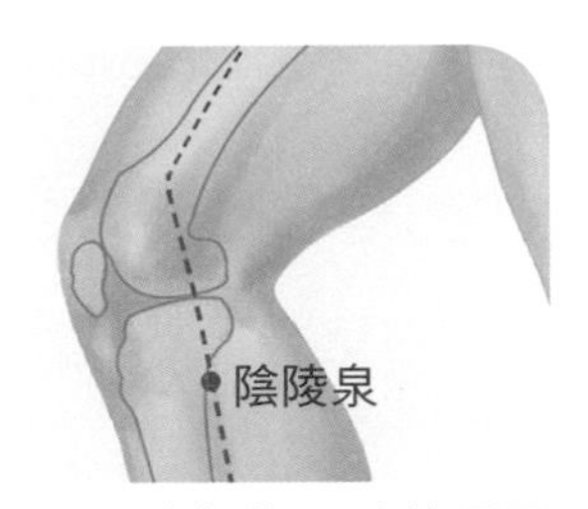

2 雙手的拇指同時按壓兩側的陰陵泉100次。

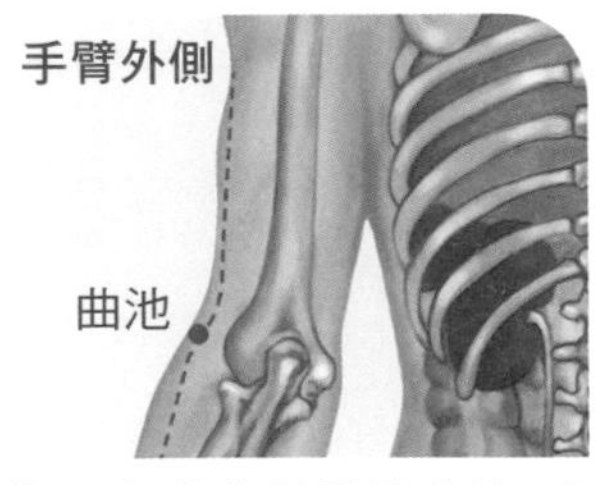

3 用拇指指端點按曲池1分鐘，力度稍大。

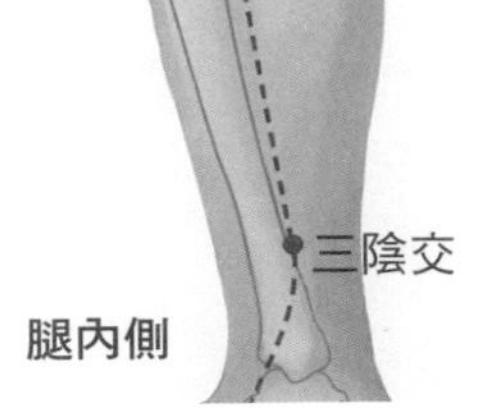

4 用拇指用力按揉三陰交1分鐘，兩側可同時進行。

痤瘡

粉刺、丘疹、膿皰。

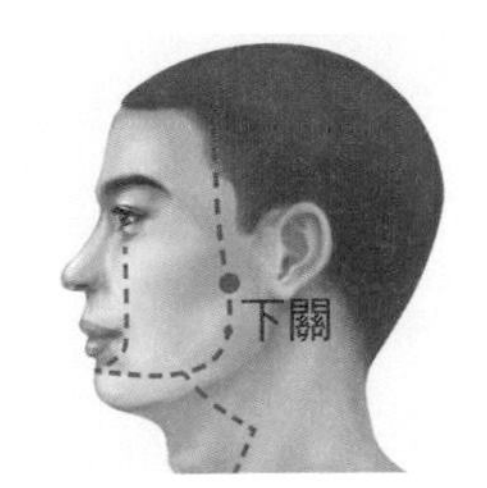

1 用雙手食指指腹輕輕按揉下關1分鐘。

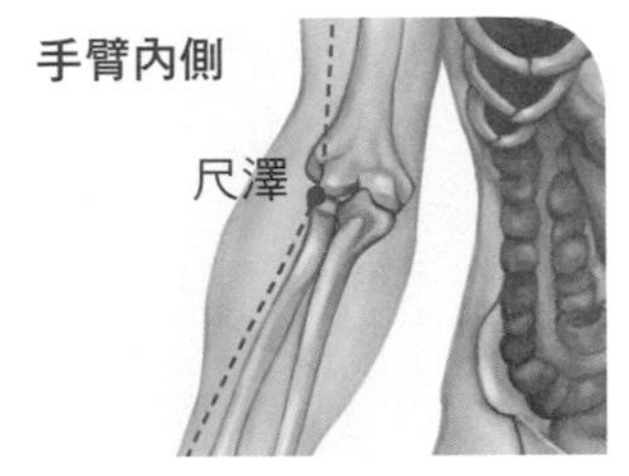

2 用拇指指腹按揉尺澤100次。

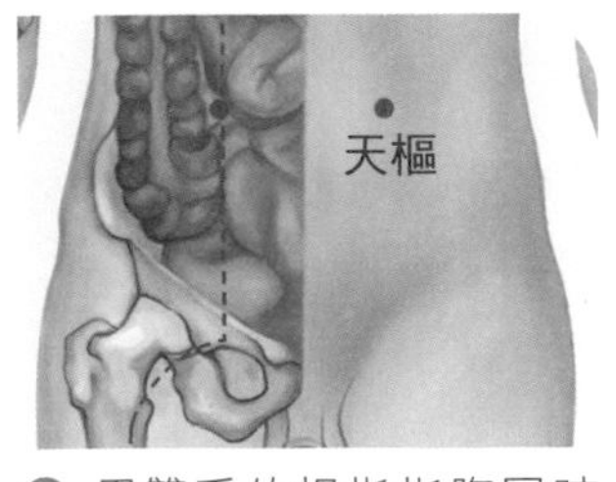

3 用雙手的拇指指腹同時按揉兩側天樞1分鐘。

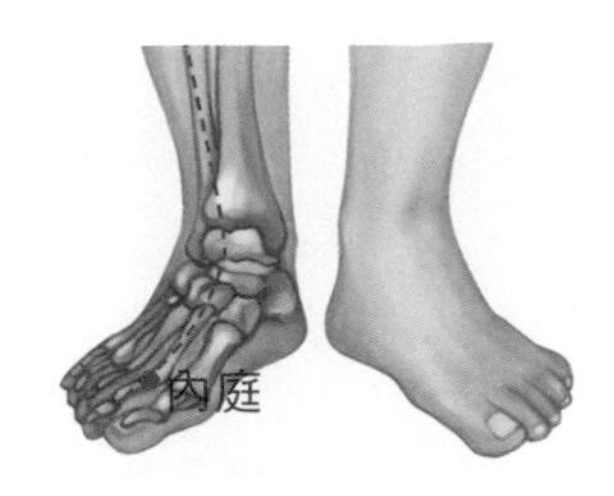

4 用拇指指腹重力按壓內庭1～3分鐘。

蕁麻疹

風疹塊發癢、此起彼伏、伴麻刺感、全身不適。

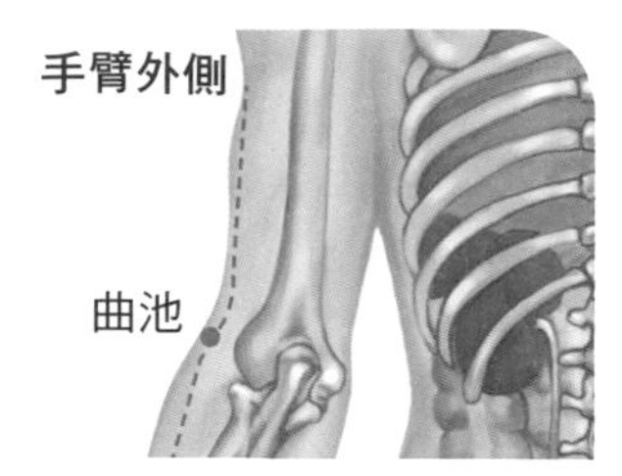

1 用拇指指端按揉曲池2～3分鐘。

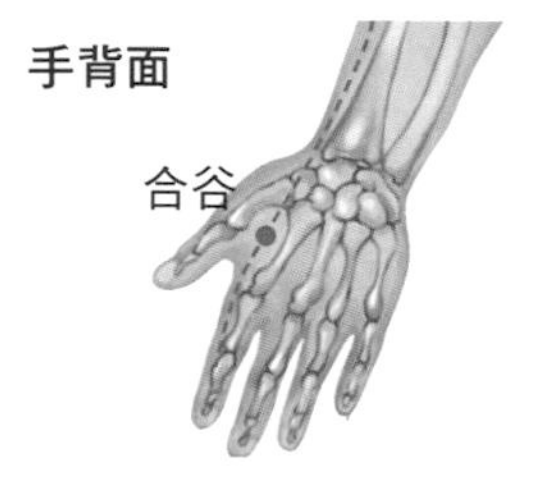

2 用拇指和食指夾住合谷，用力按揉1～3分鐘。

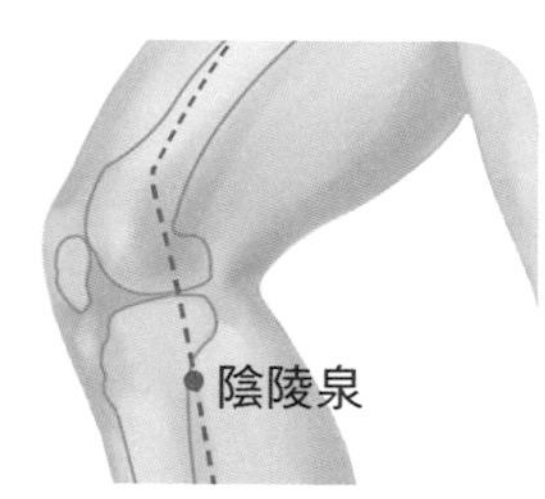

3 用拇指指腹按壓陰陵泉20次，力度適中。

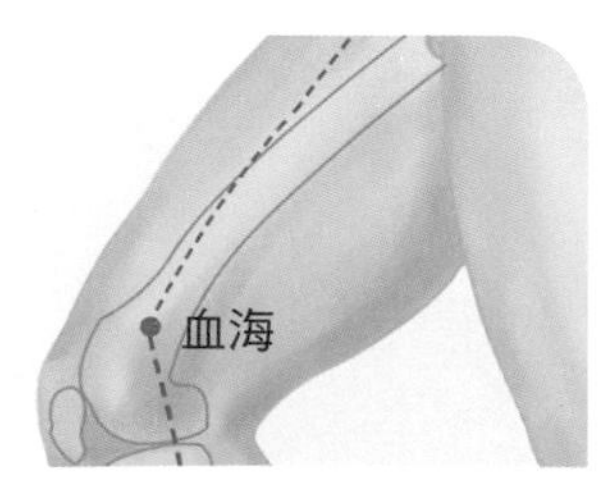

4 用拇指指腹按揉血海100～300次。

黃褐斑

枯暗無澤、表面光滑、無痛無癢。

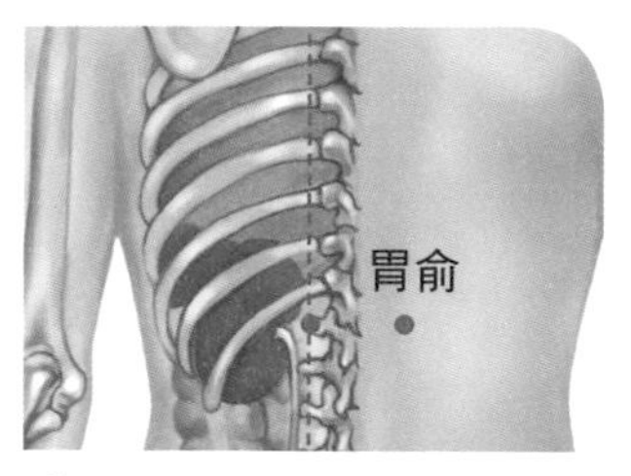

1 用雙手的拇指指端按壓腎俞20次。

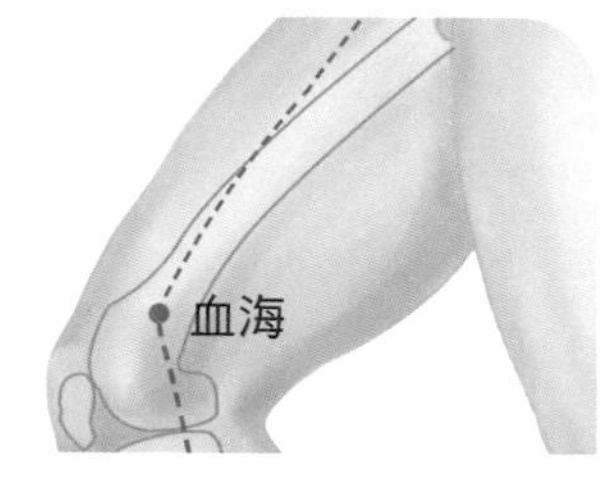

2 用拇指指腹按壓血海1～3分鐘。

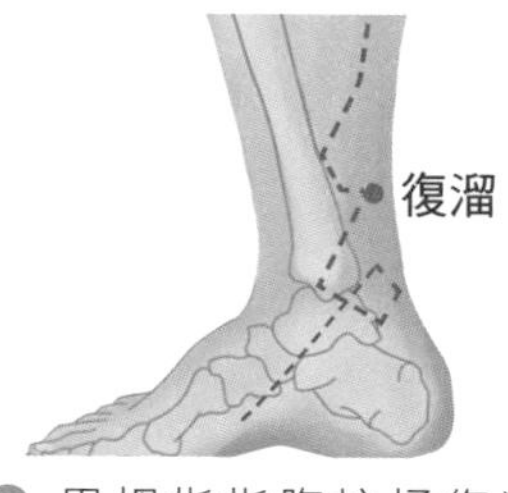

3 用拇指指腹按揉復溜1分鐘。

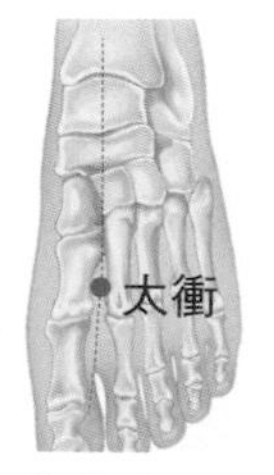

4 用食指指腹按壓太衝1分鐘，力度稍大。

頸椎病

頸部僵硬、手臂痠痛、或伴頭暈。

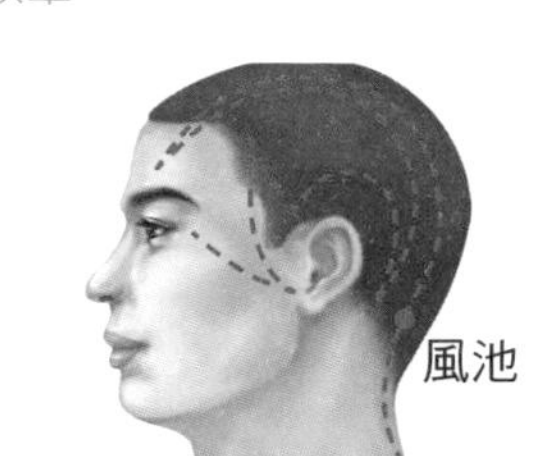

1 用兩手拇指同時按揉兩側風池1～3分鐘，力度以全身酸透為宜。

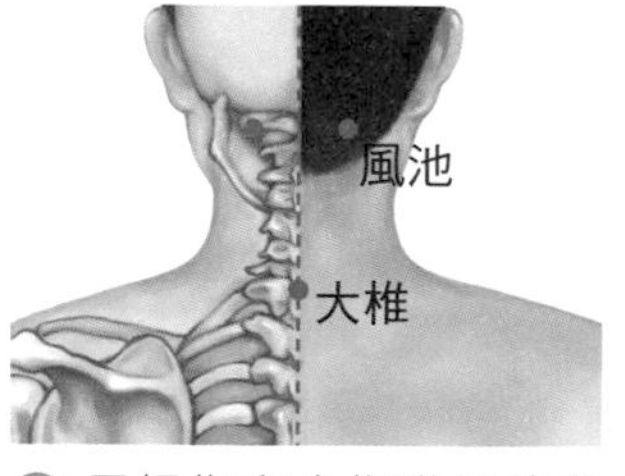

2 用拇指和食指沿風池穴向下拿捏至大椎，約1分鐘。

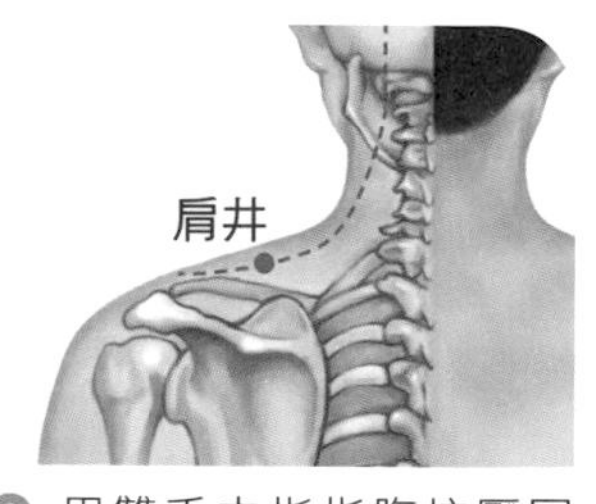

3 用雙手中指指腹按壓同側肩井，由輕到重按壓10次。

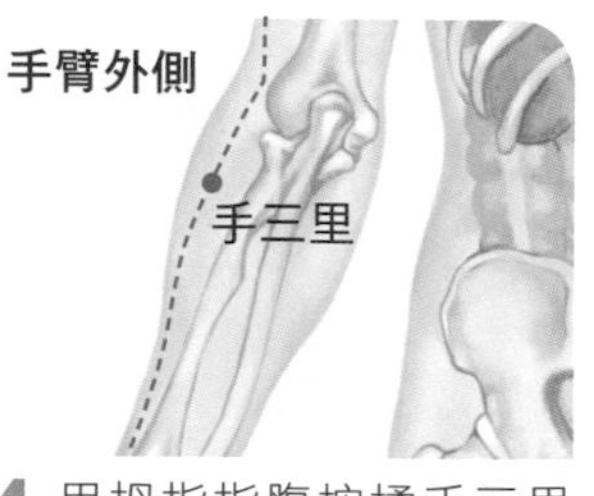

4 用拇指指腹按揉手三里1～3分鐘。

腰椎間盤突出

腰腿疼痛、下肢麻木、下肢發涼。

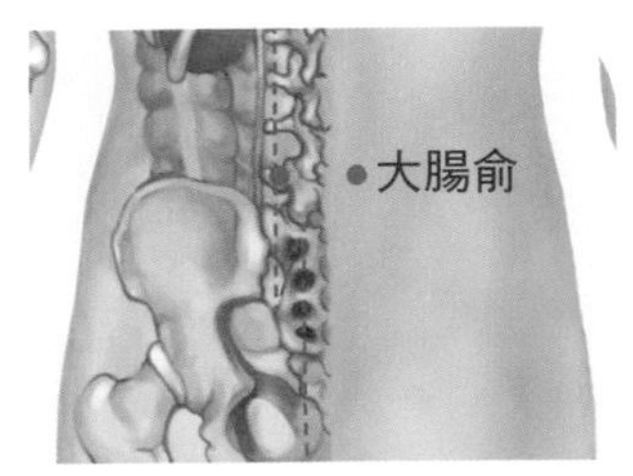

1 用雙手拇指分別按壓兩側的大腸俞20次。

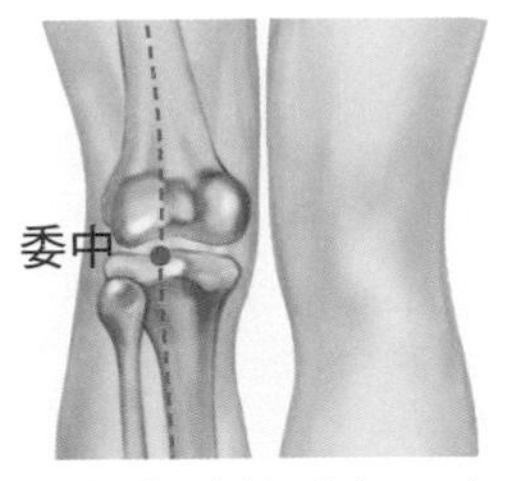

2 用拇指點按委中30次，力度以可以耐受為度。

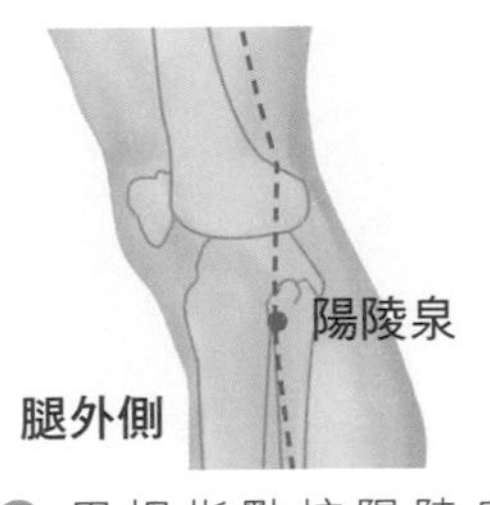

3 用拇指點按陽陵泉30次，力度適中。

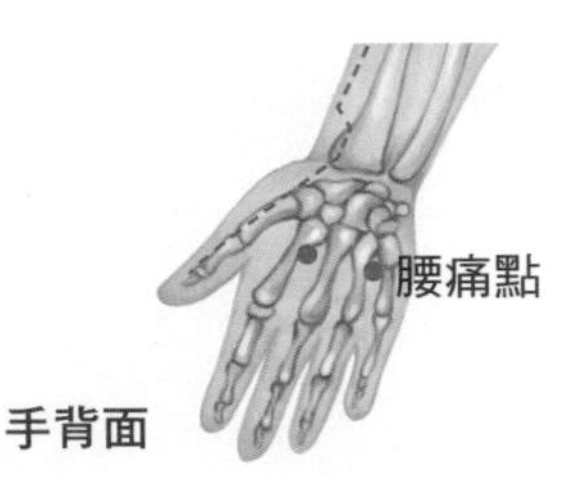

4 疼痛發作時，用拇指揉按手背的腰痛點3分鐘。

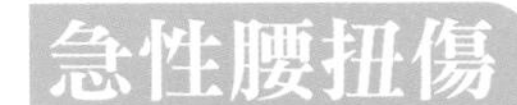

急性腰扭傷

腰部僵硬、疼痛劇烈、不能活動。

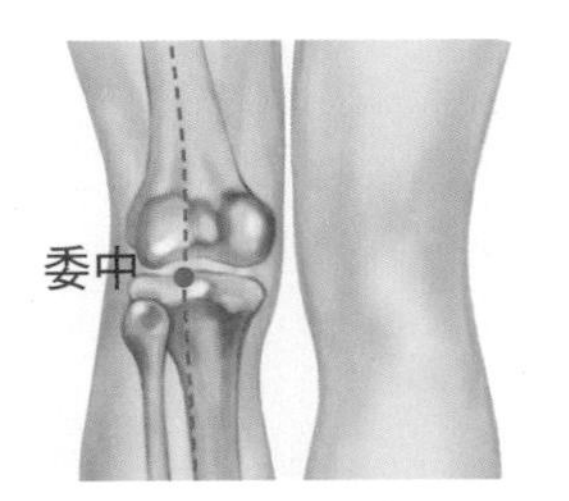

1 用拇指點按委中30次，力度以能夠耐受為度。

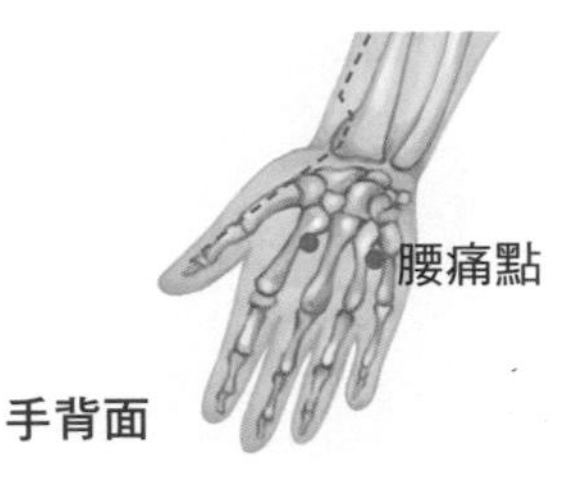

2 用拇指揉按手背的腰痛點3分鐘。

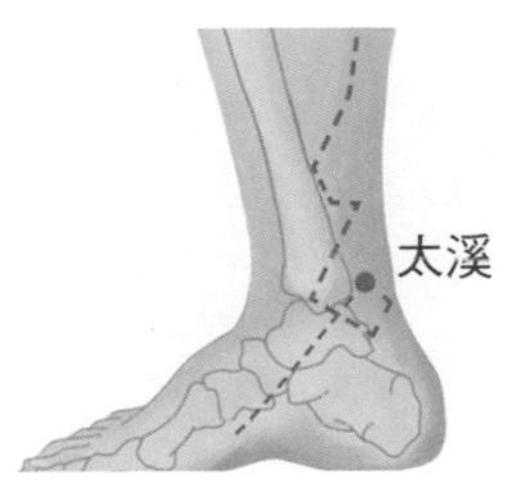

3 用拇指、中指和食指指腹同時拿捏太溪和崑崙30次，力度要重。

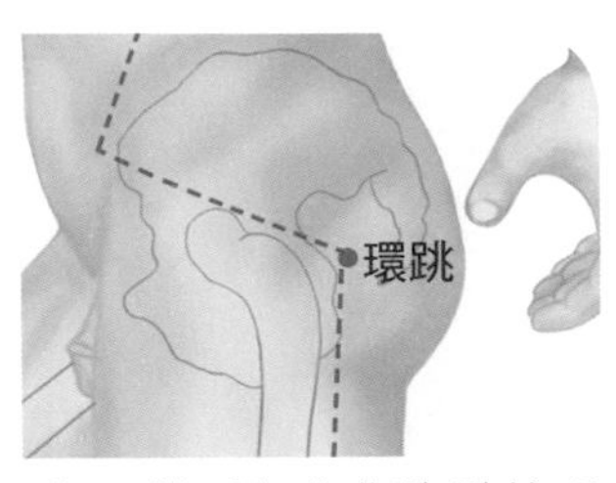

4 用雙手拇指指腹點按環跳3分鐘。

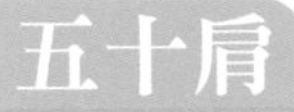

五十肩

肩部疼痛、活動受限、患側怕冷。

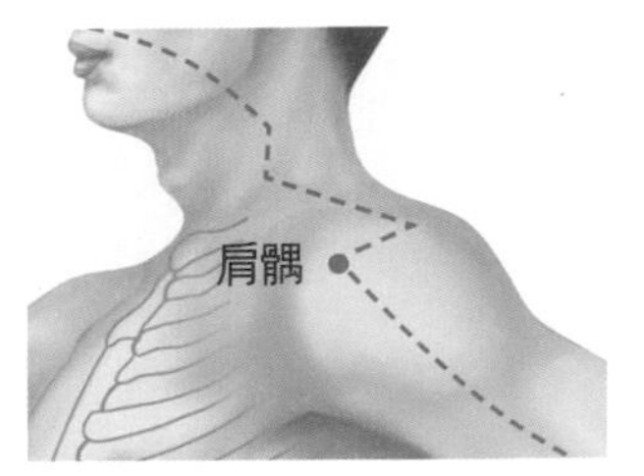

1 用食指和中指指腹點按肩　30次，力度適中。

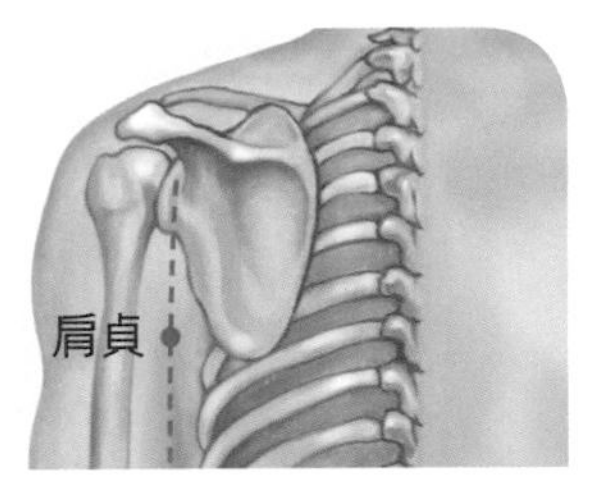

2 用食指和中指指腹點按肩貞30次，力度適中。

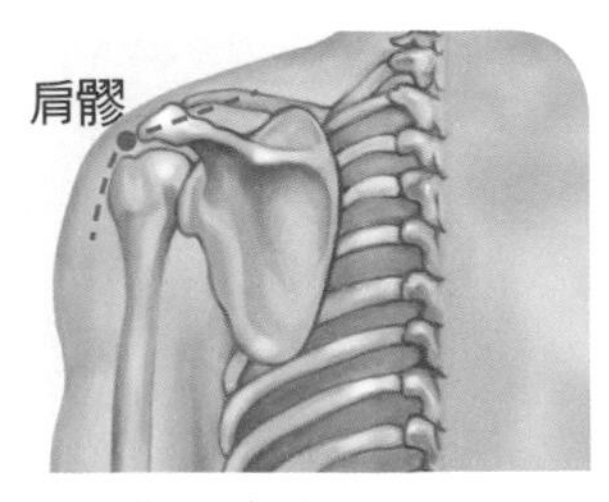

3 食指和中指併攏，用二指指腹點按肩髎30次。

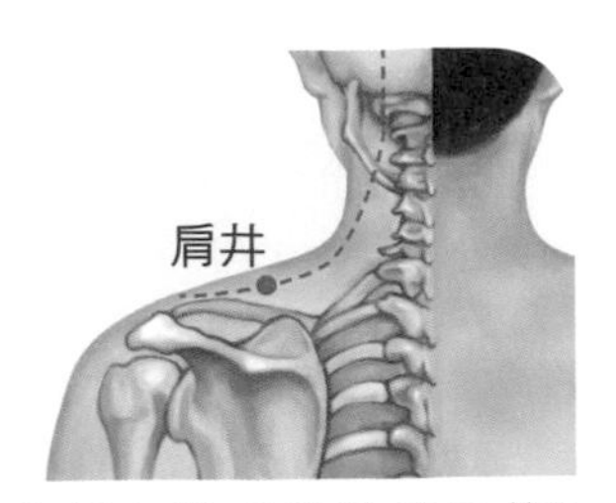

4 用中指指腹揉按肩井3分鐘。

腰肌勞損

腰部疼痛、時輕時重、纏綿不癒。

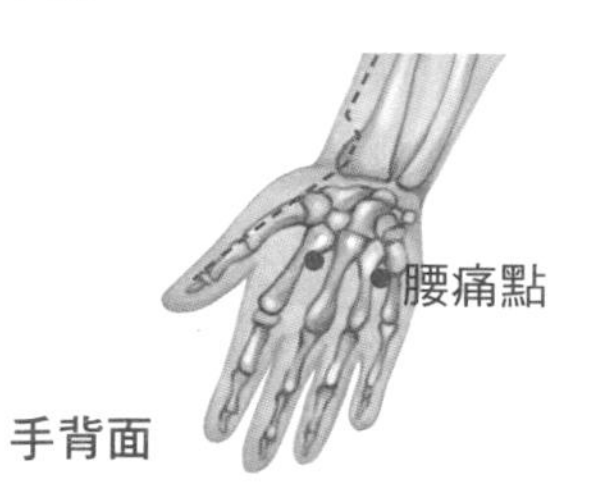

1 用拇指指端按揉手背第4、第5掌骨間的腰痛點，左右各30次。

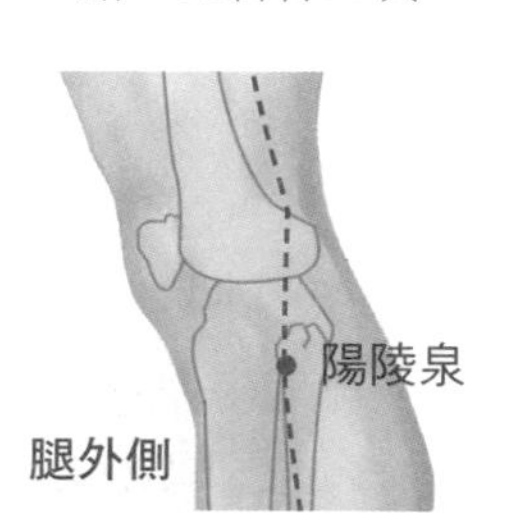

2 用拇指指端點按陽陵泉，雙側各按摩20次。

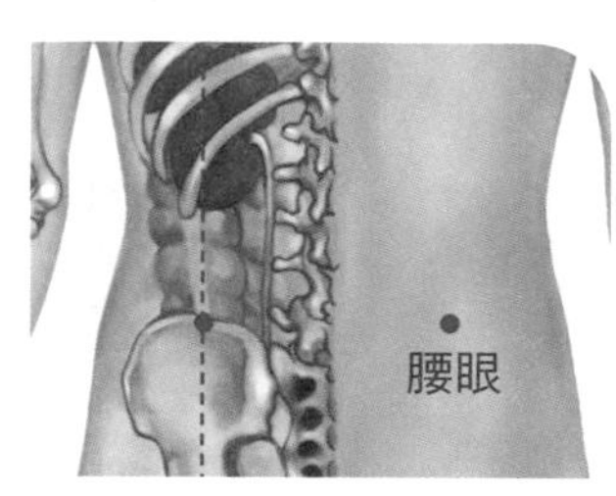

3 用雙手拇指點壓腰眼1分鐘。

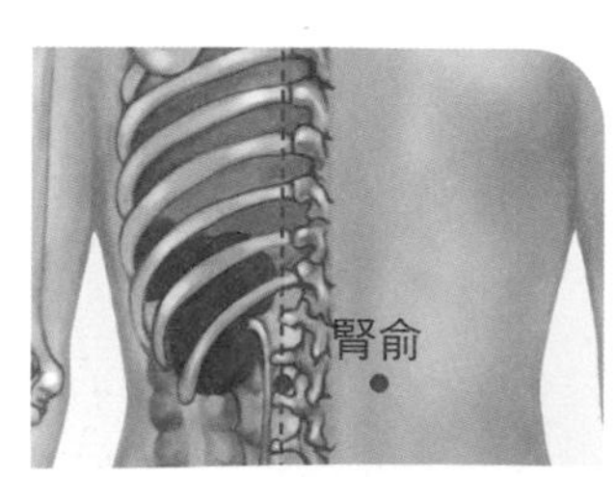

4 雙手五指併攏，掌根自上而下反覆斜擦兩側腎俞30～50次。

小腿抽筋

肌肉強直、疼痛驟作。

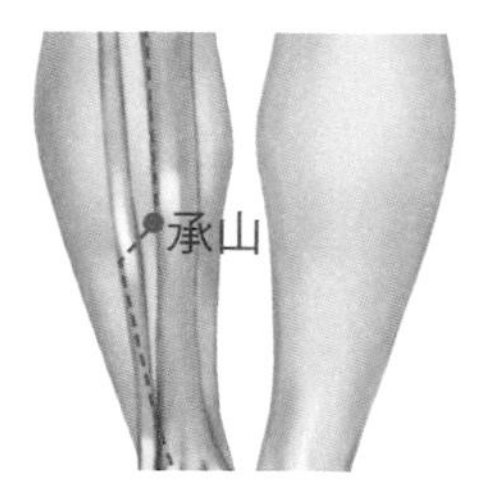

1 用拇指點揉承山約2分鐘，以有酸脹感為宜。

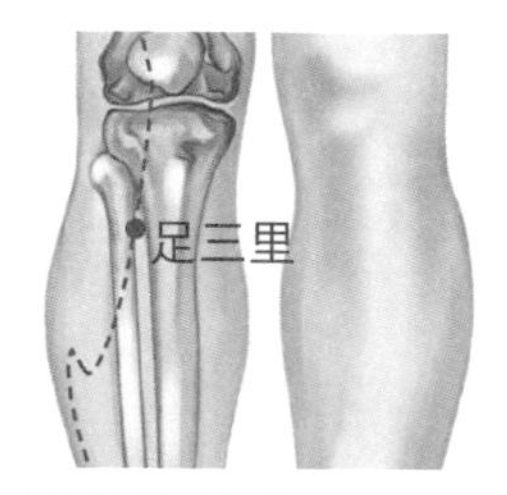

2 用拇指點按足三里30次，力度稍重，兩側可同時進行。

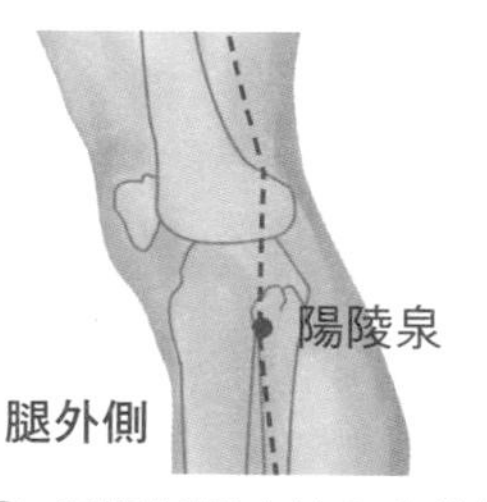

3 用拇指順時針方向按揉陽陵泉1分鐘，力度適中。

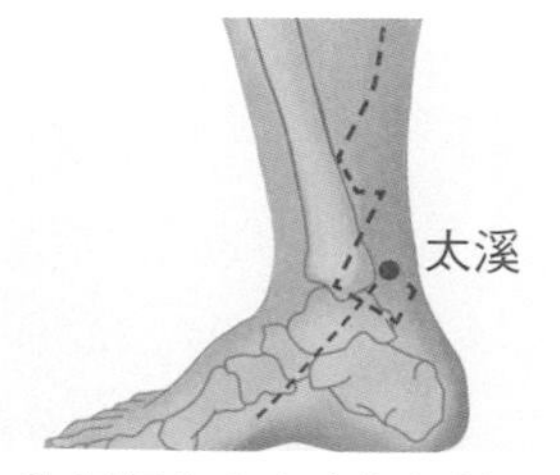

4 以拇指與食中指相對用力拿捏腓腸肌至跟腱太溪、崑崙處，重複3～5遍。

足跟痛

足跟疼痛、不紅不腫、行走不便。

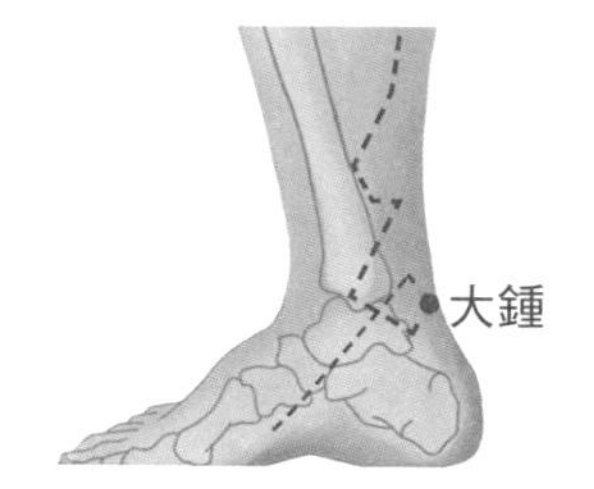

1 用拇指點按大鍾50次，力度適中。

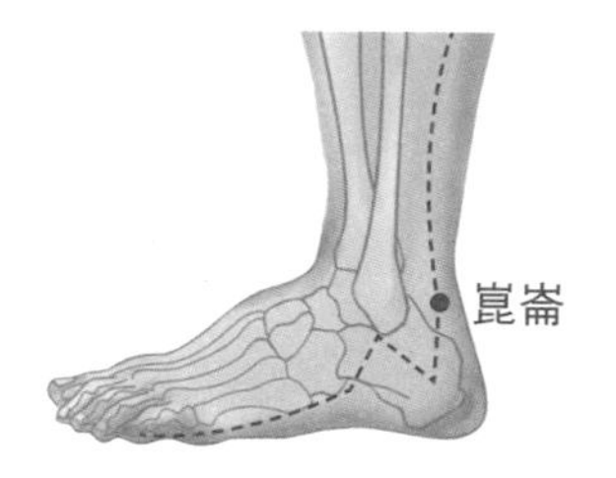

2 以拇指與食中指相對用力，同時拿捏崑崙、太溪1～2分鐘。

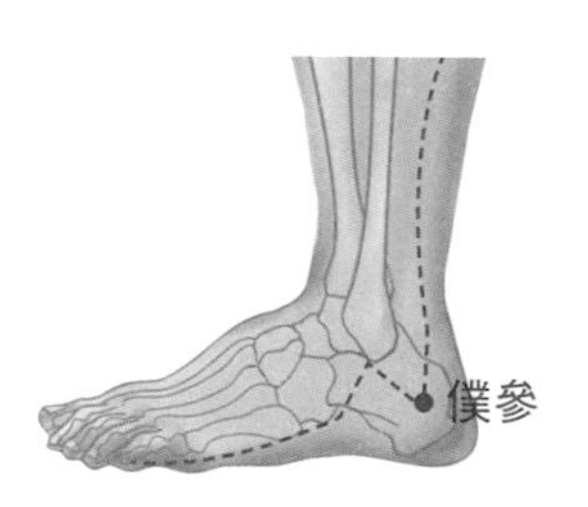

3 用拇指指端點按僕參1～2分鐘。

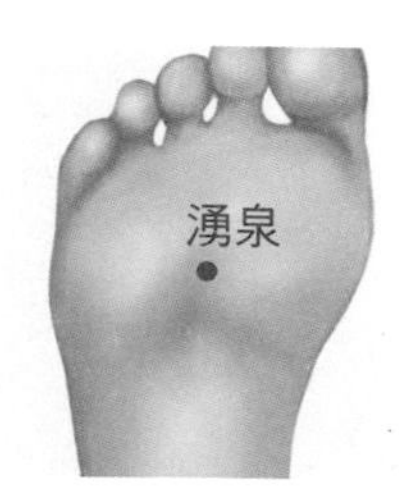

4 用拇指指腹從湧泉向足趾方向推行6～8次。

類風濕性關節炎

關節疼痛、僵硬腫大、手足麻木。

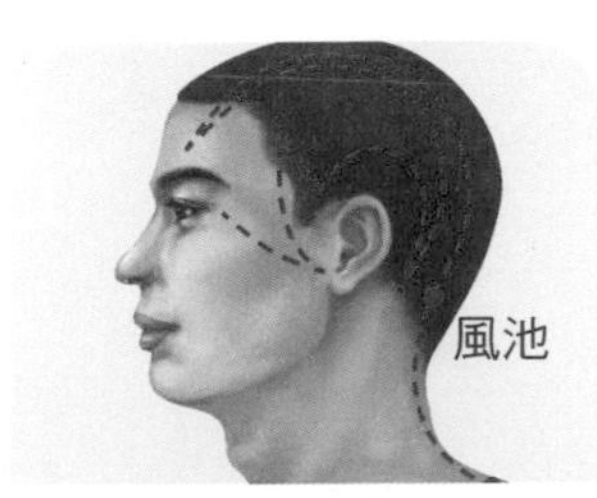

1 用兩手拇指同時按壓兩側風池1～3分鐘。

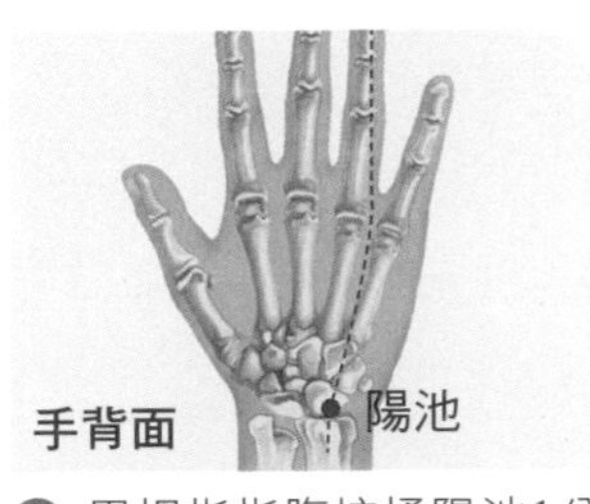

2 用拇指指腹按揉陽池1分鐘，力度適中。

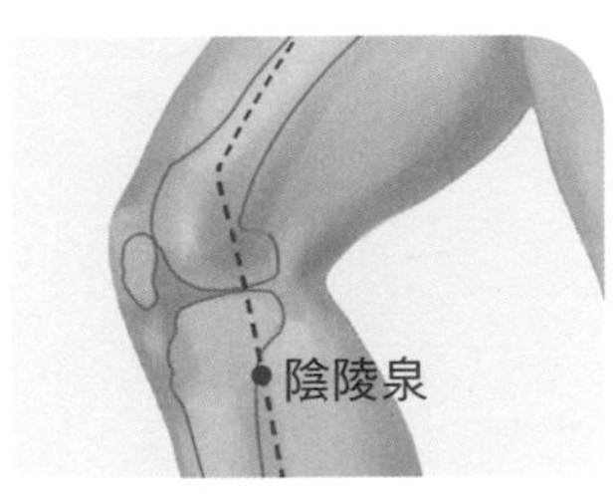

3 用拇指點按陰陵泉1分鐘，力度適中。

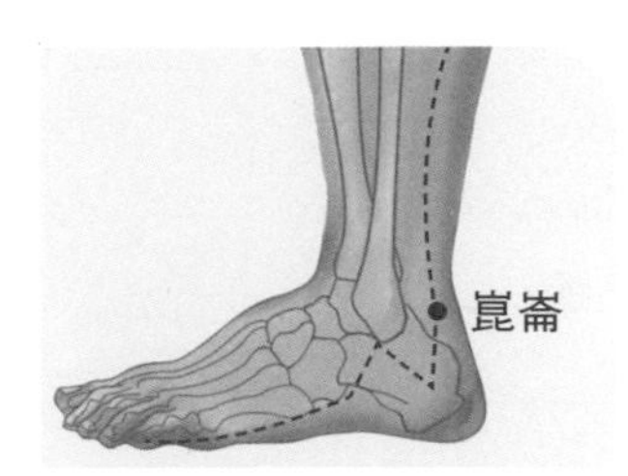

4 用拇指指尖按壓崑崙3分鐘。

陽痿

不能勃起、焦慮急躁、身心疲勞。

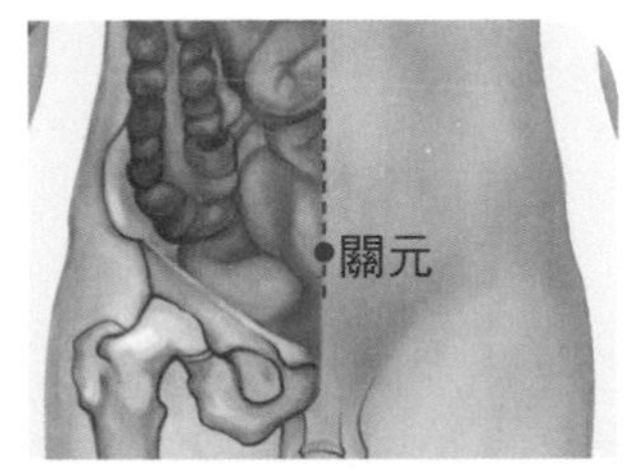

1 用中間三指指腹按揉關元150次，動作輕柔。

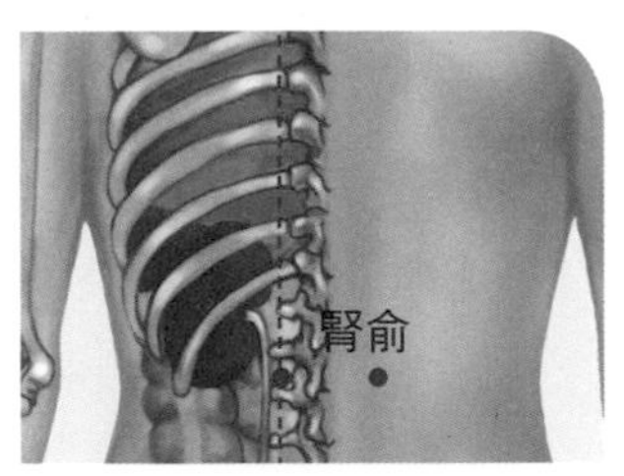

2 用雙手拇指指端按壓兩側腎俞100次。

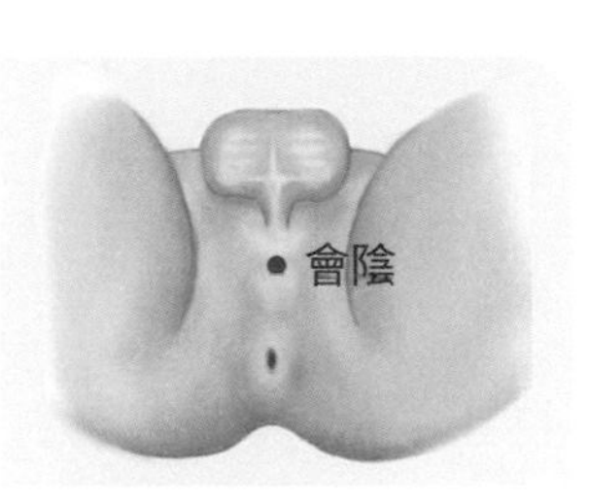

3 用拇指指端重力按壓會陰10次。

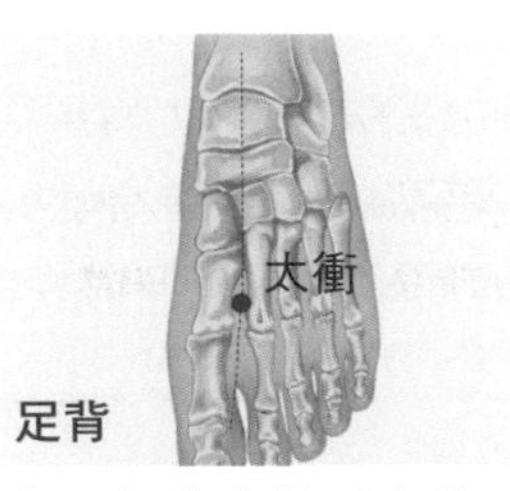

4 用拇指指端重力按壓太衝30次。

早洩

五心煩熱、腰膝痠軟、陰莖易勃。

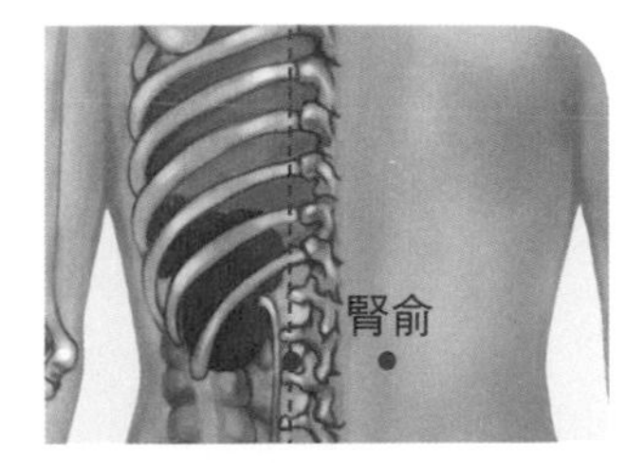

1 用雙手拇指指端按壓兩側腎俞50次。

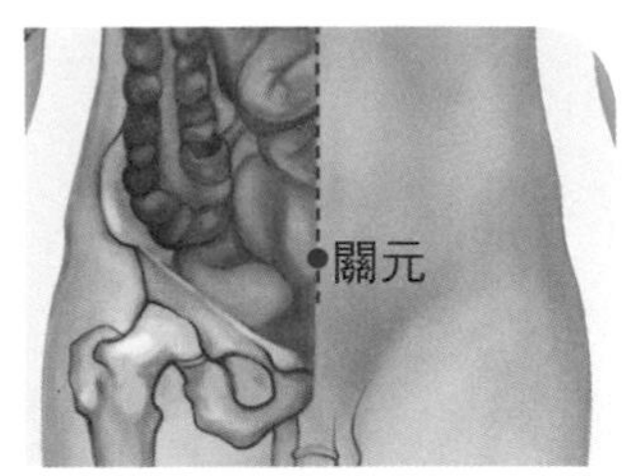

2 用拇指點按關元30次，力度適中。

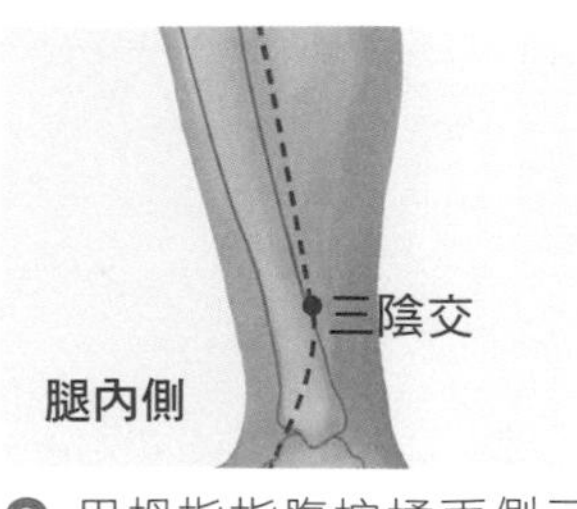

3 用拇指指腹按揉兩側三陰交50次。

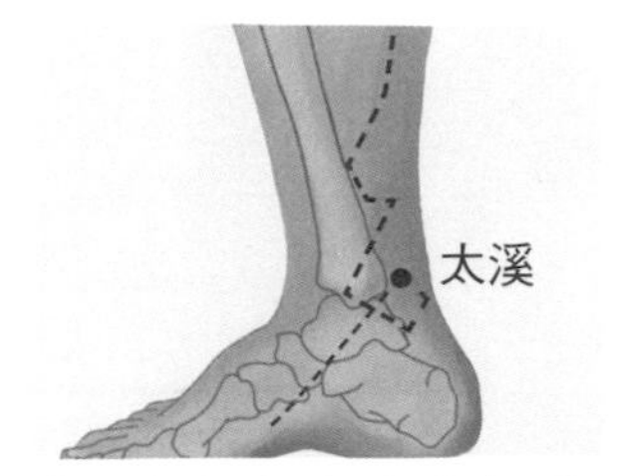

4 用拇指指腹刮按太溪3分鐘。

前列腺疾病

排尿不適、性慾減退、頭暈乏力。

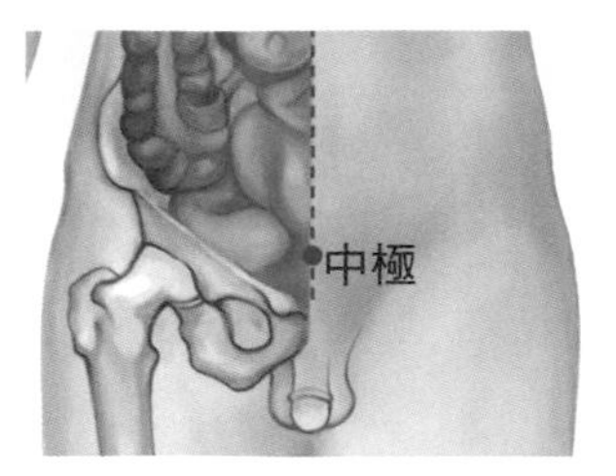

1 用雙手中指同時按壓中極1分鐘。

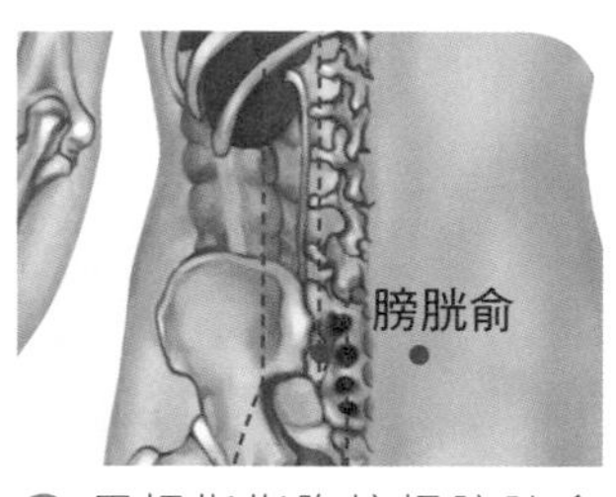

2 用拇指指腹按揉膀胱俞1～2分鐘。

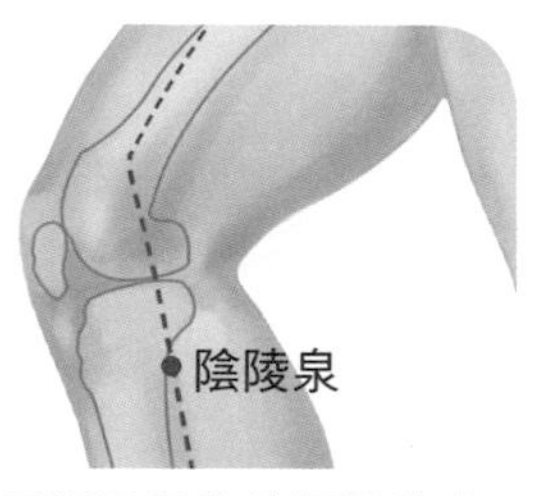

3 用拇指指腹按揉陰陵泉1分鐘。

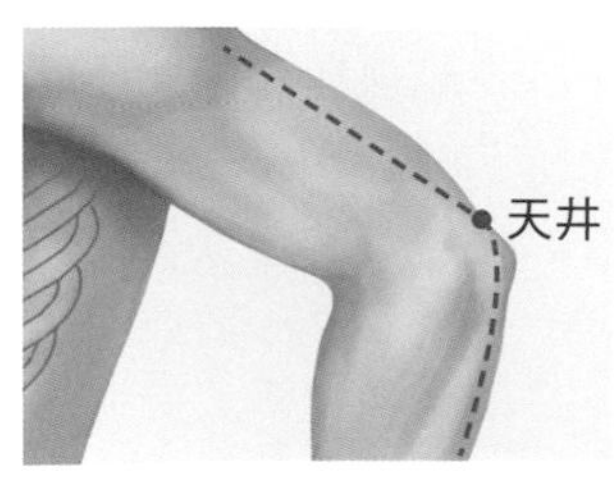

4 以中指指端勾點天井30～50次。

遺精

精液外洩、精神委靡、頭暈耳鳴。

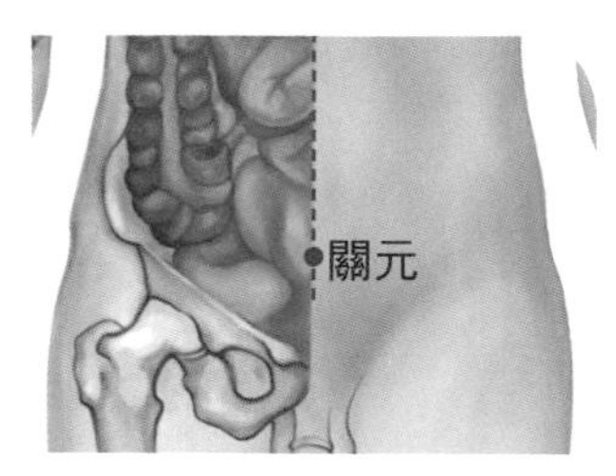

1 用中間三指指腹摩揉關元3～5分鐘。

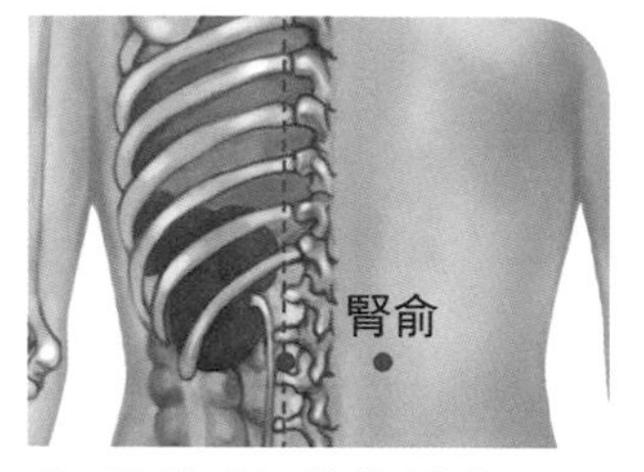

2 用雙手拇指指端按壓腎俞20次。

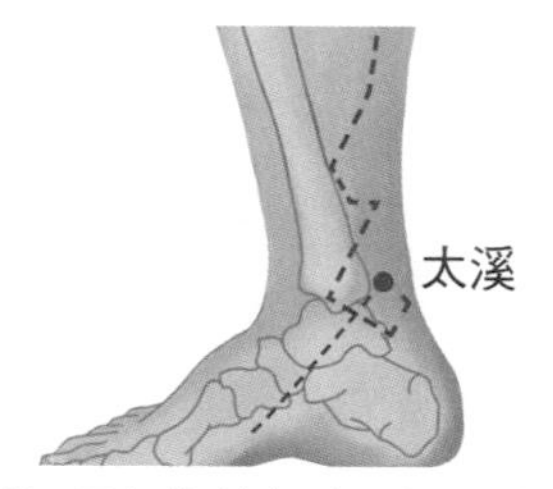

3 用拇指按揉太溪2分鐘，力度適中。

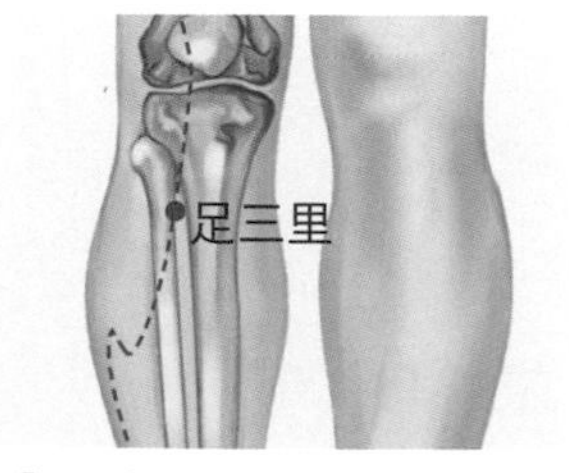

4 用拇指按揉足三里20次，力度稍大。

乳腺增生

乳房腫脹、乳腺腫塊、伴有疼痛。

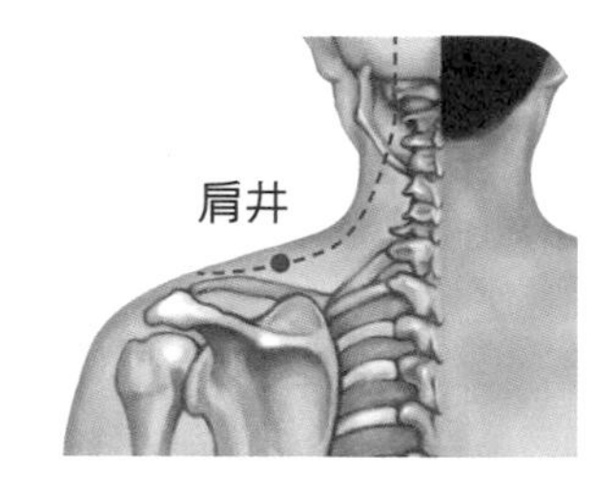

1 用拇指和其餘四指拿捏肩井處肌肉30次。

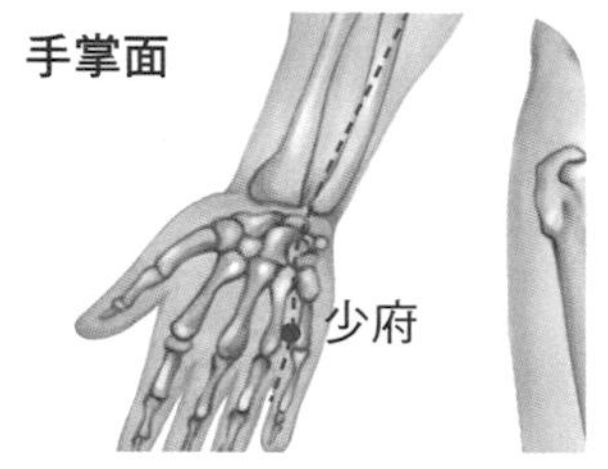

2 用拇指指腹按揉少府3～5分鐘。

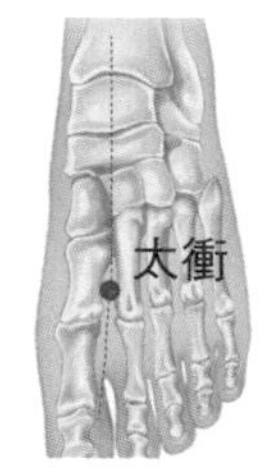

3 用食指指端按揉太衝30次，用力略重。

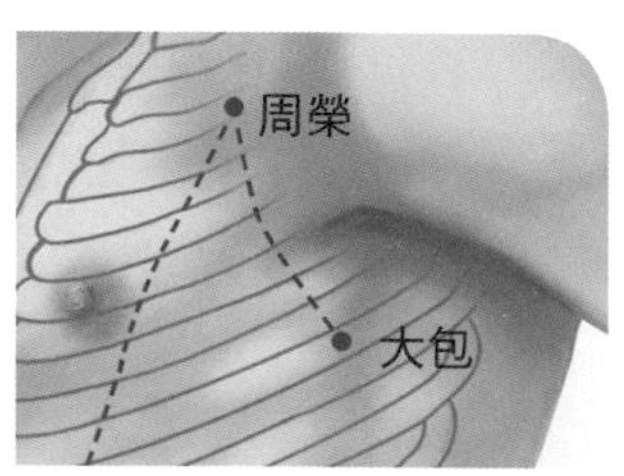

4 用中指指端勾點大包50～100次，用力稍重。

月經不調

週期異常、出血量少、痛經、抑鬱。

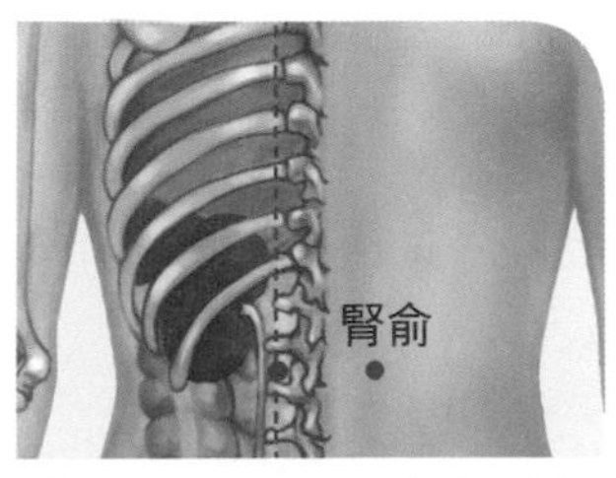

1 用兩手叉腰，拇指按揉兩側腎俞1分鐘。

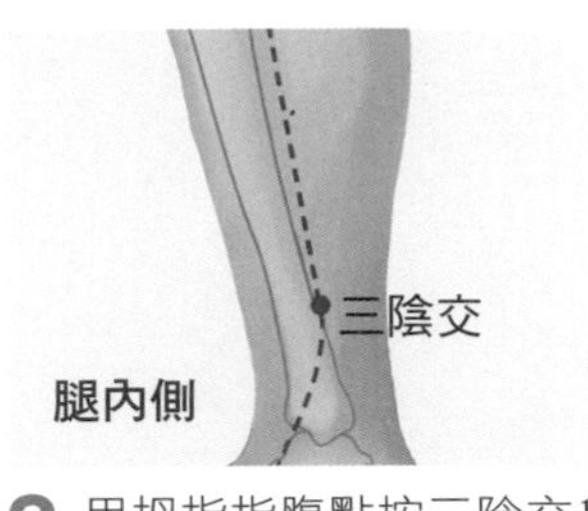

2 用拇指指腹點按三陰交1分鐘。

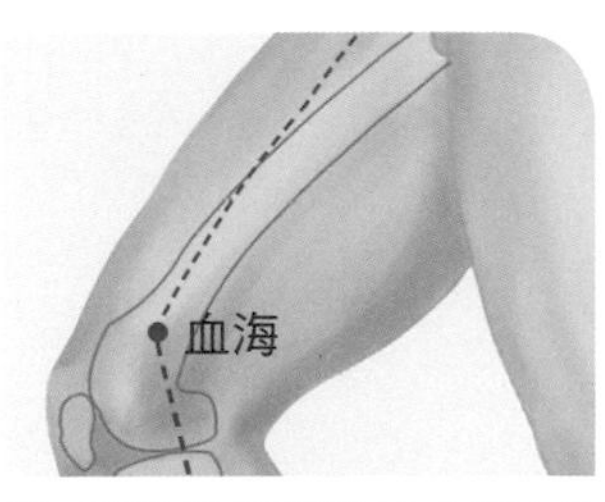

3 用拇指指端點按血海1分鐘，力度要均衡。

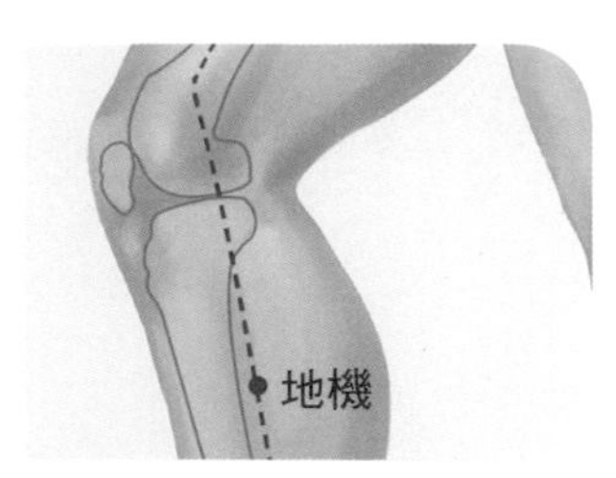

4 用拇指指腹按揉地機1分鐘，力度適中。

痛經

腰部疼痛、痛及腰骶、手足厥冷。

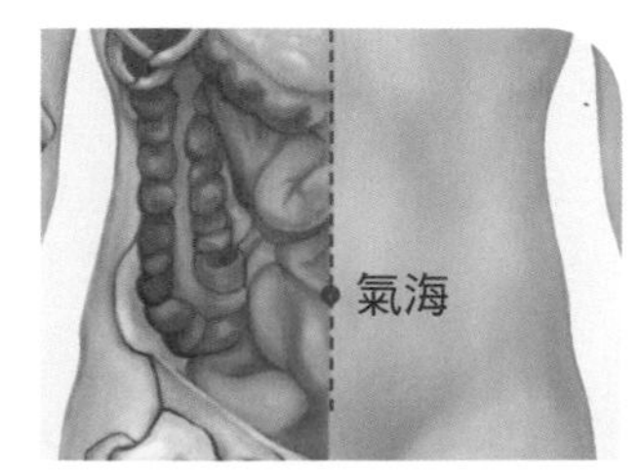

1 中間三指併攏，用手掌順時針方向在氣海按摩30圈。

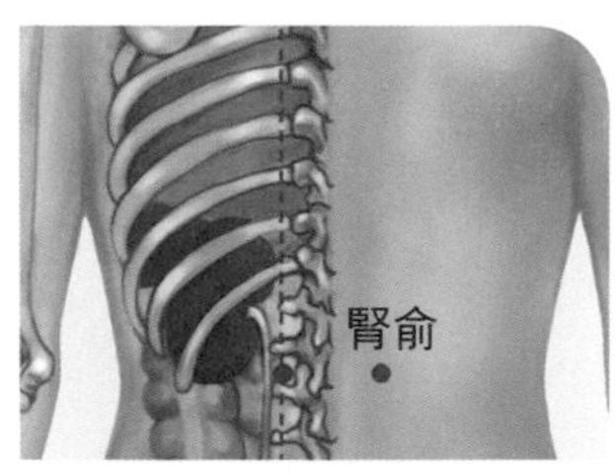

2 雙手叉腰，用拇指點壓兩側腎俞1分鐘。

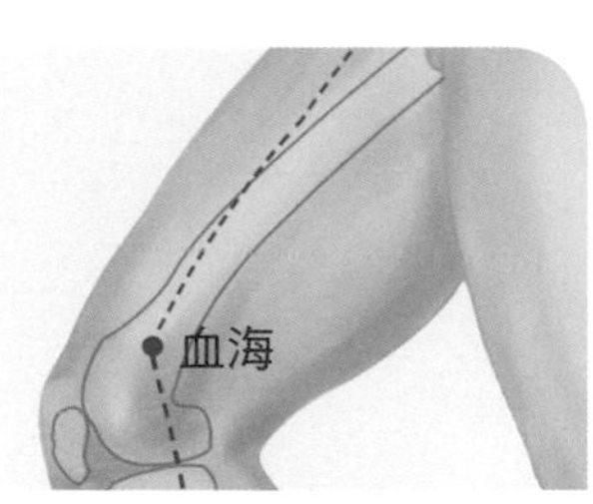

3 用拇指指腹按壓血海2分鐘，力度適中。

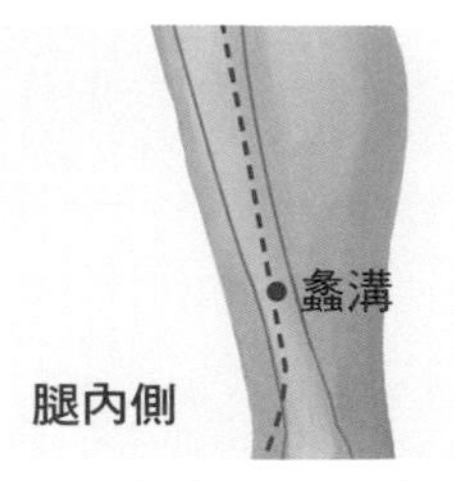

4 以拇指指端用力點按蠡溝20次。

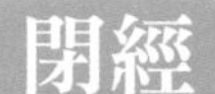

閉經

經少色淡、初潮較遲、面色無華。

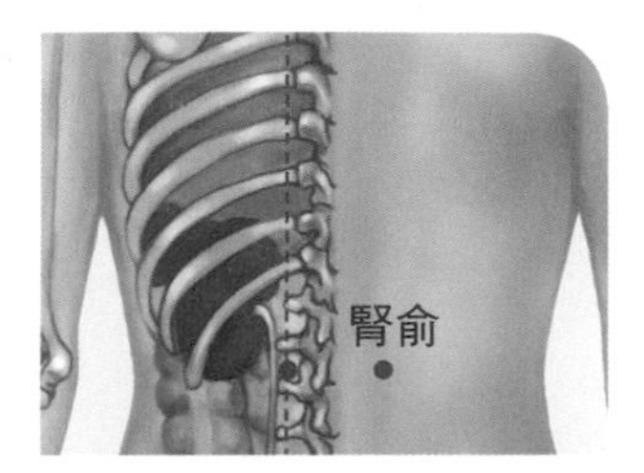

1 雙手叉腰，用拇指點壓腎俞20次。

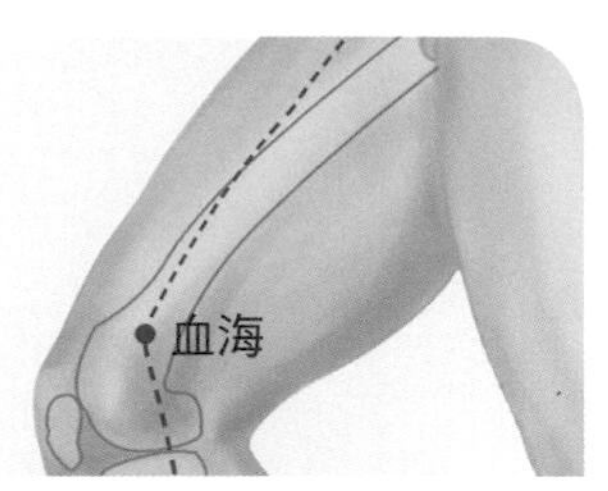

2 用拇指指腹用力均衡地按壓血海20次。

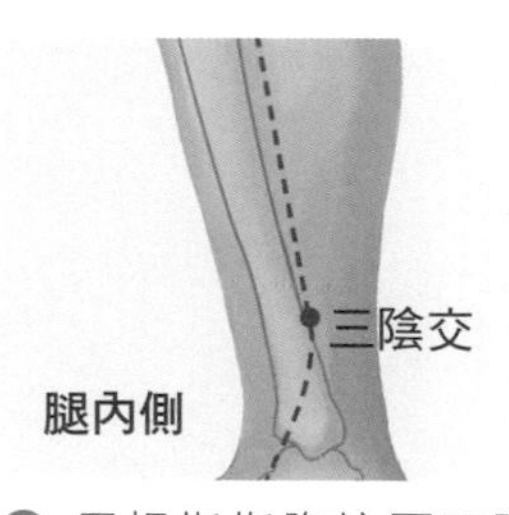

3 用拇指指腹按壓三陰交20次。

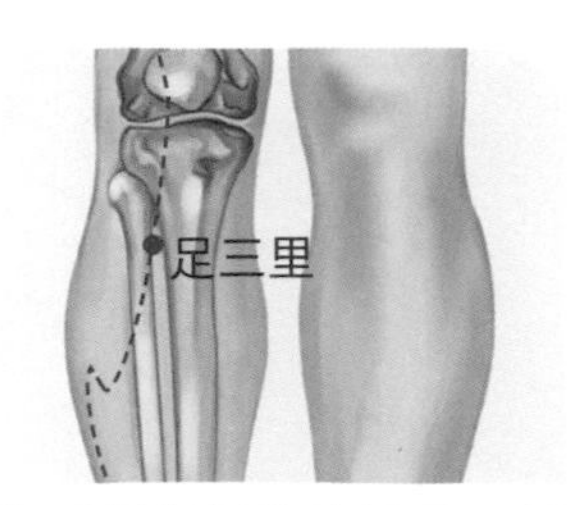

4 用拇指指腹按揉足三里50次。

第二章

手太陰肺經：氣息通暢的總管

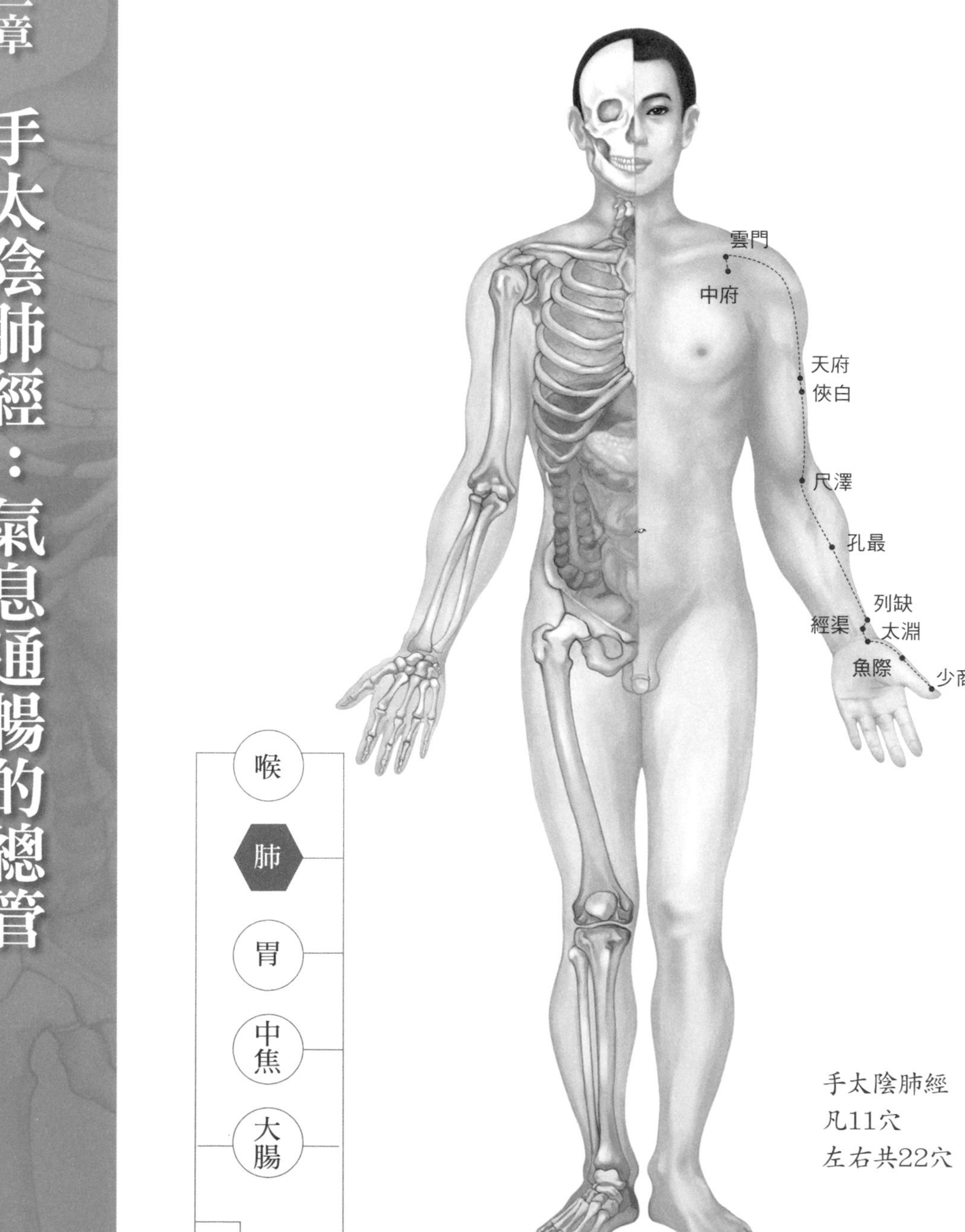

手太陰肺經
凡11穴
左右共22穴

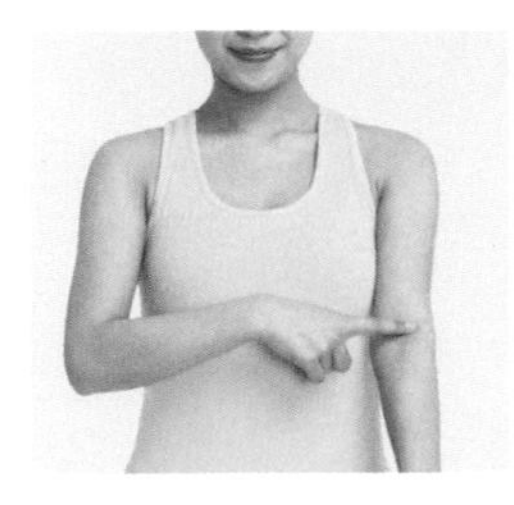 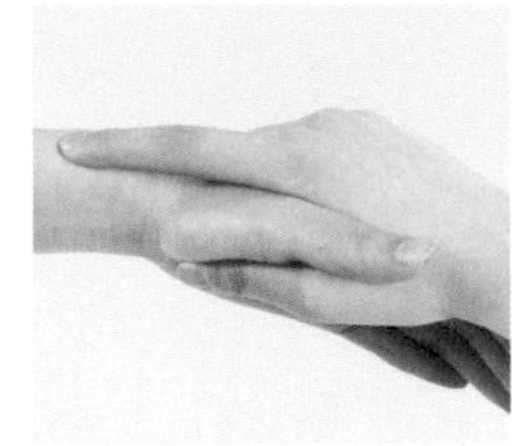 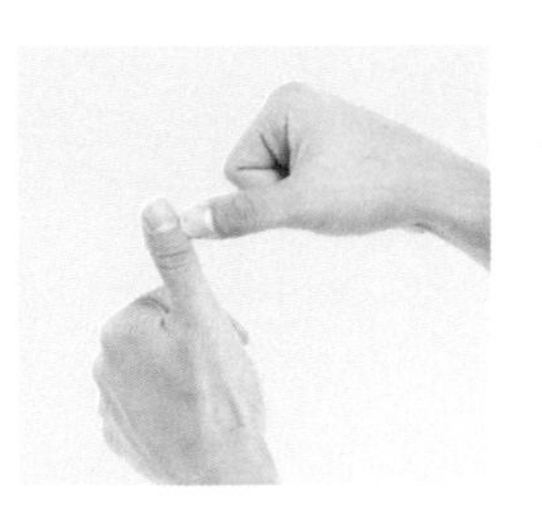

【保養肺經的最佳方法和時間】

肺經位於上肢內側，平常看電視、等車等空閒時間都可以用手掌拍一拍此經所循行的位置。因為人的肺氣永遠都不會多，只會變少。但拍打時力道宜輕，因為輕度拍打是補氣，而用力過重的話，就會「瀉」氣。因此，每次輕輕拍打1～3分鐘即可。

《黃帝內經》中說，寅時（3：00～5：00）經脈氣血循行流注至肺經，肺有病的人經常會在此時醒來，這是氣血不足的表現。此時按摩保養肺經最好，但此時正是睡眠時間。因此，可從同名經上找，也就是上午9：00～11：00 足太陰脾經當令的時段，對肺經和脾經進行按摩。

禁忌	拍打該經循行部位時，不可用力過度。儘量不要選擇在寅時拍打或按摩，以免影響睡眠質量，反而造成精力下降。

【肺經上潛伏的疾病】

肺經和肺、大腸、喉嚨等器官聯繫密切，肺經暢通，也就保證了這些相關器官的功能正常。當肺經異常不通時，人的身體會出現以下疾病：

經絡症：沿肺經所過部位的腫痛、麻木、發冷、酸脹等異常感覺，一般出現在鎖骨上窩、上臂、前臂內側上緣，也就是拇指方向。

臟腑症：肺臟本身異常會出現咳嗽氣喘、氣短、胸部脹痛等症狀。又因肺與口鼻相通，所以也會出現鼻塞、感冒、流涕、傷風怕冷等症狀。

情志病：肺經經氣異常易導致情緒異常。肺氣虛時，會產生傷心、自卑、心理壓力大等情緒；肺氣過盛時，則會產生自負、狂妄的情緒。

皮膚病：肺經與皮膚關係密切，肺經經氣異常可導致皮膚改變，如過敏性皮膚病、色斑、無光澤等。

肺經腧穴

中府

胸悶咳嗽中府收

中，指中焦；府，處所。肺經起於中焦，是中焦脾胃之氣聚匯肺經之處。

主治 宣肺止咳。主治肺炎、哮喘、胸痛、肺結核、支氣管擴張。

部位 在胸部，橫平第1肋間隙，鎖骨下窩外側，前正中線旁開6吋（指寸）。

取穴 正立，雙手叉腰，鎖骨外側端下方有一凹陷處，該處再向下1橫指即是。

按摩 咳嗽不止時，點按中府和肺俞各200次，有即時止咳的功效。每天堅持按摩，可強化淋巴循環，減輕胸悶、肩背痛。

雲門

胸痛肩痛全拿下

雲，雲霧，指肺氣；門，門戶。穴在胸上部，如肺氣出入的門戶。

主治 理氣止痛。主治咳嗽、氣喘、胸痛、肩痛、肩關節內側痛等。

部位 在胸部，鎖骨下窩凹陷中，肩胛骨喙突內緣，前正中線旁開6吋。

取穴 正立，雙手叉腰，鎖骨外側端下方的三角形凹陷處即是。

按摩 每天早晚用中指指腹點揉雲門1～3分鐘，堅持按摩，可遠離咳嗽痰多症狀。雲門還可輔助降壓，高血壓患者可常按揉。

天府

鼻炎的剋星

天，天空，指上而言；府，處所。本穴是肺氣聚集之處。

主治 止咳化痰。主治咳嗽、氣喘、鼻塞、上臂內側疼痛等。

部位 在臂前部，腋前紋頭下3吋，肱二頭肌橈側緣處。

取穴 臂向前平舉，俯頭，鼻尖接觸上臂內側處即是。

按摩 常用中指指腹揉按天府，每次左右各按1～3分鐘，對鼻部有保健作用，可預防鼻塞、鼻炎等。

俠白

緩解肋間神經痛

俠，通「夾」；白，白色屬肺。兩臂下垂，本穴夾於肺之兩旁。

主治 寬胸和胃，宣肺理氣。主治咳嗽、氣喘、乾嘔、肋間神經痛。

部位 在臂前部，腋前紋頭下4吋，肱二頭肌橈側緣處。

取穴 先找到天府，向下1橫指處即是。

按摩 常用中指指腹揉按俠白，每次左右各按1～3分鐘，對肺有保健作用。精神極度衰弱時揉俠白3～5分鐘，可很快安心寧神。

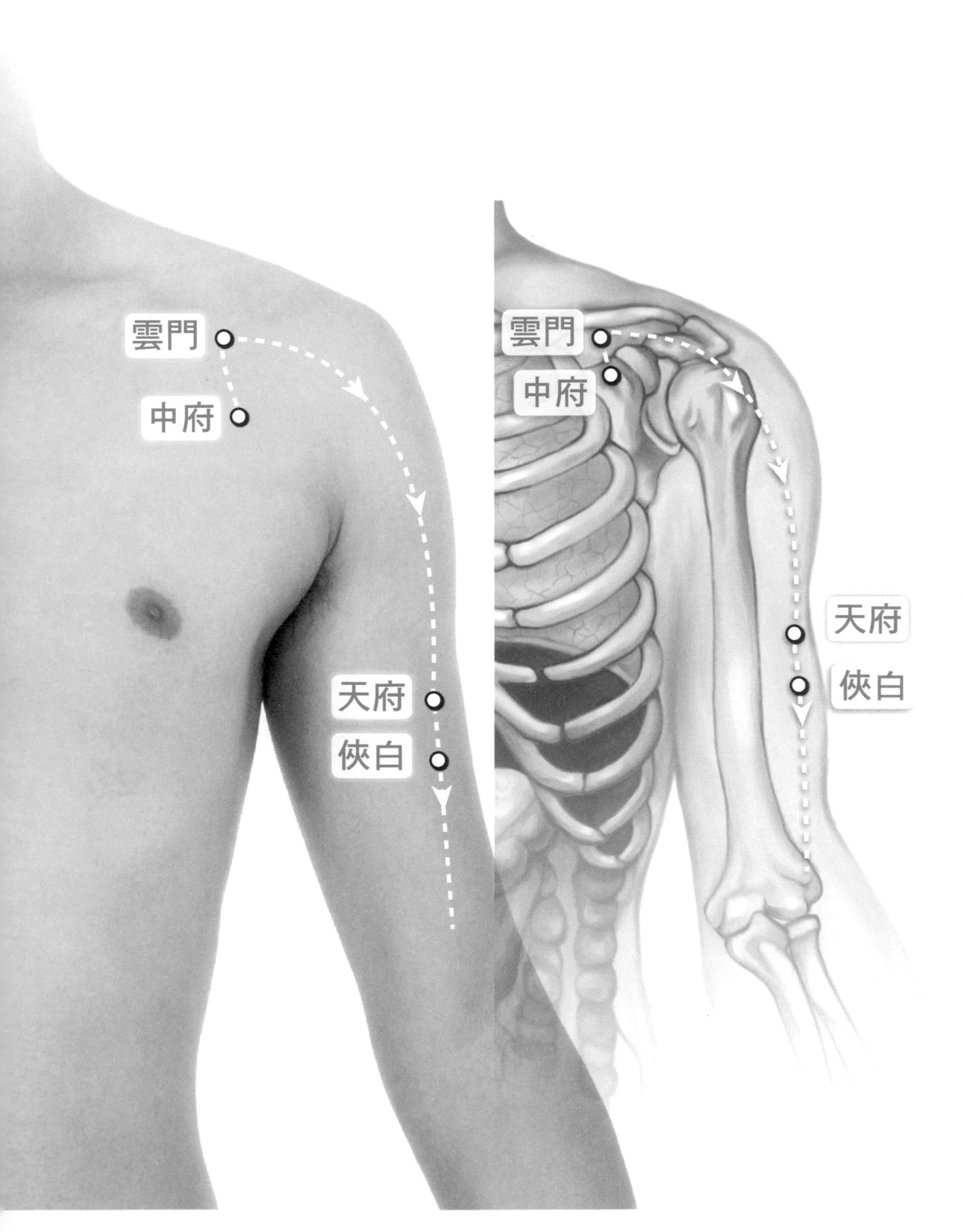
雲門
中府
天府
俠白
雲門
中府
天府
俠白

尺澤

清肺瀉熱

尺，指尺部（腕至肘之前臂）；澤，沼澤。穴在尺部肘窩陷中，脈氣流注入此，如水注沼澤。

主治 清瀉肺熱，通絡止痛。主治氣管炎、咳嗽、咳血、咽喉腫痛、過敏、濕疹、肘臂痙攣疼痛、膝關節疼痛。

部位 在肘部，肘橫紋上，肱二頭肌腱橈側緣凹陷中。

取穴 屈肘時，觸及肌腱，其外側緣即是。

按摩 彎曲拇指，以指腹按壓，每次左右手各按壓1～3分鐘。堅持按摩可補益肺和腎，調節身體虛實。

孔最

咳血的特效穴

孔，孔隙；最，副詞。意指本穴孔隙最深。

主治 清熱止血，潤肺理氣。主治氣管炎、咳嗽、咳血、咽喉腫痛、肘臂痛、痔瘡。

部位 在前臂內側面，腕掌側遠端橫紋上7吋，尺澤與太淵連線上。

取穴 手臂向前，仰掌向上，另手握住手臂中段處，拇指指甲垂直下壓即是。

按摩 用拇指指腹按壓孔最1～3分鐘，可防止咳血。

列缺

偏、正頭痛都不怕

列，指陳列、裂開；缺，指缺口、空隙。古稱閃電為列缺。穴在腕上之裂隙與衣袖之邊緣處，所經之氣常如閃電也。

主治 止咳平喘，通絡止痛，利水通淋。主治咳嗽氣喘，偏、正頭痛，咽喉痛，落枕。

部位 腕掌側遠端橫紋上1.5吋，拇短伸肌腱與拇長展肌腱之間。

取穴 兩手虎口相交，一手食指壓另一手橈骨莖突上，食指指尖到達處即是。

按摩 每天用食指指腹揉按列缺，每次1～3分鐘，可治療腱鞘炎、頭痛等病症。

經渠

趕走咳嗽的困擾

經，經過；渠，溝渠。經脈通過的渠道。

主治 宣肺平喘。主治咳嗽、氣喘、咽喉腫痛、牙痛、無脈症。

部位 在前臂內側面，腕掌側遠端橫紋上1吋，橈骨莖突與橈動脈之間。

取穴 伸手，掌心向上，用一手給另一手把脈，中指所在位置即是。

按摩 經常按揉經渠穴，可防治老年慢性支氣管炎。

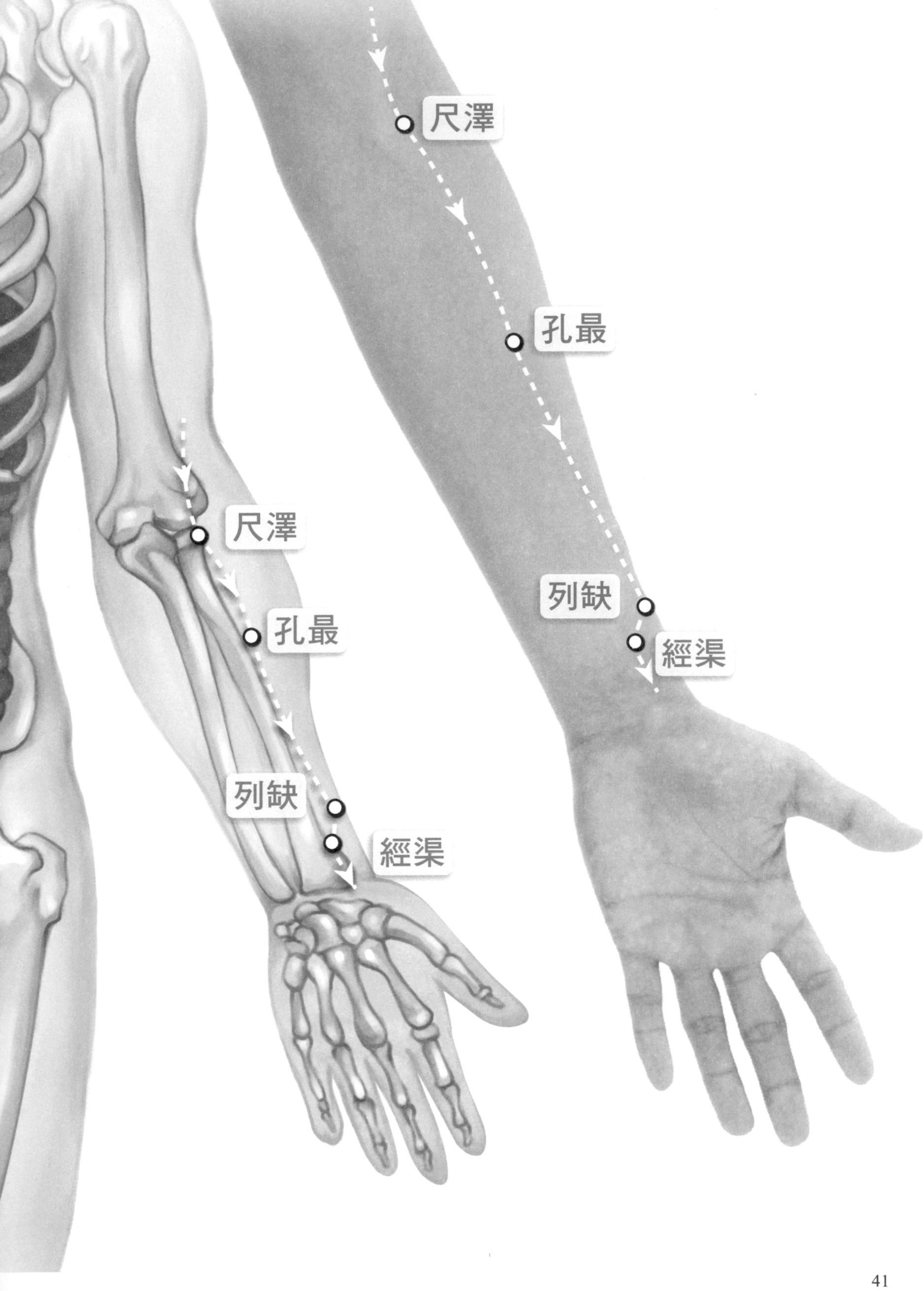
尺澤
孔最
列缺
經渠
尺澤
孔最
列缺
經渠

太淵

讓氣血通暢

太，高大與尊貴之意；淵，深水、深潭。太淵，口中津液名，意思是經氣深如潭水。

主治 通調血脈，止咳化痰。主治脈管炎、肺炎、心動過速、神經性皮炎。

部位 在腕部，橈骨莖突與舟狀骨之間，拇長展肌腱尺側凹陷中。

取穴 掌心向上，腕橫紋外側摸到橈動脈，其外側即是。

按摩 用拇指指腹用力點揉太淵3分鐘，直至穴位處有酸脹感，能很快緩解咳喘。用拇指及指甲尖掐按太淵，每次1～3分鐘，可預防心肺疾病。

魚際

失聲莫擔心

魚，指拇掌肌肉的形狀；際，邊際。手掌拇指側肌肉肥厚，其形似魚，穴位位於它的邊際。

主治 清熱利咽。咳嗽、哮喘、咳血、發熱、咽喉腫痛、失音、腹瀉、拇指根部疼痛、心悸。

部位 在手外側，第1掌骨橈側中點赤白肉際處。

取穴 一手輕握另手手背，彎曲拇指，指尖垂直下按第1掌骨中點肉際處即是。

按摩 每天早晚各按揉魚際200次。按摩時用拇指指腹在魚際處用力向下按壓，並配合左右按揉，以有酸脹感為宜，可治痰熱咳嗽。

少商

感冒咽痛不再煩

少，幼小、微小之意；商，古代五音之一，屬金，屬肺。少商，是商的高音，言為金氣所止或為金氣初生之處也。

主治 瀉熱開竅，通利咽喉，蘇厥開竅。咳嗽、咽喉腫痛、慢性咽炎、扁桃體炎、中風昏迷、小兒驚風、熱病、中暑、感冒。

部位 在手指，拇指末節橈側，指甲根角側上方0.1吋。

取穴 一手拇指伸直，另手拇、食指輕握，拇指彎曲掐按伸直的拇指指甲角邊緣處即是。

按摩 用指甲使勁掐一掐少商，可以減輕咽喉腫痛的症狀。打嗝時，用拇指按壓少商，以感覺痠痛為度，持續半分鐘，即可止嗝。

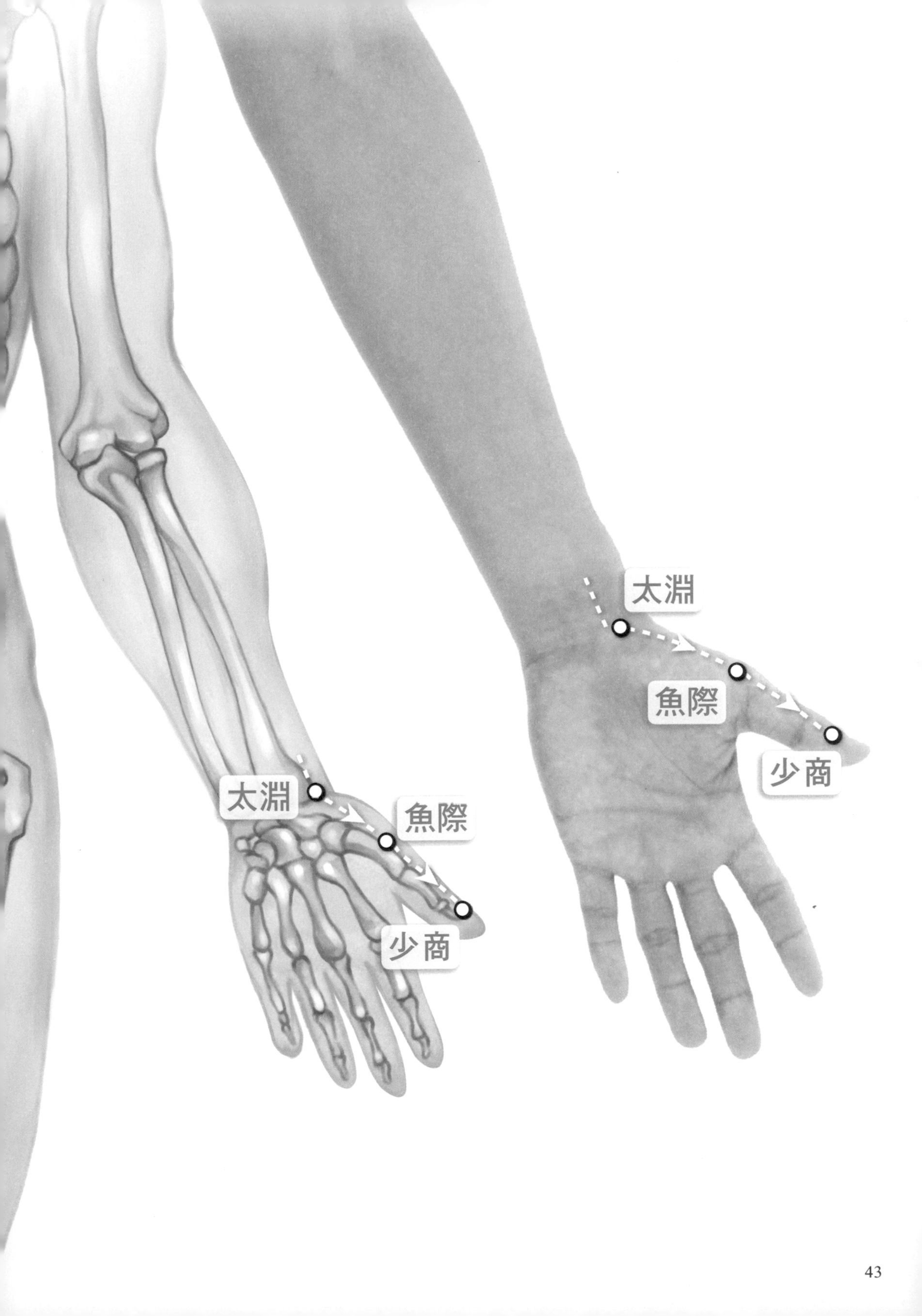
太淵
魚際
少商
太淵
魚際
少商

第三章

手陽明大腸經：人體淋巴系統的守護神

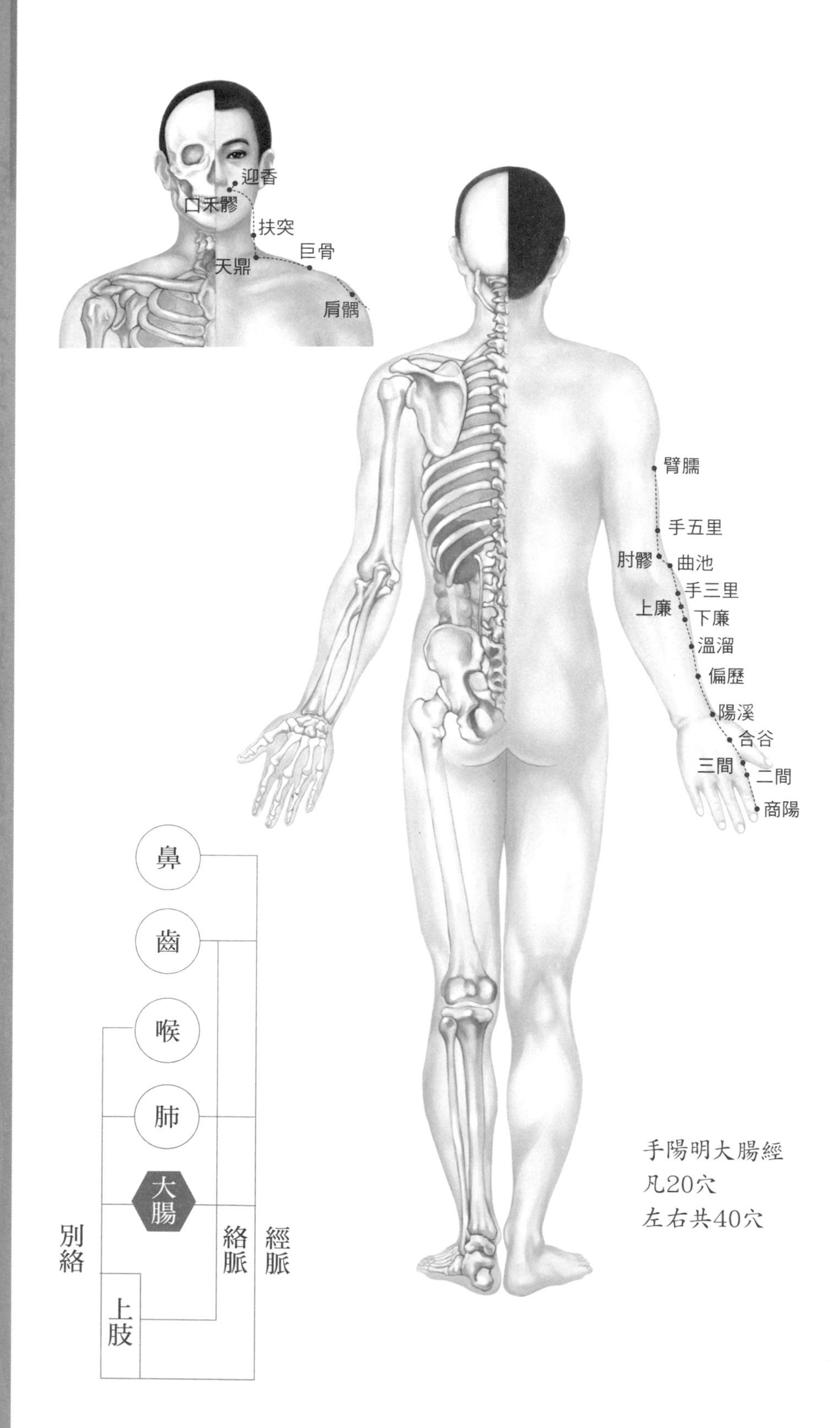

手陽明大腸經
凡20穴
左右共40穴

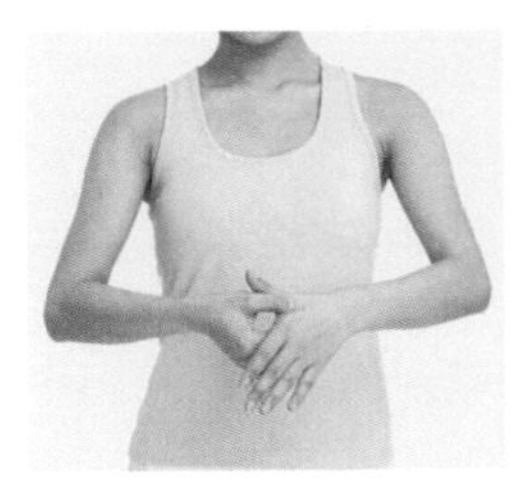
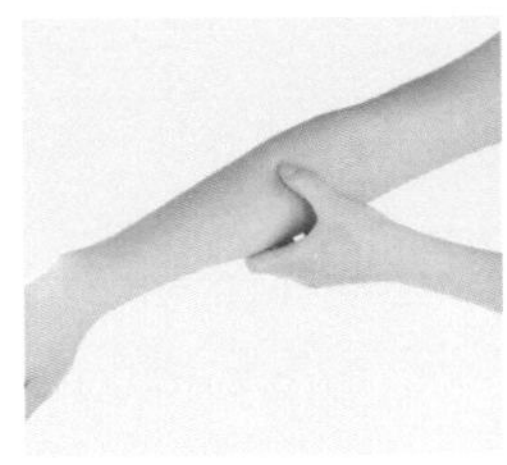
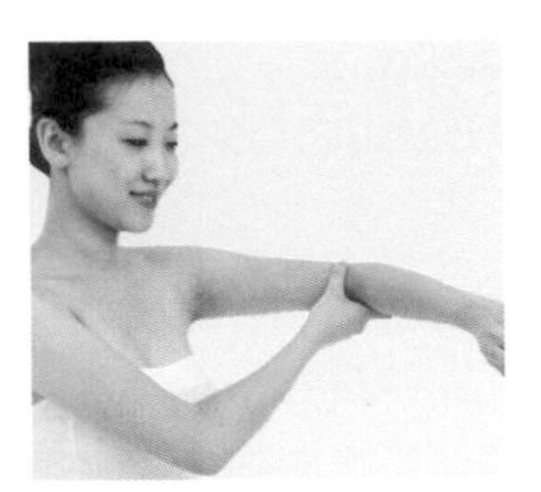

保養大腸經的最佳方法和時間

大腸經位於上肢外側，可有效預防皮膚病。拍打刺激大腸經通便是保養大腸的最佳方法，應沿大腸經的循行路線拍打，每天拍打1次，每次12分鐘左右，雙手交替進行。也可採用刮痧的方法將大腸內瘀積的毒素刮出體外，尤其是二間、曲池等穴。

卯時（5:00～7:00）大腸蠕動，排出毒物渣滓。肺與大腸相表裡。肺將充足的新鮮血液佈滿全身，緊接著促使大腸進入興奮狀態，完成吸收食物中的水分和營養、排出渣滓的過程。

清晨起床後最好養成排便的習慣。起床後先喝杯溫開水，然後去廁所把前一天累積下來的廢物排出體外。晨起一杯溫水，也可稀釋血液，有預防血栓形成的作用。

禁忌	孕婦不宜按摩合谷穴，更不可用針灸的方法。有文獻記載，孕婦針刺合谷穴可能導致流產。

大腸經上潛伏的疾病

大腸經發生病變時，主要表現為以下疾病：

經絡症：大腸經不暢，會導致食指、手背、上肢、後肩等經絡循行部位的疼痛、酸、脹、麻等。

臟腑症：腸鳴腹痛、便祕、腹瀉、脫肛等。大腸氣絕則腹瀉無度，大便失禁。

五官病：眼睛發黃、口乾、眼睛乾澀、流涕或鼻出血、牙齦腫痛、咽喉腫痛等一系列症狀。

亢進熱證時症狀：便祕、腹脹痛、頭痛、肩與前臂部疼痛、指痛、體熱、口乾。

衰弱寒證時症狀：便溏、腹瀉、腹痛、眩暈、上肢無力、手足怕冷。

大腸經腧穴

商陽

調節腸胃功能

商，古代五音之一，屬金；陽，陰陽之陽。大腸屬金，在音為商；陽，指陽經，商陽為手陽明大腸經首穴。

主治　清熱解表，蘇厥開竅。主治咽喉腫痛、昏厥、嘔吐、扁桃腺炎、便祕。

部位　在食指末節橈側，指甲根角側上方 0.1吋。

取穴　食指末節指甲根角，靠拇指側的位置。

按摩　用雙手刺激商陽，可調節腸胃功能，抑制由營養不平衡而導致的肥胖。

二間

腹脹找二間

二，第二；間，間隙，指穴。此為大腸經第二穴。

主治　清熱瀉火，解表，利咽。主治牙痛、咽喉腫痛、鼻出血、目痛、腹脹。

部位　在手指，第2掌指關節橈側遠端赤白肉際處。

取穴　自然彎曲食指，第2掌指關節前緣，靠拇指側，觸之有凹陷處即是。

按摩　在手上二間處刮痧，一般痧一出，可止鼻出血。

三間

止痛治痔瘡

三，第三；間，間隙，指穴。此為大腸經第三穴。

主治　瀉熱止痛，利咽。主治牙痛、咽喉腫痛、身熱胸悶、痔瘡、哮喘。

部位　在手背，第2掌指關節橈側近端凹陷中。

取穴　微握拳，食指第2掌指關節後緣，觸之有凹陷處即是。

按摩　掐按可快速止痔瘡疼痛。常用拇指指腹揉按此穴，每次1～3分鐘，可調和脾胃，改善消化不良。

合谷

昏迷不用怕，合谷喚醒他

合，結合；谷，山谷。穴在第 1、第 2 掌骨之間，局部呈山谷樣凹陷。

主治　鎮靜止痛，疏經通絡，清熱解表。主治外感發熱、頭痛目眩、鼻塞、牙痛、便祕、月經不調、蕁麻疹、昏迷、中風、三叉神經痛、過敏性鼻炎、咽喉腫痛、口腔潰瘍、黃褐斑、高血壓、高脂血症。

部位　在手背，第1、第2掌骨之間，約平第 2 掌骨中點處。

取穴　輕握拳，拇、食指指尖輕觸，另手握拳外，拇指指腹垂直下壓即是。

按摩　用拇指掐捏患者合谷，持續2～3分鐘，可緩解因中暑、中風、虛脱等導致的暈厥。

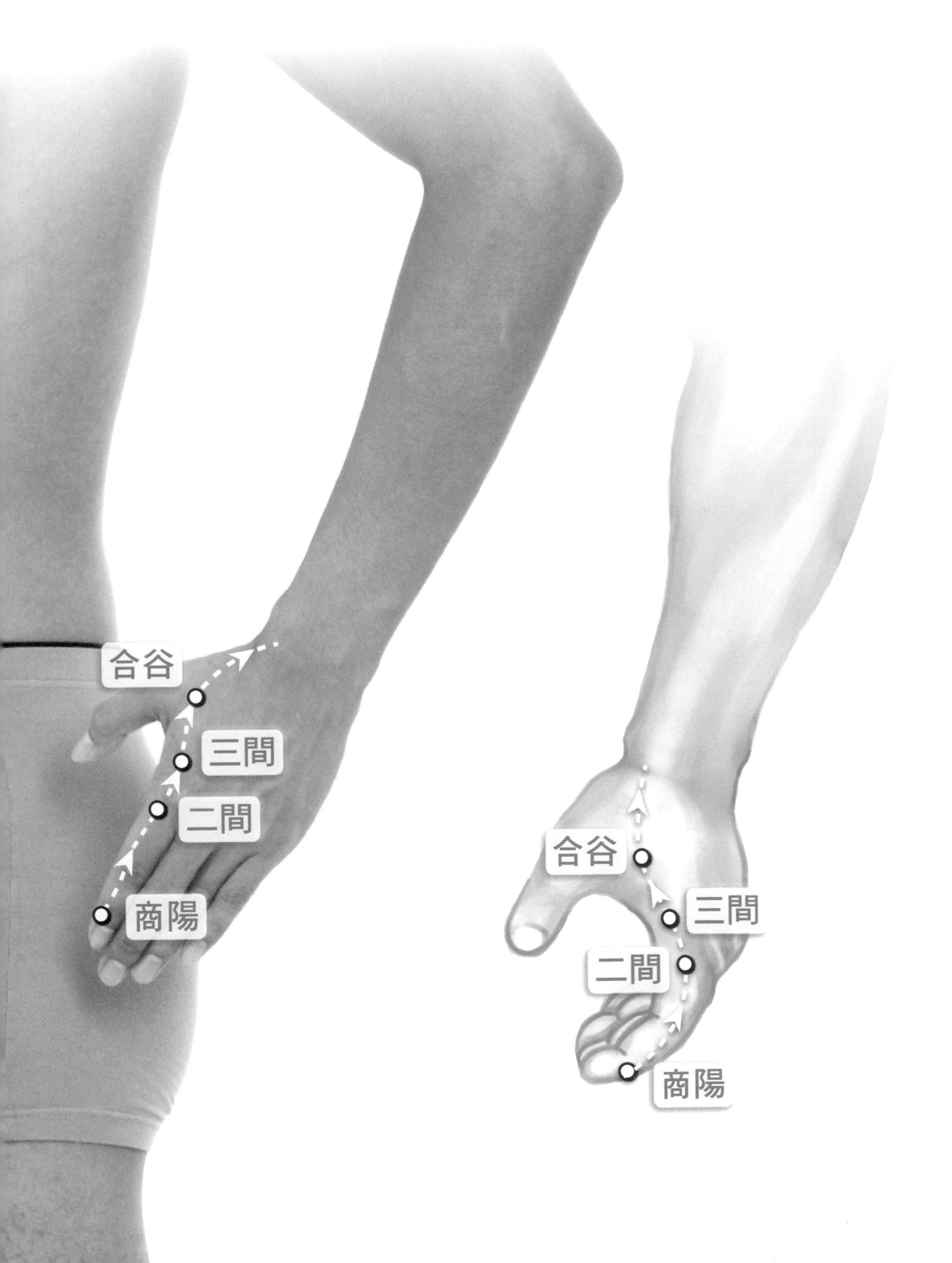
合谷
三間
二間
商陽
合谷
三間
二間
商陽

陽溪

頭痛眼疾一掃光

陽，指陽經；溪，山窪流水之溝。指本穴在手背之陽的兩筋凹陷明顯處。

主治　清熱散風，通利關節。主治頭痛、耳鳴、耳聾、牙痛、目赤腫痛。

部位　在腕部，腕背側遠端橫紋橈側，橈骨莖突遠端，解剖學「鼻煙窩」凹陷中。

取穴　手掌側放，拇指伸直向上翹起，腕背橈側有一凹陷處即是。

按摩　以拇指指腹按壓半分鐘以上，可迅速緩解頭痛。經常用拇指尖垂直掐按此穴，每次1～3分鐘，可以有效防治腦中風和高燒不退等症狀。

偏歷

防止腦中風

偏，偏離；歷，行經。大腸經從這裡分出絡脈，偏行肺經。

主治　清熱利尿，通經活絡。主治耳聾、耳鳴、鼻出血、目赤、牙痛、腸鳴、腹痛。

部位　在前臂，腕背側遠端橫紋上3吋，陽溪與曲池連線上。

取穴　兩手虎口垂直交叉，中指端落於前臂背面處有一凹陷即是。

按摩　經常用拇指指腹揉按偏曆數次，每次1～3分鐘，可預防面部神經麻痺和腦中風。

溫溜

快速止鼻血

溫，溫暖；溜，流通。本穴有溫通經脈之功，善治肘臂寒痛。

主治　清熱理氣。主治寒熱頭痛、面赤面腫、口舌痛、肩背疼痛。

部位　在前臂，腕橫紋上5吋，陽溪與曲池連線上。

取穴　先確定陽溪和曲池的位置，兩穴連線的中點處即是。

按摩　突然鼻出血時，用拇指壓迫溫溜，可快速止鼻血。經常手涼、手心冒冷汗的人可多揉此穴，能驅寒。

下廉

手臂的保護神

下，下方；廉，邊緣。穴在前臂背面近橈側緣，上廉之下。

主治　調理腸胃，通經活絡。主治眩暈、腹痛、上肢不遂、手肘肩無力。

部位　在前臂，肘橫紋下4吋，陽溪與曲池連線上。

取穴　側腕屈肘，以手掌按另一手臂，拇指位於肘彎處，小指所在位置即是。

按摩　將食指與中指併攏，以指腹垂直按壓下廉，左右臂各1～3分鐘，可減輕運動系統疾病所導致的疼痛。

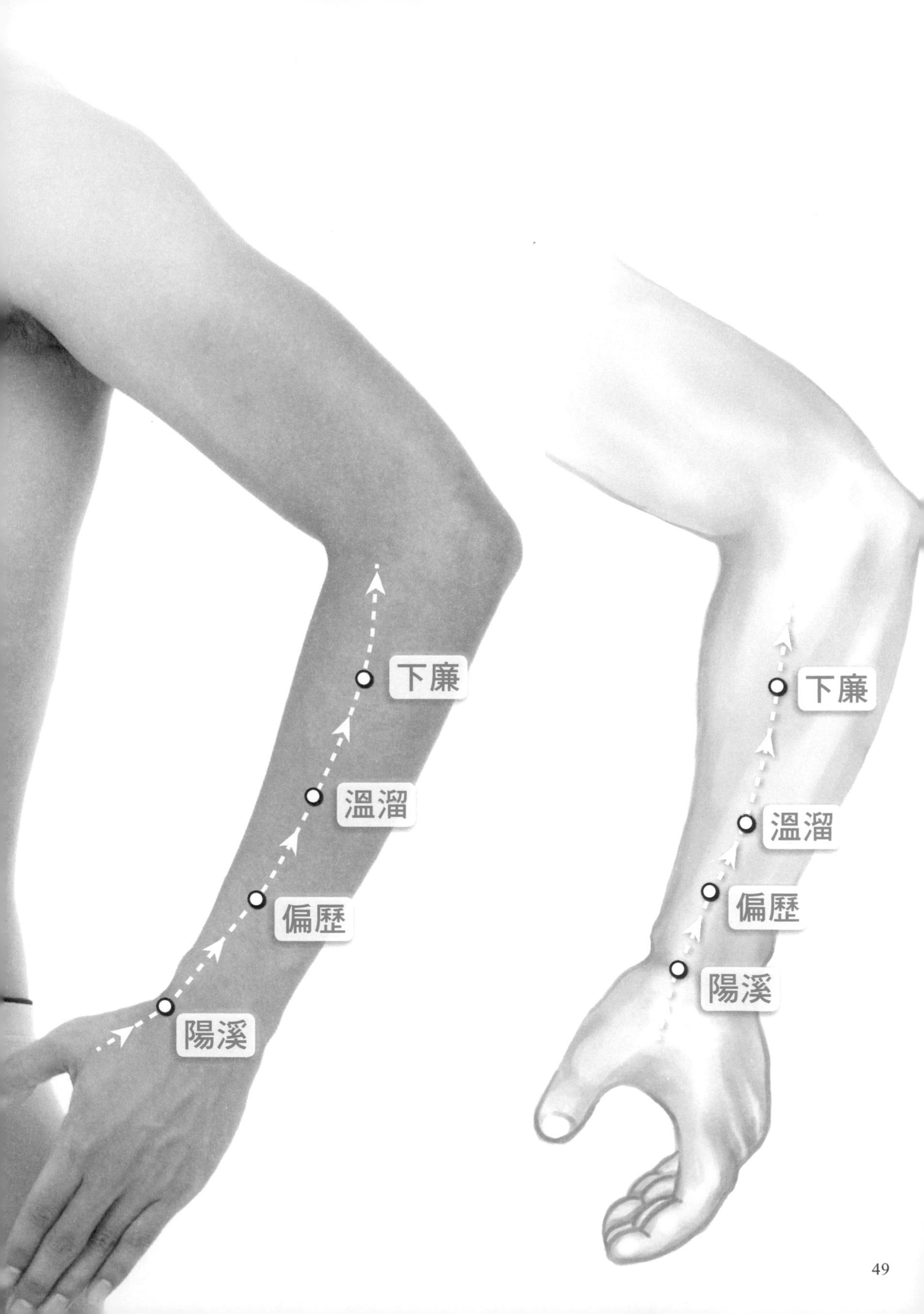
下廉
溫溜
偏歷
陽溪
下廉
溫溜
偏歷
陽溪

上廉

清腸毒，治便祕

上，上方；廉，邊緣。穴在前臂背面近橈側緣，下廉穴之上。

主治　調理腸胃，通經活絡。主治腹痛、腹脹、腸鳴、上肢腫痛、上肢不遂。

部位　在前臂，肘橫紋下3吋，陽溪與曲池連線上。

取穴　先找到陽溪、曲池，兩者連線中點向上量取4橫指處即是。

按摩　常配合按摩上廉、下廉，每次1～3分鐘，可清腸毒、治便祕，對手臂也有很好的保養作用。

手三里

常按增強免疫力

手，上肢；三，數詞；里，古代有以里為寸之說。穴在上肢，因距手臂肘端三寸，故名手三里。

主治　調理腸胃，清熱明目。主治腹痛、腹瀉、五十肩、上肢不遂、牙痛。

部位　在前臂，肘橫紋下2吋，陽溪與曲池連線上。

取穴　先找到陽溪、曲池，兩者連線上曲池下3橫指即是。

按摩　可治療腰膝痛。常用拇指揉手三里，每次1～3分鐘；也可用艾灸法，每次灸5～10分鐘，能顯著增強免疫力。

曲池

感冒發熱不用愁

曲，彎曲；池，水的圍合之處、匯合之所。曲池，地名。穴在肘臂屈曲時肘橫紋端凹陷處，經氣至此，有如水之入池。

主治　清熱和營，祛風通絡。主治感冒、外感發熱、咳嗽、氣喘、腹痛、脂肪肝、手臂腫痛、痤瘡、皮膚搔癢、濕疹、白癜風、半身不遂。

部位　在肘部，尺澤與肱骨外上髁連線的中點處。

取穴　屈肘成直角，先找到肘橫紋終點，再找到肱骨外上踝，兩者連線中點處。

按摩　發熱感冒及咳嗽、哮喘時，可用刮痧板刮拭曲池，排出痧；或按揉3～5分鐘，可迅速解表、退熱。

肘髎

肘部疾病的剋星

肘，肘部；髎，骨隙。穴在肘部，靠近骨隙處。

主治　舒筋活絡。主治肩臂肘疼痛、上肢麻木、拘攣。

部位　在肘部，肱骨外上髁上緣，髁上脊的前緣。

取穴　先找到曲池，向上量取1橫指處即是。

按摩　每天早晚用拇指指腹按揉肘髎，每次1～3分鐘，長期按摩，可預防網球肘。

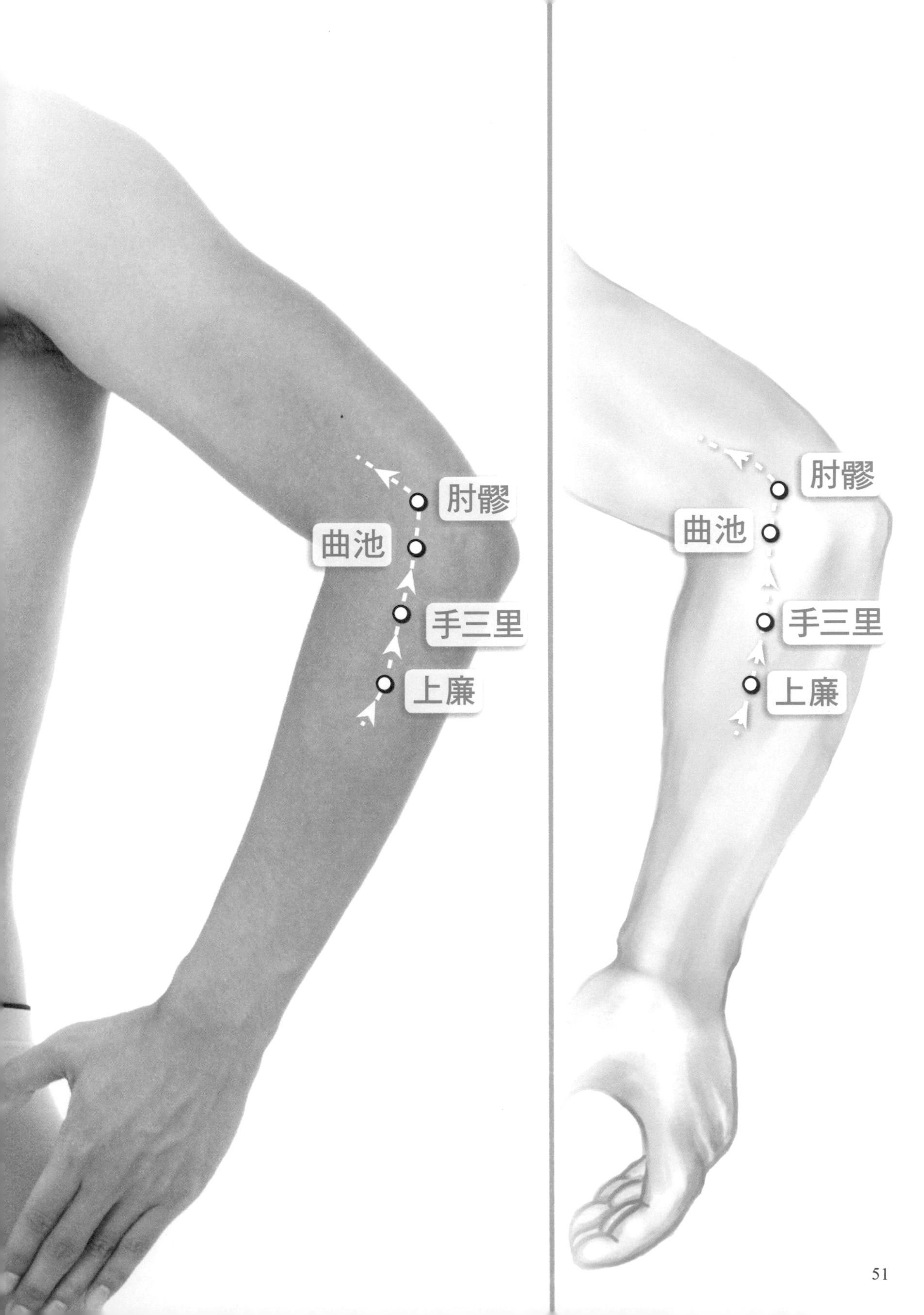
肘髎
曲池
手三里
上廉
肘髎
曲池
手三里
上廉

手五里

護肩能手

手，上肢；五，數詞；里，古代有以里為寸之說。穴在上肢，當天府下 5 吋，手三里上 5 吋處。

主治　理氣散結，疏經活絡。主治五十肩、手臂腫痛、上肢不遂、瘧疾。

部位　在臂部，肘橫紋上3吋，曲池與肩　連線上。

取穴　手臂外側曲池上4橫指處。

按摩　手五里位於骨頭上，通經活絡的效果非常強，尤其能治五十肩等肩膀上的疾病，按摩時可用圓珠筆端或食指按壓，每次3～5分鐘。

臂臑

眼睛的保健師

臂，通指上肢；臑，上臂肌肉隆起處。穴在上肢肌肉隆起處。

主治　清熱明目，通絡止痛。主治眼部疾病、手臂腫痛、上肢不遂、五十肩。

部位　在臂部，曲池上7吋，三角肌下端。

取穴　屈肘緊握拳，使三角肌隆起，三角肌下端偏內側，按壓有酸脹感處即是。

按摩　將艾灸條對準臂臑，距皮膚2～3公分，每次灸5～10分鐘，對白內障、視神經萎縮有輔助療效；按揉臂臑3～5分鐘，可緩解頸、肩部痠痛。

肩髃

預防五十肩

肩，肩部；髃，隅角。穴在肩角部。

主治　疏經活絡，疏散風熱。主治肩臂疼痛、五十肩、肩痛、上肢不遂。

部位　在肩峰前下方，當肩峰與肱骨大結節之間凹陷處。

取穴　正坐，屈肘抬臂與肩同高，另一手中指按壓肩尖下，肩前呈現凹陷處即是。

按摩　中指和食指併攏，以指腹垂直按壓穴位，兩肩按摩方法相同，每日早晚按摩，左右各按揉1～3分鐘。可治肩臂疼痛、手臂攣急等疾病。

巨骨

緩解肩臂疼痛

巨，大；骨，骨骼。古稱鎖骨為巨骨。穴近鎖骨肩峰端。

主治　通絡止痛，滑利關節。主治肩背及上臂疼痛、手臂攣急、半身不遂。

部位　在肩部，鎖骨肩峰端與肩胛岡之間凹陷中。

取穴　沿著鎖骨向外摸至肩峰端，再找背部肩胛岡，兩者之間凹陷處即是。

按摩　肩臂拘攣時可用對側手的中指指腹按揉患側巨骨，直至患側感到熱或局部有酸麻感，可緩解症狀；常按揉巨骨，可助五十肩患者上肢上舉活動改善。

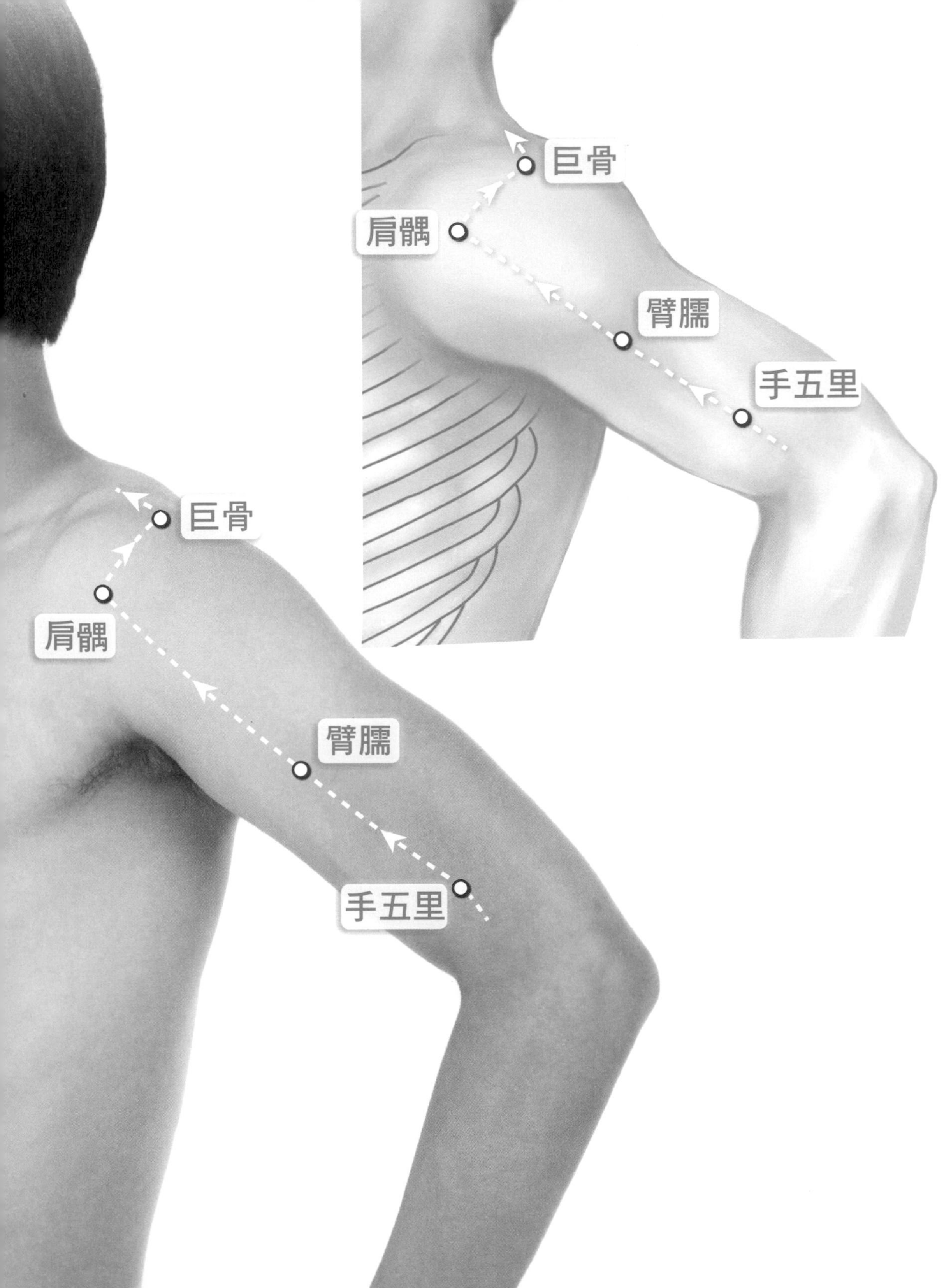
巨骨
肩髃
臂臑
手五里
巨骨
肩髃
臂臑
手五里

天鼎

治療扁桃腺炎

天，天空，指上面而言；鼎，古器物名。頭形似鼎，穴在耳下頸部。

主治　利喉清咽，理氣散結。主治咳嗽、氣喘、咽喉腫痛、扁桃腺炎、梅核氣、癭瘤（甲狀腺腫瘤）。

部位　在頸部，橫平環狀軟骨，胸鎖乳突肌後緣，扶突直下1吋處。

取穴　先找到扶突，再找到鎖骨上窩中央，兩者連線中點處即是。

按摩　用力按壓天鼎50次，可緩解扁桃腺紅腫所造成的疼痛及喉嚨阻塞等症狀。

扶突

咳嗽氣喘找扶突

扶，旁邊；突，隆起，指喉結。穴在喉結旁。

主治　利咽消腫，理氣降逆。主治咳嗽、氣喘、咽喉腫痛、打嗝。

部位　在胸鎖乳突肌區，橫平喉結，當胸鎖乳突肌的前、後緣中間。

取穴　拇指彎曲，其餘四指併攏，手心向內，小指放喉結旁，食指所在處即是。

按摩　食指和中指併攏，以指腹按壓扶突，每次左右各按壓3分鐘，可緩解咳嗽氣喘。

口禾髎

拋掉鼻疾的煩惱

口，口部；禾，穀物；髎，間隙。穀物從口入胃，穴在口旁骨隙中。

主治　祛風清熱，牽正通竅。主治鼻塞流涕、鼻出血、口。

部位　在面部，橫平人中溝上1/3與下2/3交點，鼻孔外緣直下。

取穴　鼻孔外緣直下，平鼻唇溝上1/3水溝處即是。

按摩　用食指指腹按壓口禾髎，每次5～10分鐘，以有痠痛感為宜，可治過敏性鼻炎、鼻前庭炎和慢性鼻炎等。

迎香

治療鼻疾的第一選擇

迎，迎接；香，香氣。本穴在鼻旁，能治鼻病，改善嗅覺，進而迎來香氣。

主治　祛風通竅，理氣止痛。主治鼻塞、過敏性鼻炎、鼻出血、面神經麻痺、黃褐斑、酒糟鼻。

部位　在面部，鼻翼外緣中點，鼻唇溝中。

取穴　雙手輕握拳，食指和中指併攏，中指指尖貼鼻翼兩側，食指指尖處即是。

按摩　遇到傷風引起的流鼻涕、鼻塞，或者過敏性鼻炎，按摩迎香至發熱，立刻見效。

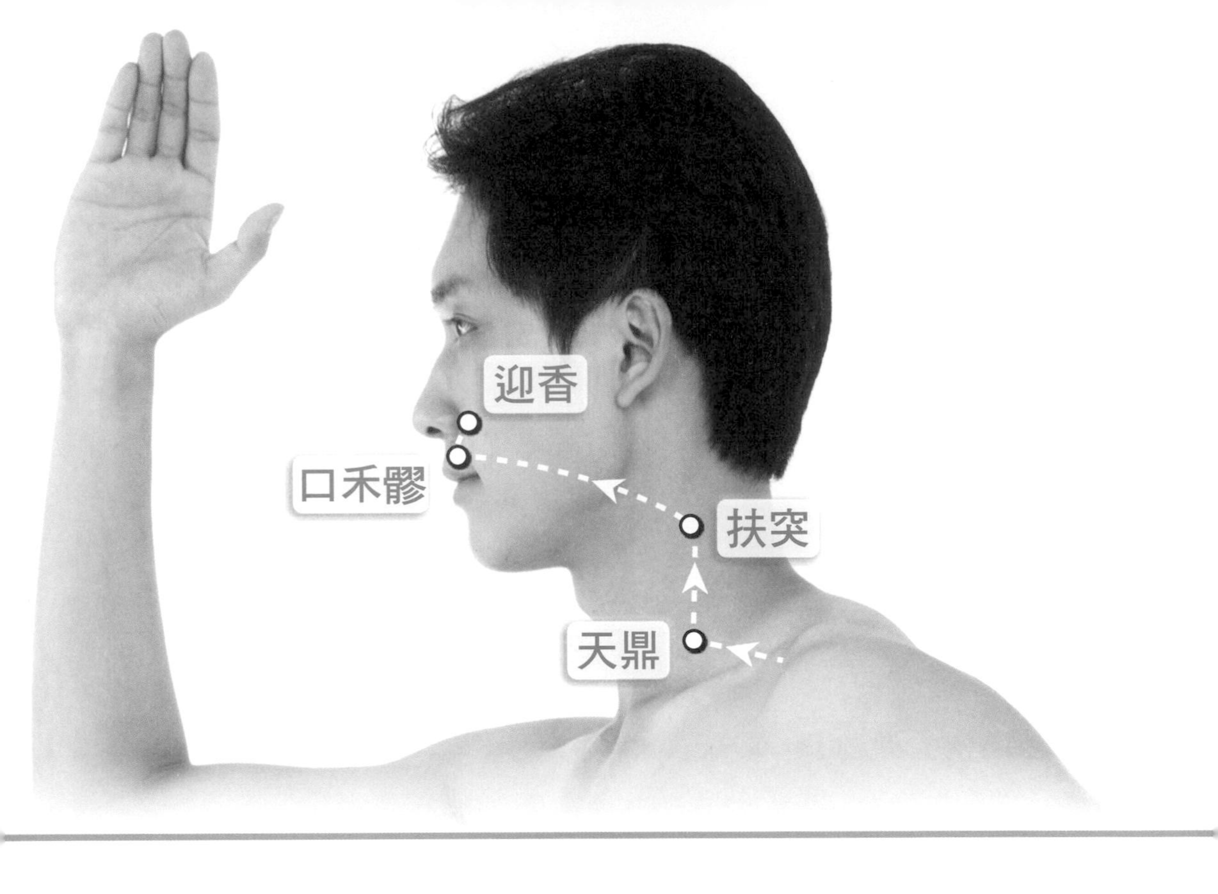
迎香
口禾髎
扶突
天鼎

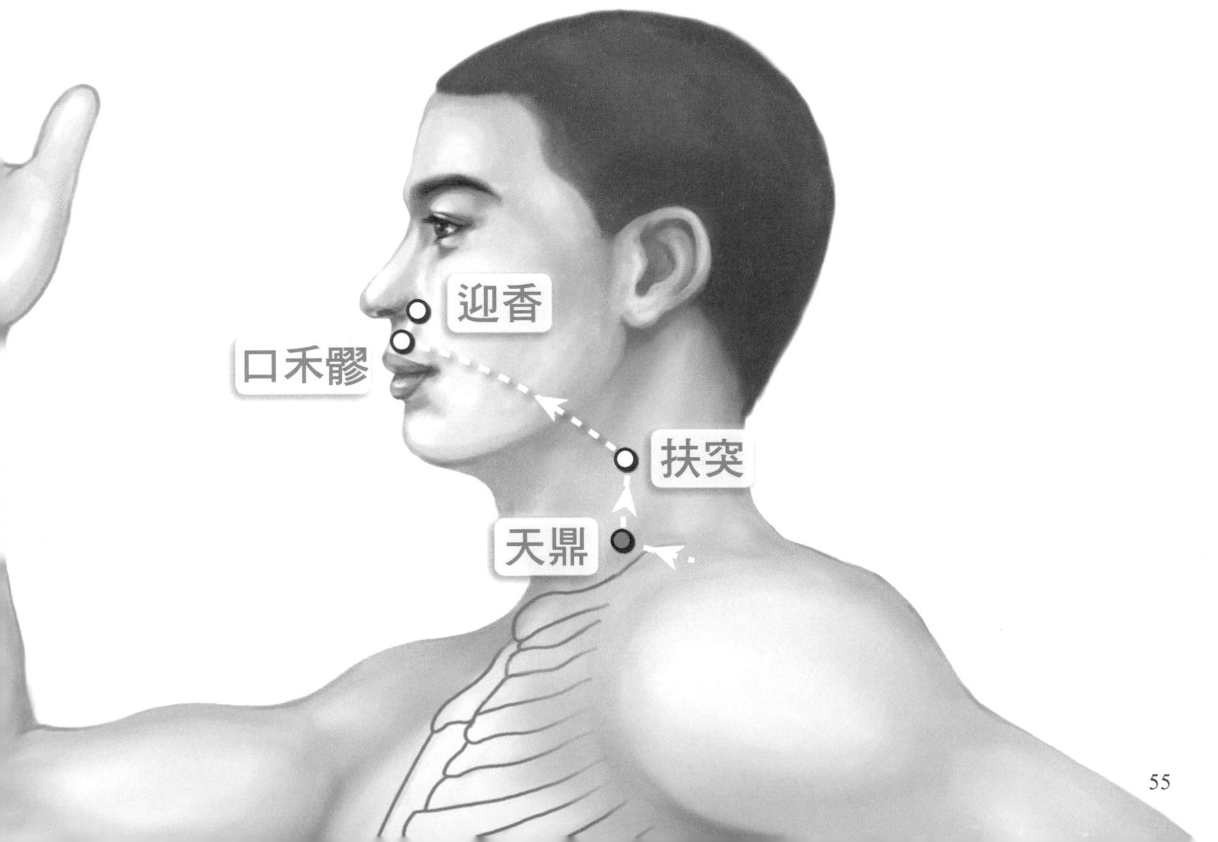
迎香
口禾髎
扶突
天鼎

第四章

足陽明胃經：人體的後天之本

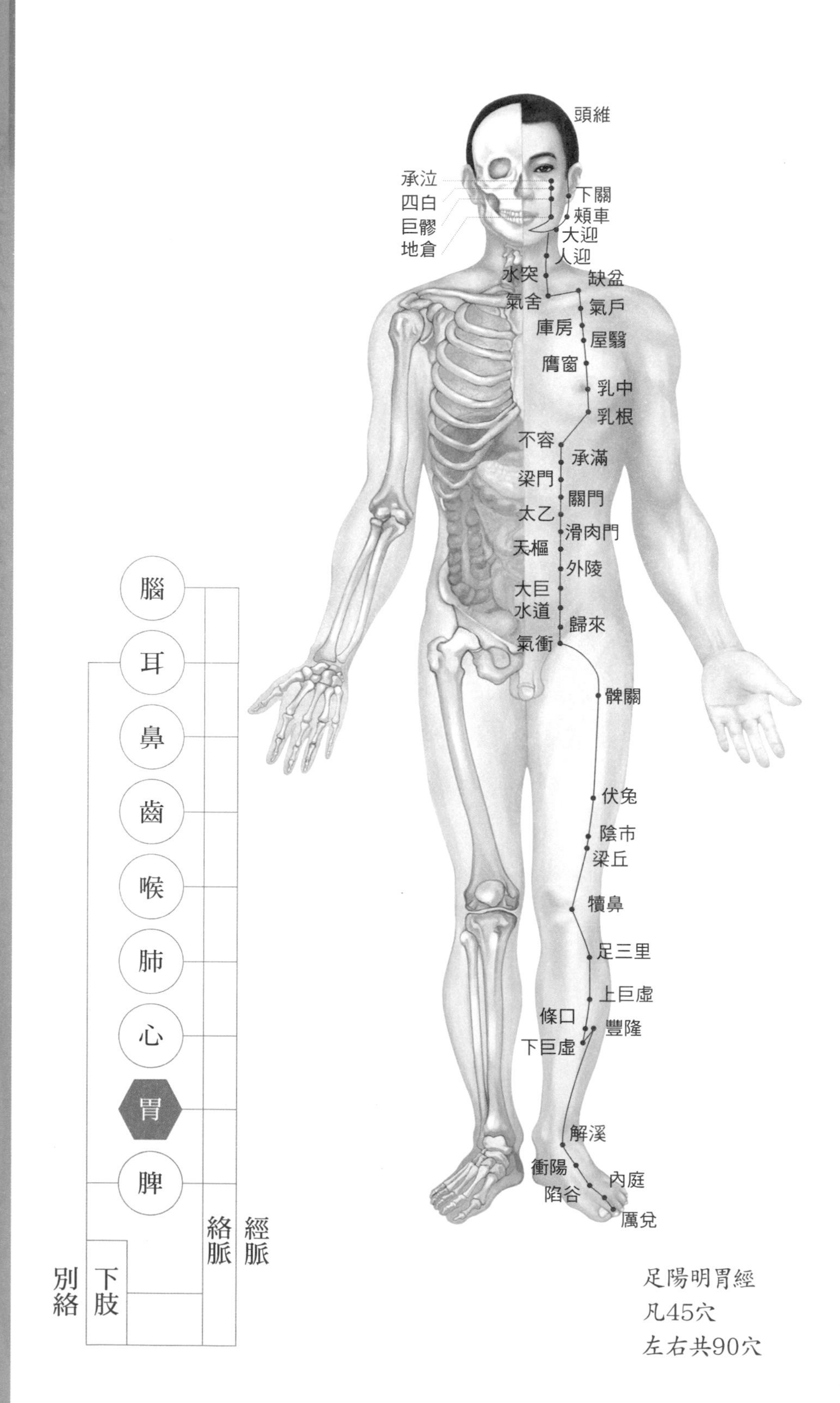

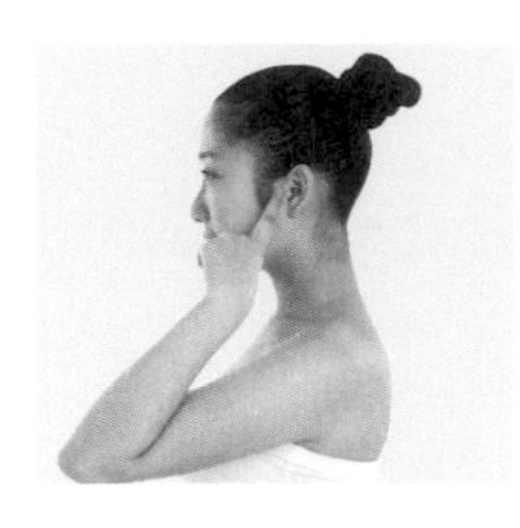
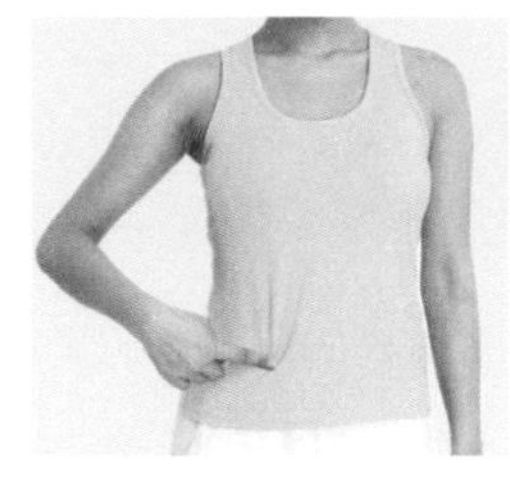
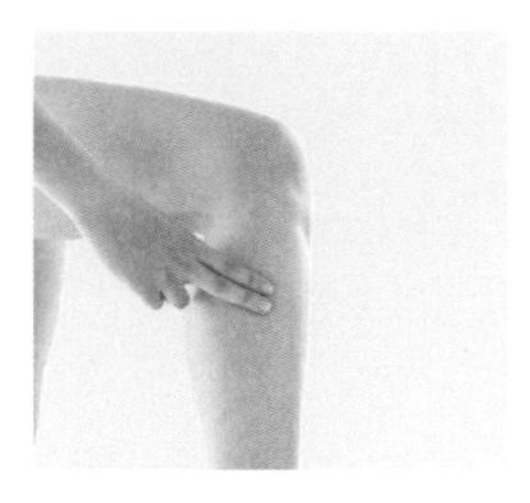

【保養胃經的最佳方法和時間】

胃經位於人體正面，從頭至腳的一條線路。對於胃經，可採取拍打刺激的方式梳理經絡氣血，臉上重點穴位可用食指或中指揉按1分鐘，掌握拍打力度，腿部可適當加重，每天3次（辰時、飯後1小時、睡前1小時），每次5～10分鐘即可。也可用艾灸的方法緩解身體不適。

辰時（7:00～9:00）吃早餐，補充能量腸胃安。人在此時段吃早餐最容易消化，吸收也最好。早餐可安排溫和養胃的食品，如稀粥、麥片等。飯後1小時循按胃經可以啟動人體的「發電系統」，以調節人體的腸胃功能。

禁忌	過於燥熱的食品容易引起胃火盛，出現嘴唇乾裂、唇瘡等問題。但也要儘量避免胃寒，以免影響保養效果。

【胃經上潛伏的疾病】

胃經有毛病，人經常會出現以下症狀：

經絡症：本經從頭到足，如有不暢，容易發高熱、出汗、脖子腫、咽喉痛、牙痛、口角喎斜、流鼻涕或流鼻血。

臟腑症：胃經功能下降，則會出現胃痛胃脹、消化不良、嘔吐、反胃、腸鳴腹脹，嚴重時則胃口全無、食慾不振。

亢進時症狀：體熱、腹脹、打嗝、便祕、食慾增加、胃痙攣性疼痛、胃酸過多、唇乾裂。

衰弱時症狀：餐後腹疼或腹瀉或嘔吐、消化不良、胃酸不足、憂鬱、下肢倦怠。

胃經腧穴

承泣

根除黑眼圈

承，承受；泣，淚水。穴在目下，猶如承受淚水的部位。

主治　散風清熱，明目止淚。主治目赤腫痛、視力模糊、白內障、口眼喎斜。

部位　在面部，眼球與眶下緣之間，瞳孔直下。

取穴　食指和中指伸直併攏，中指貼於鼻側，食指指尖位於下眼眶邊緣處即是。

按摩　用食指指腹揉承泣1～3分鐘，可以促進眼部血液循環，預防黑眼圈。

四白

眼保健操的主穴

四，四方；白，光明。穴在目下，能治眼病，改善視覺，明見四方。

主治　祛風明目，通經活絡。主治近視、目赤痛癢、迎風流淚、白內障、面癱。

部位　在面部，雙眼平視時，瞳孔直下，當眶下孔凹陷處。

取穴　食指和中指伸直併攏，中指指腹貼兩側鼻翼，食指指尖所按凹陷處即是。

按摩　雙手食指伸直，以食指指腹揉按左右四白，有痠痛感，每次1～3分鐘。可以緩解眼疲勞、眼乾澀等。

巨髎

主治面神經麻痺

巨，大也；髎，孔隙。指穴在上頜骨與顴骨交接之巨大孔隙中，泛指面部髎孔之巨大者。

主治　清熱熄風，明目退翳。主治口眼喎斜、鼻出血、牙痛、面痛、面神經麻痺。

部位　在面部，瞳孔直下，橫平鼻翼下緣，顴弓下緣凹陷處。

取穴　直視前方，沿瞳孔直下垂直線向下，與鼻翼下緣水平線交點凹陷處即是。

按摩　以兩手拇指指腹點按巨髎3～5分鐘，可糾正口眼喎斜。

地倉

撫平口周皺紋

地，指土地所產之穀物；倉，倉廩、倉庫。意為口腔猶如穀物倉庫的組成部分。

主治　祛風止痛，舒筋活絡。主治口角喎斜、牙痛、流涎、眼瞼跳動不止。

部位　在面部，當口角旁開 0.4吋。

取穴　輕閉口，舉兩手，用食指指甲垂直下壓唇角外側兩旁即是。

按摩　每天按揉地倉2次，每次1～3分鐘，可刺激口輪匝肌，有改善面部鬆弛、提拉嘴角的功效。常按揉地倉，可防治流涎。

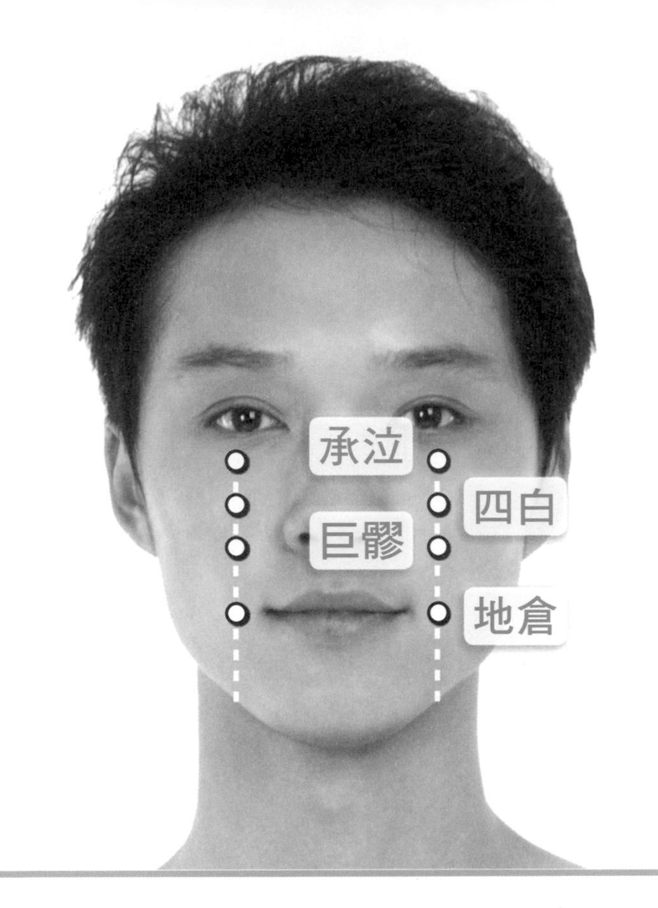
承泣
四白
巨髎
地倉

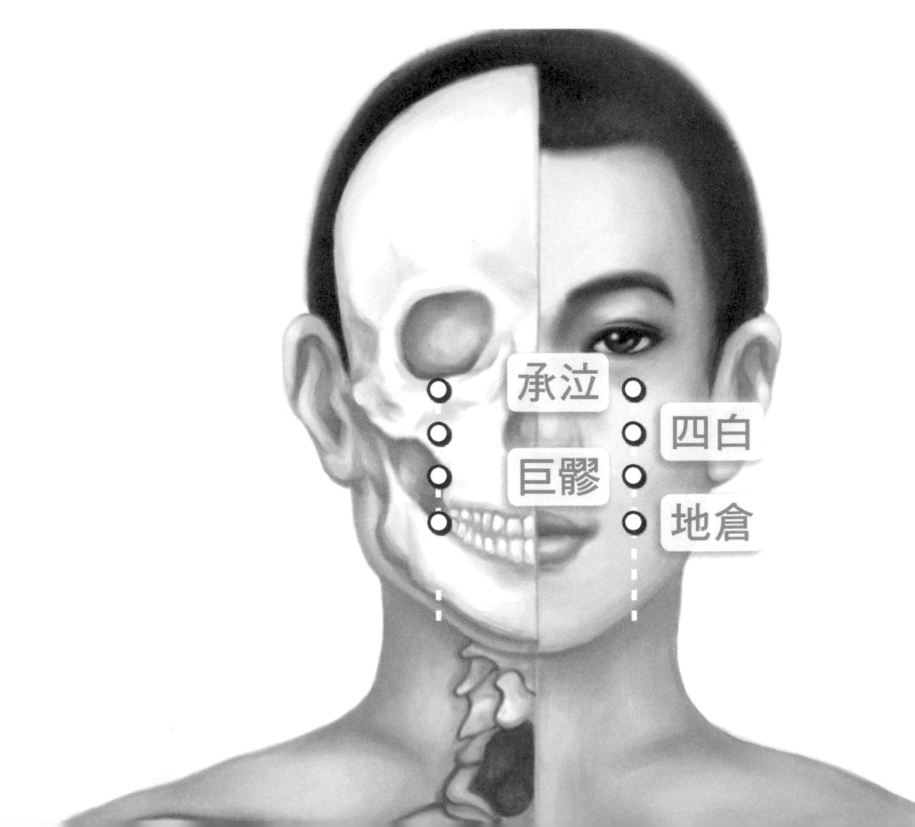
承泣
四白
巨髎
地倉

大迎

牙痛是病也不怕

大，大小之大；迎，迎接。穴在大迎脈（面動脈）旁。

主治　祛風通絡，消腫止痛。主治口角喎斜、失音、頰腫、牙痛。

部位　在面部，下頜角前方，咬肌附著部前緣凹陷中，面動脈搏動處。

取穴　正坐，閉口鼓氣，下頜角前下方有一凹陷，下端按之有搏動感處即是。

按摩　用食指指腹按揉大迎，每次1～3分鐘，可以促進面部血液循環，預防和調理三叉神經痛等面部疾病。

頰車

預防面部皺紋

頰，面頰，此處指上頜骨；車，車輪，指下頜骨。頰車，即下頜關節可以轉動之處。

主治　祛風清熱，開關通絡。主治口眼喎斜、牙關緊閉、牙痛、面部痙攣。

部位　在面部，下頜角前上方1横指（中指）。

取穴　上下牙關咬緊時，會隆起一個咬肌高點，按之有凹陷處即是。

按摩　用中指指腹壓在咬肌隆起處揉按，以有酸脹感為宜，可治面頰疼痛、牙關不利等症狀。

下關

治療牙痛與耳鳴

下，與上相對；關，機關、關節。穴在下頜關節顴弓下方，與上關互相對峙。

主治　消腫止痛，聰耳通絡。主治牙痛、口眼喎斜、面痛、耳鳴。

部位　在面部，顴弓下緣中央與下頜切跡之間凹陷處。

取穴　閉口，食指和中指併攏，食指貼於耳垂旁，中指指腹處即是。

按摩　用雙手食指指腹按壓下關3分鐘，可立即消除耳鳴症狀，止牙痛；常按此穴，可防治三叉神經痛。

頭維

治療面肌痙攣

頭，頭部；維，隅角、維繫、維護。謂穴居頭之隅角，是維繫頭冠之處。

主治　清頭明目，止痛鎮痙。主治面肌痙攣，偏、正頭痛，迎風流淚，目眩，口眼喎斜。

部位　在頭部，額角髮際直上0.5吋，頭正中線旁開4.5吋處。

取穴　在頭部，額角髮際直上半橫指，頭正中線旁開6橫指。

按摩　用雙手拇指指腹強壓頭維，每秒鐘按壓1次，如此重複10～20次，以有酸脹感為宜，可治面部痙攣、疼痛等疾病。

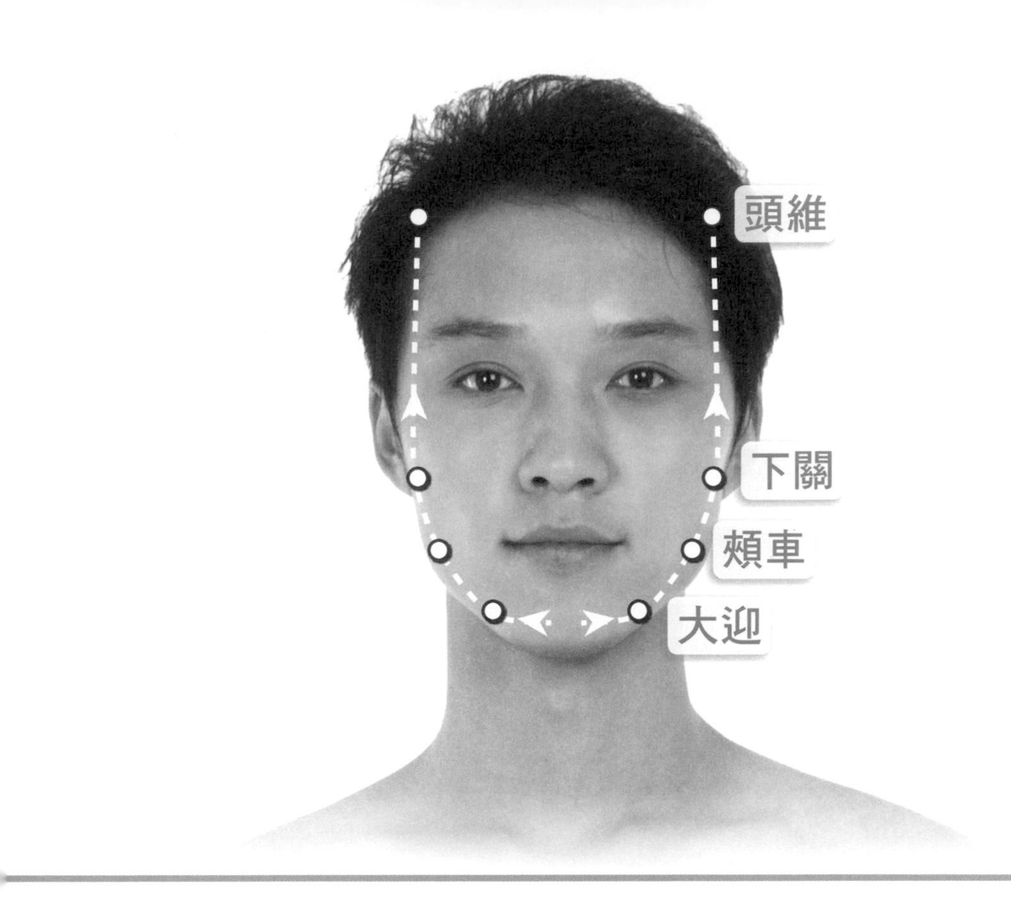
頭維
下關
頰車
大迎

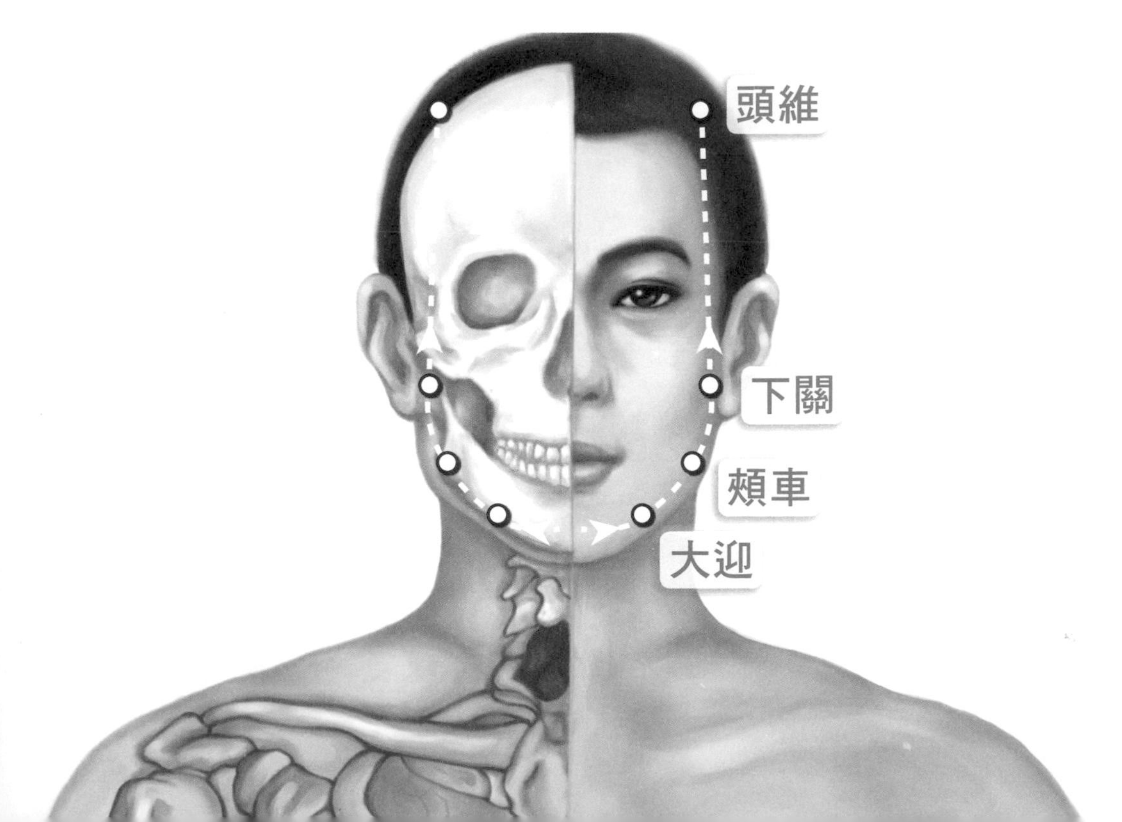
頭維
下關
頰車
大迎

人迎

雙向調節血壓

人，指人體與生命；迎，接受。謂喉結兩旁之動脈，可迎受天地五臟之氣以養人也。

主治 利咽散結，理氣降逆。主治胸滿氣逆、咽喉腫痛、食慾不振、高血壓。

部位 在頸部，橫平喉結，胸鎖乳突肌前緣，頸總動脈搏動處。

取穴 正坐，頭微側，從喉結往外側量約2橫指，可感胸鎖乳突肌前緣頸部動脈搏動即是。

按摩 常用拇指指腹輕輕上下按壓人迎，每次1～3分鐘，可促進血液循環，調節血壓，清咽利喉。

水突

治療慢性咽炎

水，水谷；突，穿過。穴在頸部，鄰近通過食物的食管。

主治 清熱利咽，降逆平喘。主治呼吸喘鳴、咽喉腫痛、慢性咽炎、打嗝上氣、打嗝。

部位 在頸部，胸鎖乳突肌的前緣，當胸鎖乳突肌的胸骨頭與鎖骨頭和鎖骨所構成的凹陷處。

取穴 找到人迎、氣舍，兩者連線中點即是。

按摩 用拇指指腹輕輕按揉水突100次，以有酸脹感為佳，可利咽潤喉開音。

氣舍

保養肺臟，預防感冒

氣，空氣，指肺胃之氣；舍，宅舍。穴在氣管旁，猶如氣之宅舍。

主治 宣肺定喘，理氣散結。主治咽喉腫痛、打嗝、癭瘤。

部位 在胸鎖乳突肌區，鎖骨上小窩，鎖骨內側端上緣，胸鎖乳突肌的胸骨頭與鎖骨頭中間的凹陷中。

取穴 先找到人迎，直下，鎖骨上緣處即是。

按摩 用中指指腹按揉氣舍，每次1～3分鐘，力度適中，可保護肺臟，預防感冒。

缺盆

咳嗽、喘息不再愁

缺，空缺與空虛，與殘缺之意有別；盆，闊口容器。古代解剖名，如無蓋之盆，指穴位於缺盆處也。

主治 寬胸利膈，止咳平喘。主治咳嗽、哮喘、胸痛、咽喉腫痛、慢性咽炎。

部位 在頸外側部，前正中線旁開4吋，鎖骨上緣凹陷中。

取穴 正坐，乳中線直上鎖骨上方有一凹陷，凹陷中點按有酸脹處即是。

按摩 用拇指指腹按壓對側缺盆，每次左右各按壓3分鐘可緩解咳嗽、氣喘症狀。

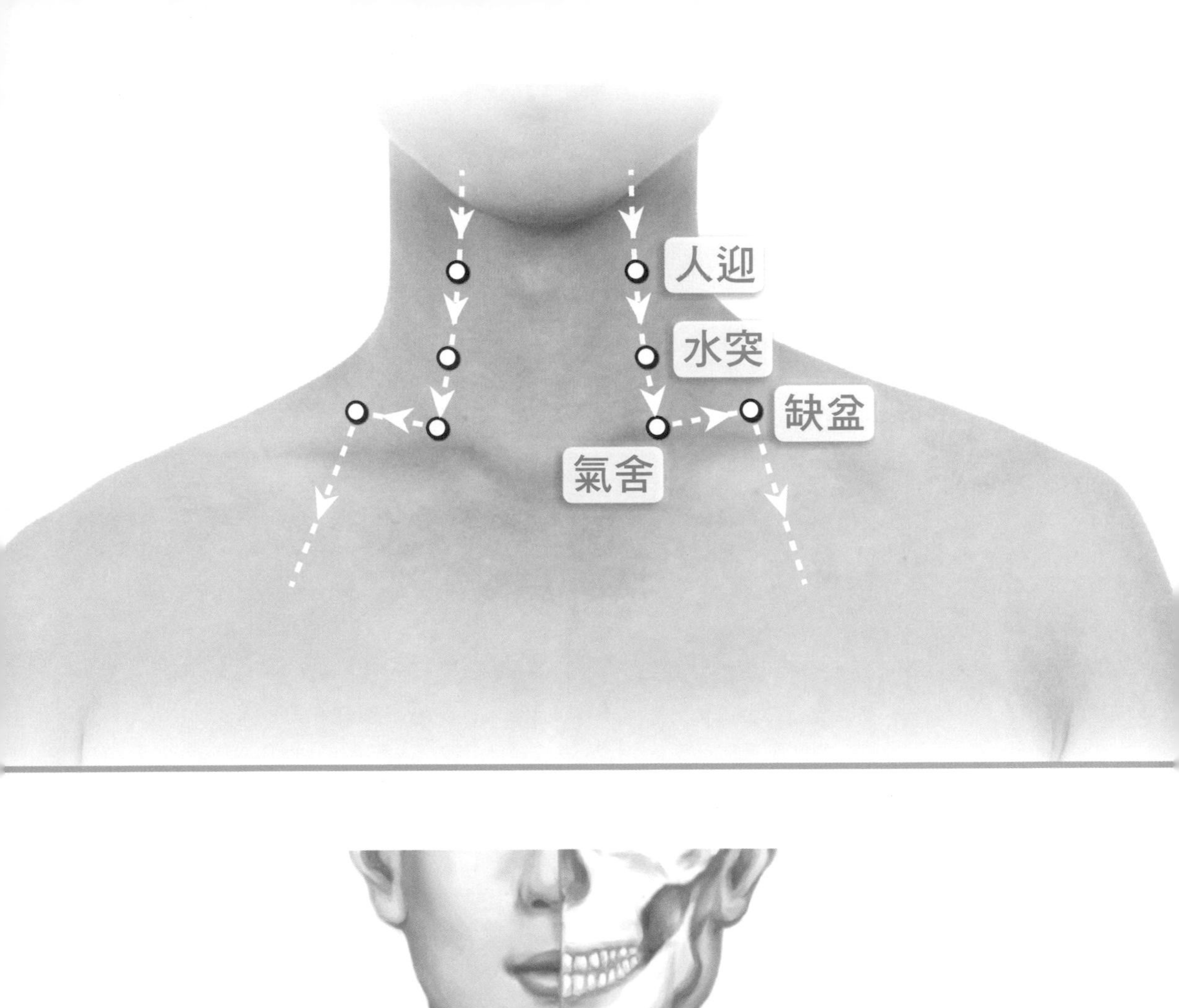
人迎
水突
缺盆
氣舍

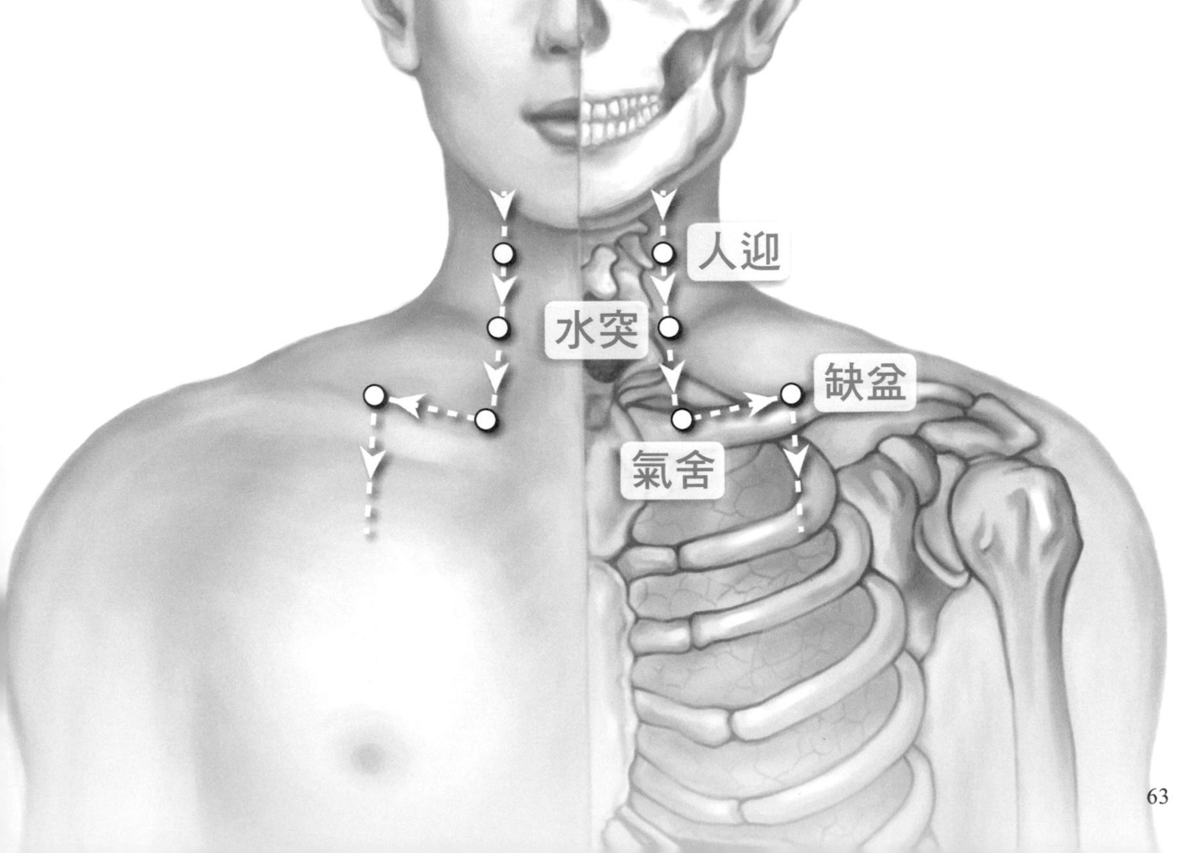
人迎
水突
缺盆
氣舍

氣戶

止打嗝好幫手

氣，空氣，指肺胃之氣；戶，門戶。穴在胸上部，故喻為氣的門戶。

主治　理氣寬胸，止咳平喘。主治打嗝上氣、呼吸喘鳴、咽喉腫痛、打嗝。

部位　在胸部，鎖骨下緣，前正中線旁開4吋。

取穴　正坐仰靠，乳中線與鎖骨下緣相交的凹陷，按壓有酸脹感處即是。

按摩　按摩時用雙手食指指端點按氣戶，以上胸部有脹痛感為宜，可通乳腺治乳癰，治打嗝上氣。

庫房

氣喘按按它

庫，府庫；房，房室。呼吸之氣存於肺如儲存庫；從上至下，猶如從門戶進入房室。

主治　理氣寬胸，清熱化痰。主治胸滿氣逆、氣喘、胸脅脹痛、咳嗽。

部位　在胸部，第1肋間隙，前正中線旁開4吋。

取穴　正坐或仰臥，從乳頭沿垂直線向上推3個肋間隙，按壓有酸脹感處即是。

按摩　用食指點揉庫房1~2分鐘，也可用艾條灸，灸時距皮膚2~3公分，每次10分鐘左右，可治胸脅脹痛、氣喘等症狀。

屋翳

開胸順氣消炎症

屋，深室；翳，隱蔽。穴在胸中部，呼吸之氣至此如達深室隱蔽。

主治　消癰止癢，止咳化痰。主治乳癰、乳腺增生、胸滿氣逆、咳嗽喘息。

部位　在胸部，第2肋間隙，前正中線旁開4吋。

取穴　正坐或仰臥，從乳頭沿垂直線向上推2個肋間隙，按壓有酸脹感處即是。

按摩　治療乳腺炎、乳腺增生時，可用手掌小魚際或大魚際，在屋翳施以輕揉手法，反覆揉壓數次。

膺窗

胸部保健穴

膺，胸膺；窗，窗戶。穴在胸膺部，猶如胸室之窗。

主治　止咳寧嗽，消腫清熱。主治胸滿氣逆、呼吸喘鳴、咳嗽喘息、乳癰。

部位　在胸部，第3肋間隙，前正中線旁開4吋。

取穴　正坐或仰臥，從乳頭沿垂直線向上推1個肋間隙，按壓有酸脹感處即是。

按摩　胸部疼痛、肋間神經痛或產後母乳不暢等症狀，都可以透過按摩膺窗來治療，每次按摩1~3分鐘。

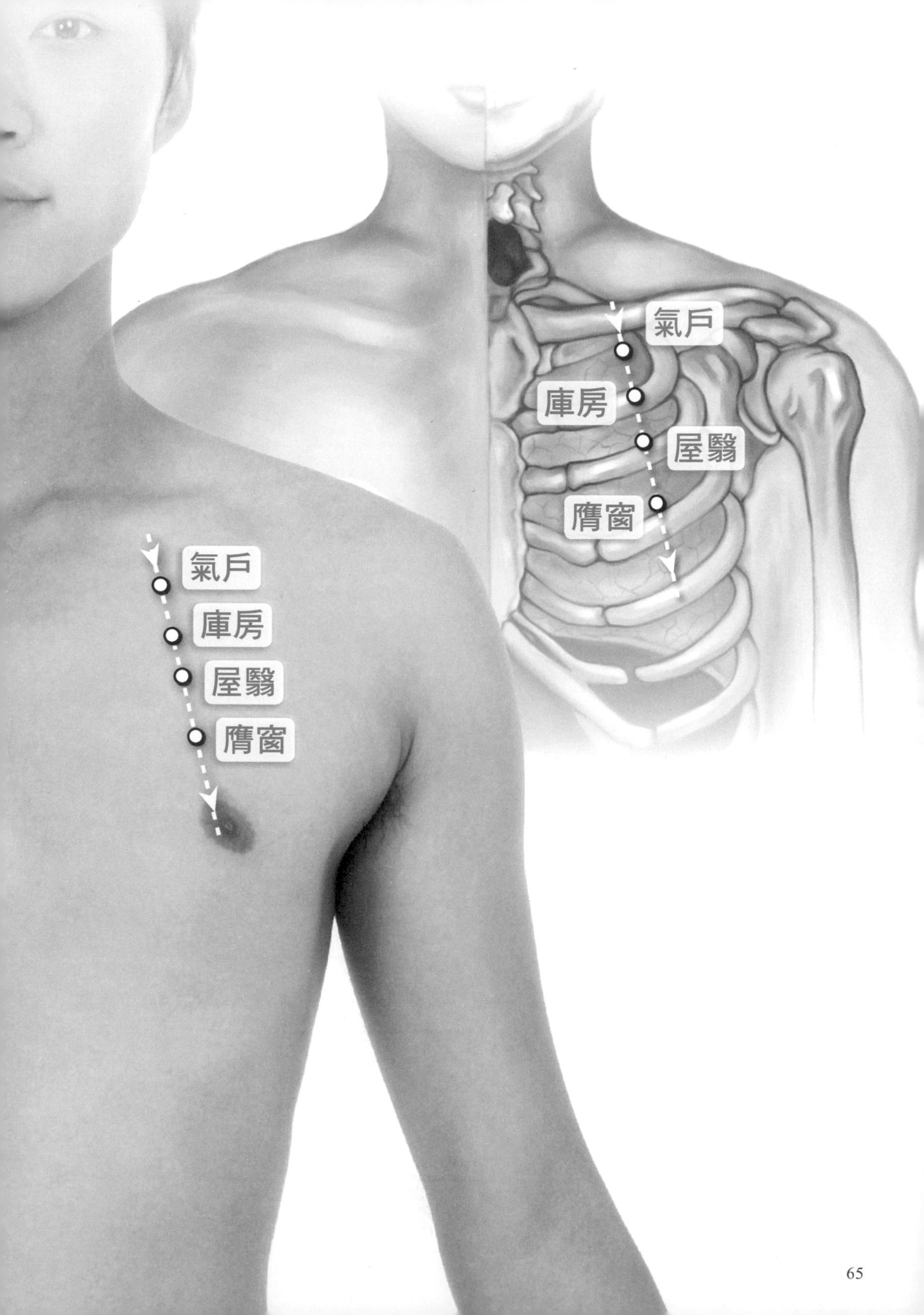
氣戶
庫房
屋翳
膺窗
氣戶
庫房
屋翳
膺窗

乳中

祛除目瘤，一個不留

乳，乳頭；中，正中。穴在乳頭正中。

主治 調氣醒神。主治癲癇、產後乳少、乳癰。

部位 在胸部，乳頭中央。

取穴 將食指指腹放於胸部乳頭中央，食指指腹處即是。

按摩 每天用大拇指和食指捏拉乳頭，每次1～3分鐘，可治乳癰，並可助乳房健美。

乳根

讓乳房更健康

乳，乳房；根，根部。穴在乳房根部。

主治 宣肺止咳，寬胸增乳。主治胸痛、胸悶、咳喘、乳汁不足、乳房腫痛。

部位 在胸部，第5肋間隙，前正中線旁開4吋。

取穴 拇指在乳房上，其餘四指在乳房下，食指貼於乳房邊緣，食指指腹處。

按摩 用中指和食指指腹著力按壓乳根，每天早晚各揉按3～5分鐘。對乳癰、乳痛、乳腺炎、乳汁不足等具有很好的療效。

不容

對付胃疾

不，不可；容，容納。穴在上腹部，意指胃納水谷達到的最高處，不可再納。

主治 調中和胃，理氣止痛。主治腹脹、胃痛、嘔吐、食慾不振。

部位 在上腹部，臍中上6吋，前正中線旁開2吋。

取穴 仰臥，先取中脘穴，再取中脘與胸劍聯合的中點作水平線，再取鎖骨中線與前正中線之間的中點作垂直線，其交叉點按壓有酸脹感處即是。

按摩 用右食指指腹按壓不容，每次3～5分鐘，以有痠痛感為宜。對嘔吐、胃痛和腹脹均有較好療效。

承滿

治療胃痛胃炎

承，承受；滿，充滿。穴在上腹部，意指胃納水谷至此充滿。

主治 理氣和胃，降逆止嘔。主治胃痛、嘔吐、腹脹、胃十二指腸潰瘍。

部位 在上腹部，臍中上5吋，前正中線旁開2吋。

取穴 仰臥，先找到不容，垂直向下量1橫指，按壓有酸脹感處即是。

按摩 用食指指腹按壓承滿，每次3～5分鐘，以有痠痛感為宜，可治療胃痛、胃炎、肋間神經痛等疾病。

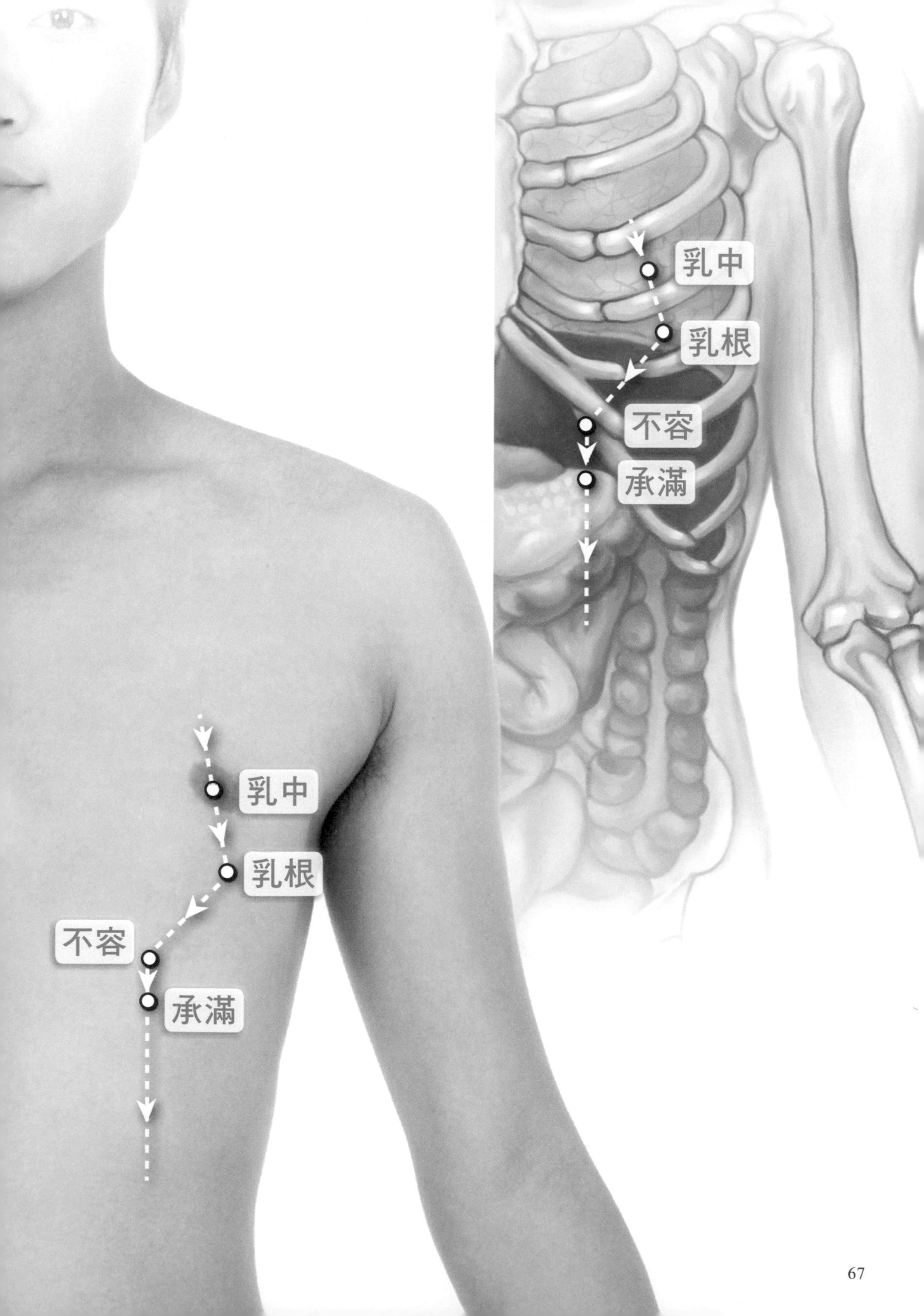
乳中
乳根
不容
承滿
乳中
乳根
不容
承滿

梁門

預防胃下垂

梁，指谷梁；門，門戶。穴在上腹部，寓意飲食入胃之門戶。

主治 和胃理氣，健脾調中。主治胃痛、嘔吐、腹脹、食慾不振、便溏、嘔血。

部位 在上腹部，臍中上4吋，前正中線旁開2吋。

取穴 仰臥，取肚臍與胸劍聯合連線的中點，再水平旁開3橫指處即是。

按摩 用食指指腹按壓梁門，每次3～5分鐘，以有痠痛感為宜，可治胃痛、嘔吐和胃下垂。

關門

胃腸不適就找它

關，關隘；門，門戶。穴近胃脘下部，約當胃腸交界之關，有開有關，如同門戶。

主治 調理腸胃，利水消腫。主治胃痛、嘔吐、腹脹、食慾不振、便祕、遺尿。

部位 在上腹部，臍中上3吋，前正中線旁開2吋。

取穴 仰臥，從肚臍沿前正中線向上量4橫指，再水平旁開3橫指處即是。

按摩 用食指指腹按壓關門，每次3～5分鐘，以有痠痛感為宜，可輔助治療腹脹、腹瀉、胃腸虛弱等症狀。

太乙

噁心煩躁按太乙

太，甚大；乙，十天干之一。古以中央為太乙。脾土居中，寓腹中央為太乙。穴在胃脘下部，約當腹中央。

主治 清心安神，化痰和胃。主治癲狂、吐舌、胃痛、嘔吐、腹脹、食慾不振。

部位 在上腹部，臍中上2吋，前正中線旁開2吋。

取穴 仰臥，取中脘與臍之中點，再水平旁開3橫指處即是。

按摩 每次按揉太乙3～5分鐘，以有痠痛感為宜。可治胃病，如胃腸虛弱、噁心等。

滑肉門

身材美麗的訣竅

滑，美好；肉，肌肉；門，門戶。穴平臍上 1 吋，食物至此已分清泌濁，猶如精細食物通過之門戶。

主治 鎮驚安神，和胃止吐。主治癲狂、胃痛、嘔吐、腹脹、食慾不振、月經不調。

部位 在上腹部，臍中上1吋，前正中線旁開2吋。

取穴 仰臥，從肚臍沿前正中線向上量1橫指，再水平旁開3橫指處即是。

按摩 用中間三指指腹垂直下按，再向上托，用力揉按1～3分鐘，可輔助治療慢性胃腸病、嘔吐、胃下垂等疾病。

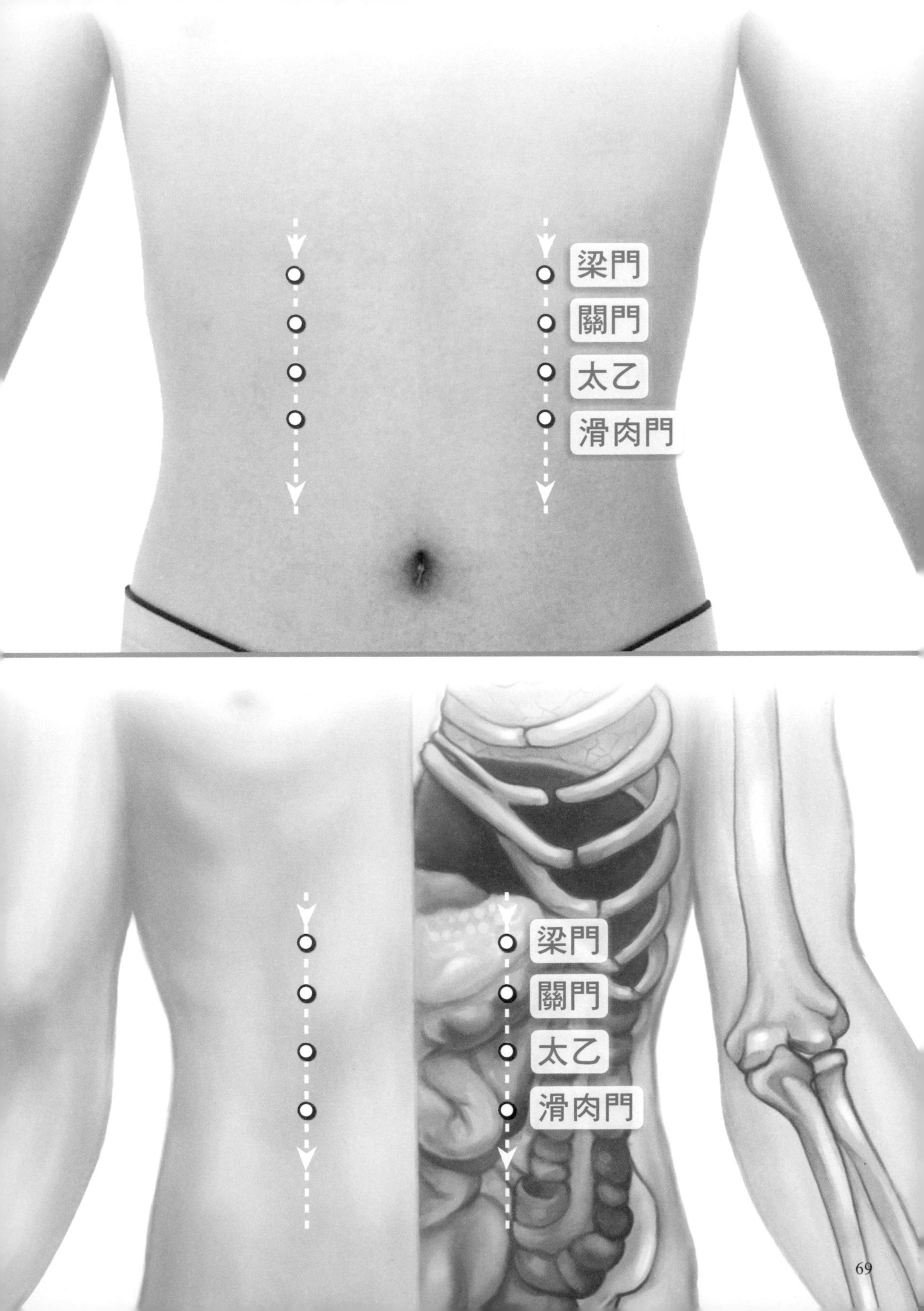
梁門
關門
太乙
滑肉門
梁門
關門
太乙
滑肉門

天樞

腹瀉便祕全搞定

天，天空；樞，樞紐。臍上為天屬陽，臍下為地屬陰。穴位平臍，猶如天地之樞紐。

主治　理氣調暢，調經止痛。主治嘔吐、腹脹腸鳴、腹瀉不止、痢疾、便祕、口腔潰瘍、月經不調。

部位　在腹部，橫平臍中，前正中線旁開2吋。

取穴　仰臥，肚臍旁開3橫指，按壓有酸脹感處即是。

按摩　仰臥，用食指和中指按揉天樞2分鐘，可緩解消化不良、噁心嘔吐、胃脹、腹瀉、腹痛等症，效果明顯。

外陵

緩解下腹疼痛

外，內外之外；陵，山陵。穴位局部隆起如山陵。

主治　和胃化濕，理氣止痛。主治胃痛、腹痛、腹脹、疝氣、痛經。

部位　在下腹部，臍中下1吋，前正中線旁開2吋。

取穴　仰臥，從肚臍沿前正中線向下量1橫指，再水平旁開3橫指處即是。

按摩　仰臥，用中間三個手指按揉外陵1～3分鐘，可治療下腹痛、痛經、胃下垂。

大巨

關愛男人的保健穴

大，大小之大；巨，巨大。穴在腹壁最大隆起的部位。

主治　調腸胃，固腎氣。主治便祕、腹痛、遺精、早洩、陽痿、小便不利。

部位　在下腹部，臍中下2吋，前正中線旁開2吋。

取穴　仰臥，從肚臍沿前正中線向下量3橫指，再水平旁開3橫指處即是。

按摩　仰臥，用中間三個手指按揉大巨1～3分鐘，可治療遺精、早洩、小便不利等男科疾病，可調理男性性功能障礙等疾病。

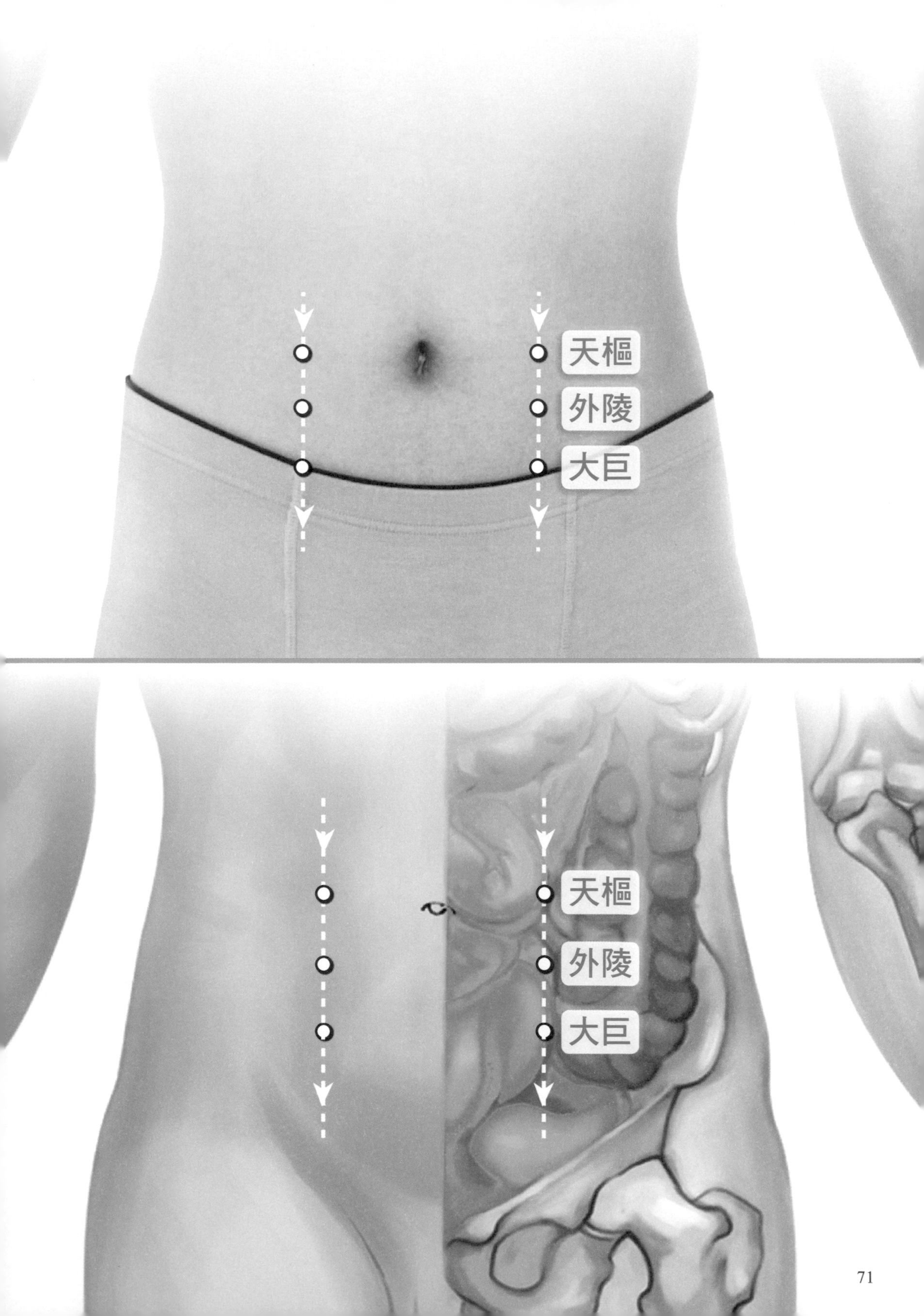

天樞
外陵
大巨
天樞
外陵
大巨

水道

關愛女人的保健穴

水，水液；道，道路。穴位深部相當於小腸並靠近膀胱，屬下焦。為水道之所出。

主治　利水消腫，調經止痛。主治便祕、腹痛、小腹脹痛、痛經、膀胱炎。

部位　在下腹部，臍中下3吋，前正中線旁開2吋。

取穴　仰臥，從肚臍沿前正中線向下量4橫指，再水平旁開3橫指處即是。

按摩　仰臥，用中間三指按揉水道1～3分鐘，可治痛經、不孕等婦科疾病。

歸來

對付男女生殖問題

歸，歸回；來，到來。本穴能治宮脫、疝氣等，有歸復還納之功。

主治　活血化瘀，調經止痛。主治腹痛、不孕、閉經、陽痿、白帶過多。

部位　在下腹部，臍中下4吋，前正中線旁開2吋。

取穴　仰臥，從恥骨聯合上緣沿前正中線向上量1橫指，再水平旁開3橫指處即是。

按摩　以中間三指指腹垂直下按，由內而外揉按歸來，每日早晚各揉按1～3分鐘，可治月經不調、不孕、陽痿等疾病。

氣衝

男女生殖問題就找它

氣，指經氣；衝，衝要。穴在經氣流注之衝要。

主治　調經血，舒宗筋，理氣止痛。主治陽痿、疝氣、不孕、腹痛、月經不調。

部位　在腹股溝區，恥骨聯合上緣，前正中線旁開2吋，動脈搏動處。

取穴　仰臥，從恥骨聯合上緣中點水平旁開3橫指處即是。

按摩　以食指指腹揉按，每日早晚各揉按1～3分鐘，可治療疝氣、月經不調、不孕、陽痿、陰腫等症狀。

髀關

改善下肢麻木

髀，指股部及下肢；關，機關。穴處乃下肢運動之機關也。

主治　強腰膝，通經絡。主治腰膝疼痛、下肢痠軟麻木、膝寒。

部位　在股前部，股直肌近端、縫匠肌與闊筋膜張肌3條肌肉之間凹陷中。

取穴　仰臥屈股，大腿前髂前上棘與髕底外緣連線和會陰相平的連線交點處即是。

按摩　用力按揉髀關5分鐘，可治腰膝疼痛、下肢痠軟麻木、膝寒、股內筋急不得屈伸等症狀。

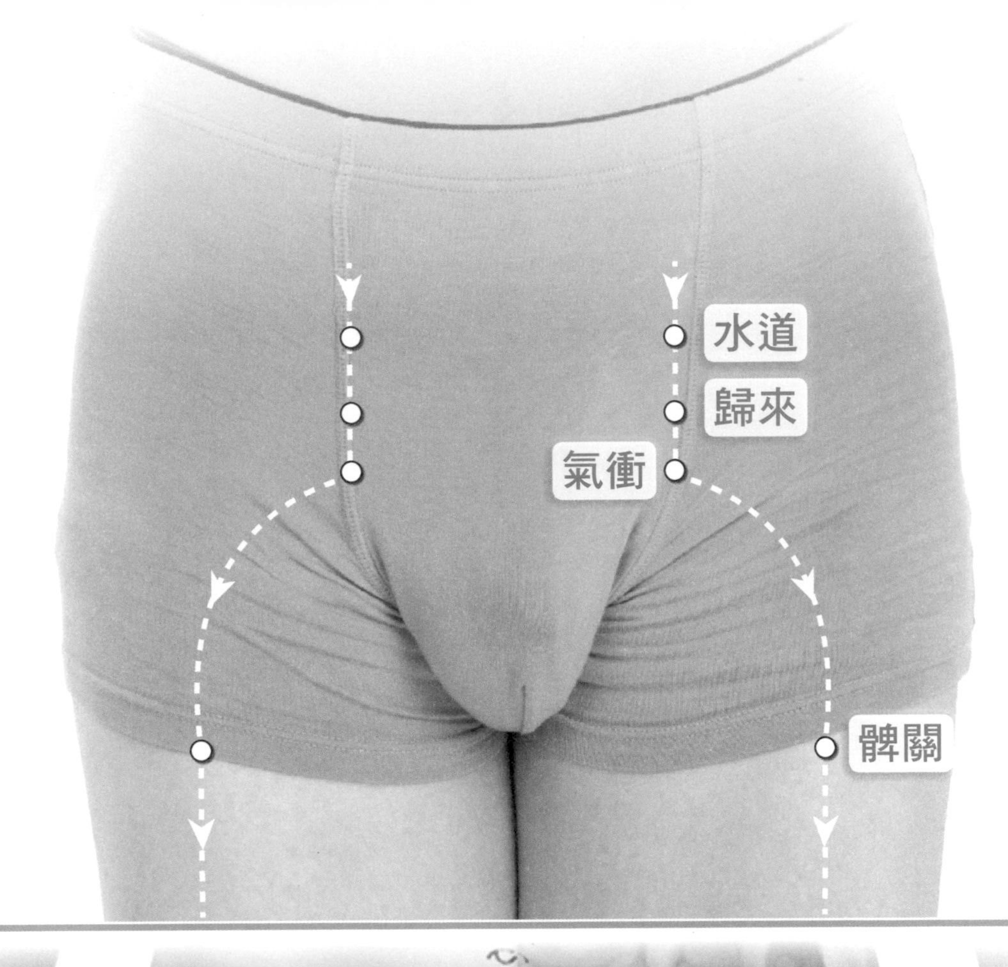
水道
歸來
氣衝
髀關

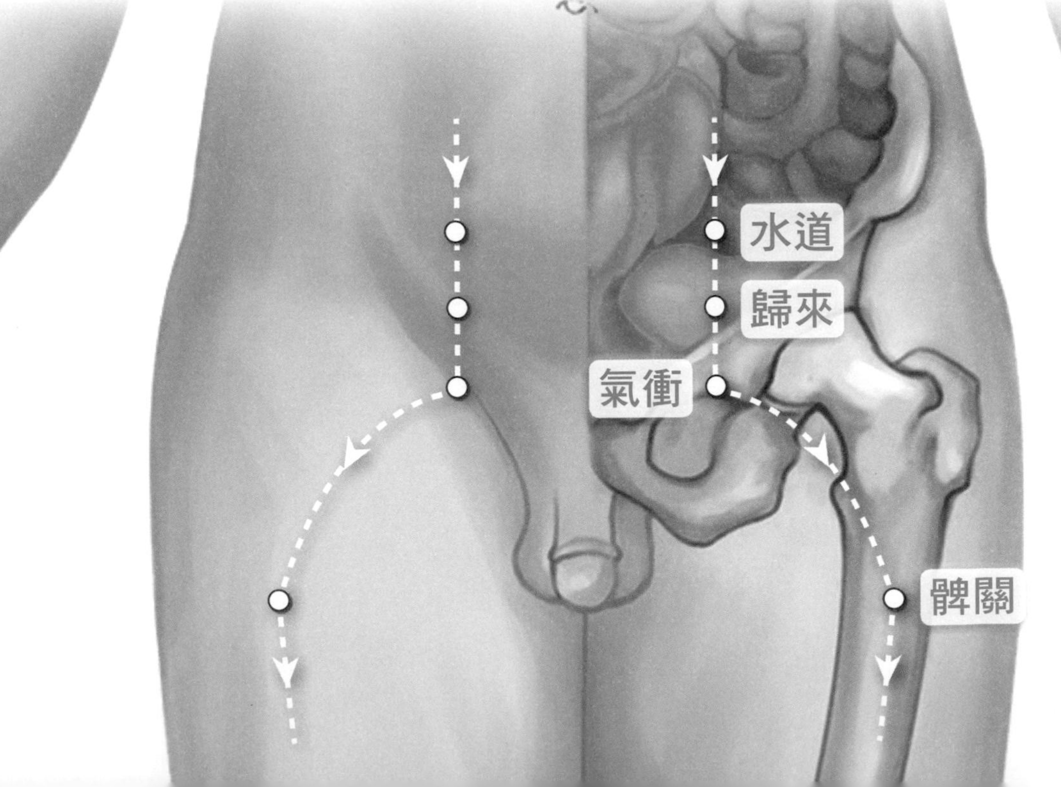
水道
歸來
氣衝
髀關

伏兔

解除膝冷腰胯疼

伏，俯伏；兔，獸名。指穴位於股前方肌肉豐厚之處，形如兔伏，故名伏兔。

主治　散寒化濕，疏通經絡。主治腰膝疼痛、下肢痿軟麻木、腹脹。

部位　在股前部，髕底上6吋，髂前上棘與髕底外側端的連線上。

取穴　屈膝 90度，手指併攏壓腿上，掌後第1横紋中點按在髕骨上緣中點，中指尖端處即是。

按摩　按揉伏兔最好採取指壓帶揉動的方式，每個點按壓時間約3分鐘，可緩解腰膝疼痛、下肢痿軟麻木、腹脹、足麻不仁等症狀。

陰市

降血糖好幫手

陰，陰陽之陰，指寒邪；市，集市，聚散之意。穴能疏散膝部寒氣。

主治　散寒除濕，理氣止痛。主治腿膝冷痛、麻痺，下肢不遂，腳氣，糖尿病。

部位　在股前區，髕底上3吋，股直肌肌腱外側緣。

取穴　正坐屈膝，髕底外側直上量4横指，按壓有痛感處即是。

按摩　下半身寒冷的人可多按揉陰市，最好採取指壓帶揉動的方式，每次1～3分鐘。也可經常用拇指指腹輕輕按揉陰市，每次1～3分鐘，可降血糖。

梁丘

對付頑固胃痛最有效

梁，山梁；丘，丘陵。形如山梁丘陵，穴當其處。

主治　理氣和胃，通經活絡。主治胃痛、腸鳴腹瀉、膝關節炎、乳腫痛。

部位　在股前區，髕骨外緣上2吋，股外側肌與股直肌肌腱之間。

取穴　坐位，下肢用力蹬直，髕骨外上緣上方凹陷正中處即是。

按摩　梁丘治療急性病效果好。如急性胃炎、腸胃炎引發的突然乳房痛，或者突然膝蓋痛時，趕緊揉一下梁丘，就會馬上緩解。

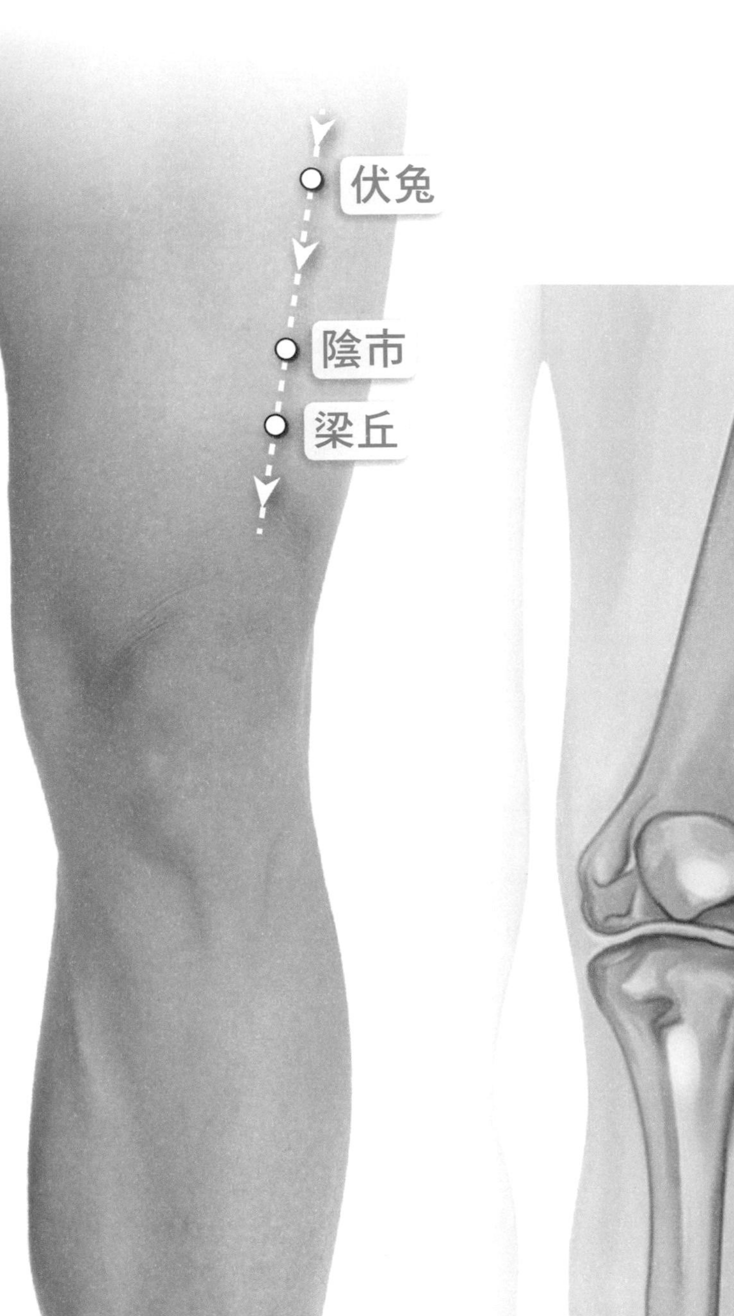
伏兔
陰市
梁丘

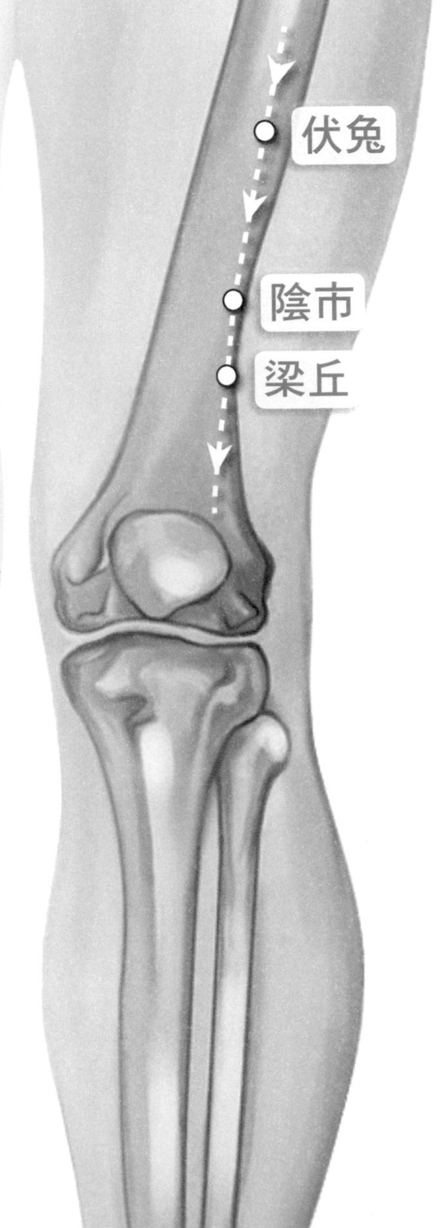
伏兔
陰市
梁丘

犢鼻

治療膝關節炎

犢，小牛；鼻，口鼻。膝蓋形如牛鼻，穴在膝眼中，故名。

主治 消腫止痛，通經活絡。主治膝痛、腰痛、足跟痛、腳氣。

部位 在膝前區，髕韌帶外側凹陷中。

取穴 坐位，下肢用力蹬直，膝蓋下面外側凹陷處即是。

按摩 揉按犢鼻5分鐘，可減輕劇烈運動造成的膝關節疼痛。長期堅持用中指指腹按摩犢鼻，每次1～3分鐘，可以改善膝部疼痛、痠軟等症狀。

足三里

天然營養補品

足，下肢；三，數詞；里，古代有以里為寸之說。穴在下肢，位於外膝眼下三寸。

主治 健脾和胃，通經活絡。主治胃痛、嘔吐、腹脹、腹瀉、便祕、高脂血症、頭痛、眩暈、鼻塞、癲癇、半身不遂、脾胃虛弱、貧血、手足怕冷、濕疹、蕁麻疹、小兒咳嗽、小兒發熱。

部位 在小腿前外側，犢鼻下3吋，犢鼻與解溪連線上。

取穴 站位彎腰，同側手虎口圍住髕骨上外緣，餘四指向下，中指指尖處即是。

按摩 每天用拇指或中指按壓足三里5～10分鐘，每分鐘按壓15～20次，長期堅持，可使人精神煥發，精力充沛，益壽延年。

上巨虛

艾灸可治胃腸病症

上，上方；巨，巨大；虛，中空，脛骨和腓骨之間形成的較大空隙，即中空。穴在此空隙上方。

主治 調和腸胃，通經活絡。主治腸胃炎、腹瀉、便祕、腹脹、高血壓。

部位 在小腿外側，犢鼻下6吋，犢鼻與解溪連線上。

取穴 坐位屈膝，先找到足三里，向下量4橫指凹陷處即是。

按摩 按揉上巨虛主治消化系統疾病，如闌尾炎、腸胃炎、腹瀉等。用艾灸法效果最好，將艾條對準穴位，距皮膚2～3公分，灸5～10分鐘。

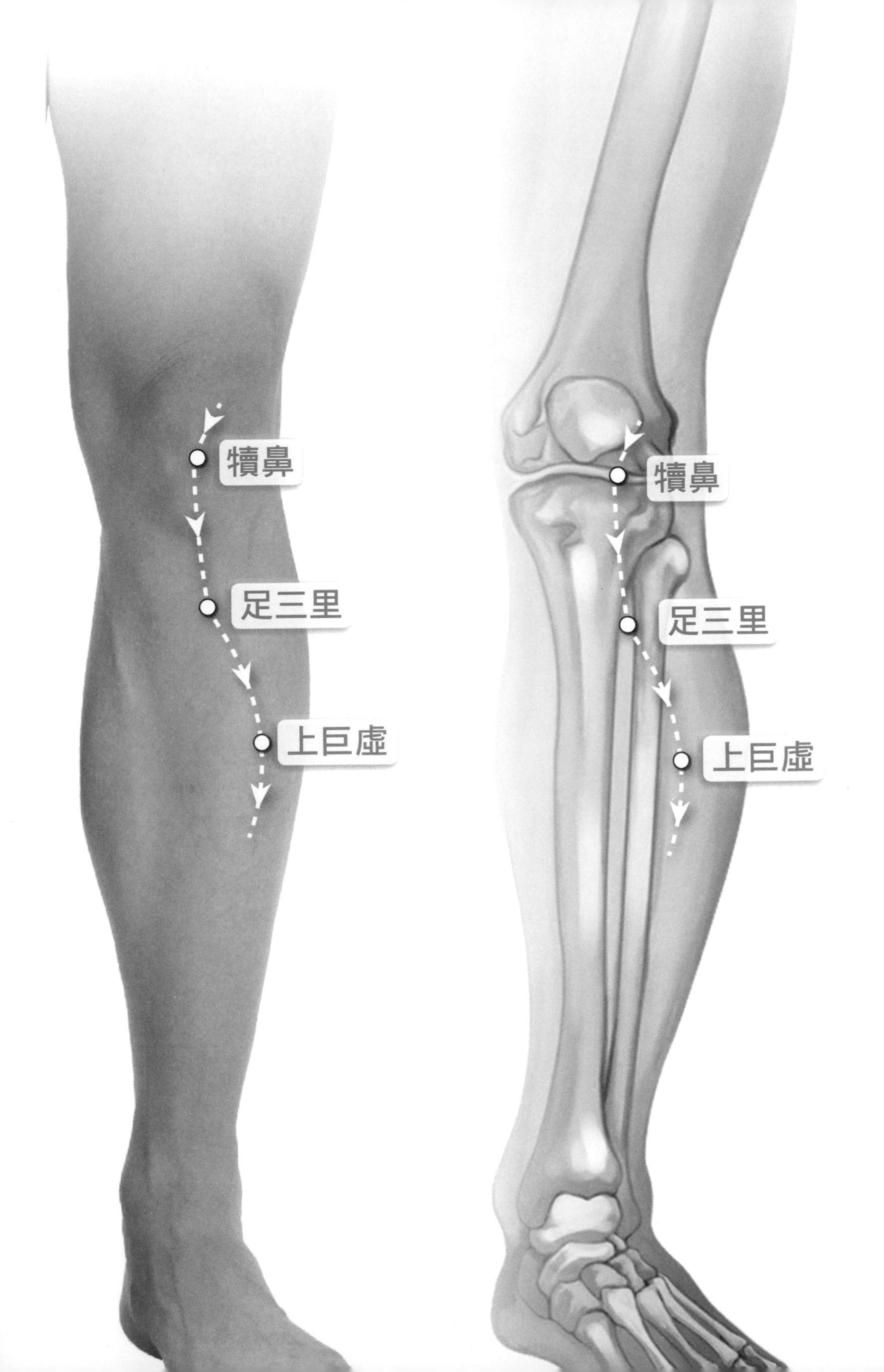
犢鼻
足三里
上巨虛
犢鼻
足三里
上巨虛

條口

讓腸胃更強健

條，長條；口，空隙。穴在腓骨和脛骨之間的長條隙之中。

主治　理氣和中，舒筋活絡。主治肩背痛、小腿腫痛、胃腸疾病、腳氣。

部位　在小腿外側，犢鼻下8吋，脛骨前嵴外1吋。

取穴　坐位屈膝，犢鼻與外踝尖之間的中點，脛骨外1橫指處。

按摩　用力按揉條口，可治肩關節劇痛、急痛，將艾條對準條口，距皮膚2～3公分，灸5～10分鐘，可治胃腸虛弱、肩臂疼痛、下肢痿痺等疾病。

下巨虛

主治胃腸病症

下，下方；巨，巨大；虛，中空。脛骨和腓骨之間形成的較大空隙，即中空。穴在此空隙下方。

主治　調腸胃，通經絡，安神志。主治小腹疼痛、胃痛、胰腺炎、下肢浮腫。

部位　在小腿外側，犢鼻下9吋，犢鼻與解溪連線上。

取穴　坐位屈膝，先找到條口，向下量1橫指凹陷處即是。

按摩　按揉下巨虛，可治腹痛、腹瀉、便祕等症，將艾條對準下巨虛，距皮膚2～3公分，灸5～10分鐘，可治消化系統疾病。

豐隆

常刮痧可除濕化痰

豐，豐滿；隆，隆盛。胃經谷氣隆盛，至此處豐滿溢出於大絡。

主治　和胃氣，化痰濕，清神志。主治嘔吐、便祕、水腫、頭痛、眩暈、痰多、癲狂、下肢痿痺等。

部位　在小腿外側，外踝尖上8吋，脛骨前肌的外緣。

取穴　坐位屈膝，先找到足三里，向下量6橫指凹陷處即是。

按摩　當出現哮喘、咳嗽、痰多時，宜多揉豐隆，用刮痧的方式更有效，可以促進人體的新陳代謝，從而達到除濕化痰的效果。

解溪

促進血液循環

解，分解；溪，溝溪，指體表較小凹陷。穴在踝關節前骨節分解凹陷中。

主治　清胃化痰，鎮驚安神，舒筋活絡。主治面部浮腫、腹脹、下肢腫痛、頭痛、眩暈、癲狂。

部位　在踝部，踝關節前面中央凹陷中，拇長伸肌腱與趾長伸肌腱之間。

取穴　足背與小腿交界處的橫紋中央凹陷處，足背兩條肌腱之間即是。

按摩　經常用拇指指腹向內用力按壓解溪，每次1～3分鐘，可以強壯內臟器官，健胃益腦。

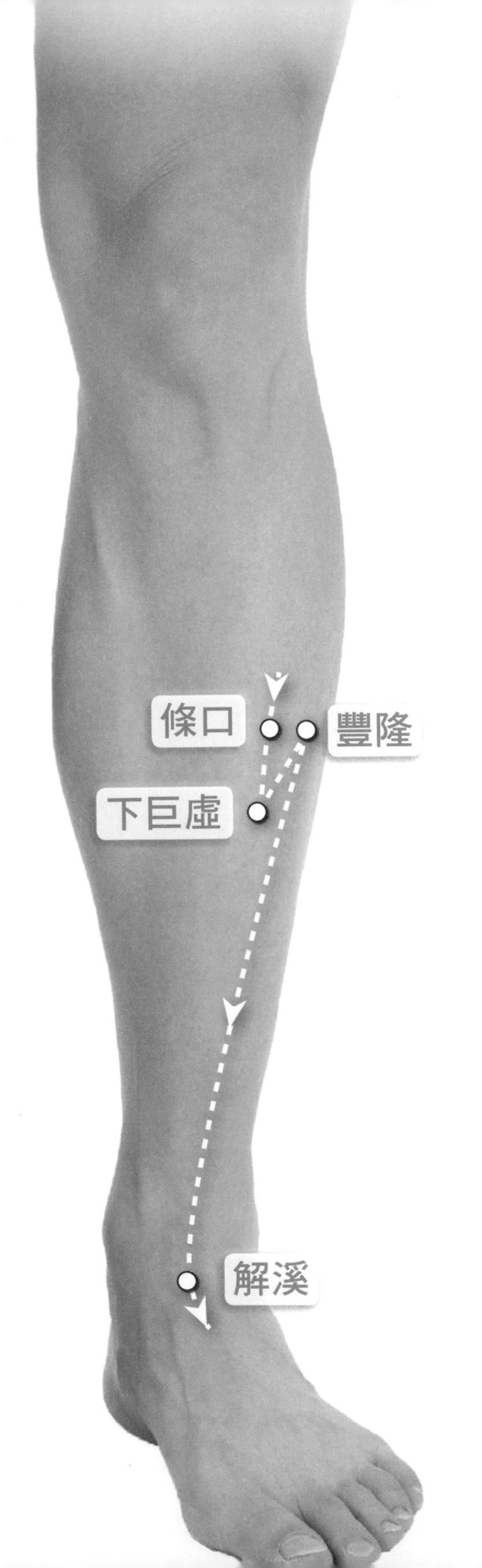
條口
豐隆
下巨虛
解溪
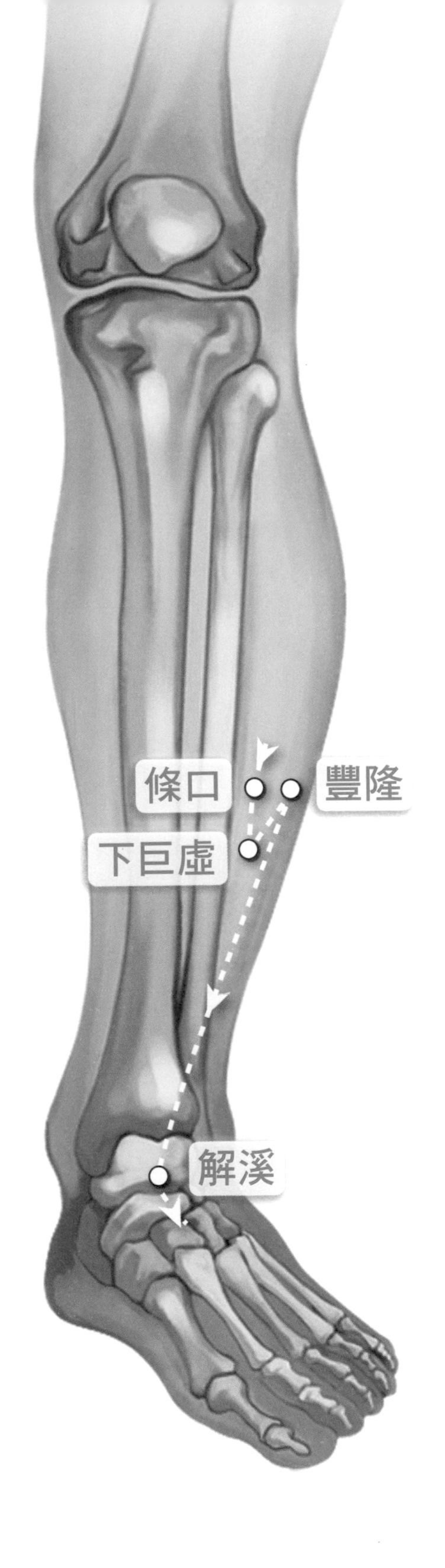
條口
豐隆
下巨虛
解溪

衝陽

除腹脹，增食慾

衝，衝要；陽，陰陽之陽。穴在衝陽脈（足背動脈）所在之處。

主治 和胃化痰，通絡寧神。主治腹脹、口眼喎斜、牙痛、精神疾病。

部位 在足背，第2蹠骨基底部與中間楔狀骨關節處，足背動脈搏動處。

取穴 足背最高處，兩條肌腱之間，按之有動脈搏動感處即是。

按摩 以中指指腹用力按壓衝陽，每天早晚各按1次，每次1～3分鐘，可治消化系統疾病。

陷谷

治慢性胃炎胃下垂

陷，凹陷；谷，山谷，指體表凹陷。穴在第 2、第 3 蹠骨間隙凹陷中。

主治 清熱解表，和胃止痛。主治慢性胃炎、面部浮腫、腹痛、足背腫痛。

部位 在足背，第2、第3蹠骨間，第2跖趾關節近端凹陷中。

取穴 足背第2、第3蹠骨結合部前方凹陷處，按壓有酸脹感處即是。

按摩 彎曲拇指，用指尖下壓揉按陷谷，早晚各1次，先左後右，各揉按1～3分鐘，可治胃炎、胃下垂、腸炎、結膜炎等疾病。

內庭

治理口腔上火最有效

內，裡邊；庭，庭院。本穴在厲兌之裡，猶如門內的庭院。

主治 清胃瀉火，理氣止痛。主治腹痛、腹瀉、牙痛、頭面痛、咽喉腫痛。

部位 在足背，第2、第3趾間，趾蹼緣後方赤白肉際處。

取穴 足背第2、第3趾之間，皮膚顏色深淺交界處即是。

按摩 用一手拇指指腹放在對側內庭上，適當用力上下推動，有消腫止痛的功效。可治口腔潰瘍、鼻出血等上火症狀。

厲兌

快速止吐

厲，指胃；兌，代表門。本穴在趾端，猶如胃經之門戶。

主治 清熱和胃，蘇厥醒神，通經活絡。主治暈厥、嘔吐、胃痛、水腫、牙痛、足背腫痛。

部位 在足趾，第2趾末節外側，趾甲根角側後方0.1吋。

取穴 足背第2趾趾甲外側緣與趾甲下緣各作一垂線，交點處即是。

按摩 用拇指指甲尖垂直掐按厲兌，有刺痛感，每次左右各掐按1～3分鐘，可以有效緩解嘔吐症狀。

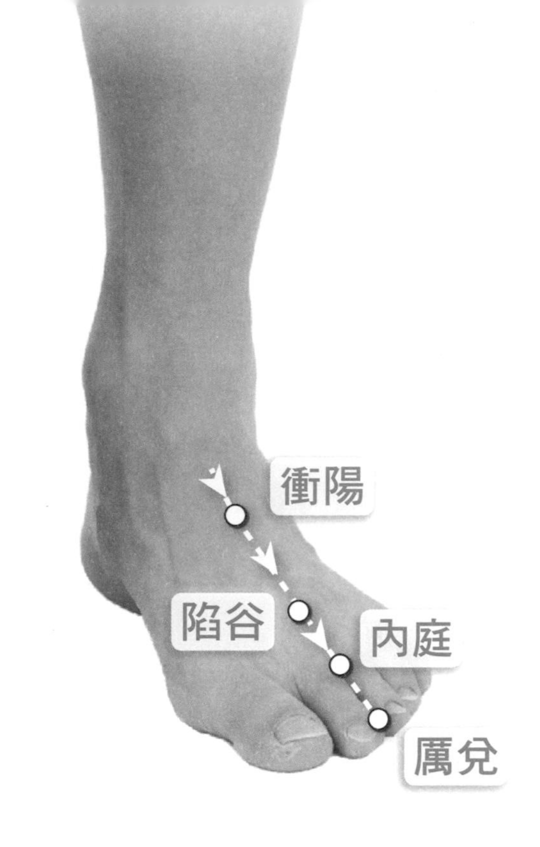
衝陽
陷谷
內庭
厲兌

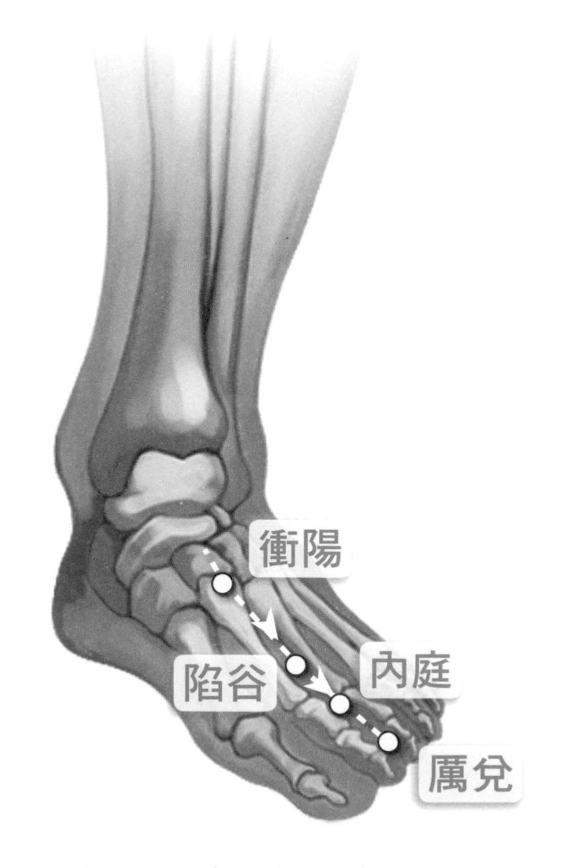
衝陽
陷谷
內庭
厲兌

第五章

足太陰脾經：滋陰養血，百病不生

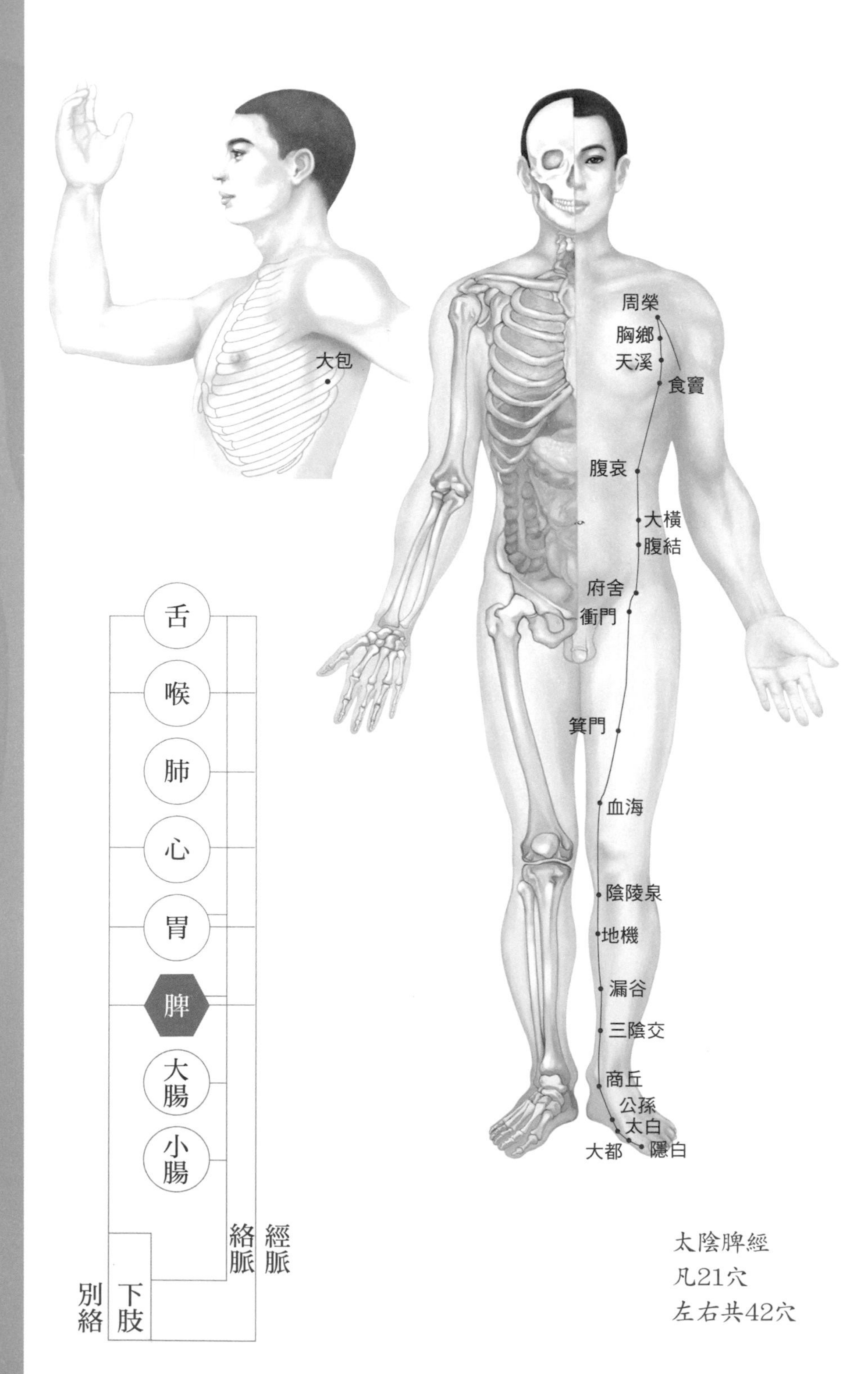

太陰脾經
凡21穴
左右共42穴

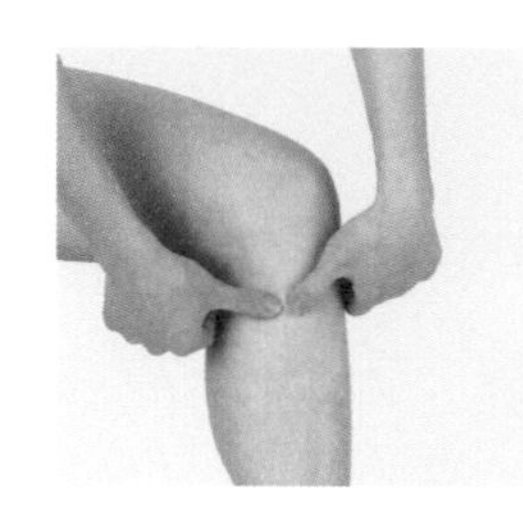 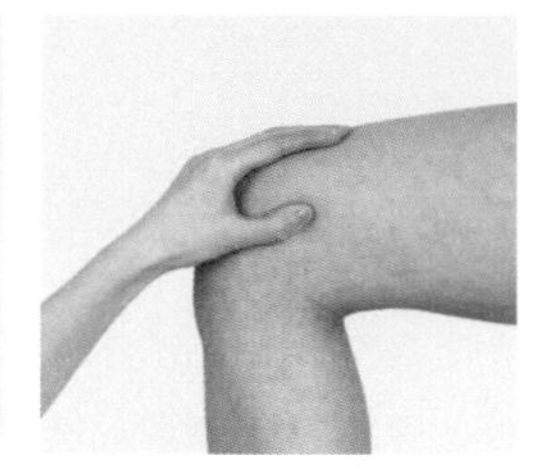 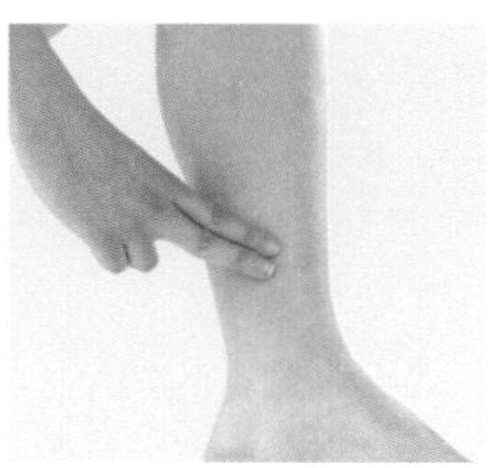

保養脾經的最佳方法和時間

脾經在人體的正面和側面，可採用拍打刺激的方式保養，但需注意拍打的力道要適中，每天上午拍打，每側10分鐘左右；也可採用艾條灸的方法刺激該穴位，尤其是隱白穴，通過艾灸可起到很好的止血作用。

脾是消化、吸收、排泄的總調度，又是人體血液的統領。巳時（9:00～11:00）輪脾經值班，此時拍打刺激脾經就是對脾最好的保養。此時不要食用燥熱及辛辣刺激性食物，以免傷胃敗脾。脾的功能好，則消化吸收好，血液質量好，嘴唇是紅潤的。唇白標誌血氣不足，唇暗、唇紫標誌寒入脾經。

禁忌	孕婦不宜按摩脾經上的三陰交穴。有文獻記載，合按三陰交與合谷，會導致流產，故慎用。

脾經上潛伏的疾病

脾經是陰經，跟臟腑聯繫最密切，當其不通時，人的身體會出現下列病症：

經絡症：脾經不暢，大腳趾內側、腳內緣、小腿、膝蓋或者大腿內側、腹股溝等經絡路線上出現發冷、酸、脹、麻、疼痛等不適感。

臟腑症：脾經功能下降，則症見全身乏力或者全身疼痛、胃痛、腹脹、大便稀、心胸煩悶、心窩下急痛。脾氣絕則肌肉鬆軟、消瘦萎縮。

亢進時症狀：脅下脹痛、嘔吐、足膝關節疼痛、趾活動困難、失眠。

衰弱時症狀：消化不良、胃脹氣、上腹部疼痛、嘔吐、肢倦乏力麻木、腿部靜脈曲張、嗜睡、皮膚易損傷。

脾經腧穴

隱白

快速止血

隱，隱蔽；白，白色。穴在隱蔽之處，其處色白。

主治 調經統血，健脾寧神。主治月經過多、崩漏、腹脹、便血、中風、昏迷。

部位 在足趾，大趾末節內側，趾甲根角側後方0.1吋。

取穴 足大趾趾甲內側緣與下緣各作一垂線，其交點處即是。

按摩 月經過多或崩漏可用艾條灸隱白，一般15分鐘可見效。該穴位還可治慢性崩漏，每天灸1次，每次3分鐘，掐按10～20次。

大都

抽筋不怕按大都

大，大小之大；都，都會。穴在大趾，為經氣聚散之處。

主治 健脾利濕、和胃鎮驚。主治腹脹、腹痛、嘔吐、便祕、胃痛、小兒驚風。

部位 在足趾，第1跖趾關節遠端赤白肉際凹陷中。

取穴 足大趾與足掌所構成的關節，前下方掌背交界線凹陷處即是。

按摩 常用大拇指指腹按揉大都，每次300下，可有效緩解抽筋。

太白

健脾化濕

太，甚大；白，白色。穴在大趾白肉上；此處之白肉更為開闊。

主治 清熱化濕，健脾和胃。主治脾胃虛弱、胃痛、腹脹、腹痛、腰痛、腸鳴。

部位 在跖區，第1跖趾關節近端赤白肉際凹陷中。

取穴 足大趾與足掌所構成的關節，後下方掌背交界線凹陷處即是。

按摩 順時針或逆時針方向反覆揉按太白，每次2～3分鐘。可治嘔吐、消化不良、腹痛、腸鳴、便血、便祕等症狀。

公孫

擺平胸腹疾病

公，有通的意思；孫，孫絡，在此特指絡脈，脾經之絡脈是由此通向胃經。

主治 健脾益胃、通調衝脈。主治嘔吐、腹痛、胃痛、失眠、小兒腹瀉、小兒厭食。

部位 在跖區，當第1蹠骨底的前下緣赤白肉際處。

取穴 足大趾與足掌所構成的關節內側，弓形骨後端下緣凹陷處即是。

按摩 用中指指腹向內按壓公孫，以有痠痛感為宜，可輔助治療腹脹、腹痛、心痛、胃痛、胸痛等症狀。

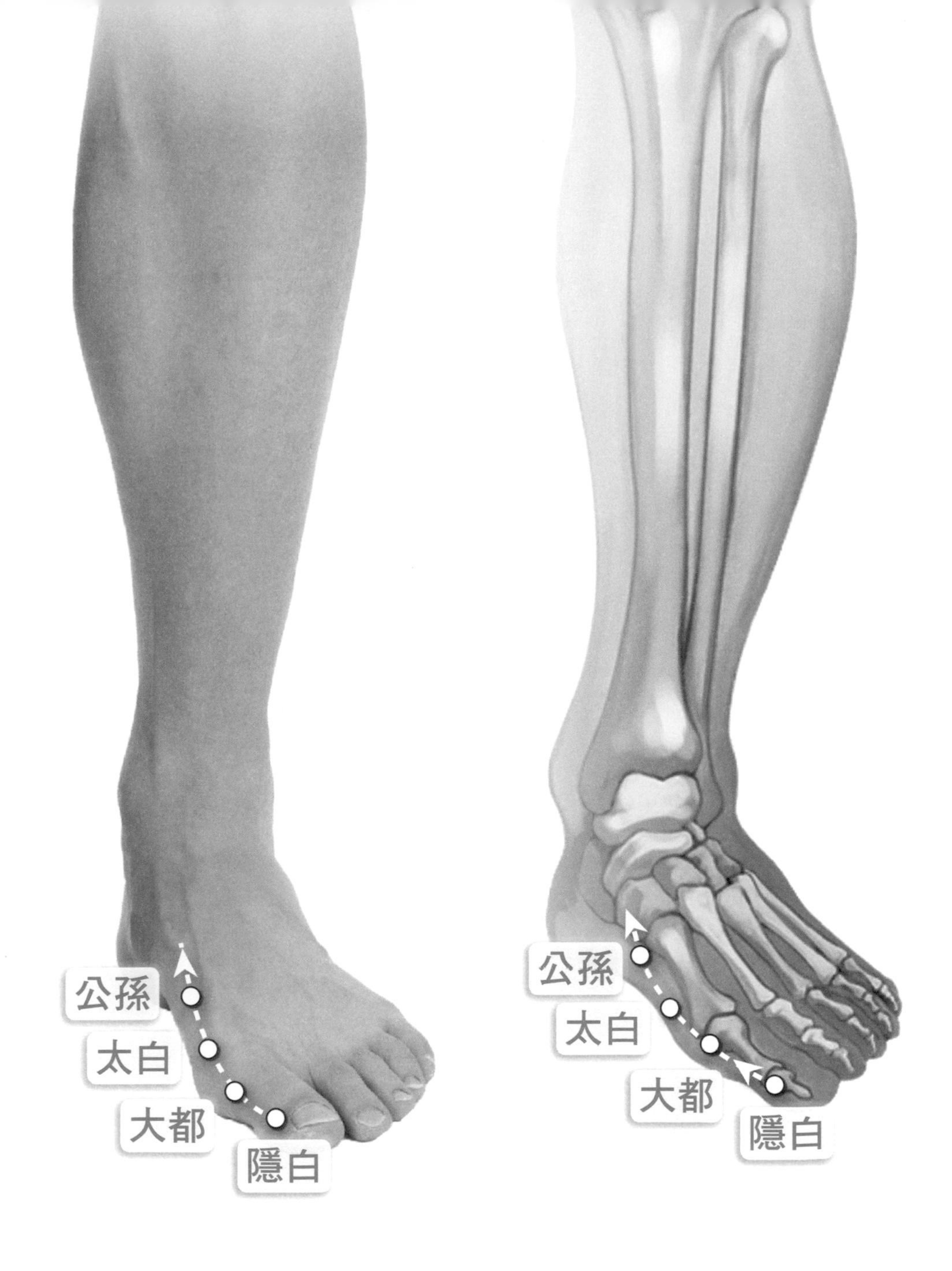
公孫
太白
大都
隱白
公孫
太白
大都
隱白

商丘

足踝扭傷就揉它

商，五音之一，屬金；丘，丘陵。此為足太陰脾經經穴，屬金，在丘陵樣內踝的下方。

主治　健脾化濕，通調腸胃。主治腹脹、腸鳴、痔瘡、兩足無力、足踝痛。

部位　在踝部，內踝前下方，舟骨粗隆與內踝尖連線中點的凹陷中。

取穴　足內踝前下方凹陷處即是。

按摩　足踝痛、踝關節扭傷時可用推拿法按摩商丘。經常用拇指指腹用力揉按商丘，每次1～3分鐘，長期堅持對踝關節有很好的保養作用。

三陰交

婦科病首選穴

三陰，指足之三陰經而言；交，指交會與交接。為足太陰、足少陰、足厥陰三條陰經氣血物質之交會處。

主治　健脾益胃，調肝補腎，調理經帶。主治脾胃虛弱、腹瀉、胃痛、痛經、月經不調、月經過多、小便不利、陽痿、失眠、糖尿病、更年期症候群、白帶過多、前列腺炎、早洩。

部位　在小腿內側，內踝尖上3吋，脛骨內側緣後際。

取穴　手四指併攏，小指下緣靠內踝尖上，食指上緣所在水平線與脛骨後緣交點處即是。

按摩　用拇指指尖垂直按壓三陰交，每天早晚各1次，每次左右足各1～3分鐘，可改善女性各種病症；孕婦禁按，有引發流產的危險。

漏谷

小便不暢按漏谷

漏，凹陷；谷，山谷。穴居脛骨後內側緣山谷樣凹陷中。

主治　健脾和胃，利尿除濕。主治腹脹、腹痛、水腫、小便不利、足踝腫痛。

部位　在小腿內側，內踝尖上6吋，脛骨內側緣後際。

取穴　脛骨內側緣，內踝尖直上量兩個4橫指處即是。

按摩　以拇指指尖垂直按壓漏谷，每天早晚各1次，每次左右足各揉按1～3分鐘，可緩解男性小便不利及前列腺問題。

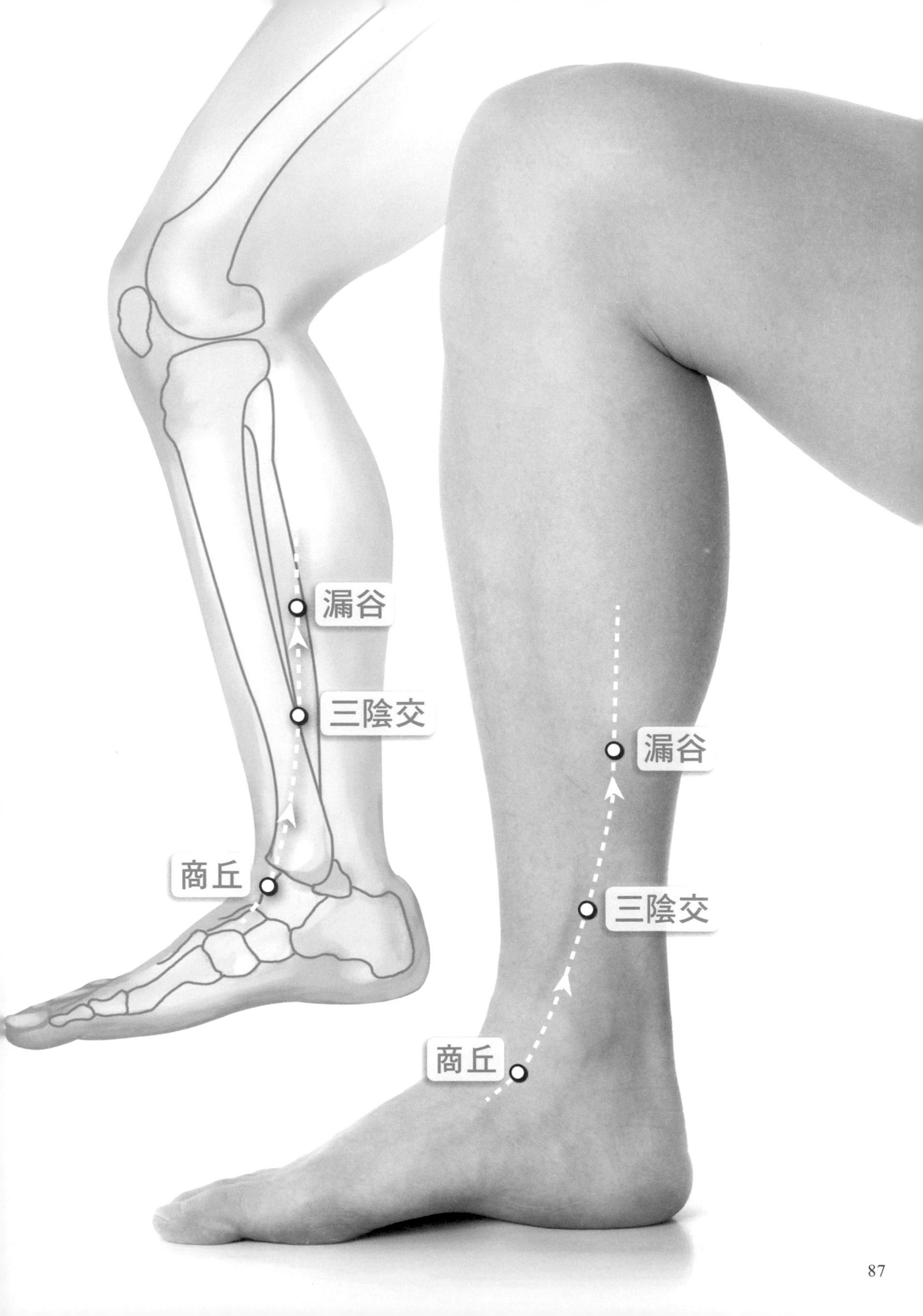

漏谷
三陰交
商丘
漏谷
三陰交
商丘

地機

改善胰島素分泌

地，土地，指下肢；機，機要。穴在下肢，肌肉最為豐富，是小腿運動的機要部位。

主治　健脾滲濕，調經止帶。主治腹脹腹痛、月經不調、遺精、糖尿病。

部位　在小腿內側，陰陵泉下3吋，脛骨內側緣後際。

取穴　先找到陰陵泉，直下量4橫指即是。

按摩　每天用中指指腹垂直用力按壓1～3分鐘，能調節胰島素分泌，降低血糖。

陰陵泉

下焦濕熱的剋星

陰，陰陽之陰；陵，山陵；泉，泉水。內為陰，穴在脛骨內上髁下緣凹陷中，如山陵下之水泉。

主治　清利濕熱，健脾理氣，益腎調經，通經活絡。主治腹痛、膝痛、水腫、遺尿、中風、失眠。

部位　在小腿內側，脛骨內側髁下緣與脛骨內側緣之間的凹陷中。

取穴　拇指沿小腿內側骨內緣向上推，抵膝關節下，脛骨向內上彎曲凹陷處即是。

按摩　雙手輕握膝下處，屈曲拇指，指尖由下向上出力揉按陰陵泉，每次揉按1～3分鐘，可緩解腹痛、膝痛等症狀。

血海

祛瘀血、生新血

血，氣血的血；海，海洋。本穴善治各種「血」症，猶如聚溢血重歸於海。

主治　調經統血，健脾化濕。主治腹脹、月經不調、痛經、蕁麻疹、貧血、白癜風。

部位　在股前部，髕底內側端上2吋，股內側肌隆起處。

取穴　屈膝 90度，手掌伏於膝蓋上，拇指與其他四指呈45度，拇指指尖處即是。

按摩　每天早晚用拇指指尖按揉血海，每次1～3分鐘，可使女人肌膚細膩、紅潤有光澤。

箕門

主治小便不利

箕，簸箕；門，門戶。兩腿張開席地而坐，形如箕。穴在大腿內側，左右對稱，似箕之門戶。

主治　健脾滲濕，通利下焦。主治兩股生瘡、陰囊濕癢、小便不利、遺尿。

部位　在股前部，髕底內側端與衝門連線上，髕底內側端上8吋處。

取穴　坐位繃腿，大腿內側有一魚狀肌肉隆起，魚尾凹陷處即是。

按摩　每次各揉按左右箕門1～3分鐘，先左後右，可治女性陰道搔癢、男性陰囊濕疹。

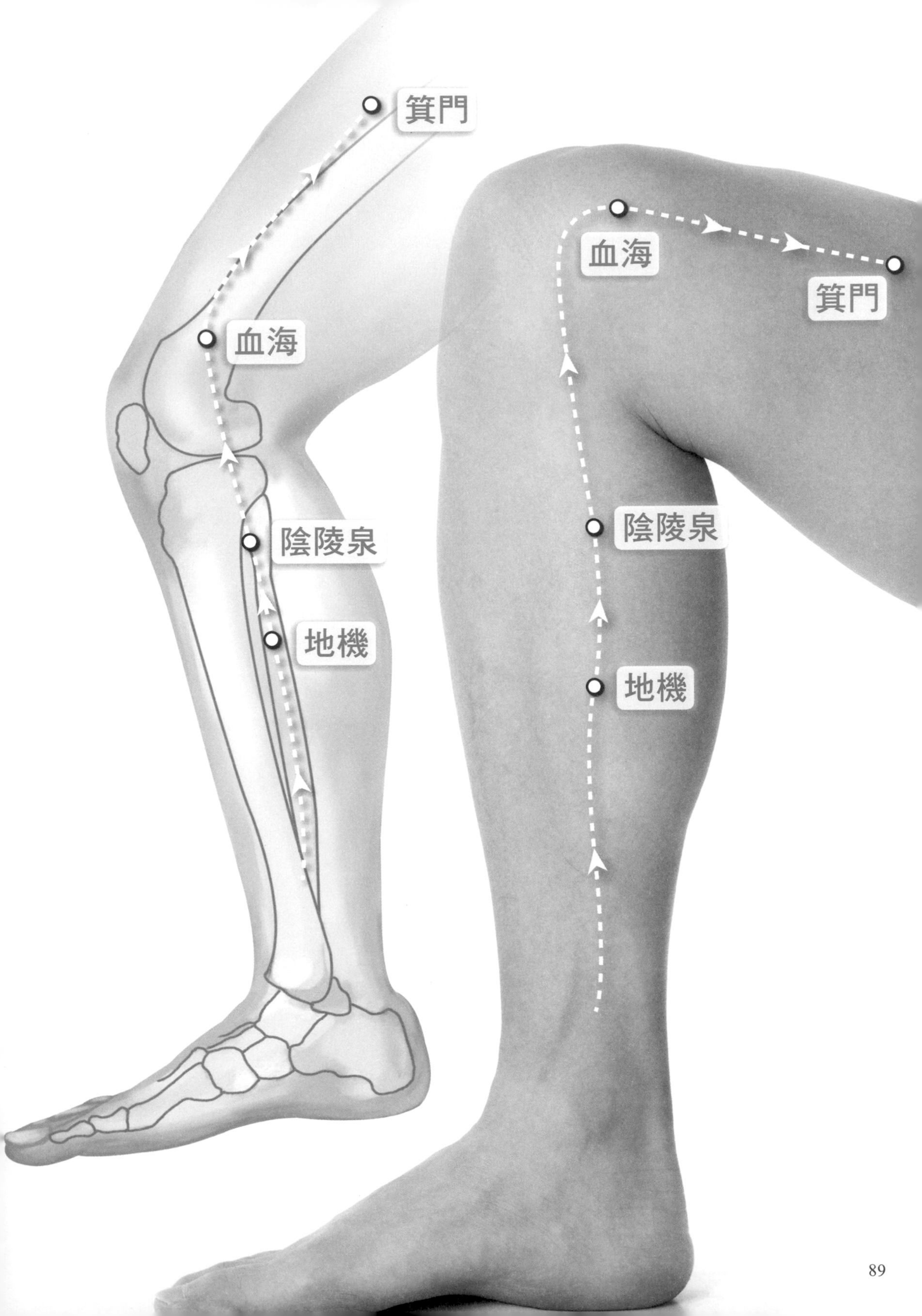
箕門
血海
陰陵泉
地機
血海
箕門
陰陵泉
地機

衝門

婦科疾病不用愁

衝，衝要；門，門戶。穴在氣街部，為經氣通過的重要門戶。

主治　健脾化濕，理氣解痙。主治腹痛、腹脹、小便不利、妊娠浮腫、崩漏。

部位　在腹股溝斜紋中，髂外動脈搏動處的外側，距恥骨聯合中點上緣3.5吋。

取穴　仰臥，腹股溝外側可摸到搏動，搏動外側按壓有酸脹感處即是。

按摩　仰臥，用中間三指按揉衝門1～3分鐘，可治崩漏、帶下等婦科病症。

府舍

腹痛不愁，府舍解憂

府，指臟腑；舍，宅舍。穴位深處是腹腔，為臟腑的宅舍。

主治　健脾理氣，散結止痛。主治腹痛、腹中腫塊、霍亂吐瀉、疝氣。

部位　在下腹部，臍中下4.3吋，前正中線旁開4吋。

取穴　仰臥，腹股溝外側可摸到動脈搏動處，其外側按壓有酸脹感處即是。

按摩　仰臥，用中間三個手指按揉穴位1～3分鐘，可治便祕、下腹疼痛、腹脹等病症。

腹結

腹瀉便祕雙調節

腹，腹部；結，結聚。本穴善治腹部結聚不通之症。

主治　健脾化濕，理氣調腸。主治腹瀉、便祕、脅痛、打嗝、疝氣。

部位　在下腹部，臍中下1.3吋，前正中線旁開4吋。

取穴　仰臥，氣海旁開6橫指，再向下0.2吋處。

按摩　常用拇指指腹輕輕揉按，每次1～3分鐘，對消化系統有很好的保養作用。

大橫

每天5分鐘，減肥促消化

大，大小之大；橫，橫豎之橫。穴位在內應橫行於大腸。

主治　調理腸胃，溫中驅寒。主治腹脹、腹痛、痢疾、腹瀉、便祕、高脂血症。

部位　在腹部，臍中旁開4吋。

取穴　肚臍水平旁開4吋（鎖骨中線上）處即是。

按摩　每天早晚用中指指腹按壓，每次3～5分鐘，可促進腸胃消化，防治腰腹肥胖。

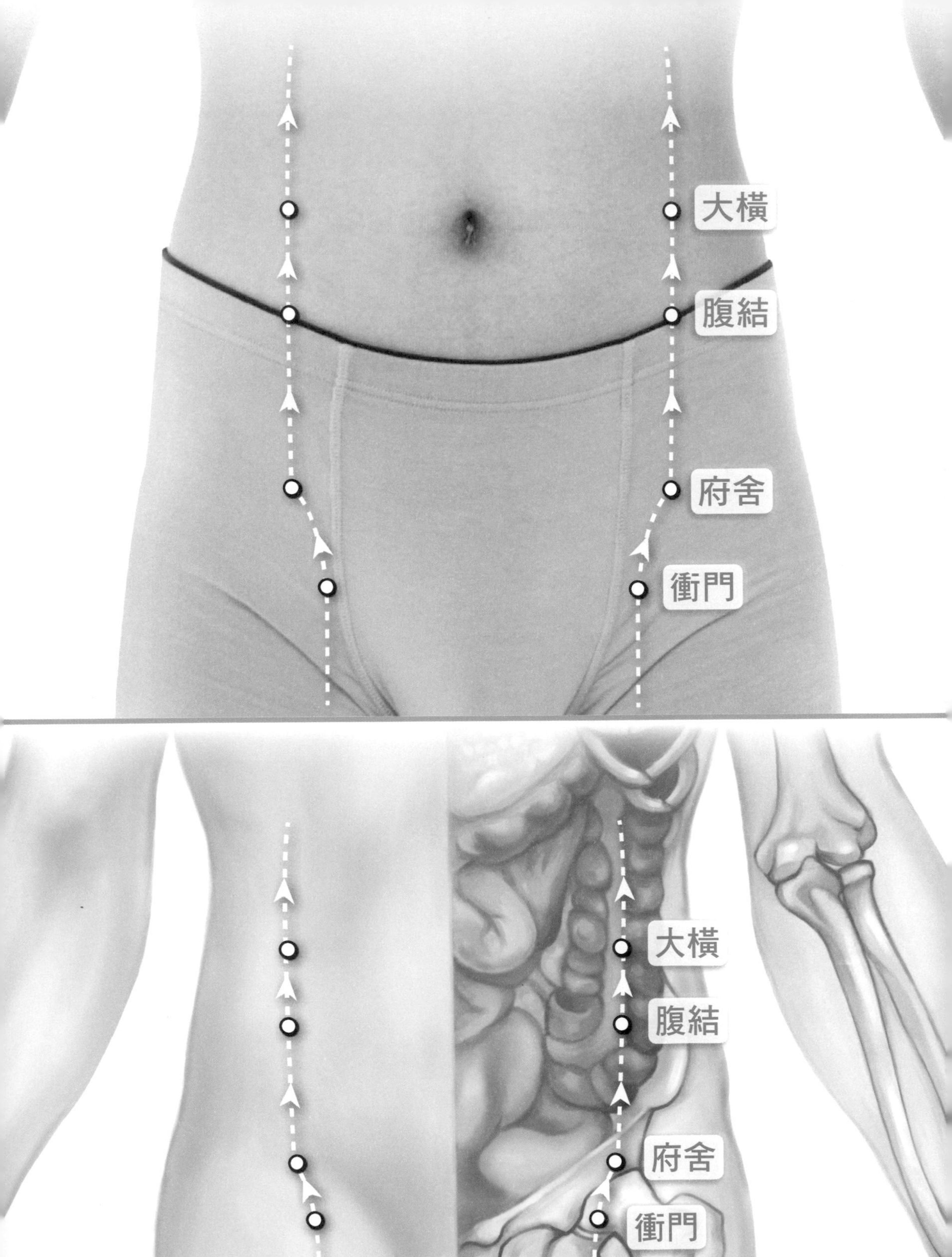
大橫
腹結
府舍
衝門
大橫
腹結
府舍
衝門

腹哀

肝膽疼痛就找它

腹，腹部；哀，傷痛。本穴善治腹部各種傷痛。

主治　健脾和胃，理氣調腸。主治肝膽疾病、腹痛、消化不良、便祕、痢疾。

部位　在上腹部，臍上3吋，前正中線旁開4吋。

取穴　肚臍沿前正中線向上量4橫指，再水平旁開6橫指（鎖骨中線上）處即是。

按摩　兩掌平放於腹哀處，稍加用力後順時針方向揉動，可輔助治療膽結石、膽囊炎等肝膽疾病引起的疼痛、噁心。

食竇

食積反胃有良效

食，食物；竇，孔竇。穴在乳頭外下方，深部有儲藏乳汁的孔竇。本穴能促進食物營養的吸收，為補益之孔穴。

主治　消食導滯，宣肺平喘，健脾和中，利水消腫。主治食積、反胃、胸膜炎、胸脅脹痛。

部位　在胸部，第5肋間隙，前正中線旁開6吋。

取穴　仰臥，乳頭旁開3橫指，再向下1個肋間隙處即是。

按摩　將中間三指併攏，以指腹揉按食竇，每次1～3分鐘，可治心臟疾病引起的胸痛、肋間神經痛、心悸等疾病。

天溪

哺乳媽媽的催乳穴

天，天空，指上天而言；溪，溝溪。穴當肋間如溝溪處。

主治　寬胸通乳，理氣止咳。主治胸部疼痛、咳嗽、胸脅脹痛、乳房腫痛。

部位　在胸部，第4肋間隙，前正中線旁開6吋。

取穴　仰臥，乳頭旁開3橫指處，乳頭所在肋間隙即是。

按摩　將中間三指併攏，以指腹揉按天溪，每次1～3分鐘，可治乳房發育不良或產後母乳不暢等症狀。

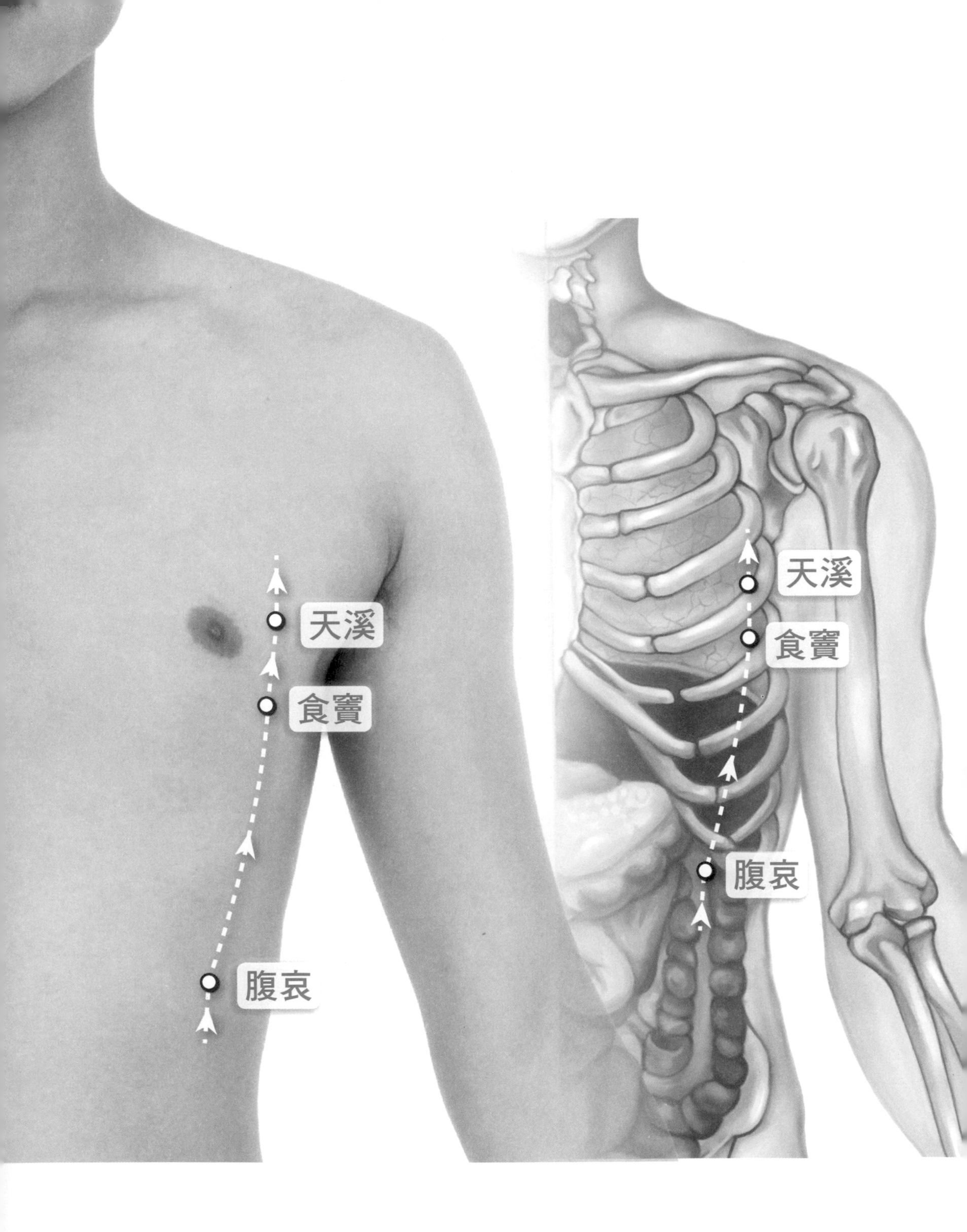
天溪
食竇
腹哀
天溪
食竇
腹哀

胸鄉

胸脅脹痛不用愁

胸，胸部；鄉，指部位。穴在胸部，能治胸部疾病。

主治　宣肺止咳，理氣止痛。主治胸部疼痛、咳嗽、胸脅脹痛、肋間神經痛。

部位　在胸部，第3肋間隙，前正中線旁開6吋。

取穴　仰臥，乳頭旁開3横指，再向上1個肋間隙處即是。

按摩　將中間三指併攏，以指腹揉按胸鄉，每次1～3分鐘，可治心臟疾病引起的胸痛、肋間神經痛、咳嗽等症狀。

周榮

讓您心平氣順

周，周身；榮，榮養。本穴可調和營氣，榮養周身。

主治　宣肺平喘、理氣化痰。主治胸脅脹滿、脅肋痛、咳嗽、食慾不振。

部位　在胸部，第2肋間隙，前正中線旁開6吋。

取穴　仰臥，乳頭旁開3横指，再向上2個肋間隙處即是。

按摩　中間三指併攏，以指腹揉按穴位1～3分鐘，每天早晚各1次。可緩解咳嗽或者胸脅脹滿。長期堅持對呼吸系統有很好的保養作用。

大包

肺部保健師

大，大小之大；包，包容。穴屬脾之大絡。脾土居中，與各臟腑有著最廣泛的聯繫。

主治　寬胸利脅，行氣止痛，止咳平喘。主治肺炎、胸膜炎、哮喘、氣喘、全身脹痛。

部位　在胸外側區，第6肋間隙，在腋中線上。

取穴　正坐側身或仰臥，腋窩頂點與第11肋骨端連線的中點處即是。

按摩　每天早晚用中指指尖揉按大包，每次1～3分鐘，有利於清除穴位內部的瘀血，消除腫塊，調理肺氣，對肺部具有改善和養護功能。

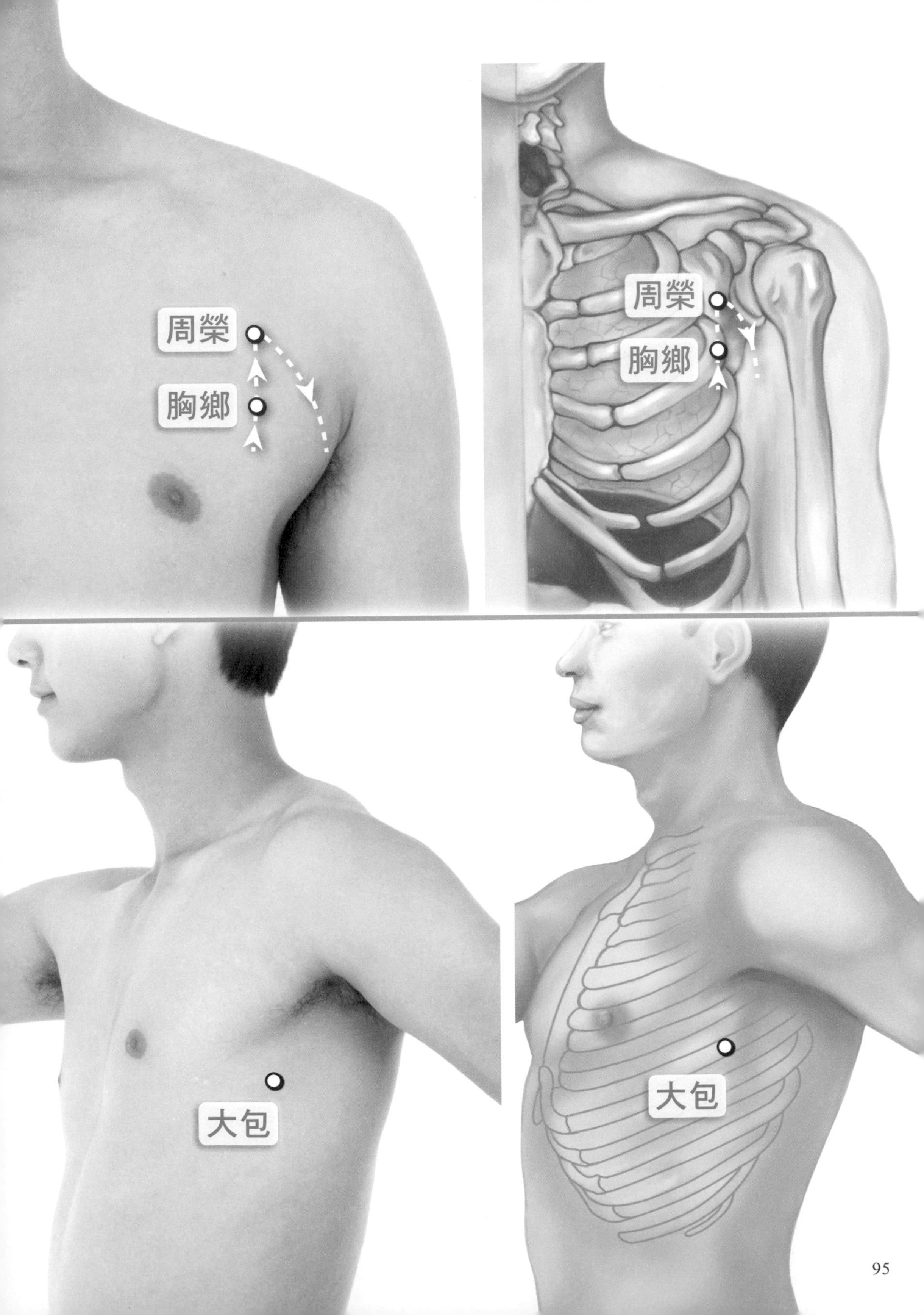
周榮
胸鄉
周榮
胸鄉
大包
大包

第六章

手少陰心經：掌管人體生死的君王

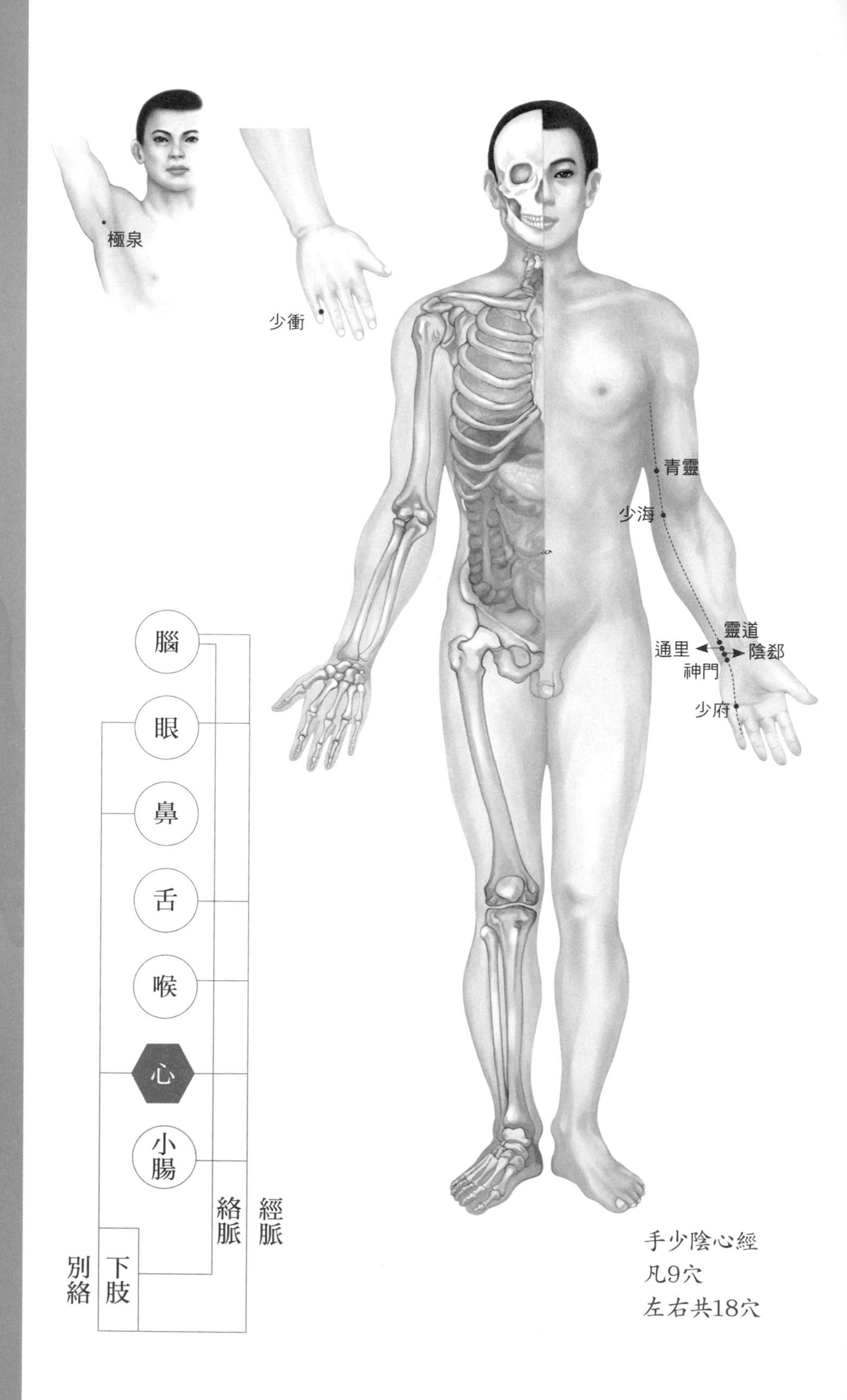

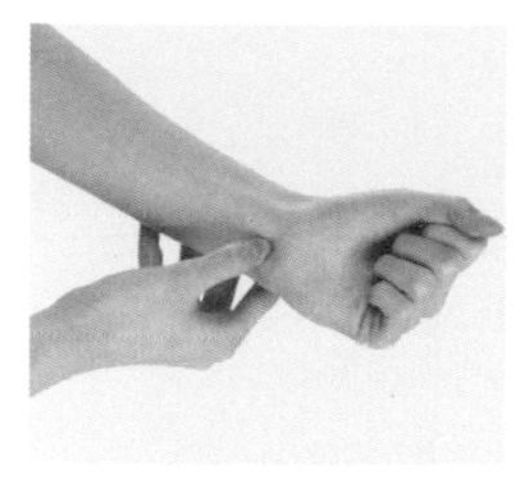
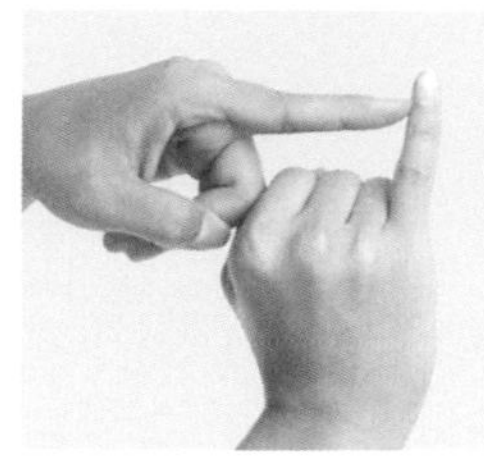
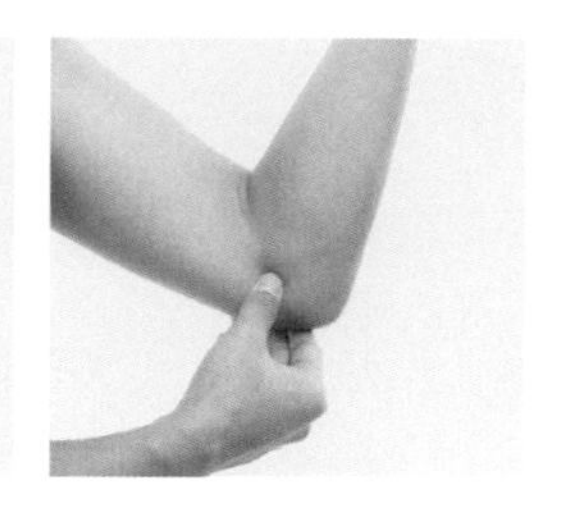

【保養心經的最佳方法和時間】

心經位於手臂內側，左右共18穴。可在飯前輕輕拍打心經循行路線上的穴位，拍打時五指併攏微屈叩打，以感覺舒適為宜，要掌控好操作的方式。每次3～5分鐘即可。

午時（11:00～13:00）是心經當令的時間，此時不宜做劇烈運動，人在午時睡片刻，對於養心大有好處，可使下午至晚上精力充沛。可以靜臥閉目養神或小睡一會，即使睡不著，只閉上眼睛養神，對身體也很有好處。

禁忌	午睡雖好，但不宜超過1 小時，否則易引起失眠。另外，午餐不要吃得太多，凡事過猶不及。

【心經上潛伏的疾病】

心經異常，人體會出現下列病症：

經絡症：失眠、多夢、易醒、難入睡、健忘、痴呆，心經所過的手臂疼痛、麻痺、厥冷，血壓不穩。

臟腑症：心煩、心悸、心悶、心痛。心氣絕則頭髮不澤，人瘦，面色晦暗。

亢進時症狀：運動過後心悸、興奮、口乾；處在壓力狀態下，伴有壓迫感、憂鬱、內側肩麻木、小指痛。

衰弱時症狀：胸口沉悶、呼吸困難、面色蒼白、肩與前臂疼痛、四肢沉重、眩暈。

心經腧穴

極泉

治冠狀動脈疾病的常用穴

極，高大之意；泉，水泉。穴在腋窩高處，局部凹陷如泉。

主治　寬胸寧神。主治冠狀動脈疾病、心痛、四肢不舉、乳汁分泌不足。

部位　在腋窩中央，腋動脈搏動處。

取穴　上臂外展，腋窩頂點可觸摸到動脈搏動，按壓有酸脹感處即是。

按摩　每天早晚用中指按摩左右極泉各1～3分鐘，可輔助治療冠狀動脈疾病等各種心臟疾病。

青靈

祛除疼痛無煩惱

青，生發之象；靈，神靈。心為君主之官，通靈，具有脈氣生發之象。

主治　理氣止痛，寬胸寧心。主治頭痛、肩臂紅腫、腋下腫痛、全身冷顫。

部位　在臂前部，肘橫紋上3吋，肱二頭肌的內側溝中。

取穴　伸臂，確定少海與極泉位置，從少海沿兩者連線量4橫指處即是。

按摩　常用手掌拍打或用拇指指腹按揉青靈，每次1～3分鐘，可預防肋痛、肩臂疼痛以及心絞痛等循環系統疾病。

少海

常按少海，疼痛不來

少，幼小；海，海洋。少，指手少陰經。此為心經合穴，脈氣至此，猶如水流入海。

主治　理氣通絡，益心安神。主治心痛、牙痛、肘臂攣痛、眼充血、鼻充血。

部位　在肘前部，橫平肘橫紋，肱骨內上髁前緣。

取穴　屈肘90度，肘橫紋內側端凹陷處。

按摩　每天早晚用拇指指腹按壓少海，每次1～3分鐘，可調理前臂麻木、肘關節周圍軟組織疾病。

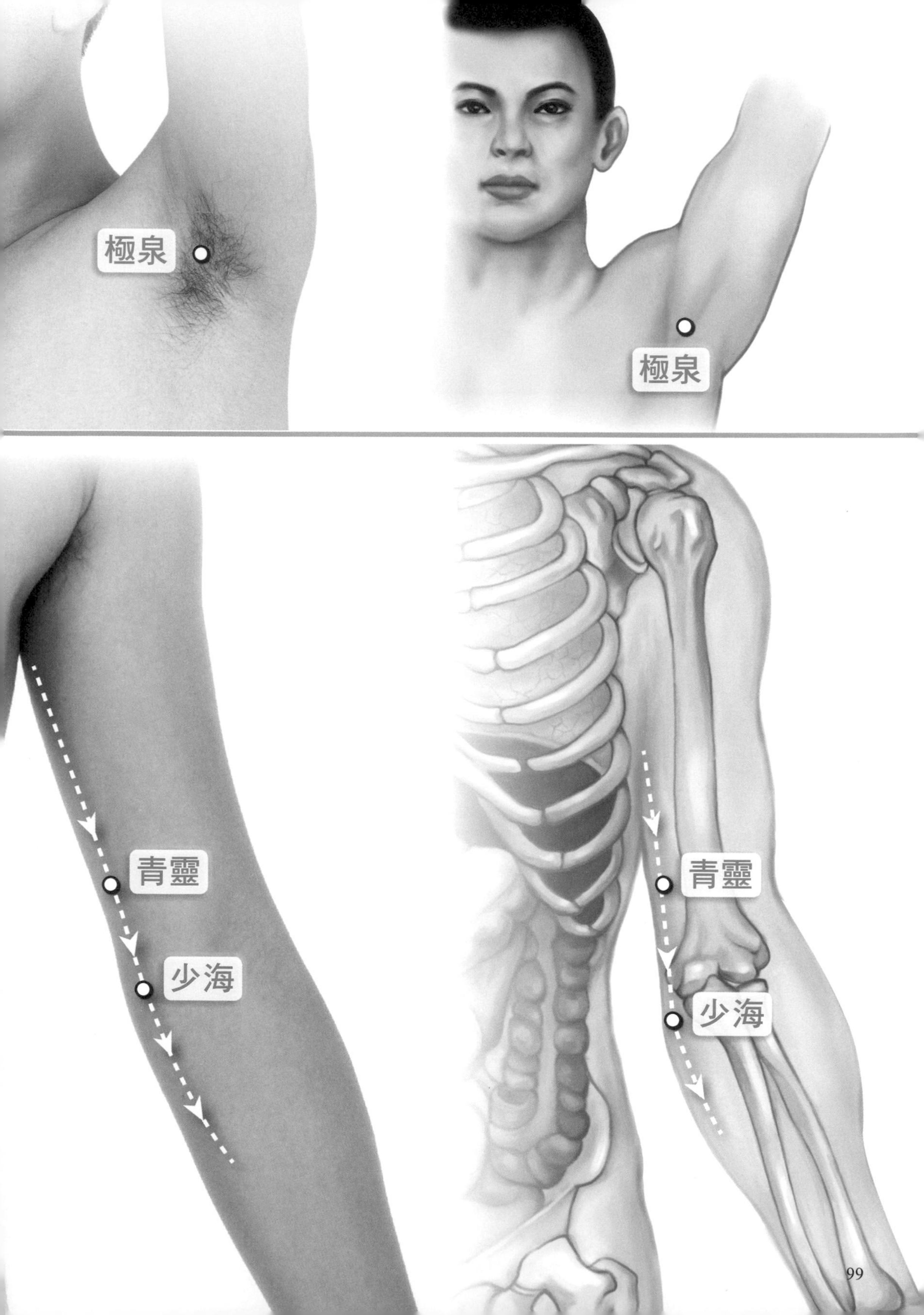
極泉
極泉
青靈
少海
青靈
少海

靈道

癲癇止抽搐就靠它

靈，神靈；道，通道。心主神靈。穴在尺側腕屈肌腱橈側端，猶如通向神靈之道。

主治 寧心，安神，通絡。主治心臟疾病、胃痛、目赤腫痛、癲癇。

部位 在前臂內側，腕掌側遠端橫紋上1.5吋，尺側腕屈肌腱的橈側緣。

取穴 仰掌用力握拳，沿尺側肌腱內側的凹陷，從腕橫紋向上量2橫指處即是。

按摩 癲癇發作時抽搐的患者，平常多揉靈道，可以防治抽搐。

通里

有效緩解肘臂腫痛

通，通往；里，內裡。心經絡脈由本穴別出，與小腸經互為表裡而相通。

主治 清熱安神，通經活絡。主治肘臂腫痛、頭痛、頭昏、心悸、扁桃腺炎。

部位 在前臂前區，腕掌側遠端橫紋上1吋，尺側腕屈肌腱的橈側緣。

取穴 仰掌用力握拳，沿尺側肌腱內側的凹陷，從腕橫紋向上量1橫指處即是。

按摩 可治坐骨神經痛，一側坐骨神經痛就揉另一側通里。

陰郄

治療骨蒸盜汗有特效

陰，陰陽之陰；郄，孔隙。此為手少陰經之隙穴。

主治 寧心安神，清心除煩。主治胃痛、吐血、心痛、盜汗、失語。

部位 在前臂前區，腕掌側遠端橫紋上0.5吋，尺側腕屈肌腱的橈側緣。

取穴 仰掌用力握拳，沿尺側肌腱內側的凹陷，從腕橫紋向上量半橫指處。

按摩 按摩陰隙，對骨蒸盜汗（晚上睡覺心裡煩躁，易做惡夢，一出汗就醒，醒時不出汗）有特效。

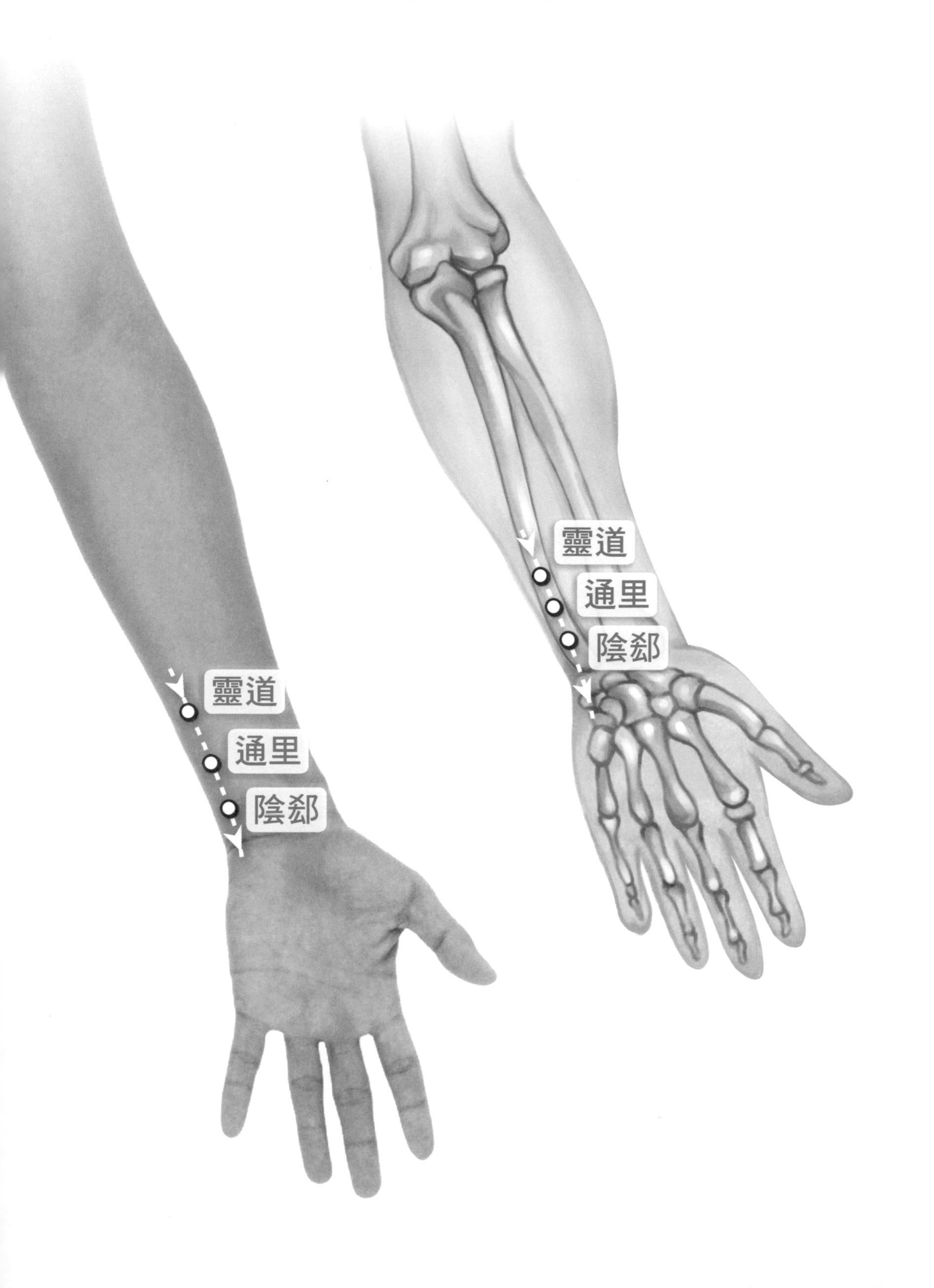
靈道
通里
陰郄
靈道
通里
陰郄

神門

安神固本之要穴

神，心神；門，門戶。心藏神。此為心經之門戶。

主治　補益心氣，通經活絡。主治心煩、失眠、痴呆、頭痛、心悸、目眩、手臂疼痛、冠狀動脈疾病。

部位　在腕前區，腕掌側遠端橫紋尺側端，尺側腕屈肌腱的橈側緣。

取穴　微握掌，另手四指握住手腕，屈拇指，指甲尖所到凹陷處即是。

按摩　每天早晚用拇指指甲尖垂直掐按，每次1～3分鐘，可調理心煩、失眠、糖尿病、高血壓等症狀。

少府

養心護腎一舉兩得

少，幼小；府，處所。穴屬手少陰心經，為脈氣所溜之處。

主治　清心瀉熱，理氣活絡。主治心悸、胸痛、手小指拘攣、臂神經痛。

部位　在手掌，橫平第5掌指關節近端，第4、第5掌骨之間。

取穴　半握拳，小指指尖所指處即是。

按摩　常用拇指指尖按壓少府，每次3～5分鐘，可調節臟腑、活血潤膚。

少衝

用力掐按可緩解焦慮

少，幼小；衝，衝動。本穴是手少心陰經井穴，脈氣由此湧出並沿經脈上行。

主治　生發心氣，清熱熄風，醒神開竅。主治癲狂、熱病、中風昏迷、目黃、胸痛。

部位　在手指，小指末節橈側，指甲根角側上方0.1吋。

取穴　伸小指，沿指甲底部與指橈側引線交點處即是。

按摩　每天早晚用拇指指甲尖垂直掐按，每次3～5分鐘，有利於心臟健康。

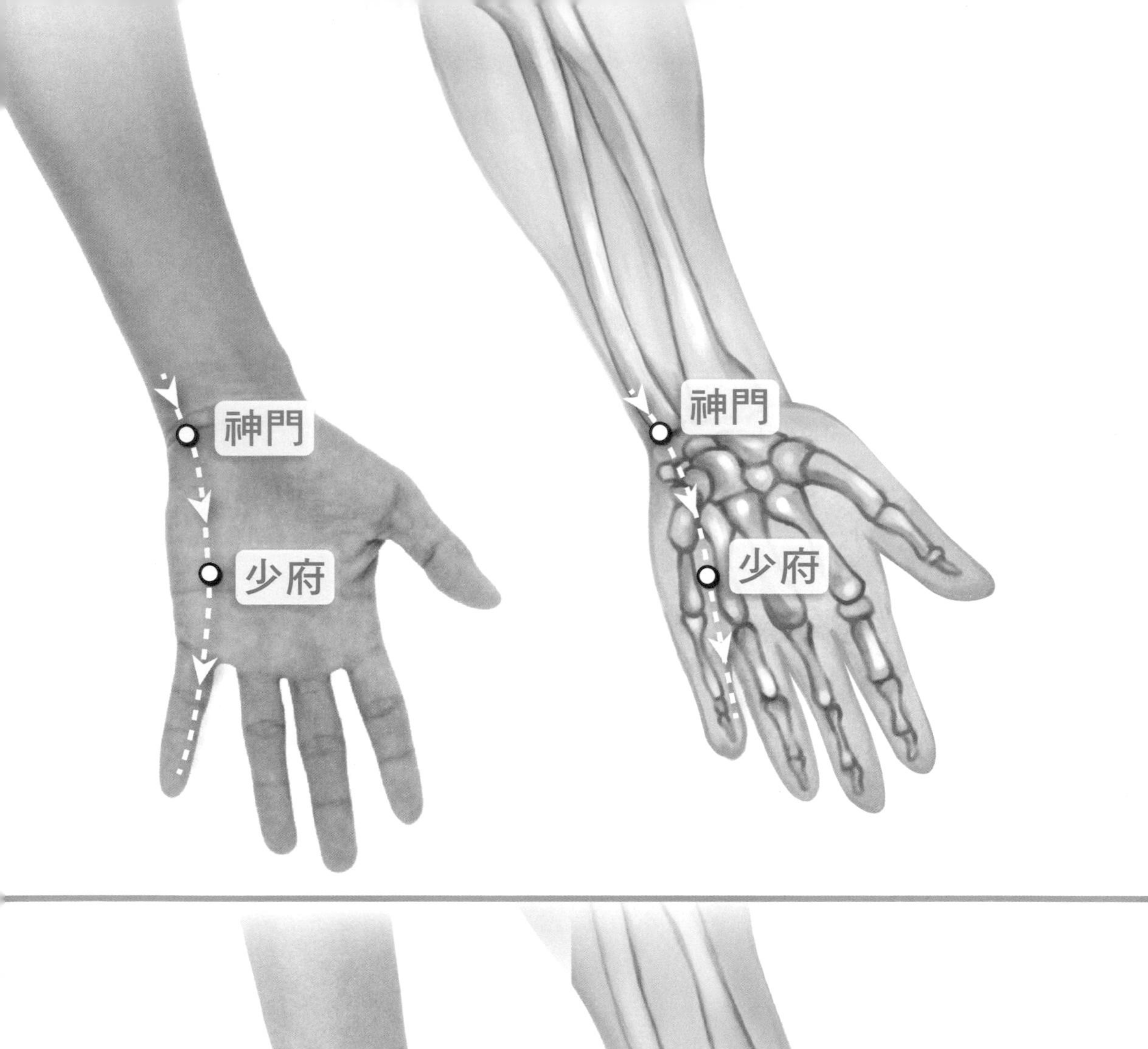
神門
少府
神門
少府

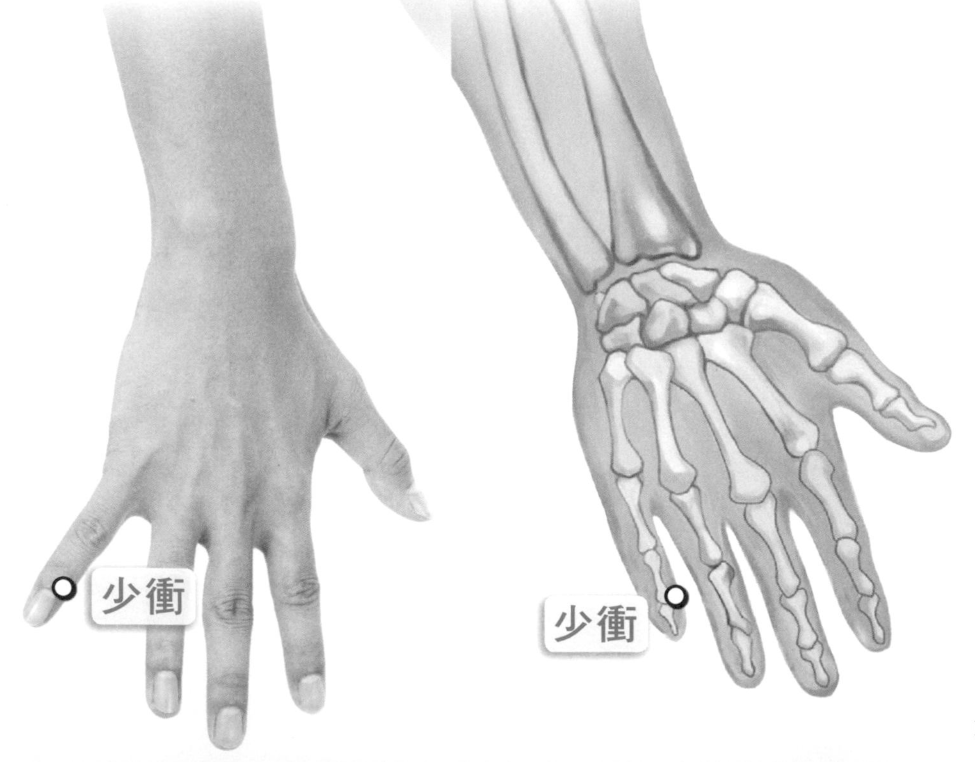
少衝
少衝

第七章

手太陽小腸經：反映心臟能力的鏡子

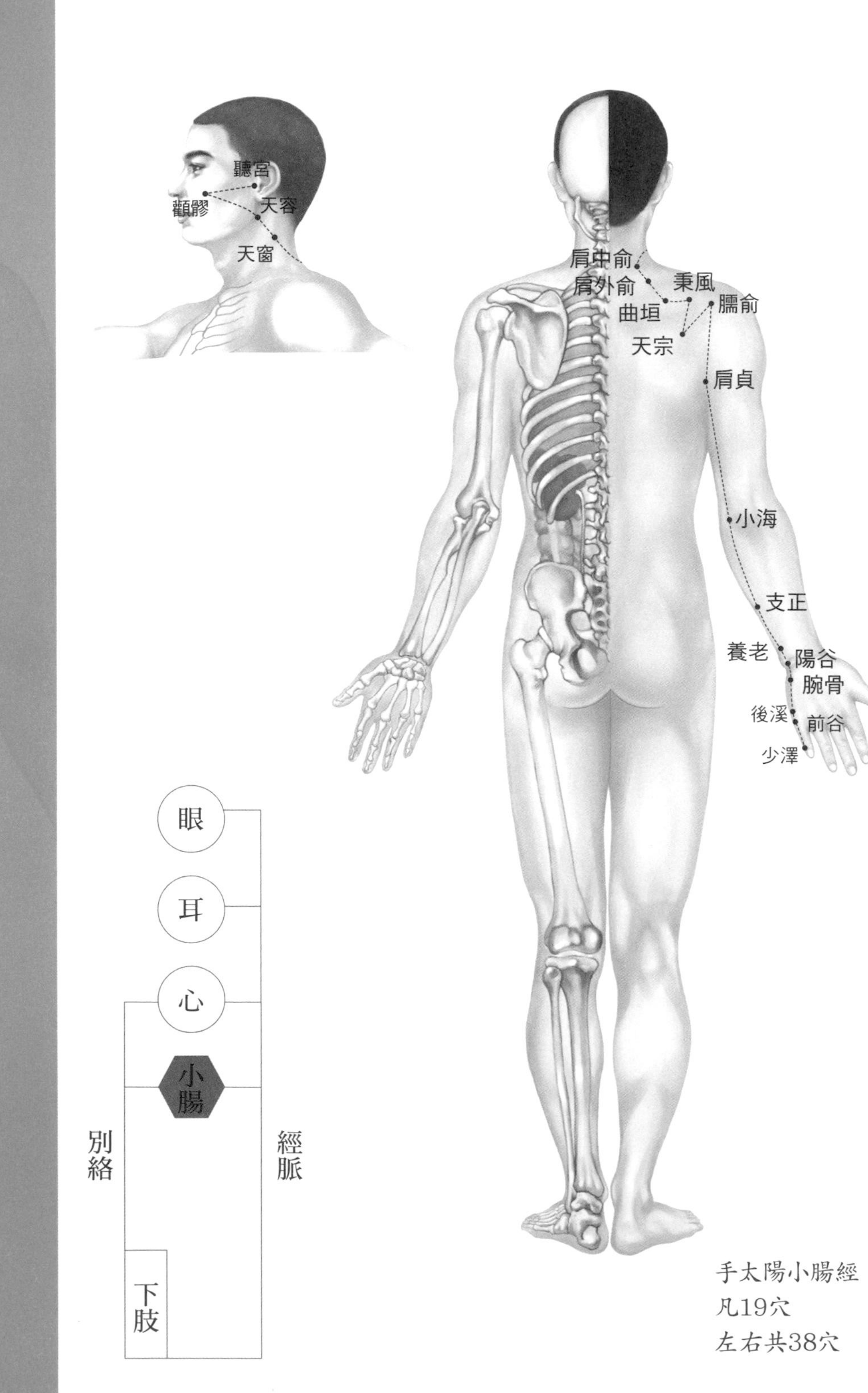

手太陽小腸經
凡19穴
左右共38穴

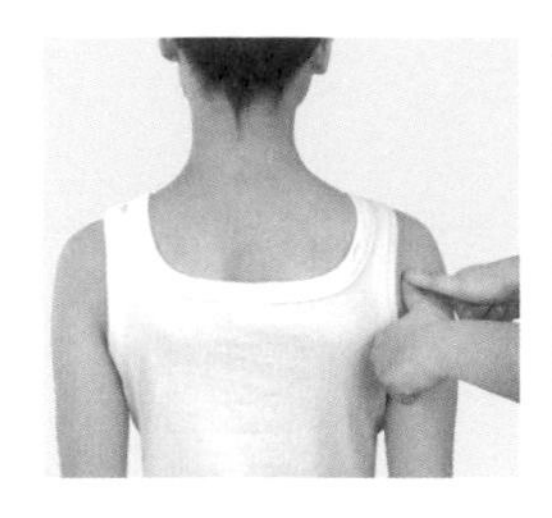 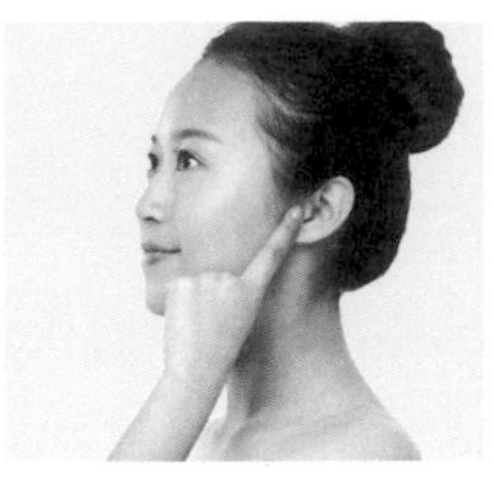 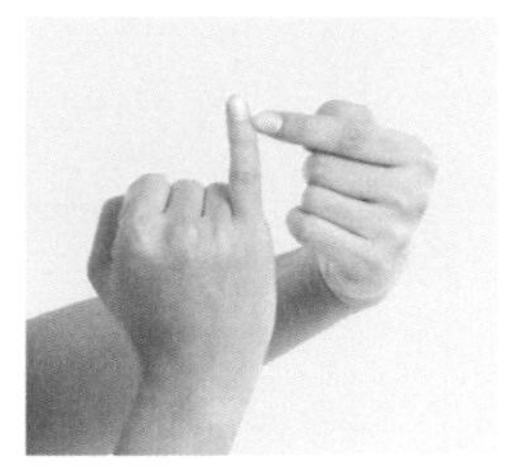

保養小腸經的最佳方法和時間

小腸經位於肩部和手臂外側，午餐後按經脈循行路線按揉小腸經穴位能發揮最佳效果，肩部可請家人幫助按揉，但要注意力道，以舒適為度。每次按揉5～10分鐘。頸肩痛患者可著重按揉後溪穴，老年人可多按揉養老穴。

未時（13:00～15:00）是小腸經當令，是保養小腸的最佳時段。此時多喝水、喝茶有利於小腸排毒降火。午餐最好在13:00之前吃完，此時小腸精力最旺盛，可更好地吸收營養物質。否則，就會造成浪費。午飯一定要吃好，飲食的營養價值要高、要精、要豐富。

禁忌	儘管午餐最好在13:00之前吃完，但也不要趕在12:00時吃飯，因為此時人的血氣是全天中最旺的時刻，身體處於最亢奮的狀態。

小腸經上潛伏的疾病

小腸經發生病變時，主要表現為以下疾病：

經絡症：耳聾、目黃、口瘡、咽痛、下頜和頸部腫痛，以及經脈所過部位的手肩疼痛。

臟腑症：繞臍而痛，心煩心悶，頭頂痛墜，腰脊痛引，睾丸疝氣、小便赤澀、尿閉、血尿、自汗不止。

亢進時症狀：頸、後腦、太陽穴至耳疼痛，肚臍與下腹部疼痛，便祕，後肩胛至臂外後廉疼痛。

衰弱時症狀：頜、頸浮腫，耳鳴，聽力減退，嘔吐，腹瀉，手足怕冷，身體虛弱。

小腸經腧穴

少澤

通乳功臣

少，幼小；澤，沼澤。穴在小指上，脈氣初生之處，如始於小澤。

主治　清熱利咽，通乳開竅。主治頭痛、頸項痛、中風昏迷、乳汁不足。

部位　在手指，小指末節尺側，距指甲根角側上方0.1吋。

取穴　伸小指，沿指甲底部與指尺側引線交點處即是。

按摩　用指甲尖垂直掐按少澤1～3分鐘，也可把5根牙籤捆在一起，點刺穴位100下，可治頭痛、中風昏迷、產後無乳等症狀。

前谷

瀉火治口瘡

前，前後之前；谷，山谷。第 5 掌指關節前凹陷如谷，穴在其處。

主治　清利頭目，安神定志，通經活絡。主治頭項急痛、口瘡、手指癢麻、臂痛不得舉。

部位　在手指，第5掌指關節尺側遠端赤白肉際凹陷中。

取穴　握拳，小指掌指關節前有一皮膚皺襞突起，其尖端處即是。

按摩　常用拇指指腹按揉前谷，每次1～3分鐘，對上肢麻痺有良好的調理作用。

後溪

治療頸椎腰椎病的常用穴

後，前後之後；溪，山窪流水之溝。第 5 掌指關節後凹陷如溝。指穴位於第 5 掌骨之後方。

主治　清心安神，通血活絡。主治頸肩痛、肘臂痛、汗多、落枕、急性腰扭傷。

部位　在手內側，第5掌指關節尺側近端赤白肉際凹陷中。

取穴　握拳，小指掌指關節後有一皮膚皺襞突起，其尖端處即是。

按摩　以一手握另一手掌背，彎曲拇指，垂直下壓後溪，每次掐按1～3分鐘，可有效治療頸椎痛、腰部扭傷、頸腰部慢性勞損等症狀。

腕骨

膽囊疾病多按揉

腕，腕部；骨，骨頭。穴在腕部骨間。

主治　利濕 ，止咳。主治黃疸、瘧疾、手腕無力、落枕、前臂痛、頭痛、耳鳴。

部位　在手內側，第5掌骨基底與三角骨之間的赤白肉際凹陷中。

取穴　微握拳，掌心向胸，由後溪向腕部推，摸到兩骨結合凹陷處。

按摩　用拇指指腹按壓腕骨，每次1～3分鐘，長期堅持對頭項強痛、肩關節疼痛均有良好的調理作用。

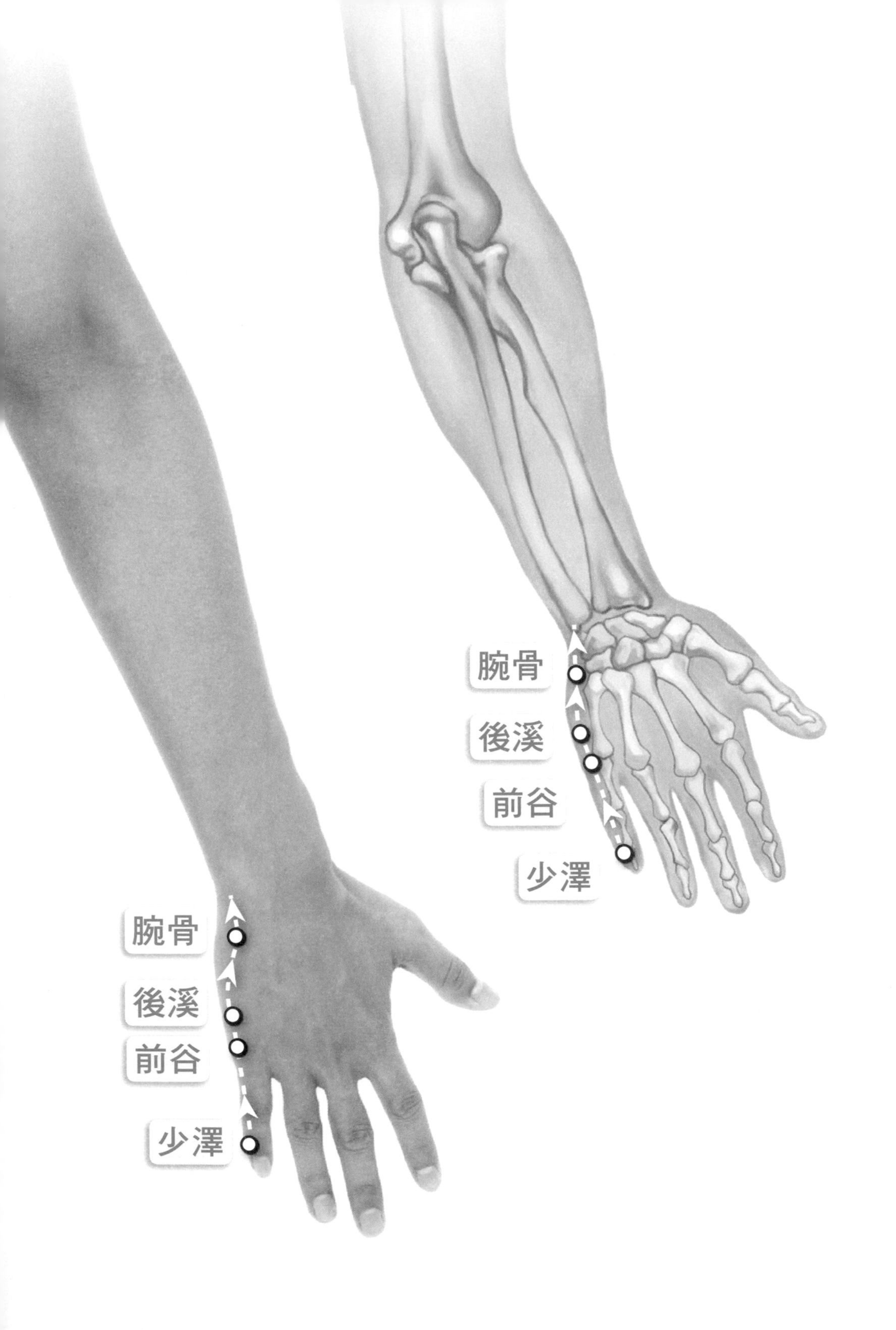
腕骨
後溪
前谷
少澤
腕骨
後溪
前谷
少澤

陽谷

五官「小醫生」

陽，陰陽之陽；谷，山谷。外為陽，腕外骨隙形如山谷，穴當其處。

主治 明目安神，通經活絡。主治頭痛，臂、腕外側痛，耳鳴，耳聾。

部位 在腕部，尺骨莖突與三角骨之間的凹陷中。

取穴 屈腕，在手背腕外側摸到兩骨結合凹陷處即是。

按摩 用拇指指腹按壓陽谷，每次1～3分鐘，可協調臟腑功能，增強機體抗病能力。

養老

晚年體健靠養老

養，贍養；老，老人。本穴善治目花、耳聾、腰酸和肩痛等老年人常見病症。

主治 清頭明目，舒筋活絡。主治老年痴呆、目視不明、耳聾、急性腰痛。

部位 在前臂外側，腕背橫紋上1吋，尺骨頭橈側凹陷中。

取穴 屈腕掌心向胸，沿小指側隆起高骨往橈側推，觸及一骨縫處即是。

按摩 用食指指尖垂直下壓養老1～3分鐘，可輔助治療高血壓、阿茲海默症、頭昏眼花、耳聾、腰酸腿痛等老年病。

支正

頭暈目眩找支正

支，支別；正，正經。小腸之絡脈由此別離正經，走向心經。

主治 安神定志，清熱解表，通經活絡。主治頭痛、目眩、腰背痠痛、四肢無力、糖尿病。

部位 在前臂外側，腕背側遠端橫紋上5吋，尺骨尺側與尺側腕屈肌之間。

取穴 屈肘俯掌，確定陽谷與小海位置，二者連線中點向下1橫指處即是。

按摩 每天用拇指指腹揉按支正1～3分鐘，可輔助治療頭暈、目眩以及手麻、頸椎壓迫症。

小海

貧血眩暈求小海

小，微小，指小腸經；海，海洋。此穴為小腸經合穴，氣血至此猶如水流入海。

主治 安神定志，清熱通絡。主治目眩、耳聾、頰腫、頸項痛、貧血眩暈。

部位 在肘外側，尺骨鷹嘴與肱骨內上髁之間凹陷中。

取穴 屈肘，肘尖最高點與肘部內側高骨最高點間凹陷處即是。

按摩 拇指指腹垂直下壓小海1～3分鐘，可改善貧血者下蹲後站立時導致的眼前昏黑及眩暈感。

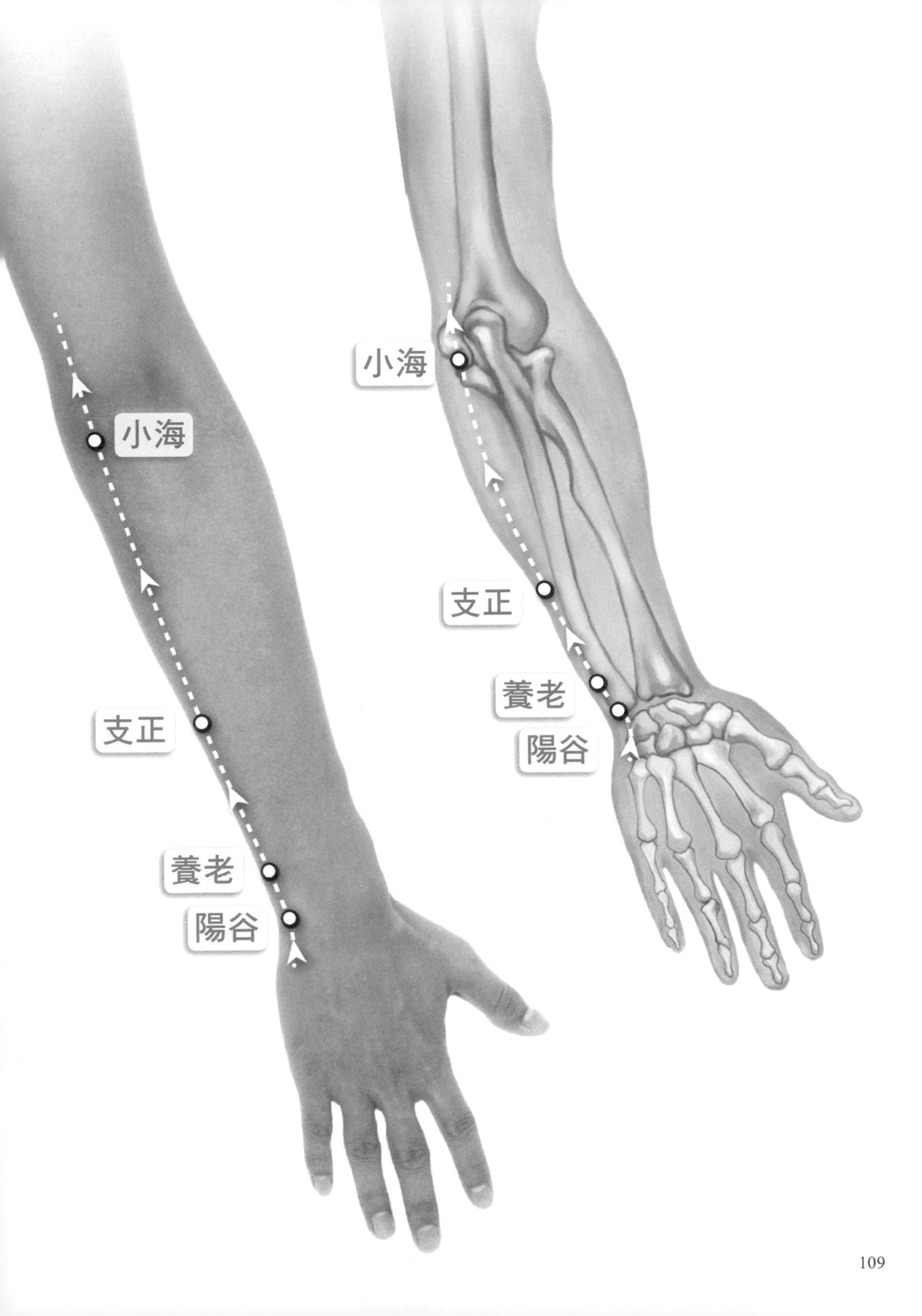
小海
支正
養老
陽谷
小海
支正
養老
陽谷

肩貞

五十肩的必用穴

肩，肩部，指穴所在之部位；貞，第一。此為小腸經入肩的第一穴。

主治 清頭聰耳，通經活絡。主治五十肩、肩胛痛、手臂麻痛、耳鳴。

部位 在肩關節後下方，腋後紋頭直上1吋。

取穴 正坐垂臂，從腋後紋頭向上量1橫指處即是。

按摩 以中指指腹按壓肩貞，每次左右各揉按1～3分鐘，可治肩胛痛、手臂麻木、耳鳴、耳聾等。

臑俞

預防上肢不遂

臑，上臂肌肉隆起處；俞，穴。穴在臑部，為經氣輸注之處。

主治 舒筋活絡，化痰消腫。主治肩臂痠痛無力、肩腫、頸淋巴結核。

部位 在肩後部，腋後紋頭直上，肩胛岡下緣凹陷中。

取穴 手臂內收，腋後紋末端直上與肩胛岡下緣交點即是。

按摩 用中指指腹按壓臑俞，每次1～3分鐘，長期堅持對上肢和肩關節都有很好的保養作用，還可有效預防上肢不遂、五十肩等。

天宗

健胸美體按天宗

天，天空，指上部；宗，指「本」，含中心之意。意為穴在肩胛岡中點下窩正中。

主治 舒筋活絡，理氣消腫。主治頸椎病、肩胛疼痛、五十肩、頰頷腫、肘痠痛、乳房脹痛、氣喘、小兒脊柱側彎。

部位 在肩胛區，肩胛岡下緣與肩胛骨下角連線上1/3與下2/3交點凹陷中。

取穴 以對側手，由頸下過肩，手伸向肩胛骨處，中指指腹所在處即是。

按摩 常用中指指腹按揉天宗，每次1～3分鐘，或用艾條灸5～10分鐘，可使頸肩氣血旺盛、胸部氣血暢通。

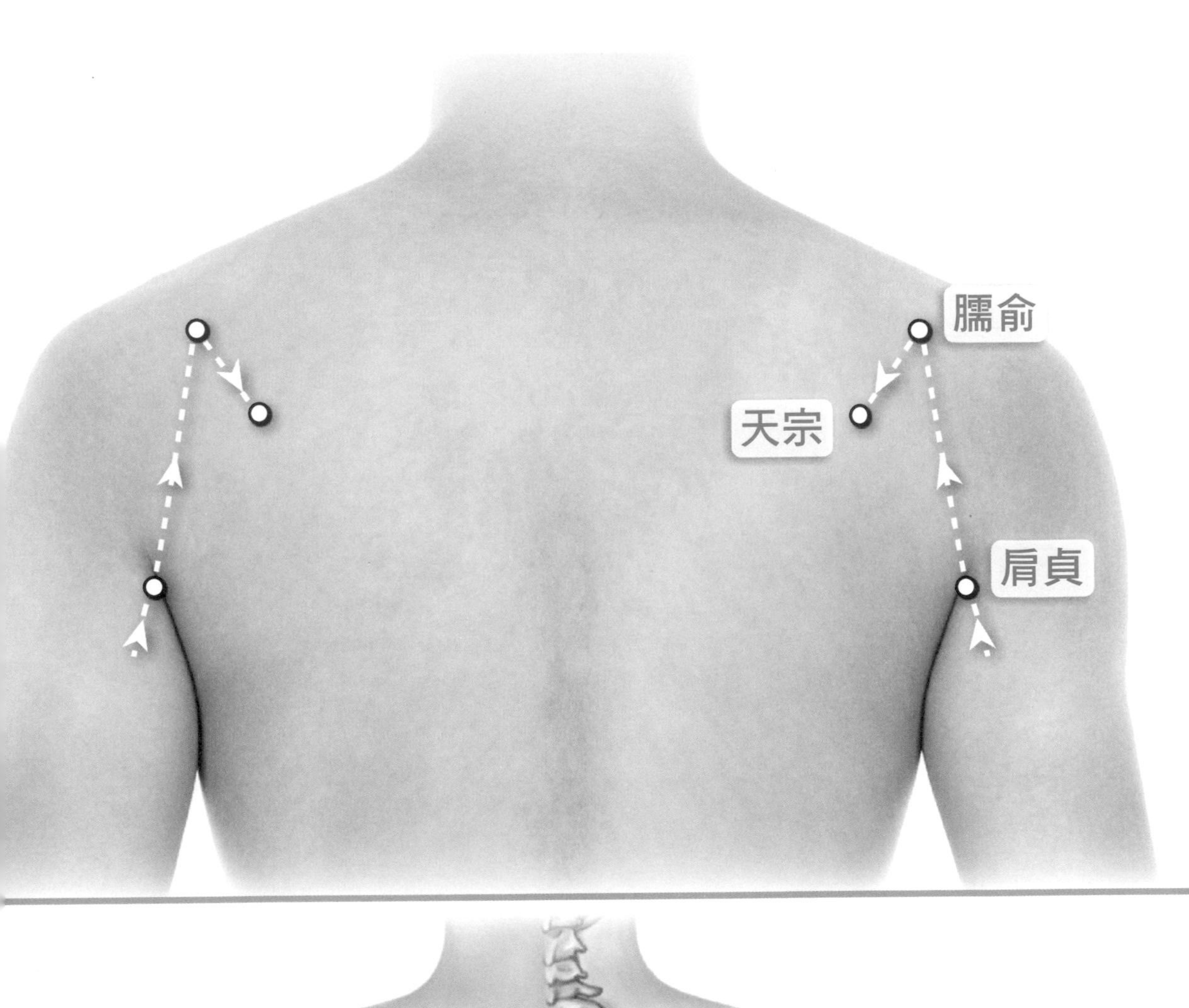
臑俞
天宗
肩貞

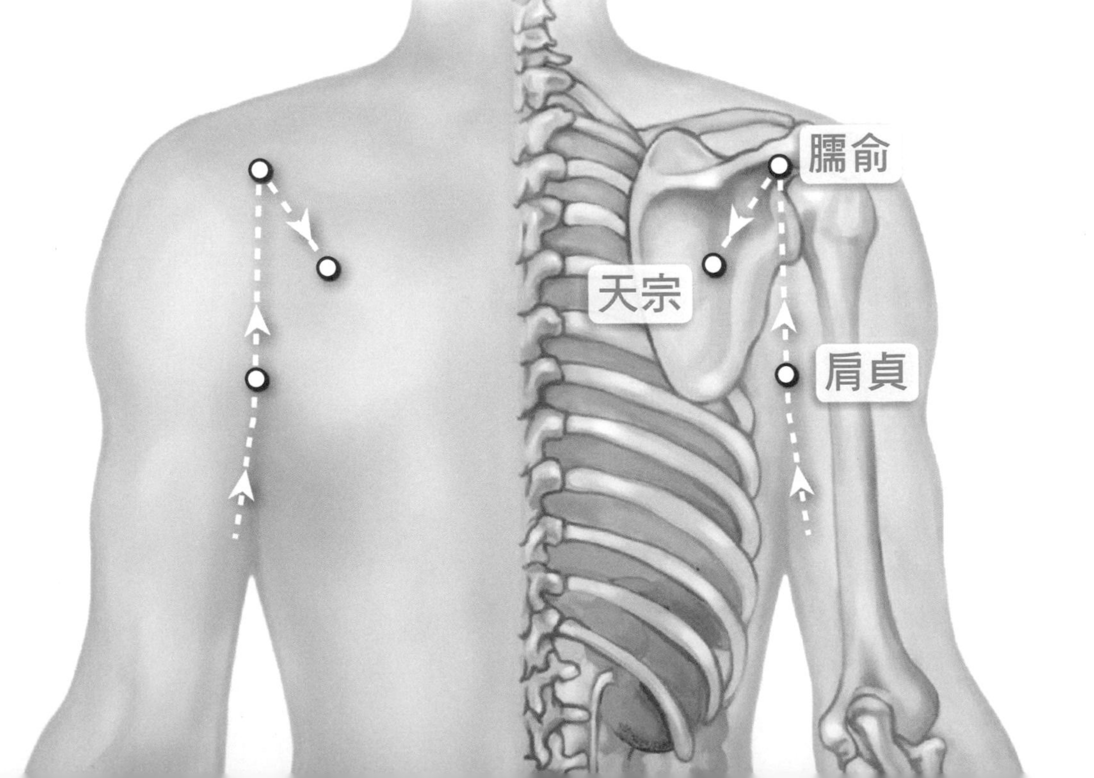
臑俞
天宗
肩貞

秉風

肩胛疼痛就灸它

秉，承受；風，風邪。穴在易受風邪之處。

主治 散風活絡，止咳化痰。主治肩胛疼痛不舉、頸強不得回顧、咳嗽。

部位 在肩胛區，肩胛岡中點上方岡上窩中。

取穴 舉臂，天宗直上，肩胛部凹陷處即是。

按摩 按揉秉風3～5分鐘，或用艾條灸5～10分鐘，可緩解肩胛疼痛。

曲垣

常按可延緩身體老化

曲，彎曲；垣，矮牆。肩胛岡彎曲如牆，穴當其處。

主治 舒筋活絡，疏風止痛。主治肩胛拘攣疼痛、上肢酸麻、咳嗽。

部位 在肩胛區，肩胛岡內側端上緣凹陷中。

取穴 低頭，後頸部最突起椎體往下數2個椎體，即第2胸椎棘突，與臑俞連線中點處即是。

按摩 每天早晚用中指指腹按揉曲垣1～3分鐘，對眼部疲勞、上肢不適等症狀有很好的調理作用，還可延緩身體衰老。

肩外俞

刮痧可治頭痛

肩，肩部；外，外側；俞，穴。穴在肩部，約當肩胛骨內側緣之稍外方。

主治 舒筋活絡，祛風止痛。主治肩背痠痛、頸項僵硬、上肢冷痛、偏頭痛。

部位 在脊柱區，第1胸椎棘突下，後正中線旁開3吋。

取穴 在背部，先找到第1胸椎棘突，在其下方旁開4橫指處即是。

按摩 按揉肩外俞3～5分鐘，或用艾條灸5～10分鐘，可治療肩背疼痛、頸項強急等肩背頸項疾病。

肩中俞

讓肩背更有力

肩，肩部；中，中間；俞，穴。穴在肩部，約當肩胛骨內側緣之裡。

主治 解表宣肺。主治咳嗽、肩背痠痛、頸項僵硬、發熱惡寒。

部位 在脊柱區，第7頸椎棘突下，後正中線旁開2吋。

取穴 低頭，後頸部最突起椎體旁開3橫指處即是。

按摩 按揉肩中俞3～5分鐘，可緩解頸肩疼痛。

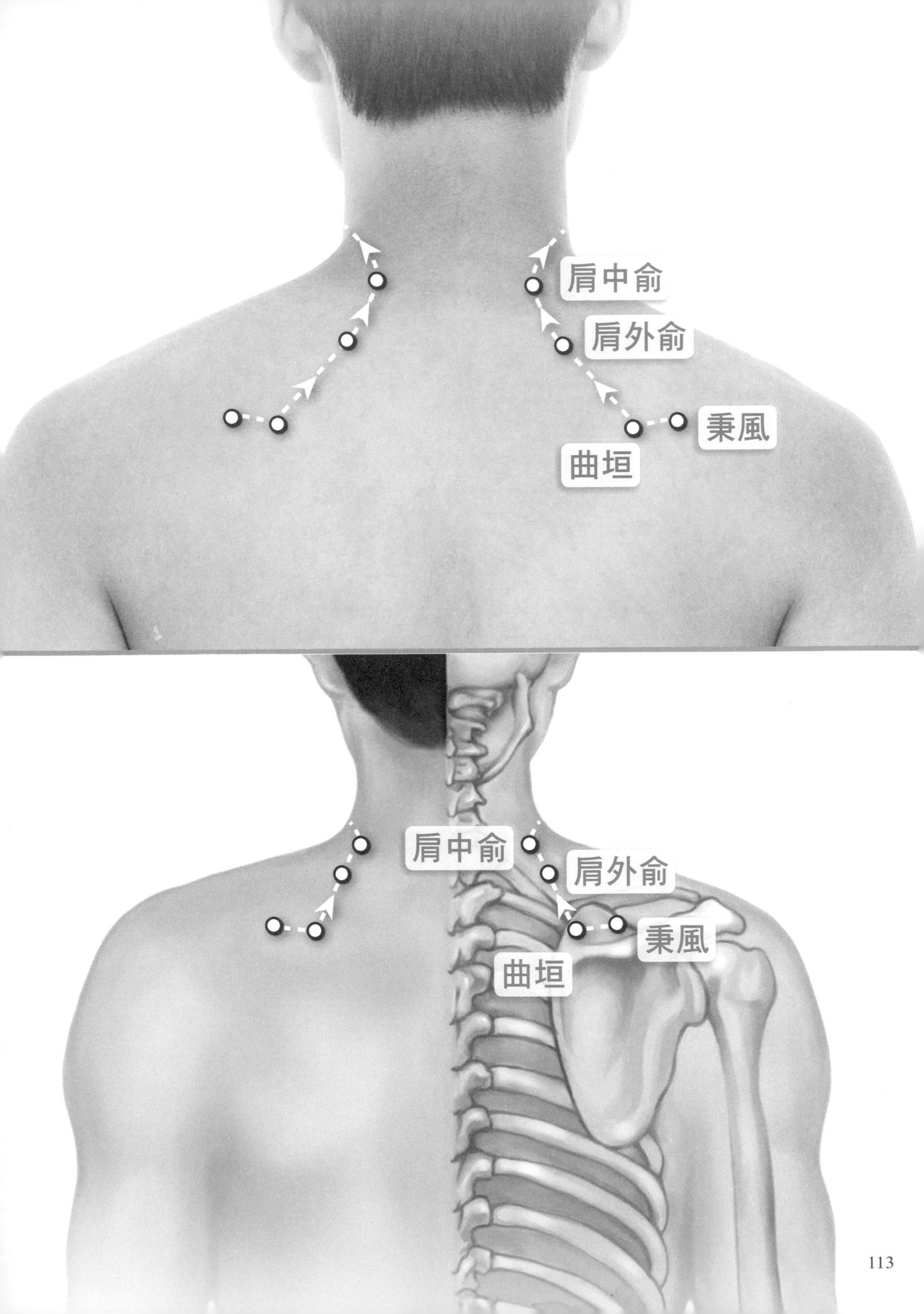
肩中俞
肩外俞
秉風
曲垣
肩中俞
肩外俞
秉風
曲垣

天窗

五官疾病就找它

天，天空，指上部；窗，窗戶。穴在頭部，位於上，主治耳病，可通耳竅，如開天窗。

主治 熄風寧神，利咽聰耳。主治頭痛、耳鳴、咽喉腫痛、痔瘡。

部位 在頸部，橫平喉結，胸鎖乳突肌的後緣。

取穴 轉頭，從耳下向喉嚨中央走行的繃緊的肌肉後緣與喉結相平處即是。

按摩 按揉天窗3～5分鐘，或用艾條灸5～10分鐘，可治耳鳴、耳聾等耳部疾病。

天容

緩解落枕不適

天，天空，指上部；容，隆盛。穴在頭部，位於上方，為經氣隆盛之處。

主治 清熱利咽，消腫降逆。主治頭痛、耳鳴、耳聾、咽喉腫痛、哮喘。

部位 在頸部，下頜角後方，胸鎖乳突肌前緣凹陷中。

取穴 耳垂下方的下頜角後方凹陷處即是。

按摩 用中指指腹按揉天容3～5分鐘，能緩解落枕帶來的不適，用艾條灸天容5～10分鐘，可治耳鳴、耳聾、咽喉腫痛等五官疾病。

顴髎

色斑粉刺一掃光

顴，顴部；髎，骨隙。穴在顴部骨隙中。

主治 祛風鎮驚，清熱消腫。主治面痛、口眼喎斜、三叉神經痛、牙齦腫痛。

部位 在面部，顴骨下緣，目外眥直下凹陷中。

取穴 在面部，顴骨最高點下緣凹陷處即是。

按摩 常按摩顴髎，每次1～3分鐘，對面部有很好的保養作用，可提升氣色，振奮精神，還可以預防面神經麻痺、三叉神經痛等面部疾病。

聽宮

耳聾耳鳴就找它

聽，聽聞；宮，宮裡。聽宮，指耳竅。穴在耳部，可治耳病，有通耳竅之功。

主治 聰耳開竅。主治耳鳴、耳聾、中耳炎、耳部疼痛、聾啞、牙痛、面癱。

部位 在面部，耳屏正中與下頜骨髁突之間的凹陷中。

取穴 微張口，耳屏與下頜關節之間凹陷處即是。

按摩 常用的按摩手法是一壓一放，力道適中，每次雙側同時按壓1～3分鐘。可治療耳鳴、耳聾，也可用於輔助治療面癱、牙痛等頭面疾病，有活絡通竅、聰耳明目的功效。

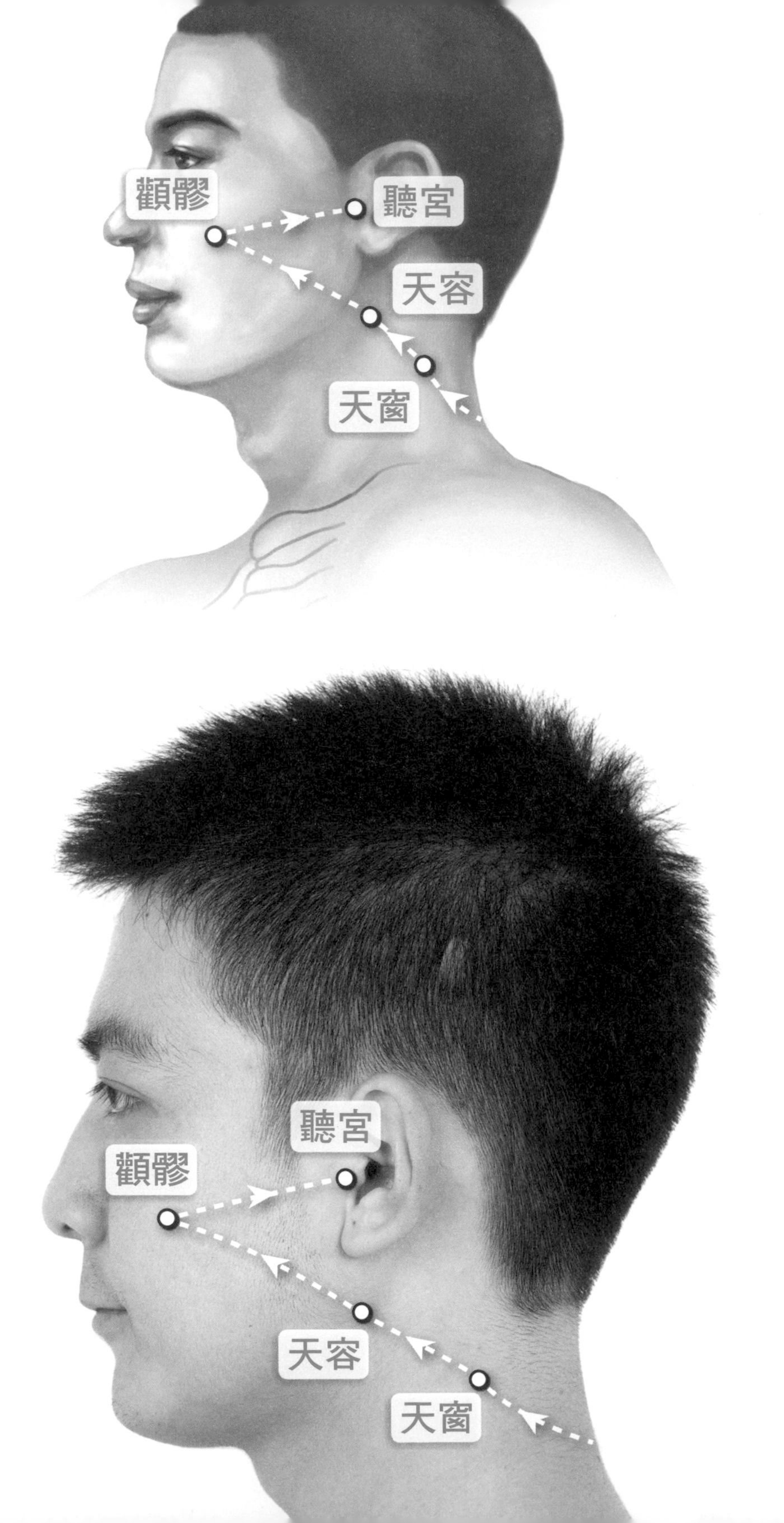
顴髎
聽宮
天容
天窗
聽宮
顴髎
天容
天窗

第八章

足太陽膀胱經：通達人體全身的水道

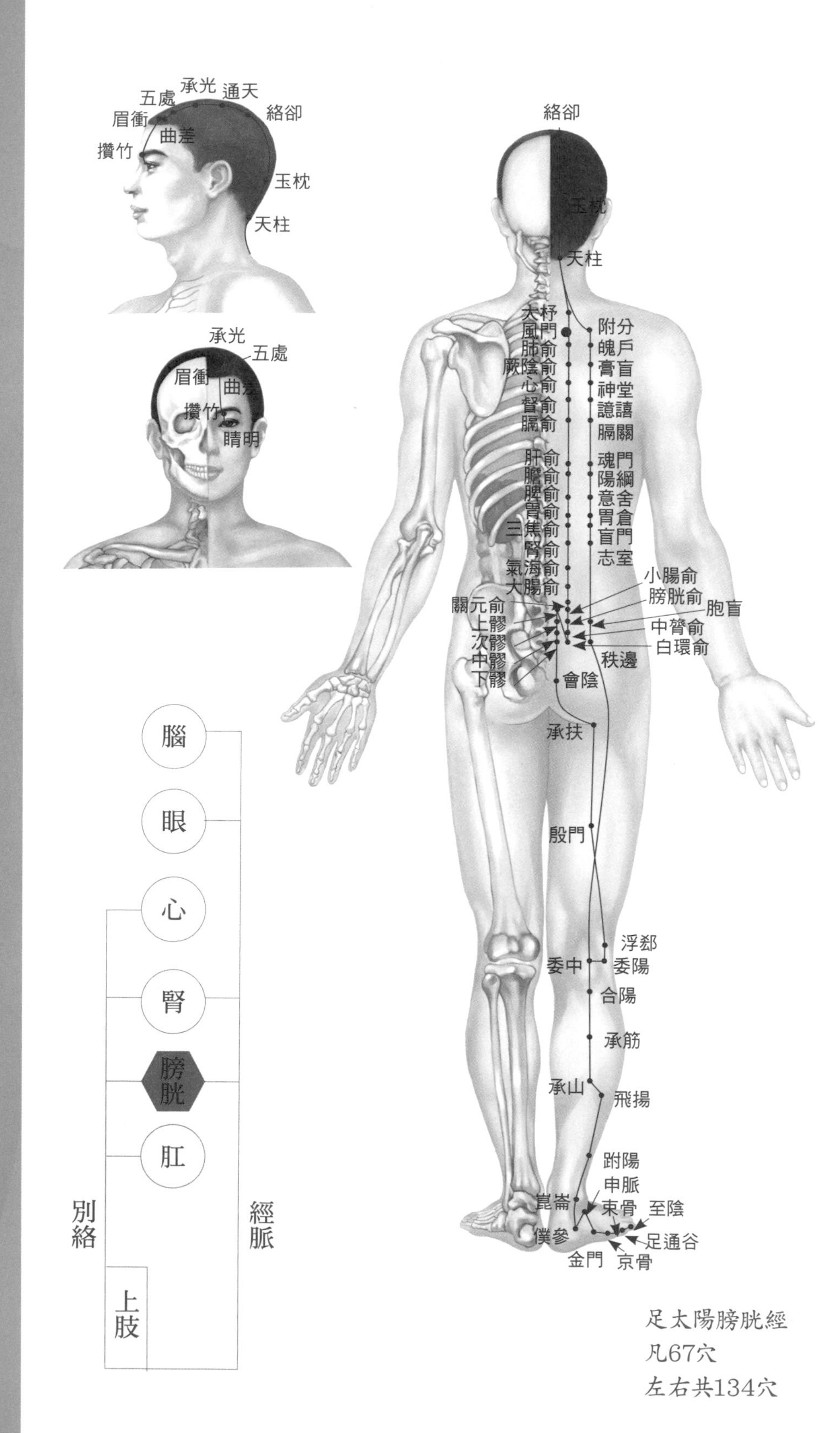

足太陽膀胱經
凡67穴
左右共134穴

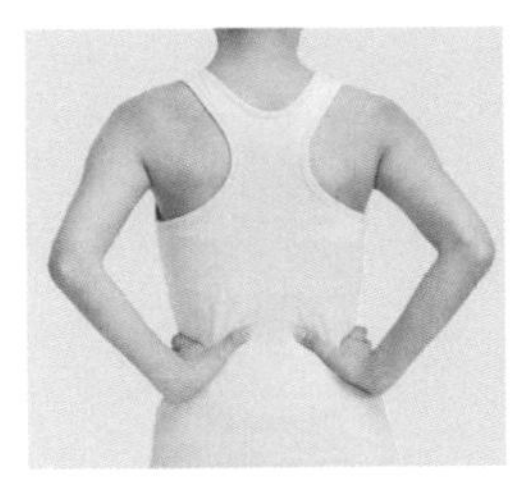
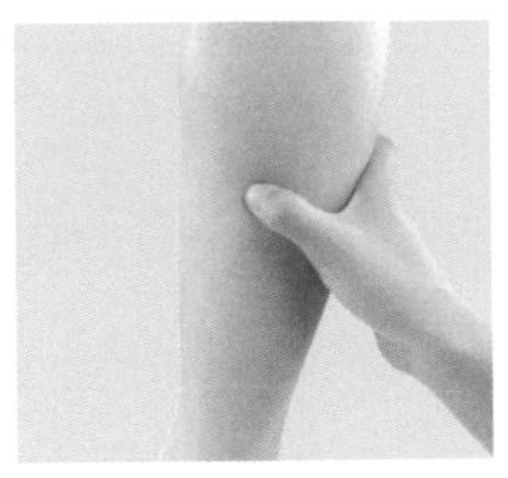
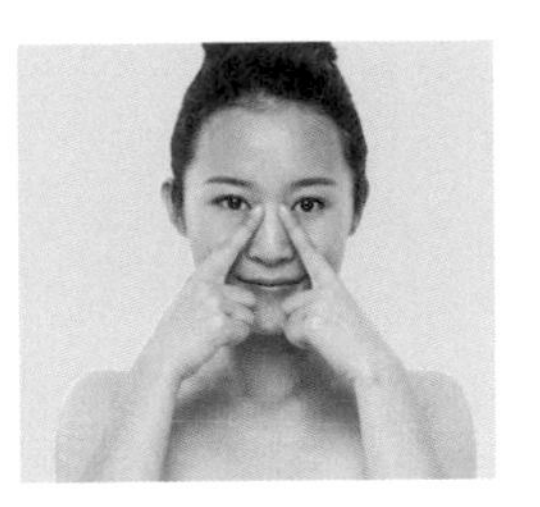

【保養膀胱經的最佳方法和時間】

膀胱經從頭頂到足部左右共134穴，可用雙手拇指和食指捏住脊柱兩邊肌肉（或用掌根）儘可能從頸椎一直推到尾骨，然後十指併攏，按住脊柱向上推回到開始的位置；腿部的膀胱經可用點揉或敲打的方式充分刺激穴位。每日1次，每次反覆推幾遍。

申時（15:00～17:00）是膀胱經當令，膀胱負責貯藏水液和津液，水液排出體外，津液循環在體內，此時宜適時飲水。申時體溫較高，陰虛的人最為突出。此時適當活動有助於體內津液循環，喝滋陰瀉火的茶水對陰虛的人最有效。

禁忌	飲水後絕對不要憋小便，否則不利於排毒。另外，午時睡個午覺，有利於保證申時精力充沛。

【膀胱經上潛伏的疾病】

膀胱經發生病變時，主要表現為以下疾病：

經絡症：膀胱經虛寒則容易怕風怕冷、流鼻涕、打噴嚏，經脈循行部位如項、背、腰、小腿疼痛及運動障礙。

臟腑症：小便不利、遺尿、尿濁、尿血；膀胱氣絕則遺尿，目反直視（三白眼）。

亢進時症狀：泌尿生殖器疾病、後背肌肉強直痠痛、脊椎部痠痛、下肢痙攣疼痛、前頭與後頭痛。

衰弱時症狀：尿少、生殖器腫脹、背部肌肉脹痛、四肢倦重無力、眩暈、腰背無力。

膀胱經腧穴

睛明

眼睛明亮的法寶

睛，眼睛；明，明亮。穴在眼區，有明目之功。

主治　瀉熱明目，祛風通絡。主治目視不明、近視、夜盲、急性腰扭傷。

部位　在面部，目內眥內上方眶內側壁凹陷中。

取穴　正坐闔眼，手指置於內側眼角稍上方，按壓有一凹陷處即是。

按摩　睛明是治療所有眼病的關鍵穴位，按摩時用拇指指端按揉睛明，每次雙側同時按揉2分鐘左右。

攢竹

刮痧可治黑眼圈

攢，簇聚；竹，竹子。穴在眉頭，眉毛叢生，猶如竹子簇聚。

主治　瀉熱清目，祛風通絡。主治頭痛、口眼喎斜、目赤腫痛、近視、夜盲症。

部位　在面部，眉頭凹陷中，額切跡處。

取穴　皺眉，眉毛內側端有一隆起處即是。

按摩　可用食指中節由內向外沿眉毛刮抹眼眶，稍用力，對治療眼睛紅腫、腫痛等熱證效果通常較好，也可疏筋活絡，舒眉展目。

眉衝

目赤腫痛找眉衝

眉，眉毛；衝，直上。穴在前髮際，眉毛的直上方。

主治　散風清熱，鎮痙寧神。主治眩暈、頭痛、鼻塞、目視不明、目赤腫痛。

部位　在頭部，額切際直上入髮際0.5吋。

取穴　手指自眉毛向上推，入髮際0.5吋處按壓有痛感處即是。

按摩　常用食指指腹按揉眉沖或用刮痧板刮拭，可治目赤腫痛、目視不明等眼部疾病，有疏風瀉熱的效果。

曲差

治療鼻疾有特效

曲，彎曲；差，不齊。本脈自眉衝曲而向外，至本穴又曲而向後，表面參差不齊。

主治　清熱明目，安神利竅。主治頭痛、鼻塞、鼻出血、心中煩悶、眼病。

部位　在頭部，前髮際正中直上0.5吋，旁開1.5吋。

取穴　前髮際正中直上0.5吋，再旁開量2橫指，取前髮際中點至額角發跡連線的內1/3與外2/3交界處即是。

按摩　用食指指腹按壓曲差，每次左右各1～3分鐘，可緩解鼻塞、流鼻涕、鼻炎等症狀。

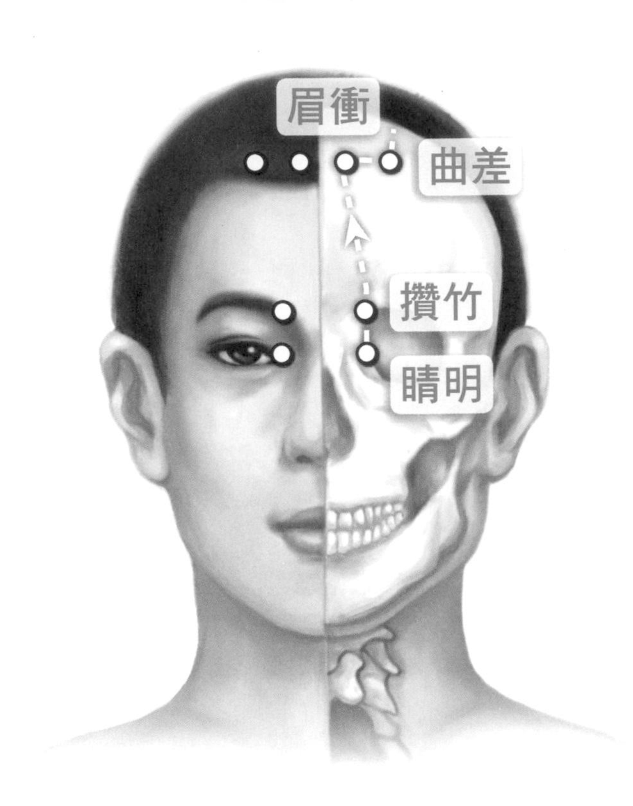
眉衝
曲差
攢竹
睛明

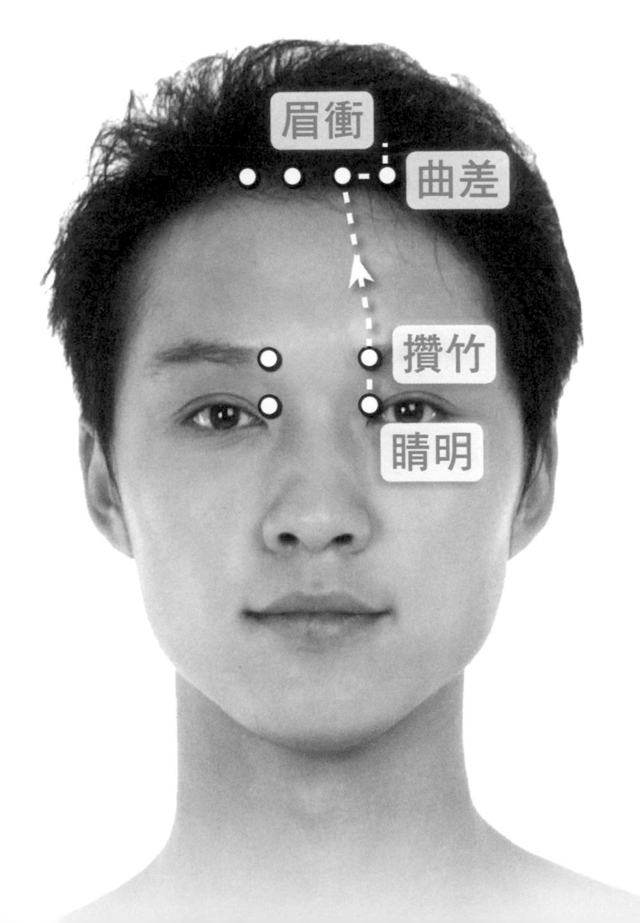
眉衝
曲差
攢竹
睛明

五處

小兒驚風不可怕

五，第五；處，處所。此為足太陽之脈第五穴所在之處。

主治　清熱散風，明目鎮痙。主治小兒驚風、頭痛、目眩、目視不明、癲癇。

部位　在頭部，前髮際正中直上1吋，旁開1.5吋。

取穴　前髮際正中直上1橫指，再旁開量2橫指處即是。

按摩　遇到小兒驚風時，用食指指腹按壓五處，左右同時按壓3分鐘，能迅速緩解小兒驚風症狀，使孩子及時得到救治。

承光

常按可放鬆身心

承，承受；光，光明。穴在頭頂部，容易承受光線。

主治　清熱明目，疏風散熱。主治頭痛、口眼喎斜、鼻塞、目眩、目視不明。

部位　在頭部，前髮際正中直上2.5吋，旁開1.5吋。

取穴　先取百會，再取百會至前髮際的中點，再旁開量2橫指處即是。

按摩　以食指指腹按壓承光，每次左右各1～3分鐘，對頭痛、目眩、鼻塞等症狀有特殊療效。

通天

讓鼻內暢通無阻

通，通達；天，天空，指上部。穴在頭部，上通巔頂。

主治　清熱除濕，通利鼻竅。主治頸項強硬、頭痛、頭重、鼻塞、口眼喎斜。

部位　在頭部，前髮際正中直上4吋，旁開1.5吋處。

取穴　先取承光，其直上2橫指處即是。

按摩　用食指按壓通天，每次3分鐘左右，也可用刮痧療法，可治療頭痛、鼻塞、鼻出血、鼻竇炎等疾病。

絡卻

消除抑鬱精神好

絡，聯絡；卻，返回。膀胱經脈氣由此入裡聯絡於腦，然後又返回體表。

主治　清熱安神，平肝熄風。主治口喎、眩暈、鼻塞、目視不明、抑鬱症。

部位　在頭部，前髮際正中直上5.5吋，旁開1.5吋。

取穴　先取承光，其直上4橫指處即是。

按摩　用食指按壓絡卻，每天早晚各1次，每次3分鐘左右，也可用刮痧療法，可治療頭暈、目視不明、耳鳴等症狀。

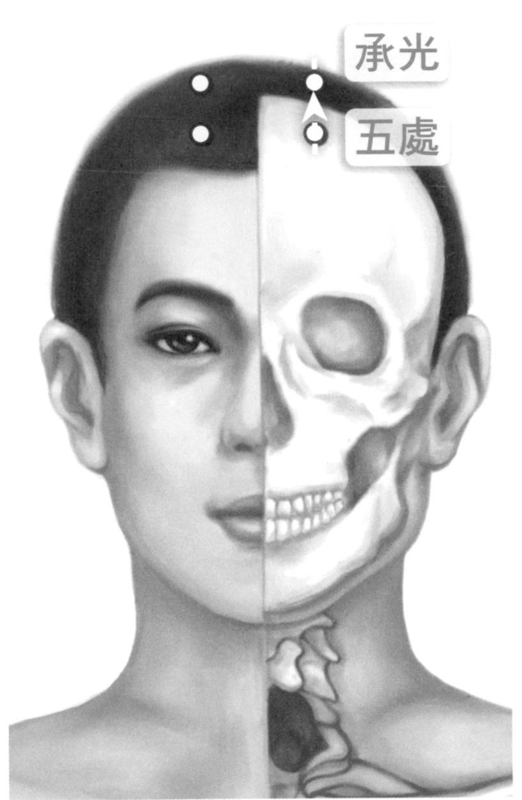
承光
五處

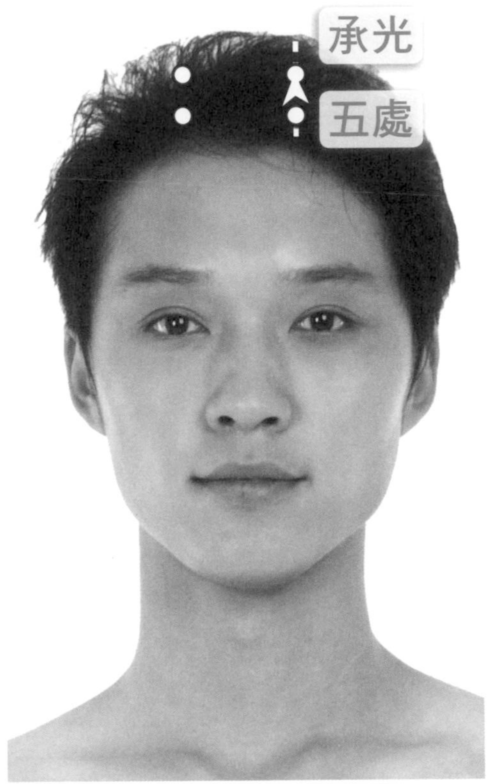
承光
五處

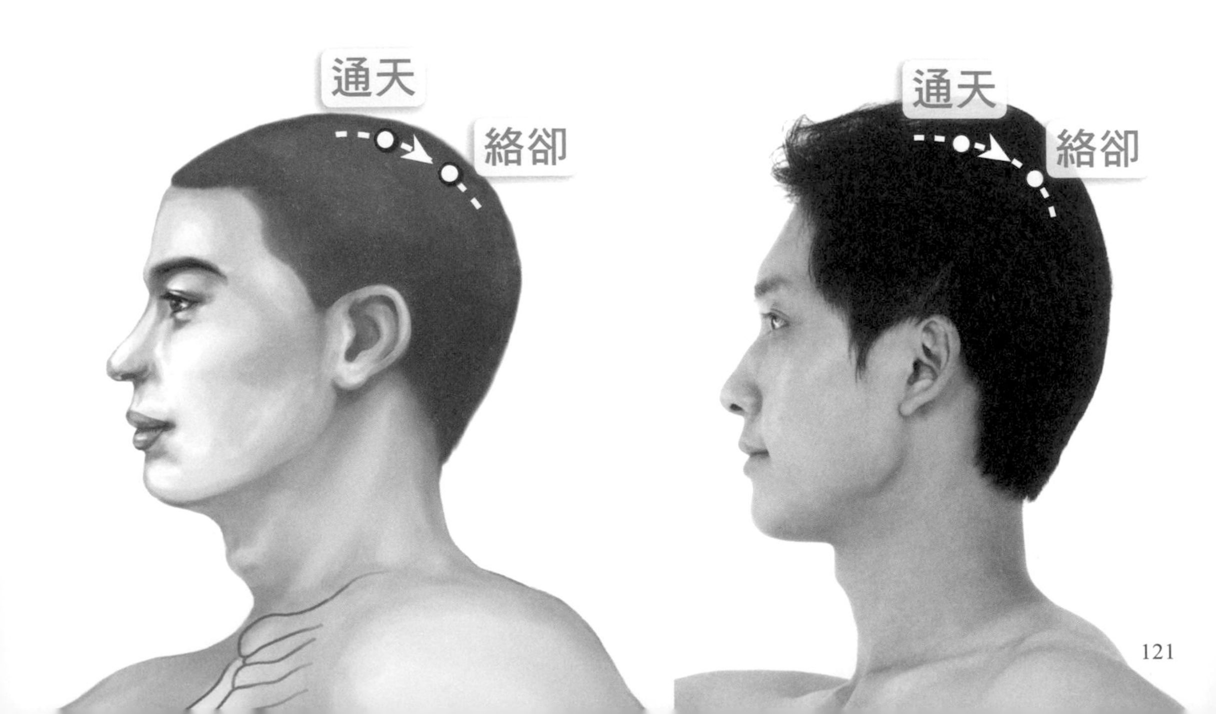
通天
絡卻
通天
絡卻

玉枕

頭痛就刮它

玉，玉石；枕，枕頭。古稱枕骨為「玉枕骨」，穴在其上。

主治　清熱明目，通經活絡。主治頭痛、眩暈、目痛不能遠視、鼻塞。

部位　在頭部，後髮際正中直上2.5吋，旁開1.3吋。

取穴　沿後髮際正中向上輕推，觸及枕骨，由此旁開2橫指，在骨性隆起的外上緣有一凹陷處即是。

按摩　頭痛時，可點按玉枕3分鐘，或用刮痧板由上向下刮拭此穴，刮至頭皮發熱，頭痛就會緩解很多。

天柱

頭腦清楚，天柱幫助

天，天空；柱，支柱。上部為天。頸椎古稱「柱骨」，穴在其旁。

主治　清頭明目，強健筋骨。主治頭痛、頸項僵硬、肩背疼痛、落枕、哮喘。

部位　在頸後部，橫平第2頸椎棘突上際，斜方肌外緣凹陷中。

取穴　後髮際正中旁開2橫指處即是。

按摩　每天堅持按壓天柱，每次連叩9下，對治療頭痛、視力模糊、頭腦不清有顯著療效。

大杼

頸肩不適的剋星

大，大小之大；杼，即梭。第 1 胸椎較大，棘突如梭，穴在其旁。

主治　強筋骨，清邪熱。主治咳嗽、肩背疼痛、喘息、胸脅支滿。

部位　在上背部，當第1胸椎棘突下，後正中線旁開1.5吋。

取穴　低頭屈頸，頸背交界處椎骨高突向下推1個椎體，下緣旁開2橫指處。

按摩　用中指指腹按壓大杼，每次左右各按揉1～3分鐘，可治咳嗽、發熱、肩背痛等疾病。

風門

防治感冒莫忘它

風，風邪；門，門戶。穴居易為風邪侵入之處，並善治風邪之症，故被認為是風邪出入之門戶。

主治　宣肺解表，益氣固表。主治傷風咳嗽、發熱、頭痛、哮喘、嘔吐、感冒。

部位　在上背部，第2胸椎棘突下，後正中線旁開1.5吋。

取穴　低頭屈頸，頸背交界處椎骨高突向下推2個椎體，其下緣旁開2橫指處即是。

按摩　用中指指腹按壓風門，每次左右各按揉1～3分鐘，可有效治療各種風寒感冒、發熱、咳嗽、哮喘、支氣管炎等疾病。

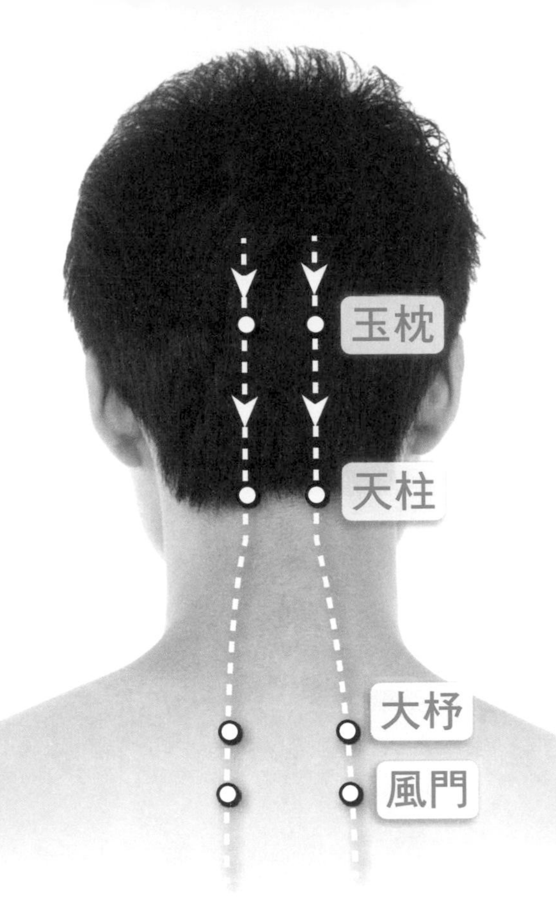
玉枕
天柱
大杼
風門

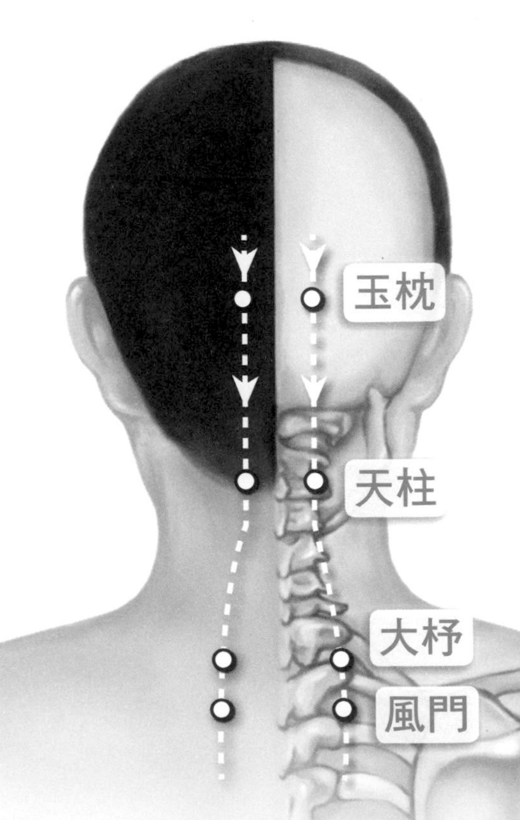
玉枕
天柱
大杼
風門

肺俞

哮喘病的剋星

肺，肺臟；俞，輸注。本穴是肺氣轉輸於後背體表的部位。

主治　宣肺解表，清熱理氣。主治咳嗽、哮喘、胸滿喘逆、酒糟鼻、耳聾、小兒感冒。

部位　在上背部，第3胸椎棘突下，後正中線旁開1.5吋。

取穴　低頭屈頸，頸背交界處椎骨高突向下推3個椎體，下緣旁開2橫指處。

按摩　用手掌反覆摩擦肺俞，可以很快緩解哮喘。

厥陰俞

保護心臟的守衛

厥陰，兩陰交會之意，在此指心包絡；俞，輸注。本穴是心包絡之氣轉輸於後背體表的部位。

主治　寬胸理氣，活血止痛。主治胃痛、嘔吐、心痛、心悸、胸悶。

部位　在上背部，第4胸椎棘突下，後正中線旁開1.5吋。

取穴　低頭屈頸，頸背交界處椎骨高突向下推4個椎體，下緣旁開2橫指處。

按摩　常用按摩棒輕輕拍打厥陰俞30～60下，可緩解胸悶、心痛、心悸等症狀。

心俞

養心安神多建功

心，心臟；俞，輸注。本穴是心氣轉輸於後背體表的部位。

主治　寬胸理氣，通絡安神。主治胸背痛、心悸、失眠、健忘、嘔吐。

部位　在上背部，第5胸椎棘突下，後正中線旁開1.5吋。

取穴　肩胛骨下角水平連線與脊柱相交椎體處，往上推2個椎體，其下緣旁開2橫指處即是。

按摩　按摩心俞可緩解心驚氣促、心動過速、心絞痛等心血管疾病症狀。

督俞

腸胃疾病的剋星

督，督脈；俞，輸注。本穴是督脈之氣轉輸於後背體表的部位。

主治　理氣止痛，強心通脈。主治發熱、惡寒、心痛、腹痛、腹脹、腸鳴、冠狀動脈疾病、心絞痛、打嗝。

部位　在上背部，第6胸椎棘突下，後正中線旁開1.5吋。

取穴　肩胛骨下角水平連線與脊柱相交椎體處，往上推1個椎體，其下緣旁開2橫指處即是。

按摩　重按督俞，可緩解心絞痛，或用刮痧板由上而下刮拭，也可用艾條灸5～10分鐘，可治腹脹、腹痛等胃腸疾病。

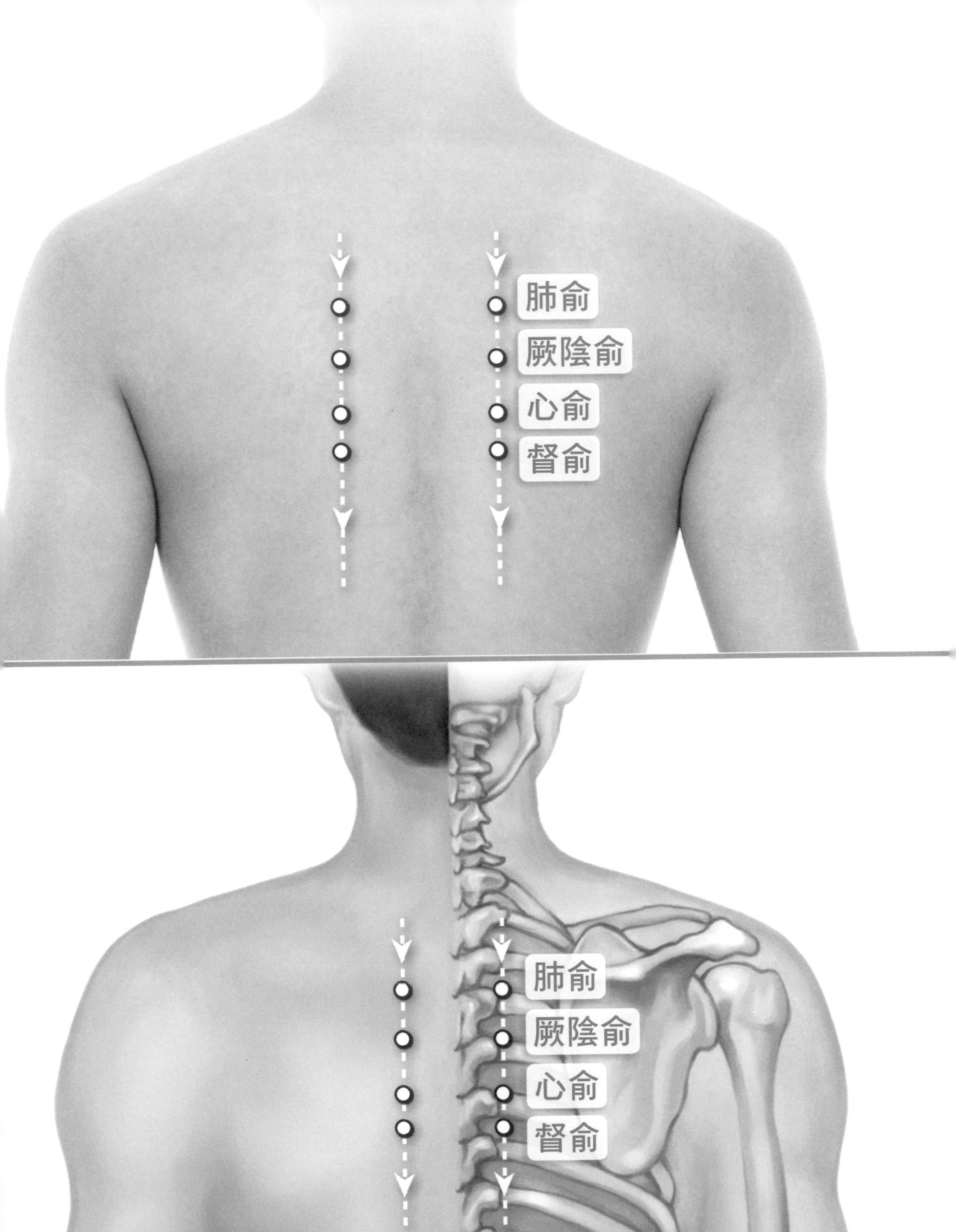
肺俞
厥陰俞
心俞
督俞
肺俞
厥陰俞
心俞
督俞

膈俞

止嘔吐打嗝有特效

膈，橫膈；俞，輸注。本穴是膈氣轉輸於後背體表的部位。

主治 理氣寬胸，活血通脈。主治咳血、便血、心痛、心悸、胸痛、胸悶、嘔吐、打嗝、蕁麻疹。

部位 在背部，第7胸椎棘突下，後正中線旁開1.5吋。

取穴 肩胛骨下角水平連線與脊柱相交椎體處，其下緣旁開2橫指處即是。

按摩 每天飯前按揉3次，每次200下，可治中風病人進食難、吃飯嗆、喝水嗆等症狀。

肝俞

清肝明目

肝，肝臟；俞，輸注。本穴是肝氣轉輸於後背體表的部位。

主治 疏肝利膽，理氣明目。主治黃疸、肝炎、目視不明、痛經、眩暈、腹瀉。

部位 在背部，第9胸椎棘突下，後正中線旁開1.5吋。

取穴 肩胛骨下角水平連線與脊柱相交椎體處，往下推2個椎體，其下緣旁開2橫指處即是。

按摩 雙手拇指分別按壓在雙側肝俞上做旋轉運動，由輕到重至不能承受為止，每次10～30分鐘，可緩解眼紅、眼痛等症狀。

膽俞

利膽護體

膽，膽腑；俞，輸注。本穴是膽腑之氣轉輸於後背體表的部位。

主治 疏肝利膽，清熱化濕。主治胃脘部及肚腹脹滿、嘔吐、黃疸。

部位 在背部，第10胸椎棘突下，後正中線旁開1.5吋。

取穴 肩胛骨下角水平連線與脊柱相交椎體處，往下推3個椎體，其下緣旁開2橫指處即是。

按摩 用雙手拇指點壓膽俞，局部有酸、脹、麻感為佳，每分鐘100次，每日3次，可治膽經疾病。

脾俞

不思飲食就按它

脾，脾臟；俞，輸注。本穴是脾氣轉輸於後背體表的部位。

主治 健脾和胃，利濕升清。主治腹脹、嘔吐、腹瀉、胃痛、神經性皮炎、小兒咳嗽、小兒發熱。

部位 在下背部，第11胸椎棘突下，後正中線旁開1.5吋。

取穴 肚臍水平線與脊柱相交椎體處，往上推3個椎體，其上緣旁開2橫指處即是。

按摩 當吃飯沒胃口時，不妨按按脾俞，很快就會感覺有點餓了。

胃俞

養胃和胃

胃，胃腑；俞，輸注。本穴是胃氣轉輸於後背體表的部位。

主治 和胃健脾，理中降逆。主治胃痛、嘔吐、腹瀉、痢疾、小兒疳積。

部位 在下背部，第12胸椎棘突下，後正中線旁開1.5吋。

取穴 肚臍水平線與脊柱相交椎體處，往上推2個椎體，其上緣旁開2橫指處即是。

按摩 雙手握拳，將拳背第2、第3掌指關節放於脾俞、胃俞上，適當用力揉按0.5～1分鐘，有和胃降逆、健脾助運之功效。

三焦俞

腰疼不怕了

三焦，三焦腑；俞，輸注。本穴是三焦之氣轉輸於後背體表的部位。

主治 調理三焦，利水強腰。主治水腫、小便不利、遺尿、腹水、腸鳴腹瀉。

部位 在腰部，第1腰椎棘突下，後正中線旁開1.5吋。

取穴 肚臍水平線與脊柱相交椎體處，往上推1個椎體，其上緣旁開2橫指處即是。

按摩 常用食指指腹點揉按壓三焦俞，每次3～5分鐘，可緩解腰痛，保護腰椎。

腎俞

護腎強腎

腎，腎臟；俞，輸注。本穴是腎氣轉輸於後背體表的部位。

主治 益腎助陽，利水強腰。主治遺精、陽痿、月經不調、小便不利、水腫閉經。

部位 在腰部，第2腰椎棘突下，後正中線旁開1.5吋。

取穴 肚臍水平線與脊柱相交椎體處，其下緣旁開2橫指處即是。

按摩 每天按揉腎俞50～100次，可補腎強身。艾灸腎俞是補腎最有效的方法，每次灸5～15分鐘，可治腎疾導致的腰痛、腿痛。

氣海俞

提高性致除腰痛

氣海，元氣之海；俞，輸注。本穴前應氣海，是元氣轉輸於後背體表的部位。

主治 益腎壯陽，調經止痛。主治痛經、痔瘡、腰痛、腿膝不利。

部位 在腰部，第3腰椎棘突下，後正中線旁開1.5吋。

取穴 肚臍水平線與脊柱相交椎體處，往下推1個椎體，其下緣旁開2橫指處即是。

按摩 常用按摩棒按摩氣海俞，能防治腰背痠痛、腰膝無力、陽痿等症狀。

大腸俞

腰酸腰痛多按揉

大腸，大腸腑；俞，輸注。本穴是大腸之氣轉輸於後背體表的部位。

主治　理氣降逆，調和腸胃。主治腹痛、腹脹、便祕、痢疾、腰脊強痛。

部位　在腰部，第4腰椎棘突下，後正中線旁開1.5吋。

取穴　兩側髂　連線與脊柱交點，旁開量2橫指處即是。

按摩　用拇指指端往裡向下叩按，以小腹舒適為宜，可治腹痛、腹瀉等大腸疾病。

關元俞

呵護生殖器官

關，關藏；元，元氣；俞，輸注。本穴前應關元，是關藏的元陰元陽之氣轉輸於後背體表的部位。

主治　培補元氣，調理下焦。主治腹瀉、前列腺炎、夜尿症、慢性盆腔炎、痛經。

部位　在腰骶部，第5腰椎棘突下，後正中線旁開1.5吋。

取穴　兩側髂脊連線與脊柱交點，往下推1個椎體，旁開量2橫指處即是。

按摩　經常按揉關元俞，可緩解生殖系統疾病。

小腸俞

促進營養消化吸收

小腸，小腸腑；俞，輸注。本穴是小腸之氣轉輸於後背體表的部位。

主治　通調二便，清熱利濕。主治腰痛、痢疾、腹瀉、疝氣、痔瘡、骨盆腔炎。

部位　在骶部，橫平第1骶後孔，骶正中脊旁1.5吋。

取穴　兩側髂脊連線與脊柱交點，往下推2個椎體，旁開量2橫指處即是。

按摩　在小腸俞附近刮痧，每次5分鐘；或用艾條灸小腸俞10～15分鐘，可治遺尿、遺精等生殖系統疾病。

膀胱俞

小便不利常尋按

膀胱，膀胱腑；俞，輸注。本穴是膀胱之氣轉輸於後背體表的部位。

主治　清熱利濕，通經活絡。主治小便赤澀、癃閉、夜尿症、遺精、坐骨神經痛。

部位　在骶部，橫平第2骶後孔，骶正中脊旁1.5吋。

取穴　兩側髂脊連線與脊柱交點，往下推3個椎體，旁開量2橫指處即是。

按摩　在膀胱俞附近刮痧，每次3分鐘，每週1次，可治小便不利、遺尿等膀胱功能失調病症。

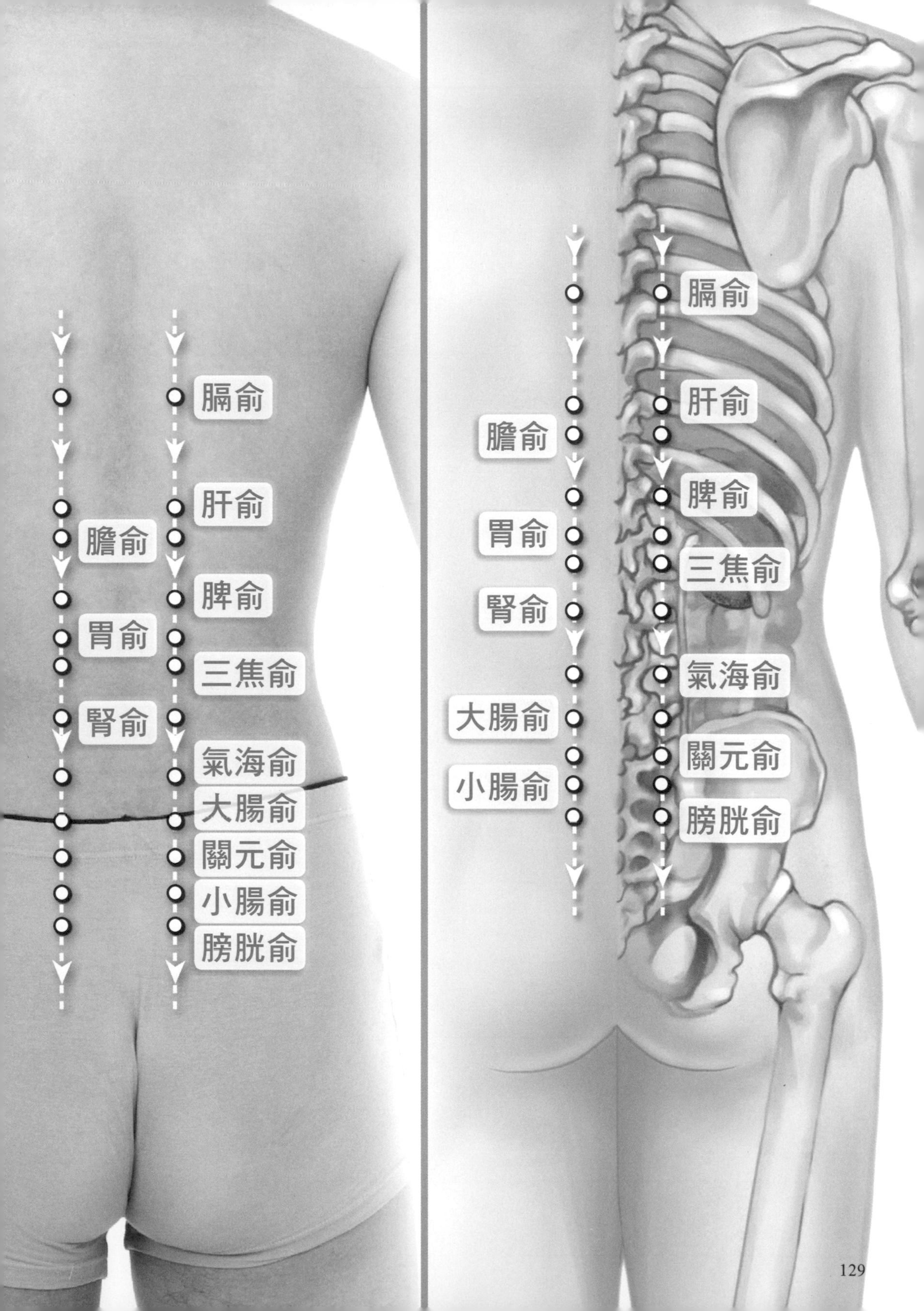
膈俞
肝俞
膽俞
脾俞
胃俞
三焦俞
腎俞
氣海俞
大腸俞
關元俞
小腸俞
膀胱俞
膈俞
肝俞
膽俞
脾俞
胃俞
三焦俞
腎俞
氣海俞
大腸俞
關元俞
小腸俞
膀胱俞

中膂俞

調理不孕症

中，中間；膂，挾脊肌肉；俞，輸注。本穴位約居人體的中部，是挾脊肌肉之氣轉輸於後背體表的部位。

主治　益腎溫陽，調理下焦。主治腰脊強痛、痢疾、腎虛、坐骨神經痛。

部位　在骶部，橫平第3骶後孔，骶正中脊旁1.5吋。

取穴　兩側髂脊連線與脊柱交點，往下推4個椎體，旁開量2橫指處即是。

按摩　按揉中膂俞100次，或用艾灸，每次灸3～5次，可治腹瀉疝氣。

白環俞

主治男女生殖疾病

白，白色；環，物名；俞，穴。本穴可治婦女白帶等病。

主治　益腎固精，調理經帶。主治月經不調、遺精、腰腿痛、下肢癱瘓。

部位　在骶部，橫平第4骶後孔，骶正中脊旁1.5吋。

取穴　兩側髂脊連線與脊柱交點，往下推5個椎體，旁開量2橫指處即是。

按摩　遺精、月經不調可用艾條灸白環俞，每次3～5分鐘，每日或隔日1次；每日按揉100次，亦有效。

八髎

防治生殖疾病的要穴

髎，骨隙。本穴位當骶後孔。

主治　補益下焦，強腰利濕。主治月經不調、帶下、遺精、陽痿、腰骶痛。

部位　在第1、第2、第3、第4骶後孔中，分別為上髎、次髎、中髎、下髎。

取穴　俯臥，術者用食指、中指、無名指、小指，按骶骨第1～4假棘突上，然後向外側移行約1橫指，有凹陷處取之。四指位置即為上髎、次髎、中髎、下髎。

按摩　在八髎附近找到痛點按揉，可治生殖系統方面的疾病；或每天擦熱八髎穴。

會陽

治療痔瘡便血

會，交會；陽，陰陽之陽。穴屬陽經，與陽脈之海的督脈相交。

主治　清熱利濕，益腎固帶。主治腹瀉、痔瘡、便血、陽痿、陰部汗濕搔癢。

部位　在骶尾部，尾骨尖旁開0.5吋。

取穴　俯臥，順著脊柱向下摸到盡頭，旁開0.5吋處即是。

按摩　雙手向後，手掌心朝向背部，用中指指腹揉按會陽，有痠痛感為佳，每次左右各揉按1～3分鐘，可治腹瀉、痢疾、痔瘡、便血等症狀。

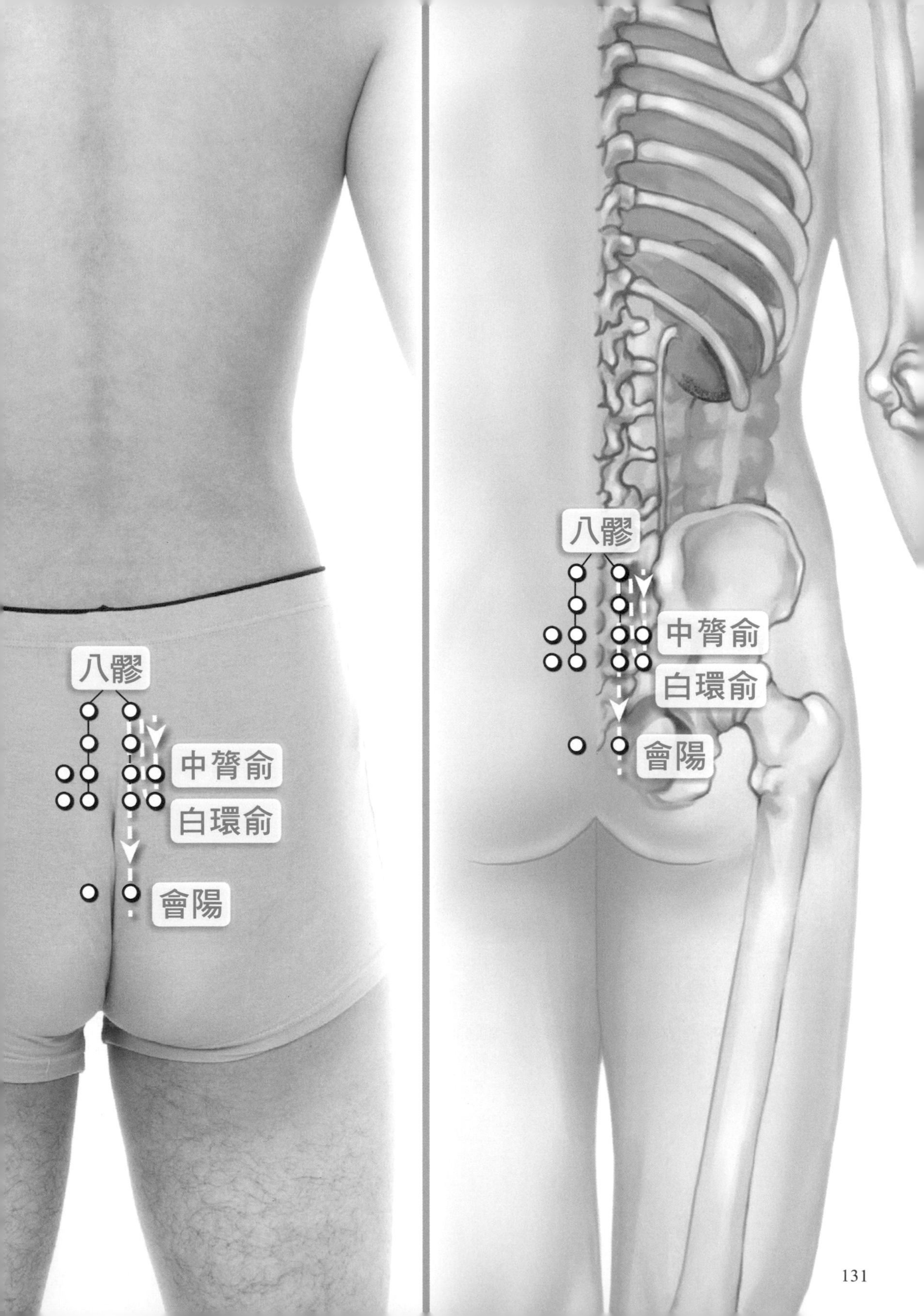
八髎
中膂俞
白環俞
會陽
八髎
中膂俞
白環俞
會陽

承扶

腿痛痔瘡常找它

承，承受；扶，佐助。本穴位於股部上段，當肢體分界的臀溝中點，有佐助下肢承受頭身重量的作用。

主治　通便消痔，舒筋活絡。主治下肢癱瘓、坐骨神經痛、痔瘡。

部位　在股後部，臀下橫紋的中點。

取穴　俯臥，臀下橫紋正中點，按壓有酸脹感處即是。

按摩　用食指、中指、無名指指腹向上按摩承扶，每次左右（或雙側同時）各按摩1～3分鐘。可緩解腰腿痛、下肢癱瘓、痔瘡、生殖器官疼痛等症狀。

殷門

強健腰腿有絕招

殷，深厚、正中；門，門戶。穴位局部肌肉深厚，為膀胱經氣通過之門戶。

主治　舒筋通絡，強腰健膝。主治腰、骶、臀、股部疼痛，下肢癱瘓。

部位　在股後區，臀下橫紋下6吋，股二頭肌與半腱肌之間。

取穴　先找到承扶、膝蓋後面凹陷中央的膕橫紋中點，二者連線的中點上1橫指處即是。

按摩　用手按摩，或用小木槌等器物敲打殷門，力道適中。對腰背疼痛和椎間盤突出症狀效果明顯。

浮郄

快速緩解小腿抽筋

浮，順流；郄，空隙。本經之氣從股後順流下入的穴隙。

主治　舒筋通絡。主治腰、骶、臀、股部疼痛，坐骨神經痛，下肢癱瘓。

部位　在膝後部，膕橫紋上1吋，股二頭肌腱的內側緣。

取穴　先找到委陽，向上1橫指處即是。

按摩　用中指指腹點揉浮郄3～5分鐘，可緩解腓腸肌痙攣（即小腿肚轉筋）帶來的不適。

委陽

腰背痛按委陽

委，彎曲；陽，陰陽之陽。外屬陽，穴在膕窩橫紋委中外側。

主治　舒筋活絡，通利水濕。主治小便淋瀝、便祕、腰背部疼痛。

部位　在膝部膕橫紋上，股二頭肌腱內側緣。

取穴　膝蓋後面凹陷中央的膕橫紋外側，股二頭肌腱內側即是。

按摩　用大拇指點到委陽上，用力向內揉按，每次左右各1～3分鐘。可降血壓，治腰背痛、腦後頭痛、足跟痛。

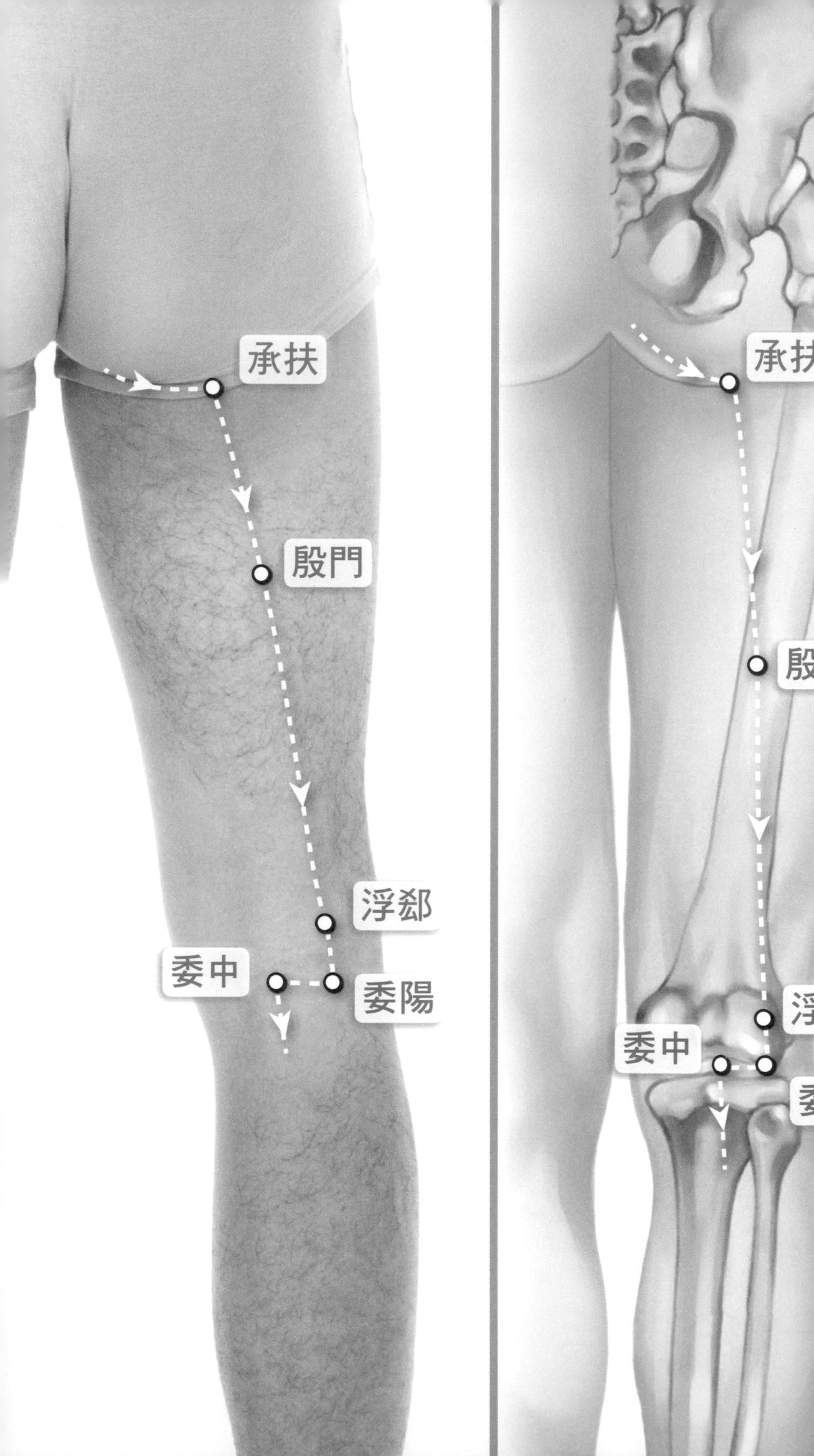
承扶
殷門
浮郄
委中
委陽
承扶
殷門
浮郄
委中
委陽

委中

即刻緩解腰背痛

委，彎曲；中，中間。穴在膕橫紋中點。

主治　舒筋活絡，瀉熱清暑，涼血解毒。主治腰脊痛、坐骨神經痛、膝關節炎、半身不遂、皮膚搔癢、發熱。

部位　在膝後部，膕橫紋中點。

取穴　膝蓋後面凹陷中央的膕橫紋中點即是。

按摩　用力掐按委中20～30次，可緩解急性腰痛。

附分

頸肩不適就按它

附，依附；分，分離。膀胱經自項而下，分為兩行；本穴為第二行之首穴，附於第一行之旁。

主治　舒筋活絡，疏風散邪。主治肩背拘急疼痛、頸項強痛、坐骨神經痛。

部位　在上背部，第2胸椎棘突下，後正中線旁開3吋。

取穴　低頭屈頸，頸背交界處椎骨高突向下推2個椎體，其下緣旁開4橫指處。

按摩　用力按揉或用刮痧板從上向下刮拭附分，或艾灸附分10～15分鐘，可治頸項強痛、肩背拘急。

魄戶

咳嗽哮喘求魄戶

魄，氣之靈；戶，門戶。肺藏魄；本穴與肺俞平列，如肺氣出入門戶。

主治　理氣降逆，舒筋活絡。主治咳嗽、氣喘、支氣管炎、肺結核、頸項僵硬、肩背痛。

部位　在上背部，第3胸椎棘突下，後正中線旁開3吋。

取穴　低頭屈頸，頸背交界處椎骨高突向下推3個椎體，其下緣旁開4橫指處。

按摩　用力按揉魄戶，可治咳嗽、氣喘等肺疾。

膏肓

強腎保健常施灸

膏，膏脂；肓，肓膜。在此指心下膈上的膏脂肓膜；因近於心包，故被看做心包組成部分。穴與厥陰俞平列，因名膏肓。

主治　補虛益損，調理肺氣。主治肺癆、咳嗽、氣喘、盜汗、健忘、遺精。

部位　在上背部，第4胸椎棘突下，後正中線旁開3吋。

取穴　低頭屈頸，頸背交界處椎骨高突向下推4個椎體，其下緣旁開4橫指處。

按摩　頸肩痛時，可用刮痧板從上向下刮拭膏肓；若是咳嗽、氣喘等肺疾，可艾灸膏肓，每次灸10～15分鐘。

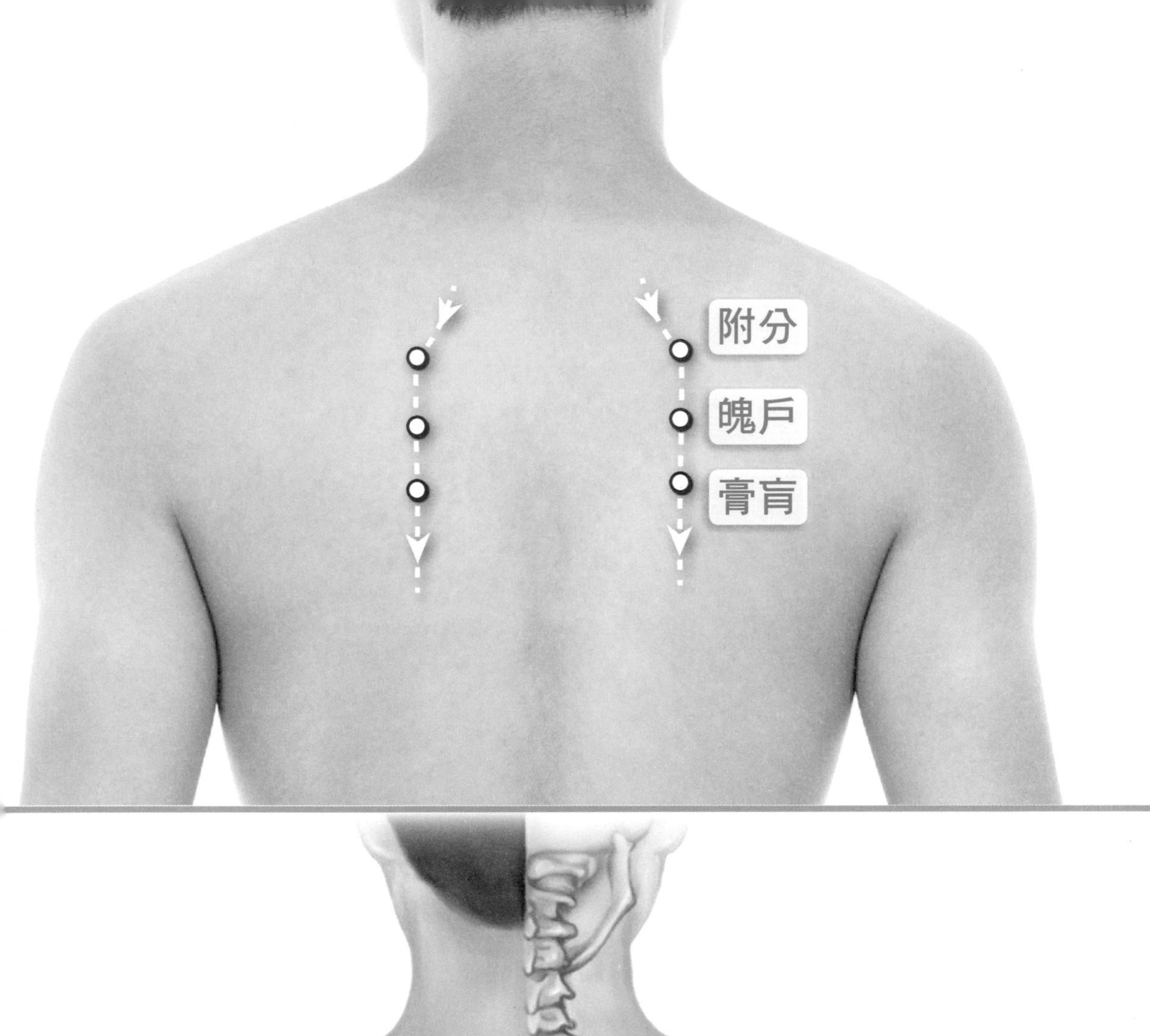
附分
魄戶
膏肓

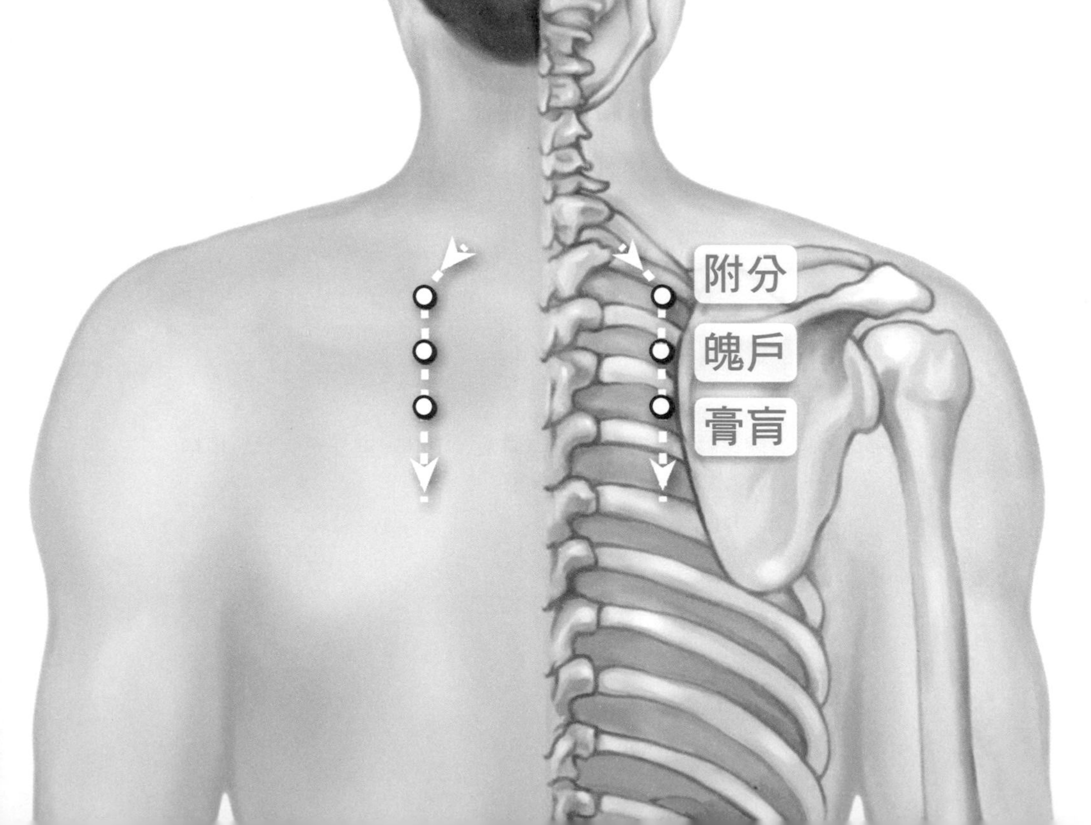
附分
魄戶
膏肓

神堂

胸悶心慌用力按

心藏神；穴如心神所居之殿堂。

主治　寬胸理氣，寧心安神。主治心悸、失眠、肩背痛、哮喘、心臟病。

部位　在背部，第5胸椎棘突下，後正中線旁開3吋。

取穴　肩胛骨下角水平連線與脊柱相交椎體處，往上推2個椎體，其下緣水平線與肩胛骨脊柱緣的垂直線交點即是。

按摩　用雙手拇指直接點壓神堂，可治咳嗽、氣喘、脊背強痛等；經常用按摩槌敲打神堂，可暢通氣血，調理肺、胃功能。

譩譆

肩背痠痛不要怕

譩，嘆息聲。取穴時，令患者發聲，穴位局部能動應手指。

主治　宣肺理氣，通絡止痛。主治咳嗽、氣喘、目眩、肩背痛、季脅痛。

部位　在背部，第6胸椎棘突下，後正中線旁開3吋處。

取穴　肩胛骨下角水平連線與脊柱相交椎體處，往上推1個椎體，其下緣水平線與肩胛骨脊柱緣的垂直線交點即是。

按摩　肩背痛時，可從上向下刮拭；經常用按摩槌敲打刺激，可調理背部肌肉疼痛。

膈關

矢按叩擊降胃氣

膈，橫膈；關，關隘。本穴與膈俞平列，喻之為治療橫膈疾病的關隘。

主治　寬胸理氣，和胃降逆。主治飲食不下、嘔吐、胸中噎悶、脊背強痛。

部位　在背部，第7胸椎棘突下，後正中線旁開3吋。

取穴　肩胛骨下角水平連線與肩胛骨脊柱緣的垂直線交點即是。

按摩　經常用按摩槌敲打刺激膈關，可防治嘔吐、打嗝、胃痛等症狀；胸悶、嘔吐時，可用艾條灸膈關，每次灸10～15分鐘。

魂門

點壓緩解胸脅痛

肝藏魂；穴如肝氣出入之門戶。

主治　疏肝理氣，降逆和胃。主治胸脅脹痛、嘔吐、腸鳴腹瀉、背痛。

部位　在背部，第9胸椎棘突下，後正中線旁開3吋處。

取穴　肩胛骨下角水平連線與脊柱相交椎體處，往下推2個椎體，其下緣水平線與肩胛骨脊柱緣的垂直線交點即是。

按摩　用拇指直接點壓魂門1～3分鐘，可治胸脅疼痛、嘔吐、腹瀉、背痛等症狀。經常用按摩槌敲打刺激魂門，可保肝利膽。

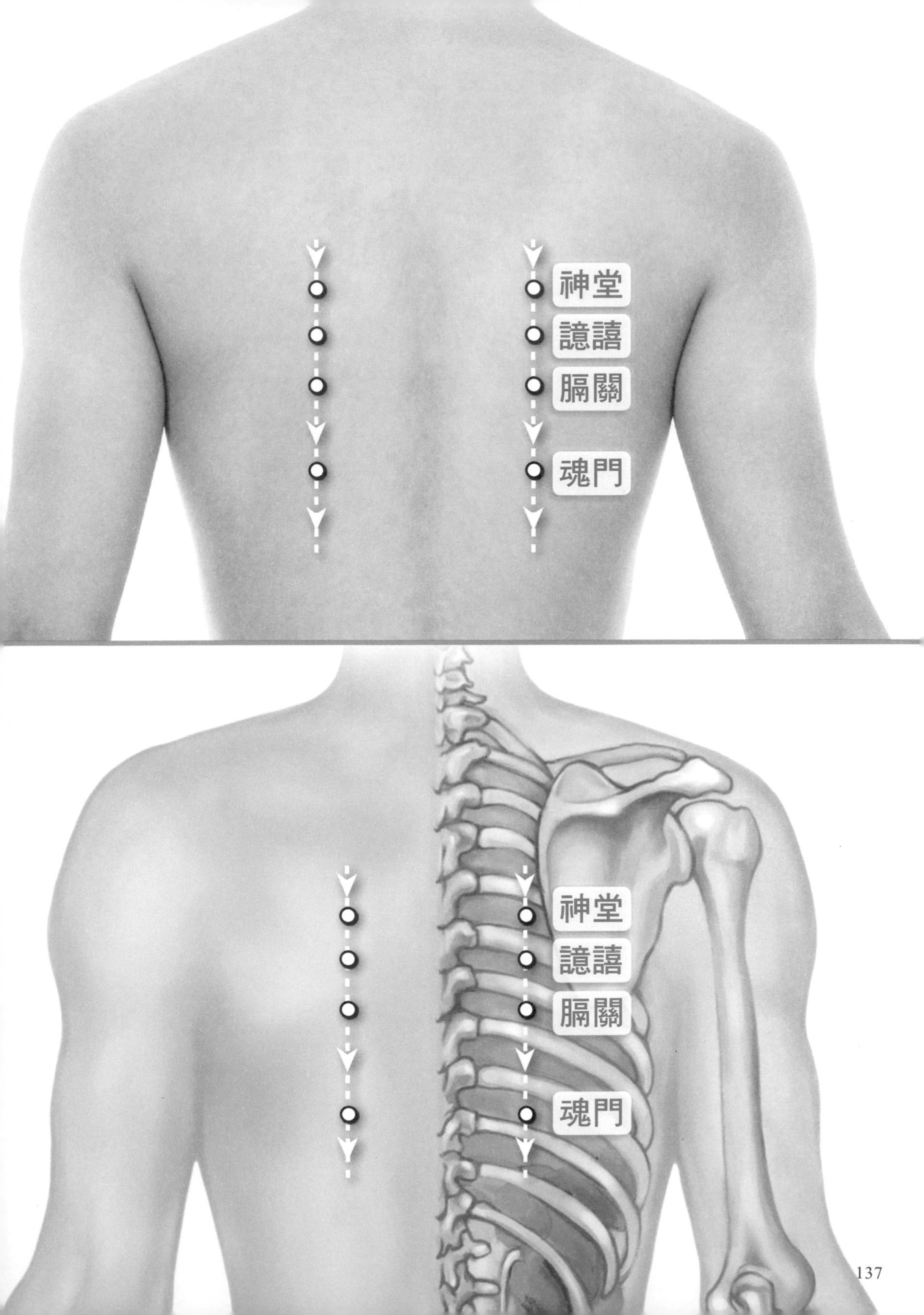
神堂
譩譆
膈關
魂門
神堂
譩譆
膈關
魂門

陽綱

消炎利膽佐膽俞

陽，陰陽之陽；綱，綱要。膽屬陽；穴與膽俞平列，為治療膽病的要穴。

主治　疏肝利膽，健脾和中。主治腹瀉、黃疸、腹痛、大便瀉利、小便赤澀。

部位　在下背部，第10胸椎棘突下，後正中線旁開3吋。

取穴　肩胛骨下角水平連線與脊柱相交椎體處，往下推3個椎體，其下緣水平線與肩胛骨脊柱緣的垂直線交點即是。

按摩　經常用按摩槌敲打的方式刺激，可調理肝、膽、胃疾病引起的疼痛；用刮痧板由上往下刮拭陽綱，可治腸鳴、腹痛、腹瀉等胃腸疾病。

意舍

艾灸調理糖尿病

意，意念；舍，宅舍。脾藏意；穴與脾俞平列，如脾氣之宅舍。

主治　健脾和胃，利膽化濕。主治腹脹、背痛、食慾不振、腹瀉、嘔吐、納呆（消化不良、食慾不振的症狀）。

部位　在下背部，第11胸椎棘突下，後正中線旁開3吋處。

取穴　肚臍水平線與脊柱相交椎體處，往上推3個椎體，其下緣水平線與肩胛骨脊柱緣的垂直線交點即是。

按摩　常按揉意舍，可助健脾；用艾灸方法，每次灸10～15分鐘，可輔助治療糖尿病。

胃倉

增進食慾常按它

胃，胃腑；倉，糧倉。穴猶如糧倉。

主治　和胃健脾，消食導滯。主治胃痛、小兒食積、腹脹、便祕、水腫。

部位　在下背部，第12胸椎棘突下，後正中線旁開3吋處。

取穴　肚臍水平線與脊柱相交椎體處，往上推2個椎體，其下緣水平線與肩胛骨脊柱緣的垂直線交點即是。

按摩　常按揉胃倉可開胃；用艾灸的方法，每次灸10～15分鐘，可治腹脹、食積等脾胃病症。

肓門

腹部不適就按它

肓，肓膜；門，門戶。穴與三焦俞平列，如肓膜之氣出入的門戶。

主治　理氣和胃，清熱消腫。主治痞塊、心下痛、婦人乳疾、上腹痛、便祕。

部位　在腰部，第1腰椎棘突下，後正中線旁開3吋處。

取穴　肚臍水平線與脊柱相交椎體處，往上推1個椎體，其下緣水平線與肩胛骨脊柱緣的垂直線交點即是。

按摩　腹痛、便祕，可用中指指腹揉按肓門，每次3～5分鐘。經常揉按也可預防消化不良。

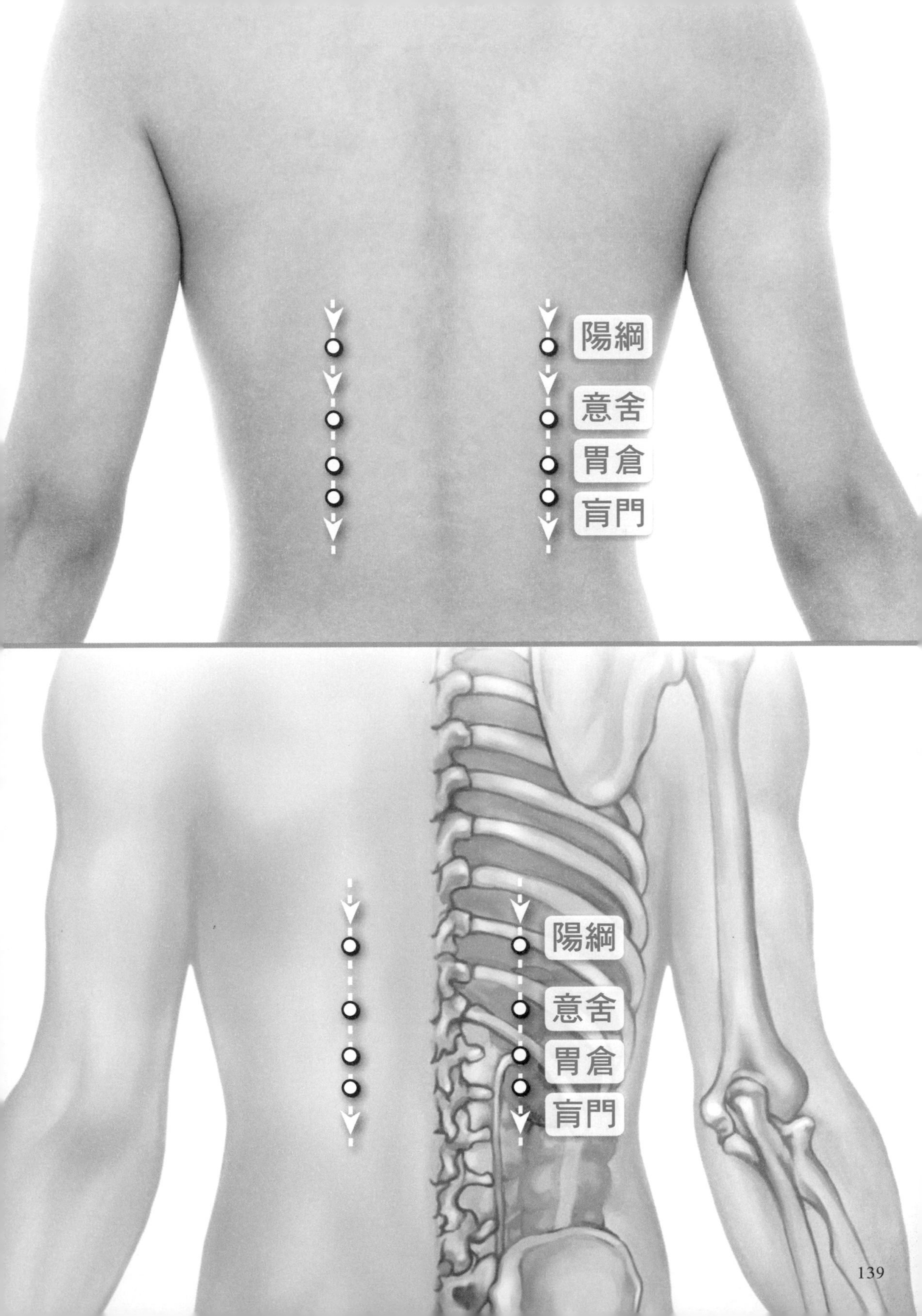
陽綱
意舍
胃倉
肓門
陽綱
意舍
胃倉
肓門

志室

腎虛常按是絕招

志，意志；室，房室。腎藏志；穴與腎俞平列，如腎氣聚集之房室。

主治　益腎固精，清熱利濕，強壯腰膝。主治遺精、陰痛水腫、小便不利、腰脊強痛。

部位　在腰部，第2腰椎棘突下，後正中線旁開3吋處。

取穴　肚臍水平線與脊柱相交椎體處，其下緣水平線與肩胛骨脊柱緣的垂直線交點即是。

按摩　用力按揉志室，可補腎強腰；也可以用艾灸法，每次灸5～10分鐘。

胞肓

腰脊疼痛多刮擦

胞，囊袋；肓，肓膜。胞，在此主要指膀胱；穴與膀胱俞平列，故名。

主治　補腎強腰，通利二便。主治小便不利、腰脊痛、腹脹、腸鳴、便祕。

部位　橫平第2骶後孔，骶正中脊旁開3吋。

取穴　兩側髂脊連線與脊柱交點，往下推3個椎體，其下緣水平線與肩胛骨脊柱緣的垂直線交點即是。

按摩　用中指揉按1～3分鐘，可改善腰膝寒冷；腰脊強痛時可由上往下刮拭胞肓。

秩邊

便祕痔疾不用怕

秩，秩序；邊，邊緣。膀胱經背部諸穴，排列有序；本穴居其最下緣。

主治　舒筋活絡，強壯腰膝，調理下焦。主治腰骶痛、下肢痿痺、痔瘡、小便不利。

部位　在骶區，橫平第4骶後孔，骶正中脊旁開3吋。

取穴　兩側髂　連線與脊柱交點，往下推5個椎體，其下緣水平線與肩胛骨脊柱緣的垂直線交點即是。

按摩　點按秩邊，多防治腰腿疼痛；可用艾灸法，每次灸10～15分鐘，可治小便不利、便祕、痔瘡、膀胱炎等病症。

合陽

腰腳疼痛就揉它

合，匯合；陽，陰陽之陽。本經自上而下分成兩支，高而為陽。

主治　舒筋通絡，調經止帶，強健腰膝。主治腰脊痛、下肢痠痛、崩漏、子宮出血、帶下。

部位　在小腿後部，膕橫紋下2吋，腓腸肌內、外側頭之間。

取穴　膝蓋後面凹陷中央的膕橫紋中點直下量3橫指處即是。

按摩　從上向下刮擦合陽及其周圍，可治療腰痛、坐骨神經痛、痔瘡。

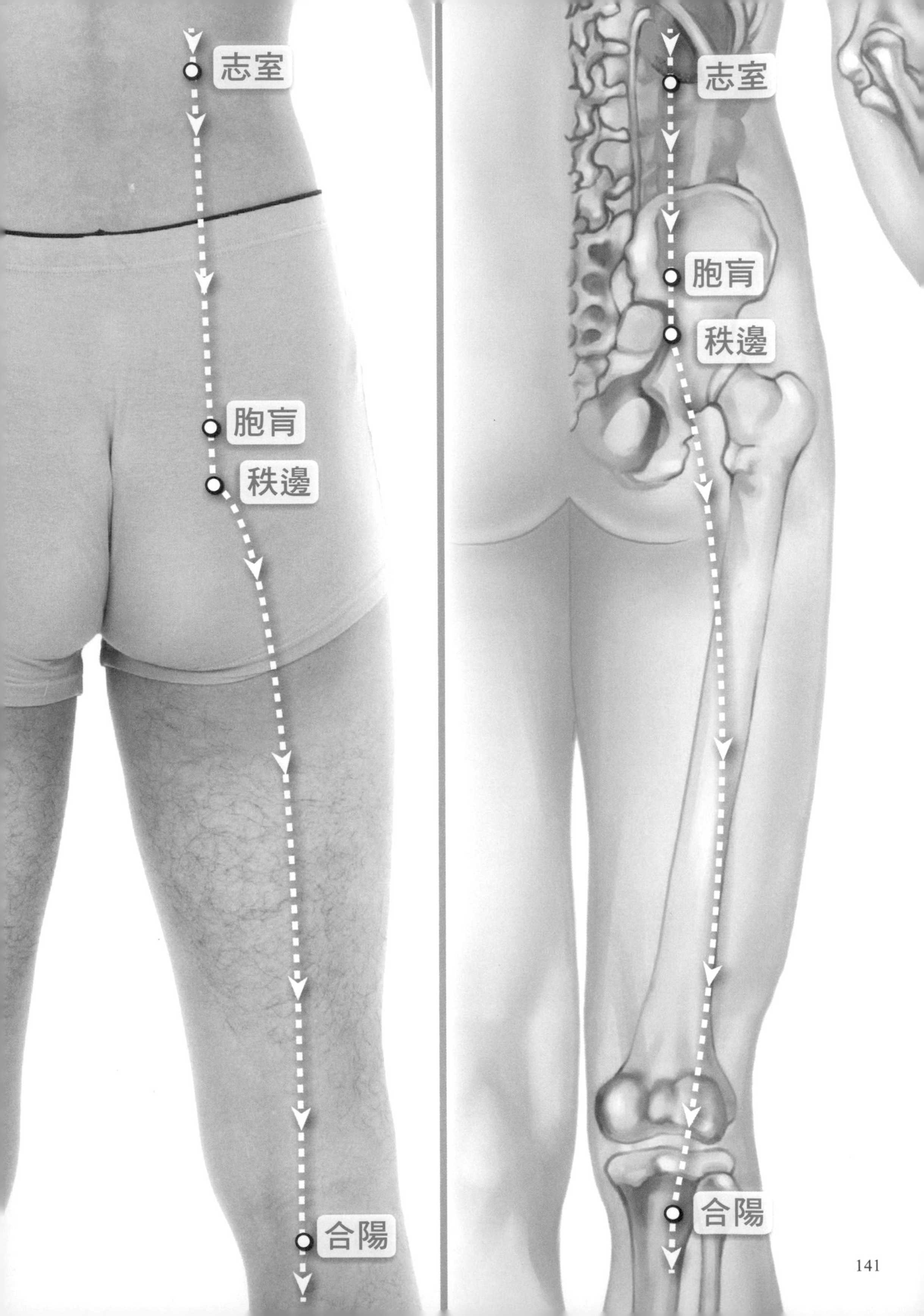
志室
胞肓
秩邊
合陽
志室
胞肓
秩邊
合陽

承筋

小腿痙攣揉承筋

承，承受；筋，筋肉。穴在腓腸肌處；這是小腿以下承受其以上部位的主要筋肉。

主治 舒筋活絡，強健腰膝，清瀉腸熱。主治腰痛、小腿痛、急性腰扭傷、腿抽筋、痔瘡。

部位 小腿後側，膕橫紋下5吋，腓腸肌兩肌腹之間。

取穴 俯臥，小腿用力，後面肌肉明顯隆起，中央處按壓有酸脹感處即是。

按摩 用手輕握小腿側部，拇指在小腿後，四指在腿側，以拇指指腹揉按，每次左右各揉按1～3分鐘，可治療痔瘡和小腿痙攣。

承山

腿腳抽筋不再來

承，承受；山，山巔。腓腸肌之二肌腹高突如山，穴在其下，有承受之勢。

主治 理氣止痛，舒筋活絡，消痔。主治痔瘡、便祕、腰背疼、腿抽筋、下肢癱瘓。

部位 在小腿後側，腓腸肌兩肌腹與肌腱交角處。

取穴 俯臥，膝蓋後面凹陷中央的膕橫紋中點與外踝尖連線的中點處即是。

按摩 用拇指指腹按摩承山，力道由輕到重，然後用手掌在穴位四周搓擦，令皮膚感到發熱，以此方法可治療小腿抽筋。

飛揚

迅速緩解腿疲勞

飛，飛翔；揚，向上揚。外為陽，穴在小腿外側，本經從此處飛離而去絡腎經。

主治 清熱安神，舒筋活絡。主治腰腿痛、小腿痠痛、頭痛、腳氣。

部位 在小腿後側，崑崙直上7吋，腓腸肌外下緣與跟腱移行處。

取穴 先找到承山，其下1橫指再旁開1橫指處。

按摩 用食指、中指指腹揉按飛揚1～3分鐘，可治頭痛、目眩、腰腿疼痛等疾病。

跗陽

腳踝腫痛揉揉它

跗，足背；陽，陰陽之陽。外為陽，上為陽；穴在小腿外側足背外上方。

主治 舒筋活絡，退熱散風。主治腰、骶、髖、股後外側疼痛。

部位 在小腿後外側，崑崙直上3吋，腓骨與跟腱之間。

取穴 平足外踝向上量4橫指，按壓有酸脹感處即是。

按摩 用拇指指節刮按跗陽1～3分鐘，對外踝腫痛、腳麻痺等病症具有明顯療效。

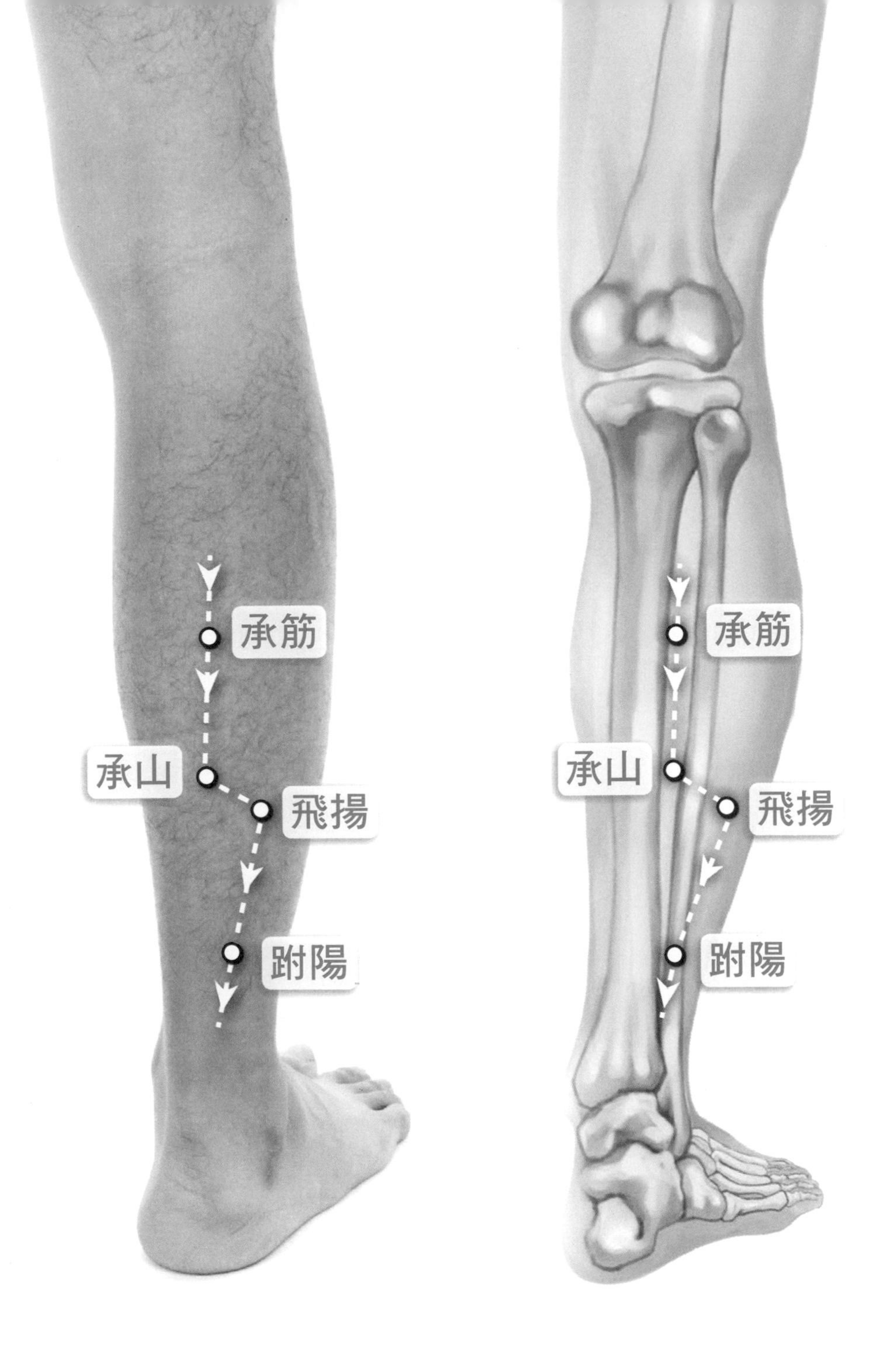
承筋
承山
飛揚
跗陽
承筋
承山
飛揚
跗陽

崑崙

腳踝疼痛多拿捏

崑崙，山名。外踝高突，比作崑崙，穴在其後。

主治 安神清熱，舒筋活絡。主治頭痛、腰骶疼痛、外踝部紅腫、足部生瘡。

部位 在踝部，外踝尖與跟腱之間凹陷中。

取穴 外踝尖與跟腱之間凹陷處即是。

按摩 拇指彎曲，用指節由上向下輕輕刮按1～3分鐘，對腿足紅腫、腳腕疼痛、腳踝疼痛等具有療效。

僕參

牙槽膿腫有奇效

僕，僕從；參，參拜。穴在足跟外側，參拜時此處易顯露。

主治 舒筋活絡，強壯腰膝，散熱化氣。主治牙槽膿腫、下肢痿弱、足跟痛、精神病。

部位 崑崙直下，跟骨外側，赤白肉際處。

取穴 崑崙垂直向下量1橫指處。

按摩 牙槽膿腫的初期，按壓僕參會有疼痛感。常按此穴，一般不太嚴重的患者都會好轉。

申脈

安神寧心治失眠

申，伸展的意思；脈，經脈。指其可治經脈之屈伸不利、氣鬱而呻等症，且可內應膀胱之本府也。

主治 鎮驚安神，止癇寧心。主治失眠，癲狂，癇症，中風，偏、正頭痛，眩暈。

部位 在踝部，外踝下緣與跟骨之間凹陷中。

取穴 正坐垂足著地，外踝垂直向下可觸及一凹陷，按壓有酸脹感處即是。

按摩 按摩申脈可緩解頭痛、眩暈、腰腿痠痛等症狀；每天用拇指指腹揉按1～3分鐘，可增強人體對寒冷的耐受性。

金門

急性腰痛就按它

金，陽之稱；門，門戶。穴是陽維脈的始發點，故又被喻為進入陽維脈的門戶。

主治 通經活絡，安神開竅。主治腰痛、足部扭傷、暈厥、牙痛、偏頭痛。

部位 第5蹠骨粗隆後方，骰骨外側凹陷中。

取穴 正坐垂足著地，腳趾上翹可見一骨頭凸起，外側凹陷處即是。

按摩 在金門痛點處點按2分鐘，可即時緩解急性腰痛；常用拇指指腹揉按金門，每次1～3分鐘，可調理頭暈目眩等症狀。

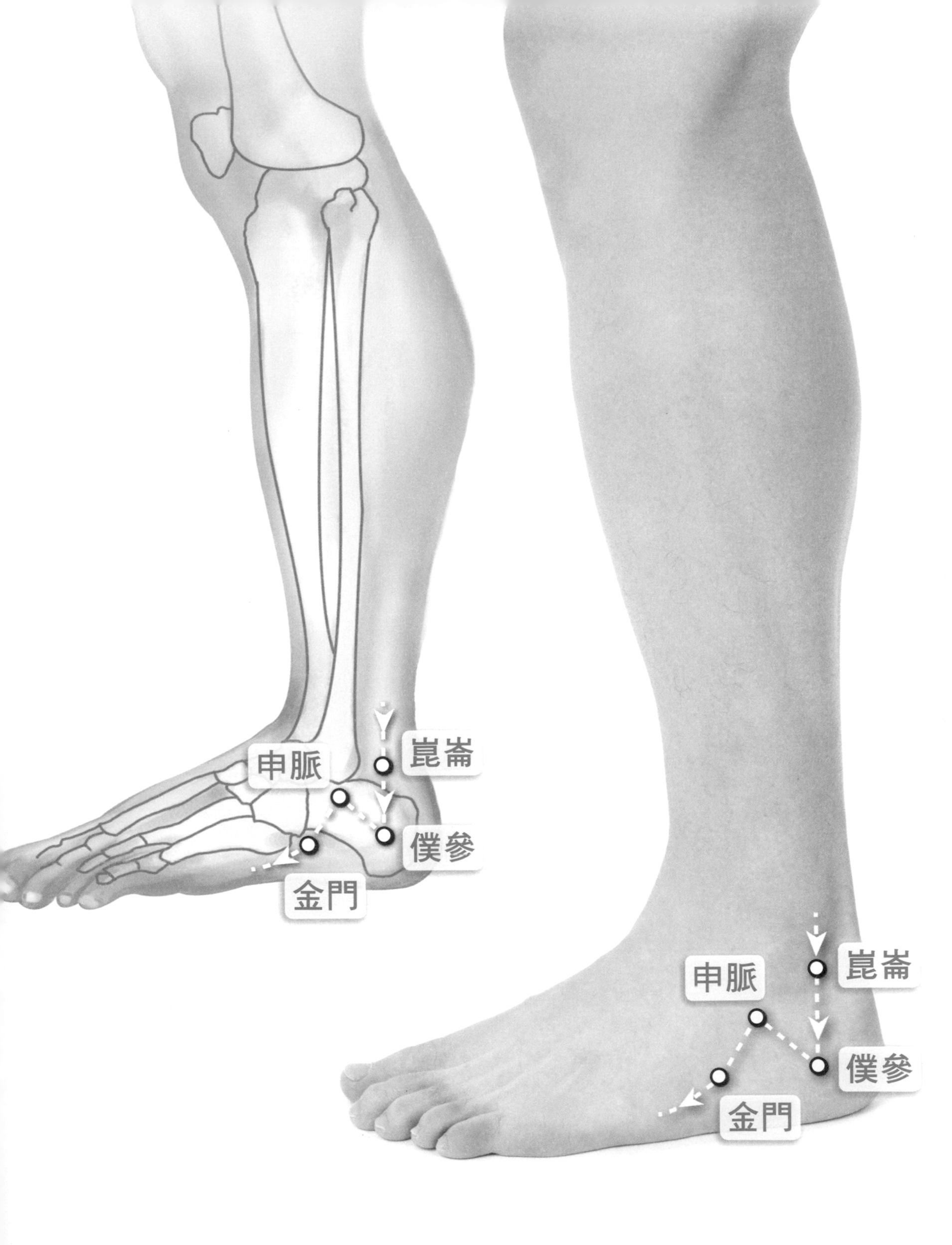
崑崙
申脈
僕參
金門
崑崙
申脈
僕參
金門

京骨

常按多掐保健康

京骨，是第 5 蹠骨粗隆的古稱。穴在第 5 蹠骨粗隆外側。

主治 清熱止痙，明目舒筋。主治頭痛、眩暈、膝痛、鼻塞、小兒驚風。

部位 在足背外側，第5蹠骨粗隆前下方，赤白肉際處。

取穴 沿小趾長骨往後推，可摸到一凸起，下方皮膚顏色深淺交界處即是。

按摩 用拇指指端輕輕掐揉京骨，以有痠痛感為宜，可治療頭痛、眩暈、鼻塞。

束骨

推按束骨防感冒

束骨，為第 5 蹠骨小頭之古稱。穴在第 5 蹠骨小頭外下方。

主治 通經活絡，清頭明目。主治頭痛、目赤、耳聾、痔瘡、下肢後側痛。

部位 在足背外側，第5跖趾關節的近端，赤白肉際處。

取穴 沿小趾向上摸，摸到小趾與足部相連接的關節，關節後方皮膚顏色交界處即是。

按摩 用按摩棒按壓束骨，每次100下，每天3次，可治療頭痛、項強（頸部連及背部筋脈肌肉強直）、目眩等頭部疾病。

足通谷

溫陽散寒治陽虛

足，足部；通，通過；谷，山谷。穴在足部，該處凹陷如谷，脈氣由此而通過。

主治 清熱安神，清頭明目。主治頭痛、頭重、目眩、鼻塞、頸項痛。

部位 在足趾，第5跖趾關節的遠端，赤白肉際處。

取穴 沿小趾向上摸，摸到小趾與足掌相連接的關節，關節前方皮膚顏色交界處即是。

按摩 常按足通谷，可治呼吸系統、循環系統、消化系統病症。

至陰

糾正胎位第一穴

至，到達；陰，陰陽之陰。陰，在此指足少陰腎經。此穴為足太陽膀胱經末穴，從這裡可到達足少陰腎經。

主治 理氣活血，清頭明目。主治頭痛、鼻塞、遺精、胎位不正、難產。

部位 在足趾，小趾末節外側，趾甲根角側後方0.1吋。

取穴 足小趾外側，趾甲外側緣與下緣各作一垂線，其交點處即是。

按摩 掐按至陰可糾正胎位不正，或艾灸此穴，每日灸1次，每次10～15分鐘，以足小趾皮膚潮紅為度。灸前排空小便，鬆開腰帶，以利胎兒活動。

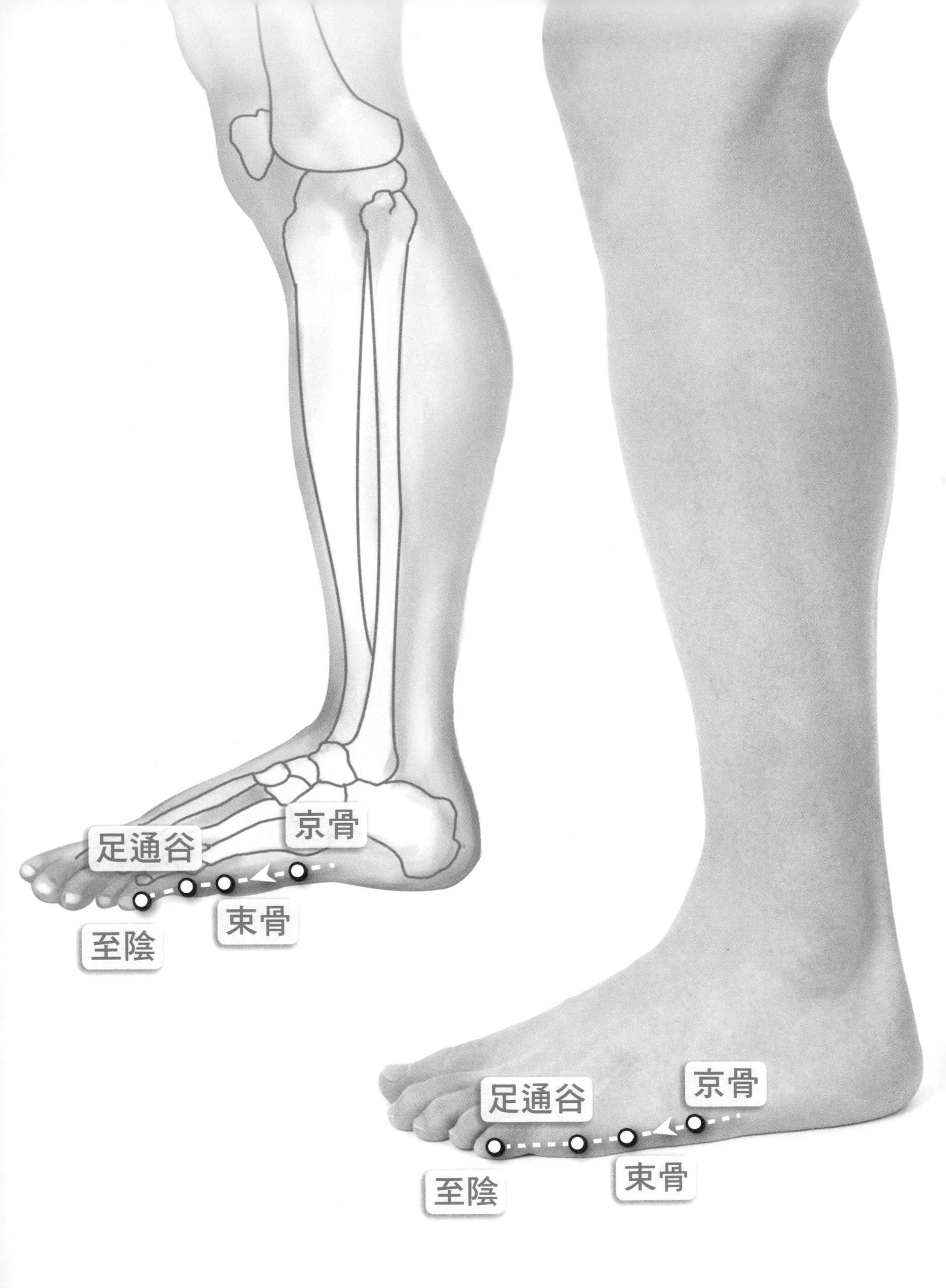
京骨
足通谷
束骨
至陰
足通谷
京骨
束骨
至陰

第九章

足少陰腎經：人體健康的根本

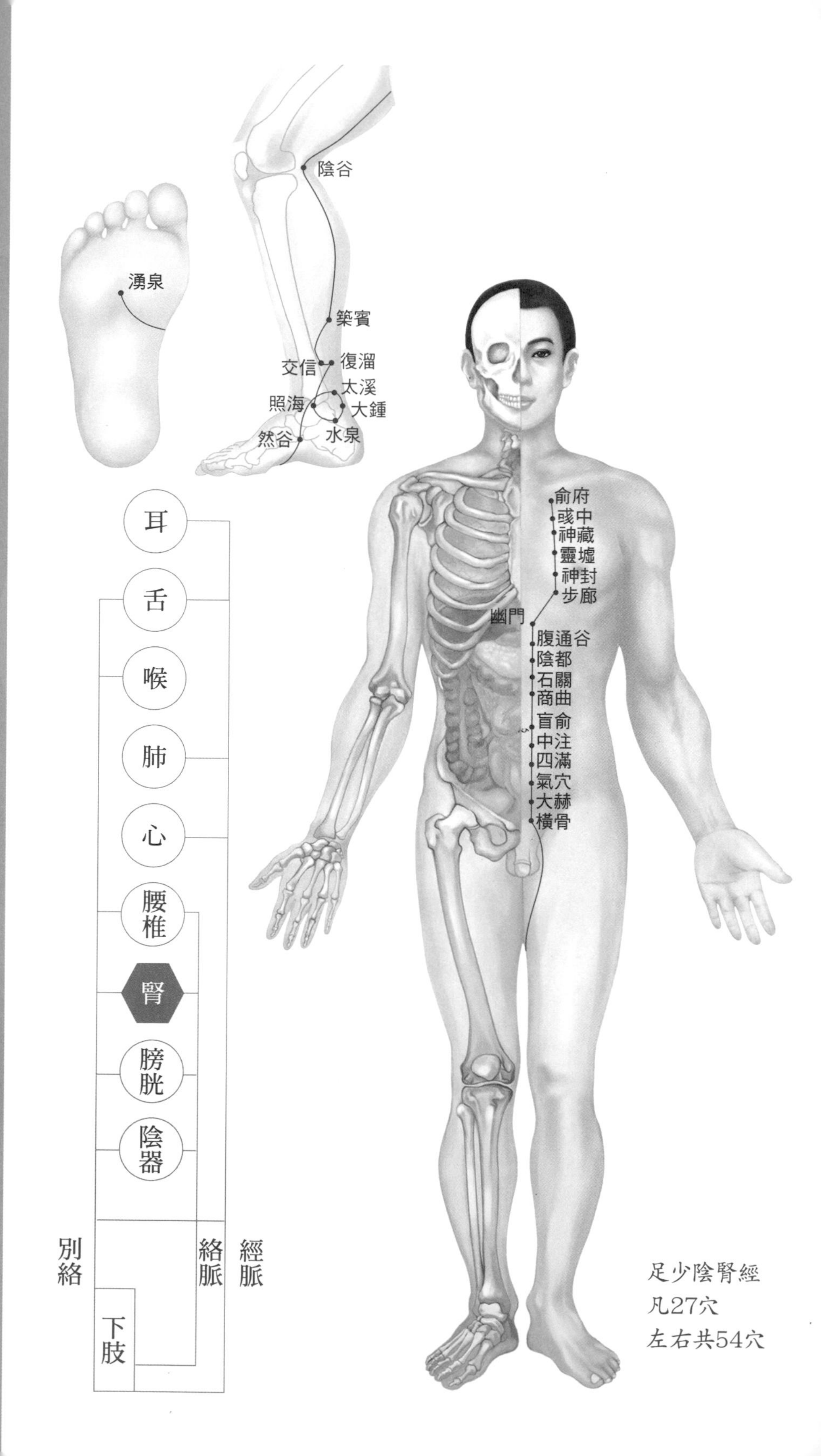

足少陰腎經
凡27穴
左右共54穴

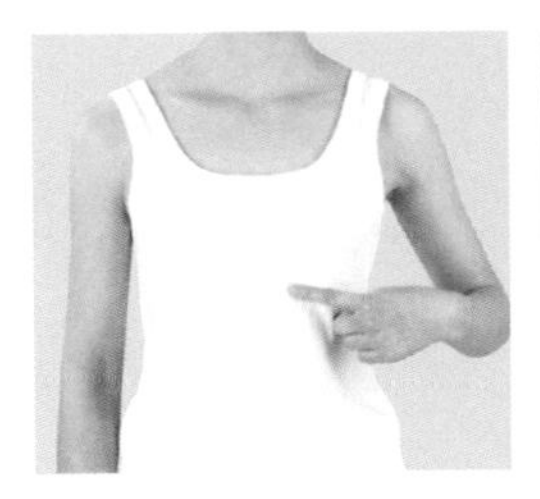
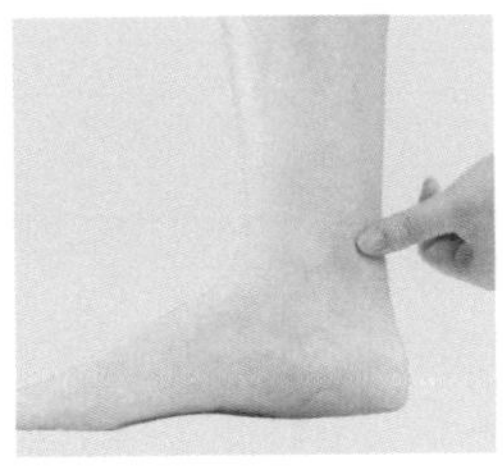
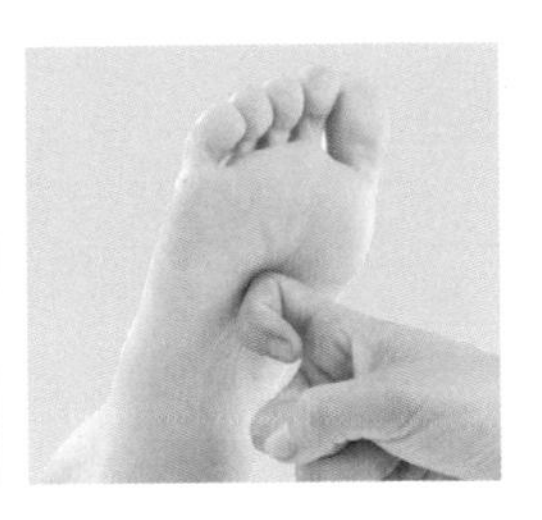

【保養腎經的最佳方法和時間】

腎經位於人體上身內側，以及腿部內側和腳底的湧泉穴，左右共54穴。休息時用手掌或按摩槌等工具對腎經循行路線上的穴位進行拍打刺激，對於重點穴位（如湧泉穴、太溪穴）可進行按摩或艾灸。每次拍打腎經5～10分鐘即可。

酉時（17:00～19:00）是腎經當令，腎經是人體協調陰陽能量的經脈，也是維持體內水液平衡的主要經絡，人體經過申時瀉火排毒，腎在酉時進入貯藏精華的階段。

禁忌	酉時不適宜進行過量的運動，也不適宜喝太多的水。

【腎經上潛伏的疾病】

腎經不正常，人就會出現下列疾病：

經絡症：腎陰不足，則以怕熱為主，症見容易口乾舌燥、慢性咽喉炎、氣短喘促、心煩心痛、失眠多夢、五心（兩手心、兩足心、心口）發熱等；腎陽不足，則以怕冷為主，症見容易手足冰冷、面黑如柴、頭暈目眩、腰膝痠軟等。如果兩種症狀都存在，甚至有些人冬天怕冷，熱天怕熱，有些人上熱（咽喉痛）下寒（手腳冷），則說明腎陰陽兩虛且正走向衰老。為什麼有些人未老先衰，有些人青春常駐？關鍵還是腎的問題。

臟腑症：主要表現在主水失司而致水腫、小便不利、遺精、陽痿、心悸、易驚、易恐、耳鳴、眼花。腎氣不足則骨髓失養、骨質疏鬆、齒鬆髮枯、面色無華。

亢進熱證時症狀：尿黃、尿少、口熱、舌乾、倦怠、足下熱、大腿內側疼痛、性慾增強、月經異常。

衰弱寒證時症狀：尿頻、尿清、腫脹、腿冷、足下冷、下肢麻木痿弱、容易受涼、猶豫不決、性慾減退、腸功能減弱。

腎經腧穴

湧泉

人體生命之源

湧，外湧而出也；泉，泉水也。穴居足心陷中，經氣自下而上，如湧出之泉水。

主治　蘇厥開竅，滋陰益腎，平肝熄風。主治休克、中暑、暈厥、癔病、喉痺、鼻出血、心煩、腰痛、高血壓、低血壓、尿滯留、遺精、頭暈、氣管炎、扁桃腺炎、小兒腹瀉、小兒厭食、神經衰弱。

部位　在足底，屈足卷趾時足心最凹陷處。

取穴　卷足，足底前1/3處可見有一凹陷處，按壓有痠痛感處即是。

按摩　經常按摩刺激湧泉，使整個足底發熱，可補腎健身，還可改善疲乏無力、神經衰弱。

然谷

滋陰補腎助睡眠

然，然骨；谷，山谷。穴在然骨（舟骨粗隆）下陷中，如居山谷。

主治　清熱利濕，益氣固腎。主治咽喉疼痛、陽痿、月經不調、胸脅脹滿。

部位　在足內側，足舟骨粗隆下方，赤白肉際處。

取穴　坐位垂足，內踝前下方明顯骨性標誌一舟骨前下方凹陷處即是。

按摩　經常按揉然谷，可固腎縮尿，防治老年人尿頻；用艾條灸然谷5～15分鐘，可以清腎經虛火，常用於月經不調、帶下、遺精、咽喉腫痛、小便不利等症狀。

太溪

補腎氣，除百病

太，甚大；溪，溝溪。穴在內踝與跟腱之間凹陷中，如巨大的溝溪。

主治　滋陰益腎，壯陽強腰。主治扁桃體炎、慢性咽炎、閉經、失眠、冠狀動脈疾病、早洩。

部位　在踝區，內踝尖與跟腱之間的凹陷中。

取穴　坐位垂足，由足內踝向後推至與跟腱之間凹陷處即是。

按摩　用拇指指腹由上往下刮太溪，每日早晚左右足各刮1～3分鐘，可調節和緩解腎炎、膀胱炎、遺尿、遺精等病症。

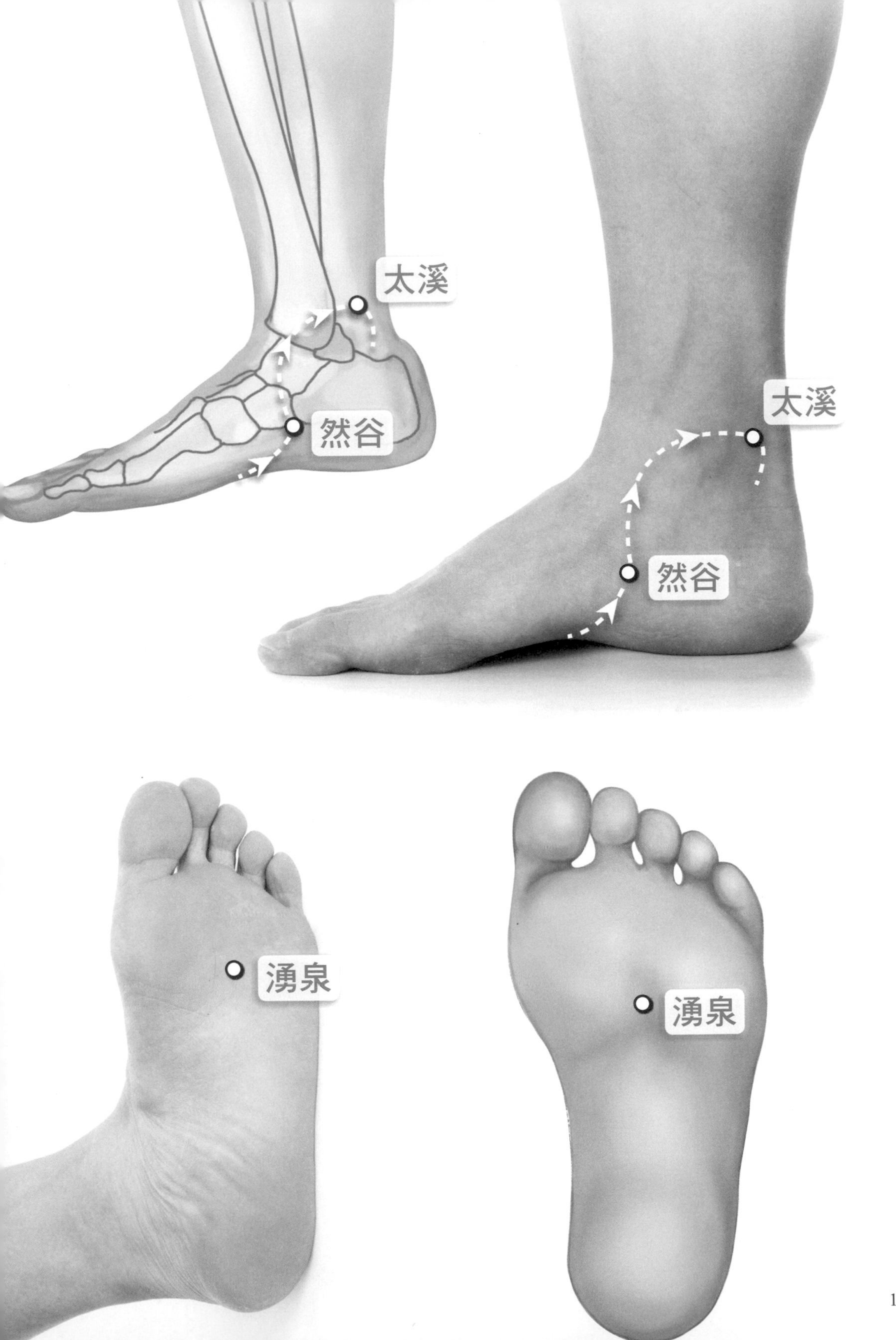
太溪
然谷
太溪
然谷
湧泉
湧泉

大鍾

強腰壯骨療效好

大，大小之大；鍾，同「踵」，即足跟。穴在足跟，其骨較大，故名大鍾。

主治　益腎平喘，調理二便。主治咽喉腫痛、腰脊強痛、嘔吐、哮喘、便祕。

部位　在足跟部，內踝後下方，跟骨上緣，跟腱附著部前緣凹陷中。

取穴　先找到太溪，向下量半橫指，再向後平推至凹陷處即是。

按摩　拿捏大鍾，可防治腰痛；用艾灸的方法，每次灸5～15分鐘，可治氣喘、支氣管炎。

水泉

艾灸治痛經

水，水液；泉，水泉。水泉有水源之意，腎主水。穴屬本經隙穴，能治小便淋瀝。

主治　清熱益腎，疏經活絡。主治小便不利、足跟痛、痛經、閉經、腹痛。

部位　在足跟區，太溪直下1吋，跟骨結節內側凹陷中。

取穴　先找到太溪，直下用拇指量1橫指，按壓有酸脹感處即是。

按摩　按揉水泉，可防治足跟痛；女性痛經，可在經期每天早晚各用艾條灸1次，每次10～15分鐘，可止痛。

照海

月經不調的救星

照，光照；海，海洋。穴屬腎經，氣盛如海，意為腎中真陽，可光照周身。

主治　滋陰清熱，調經止痛。主治咽喉腫痛、氣喘、便祕、月經不調、遺精、失眠。

部位　在內踝尖下1吋，內踝下緣邊際凹陷中。

取穴　坐位垂足，由內踝尖垂直向下推，至下緣凹陷處，按壓有痠痛感處即是。

按摩　常用拇指指腹輕輕向下揉按，每次1～3分鐘，有補腎、養肝、健脾的功效。

復溜

滋補腎陰數它強

復，同「伏」， 深伏；溜，流動。穴居照海之上，在此指經氣至「海」入而復出並繼續溜注之意。

主治　補腎益陰，清熱利水。主治水腫、腹脹、腰脊強痛、盜汗、自汗。

部位　在小腿內側，內踝尖上2吋，跟腱的前緣。

取穴　先找到太溪，直上量3橫指，跟腱前緣處，按壓有酸脹感處即是。

按摩　用拇指指腹由下往上推按復溜1～3分鐘，可緩解腹瀉、盜汗、四肢乏力、腰脊強痛。

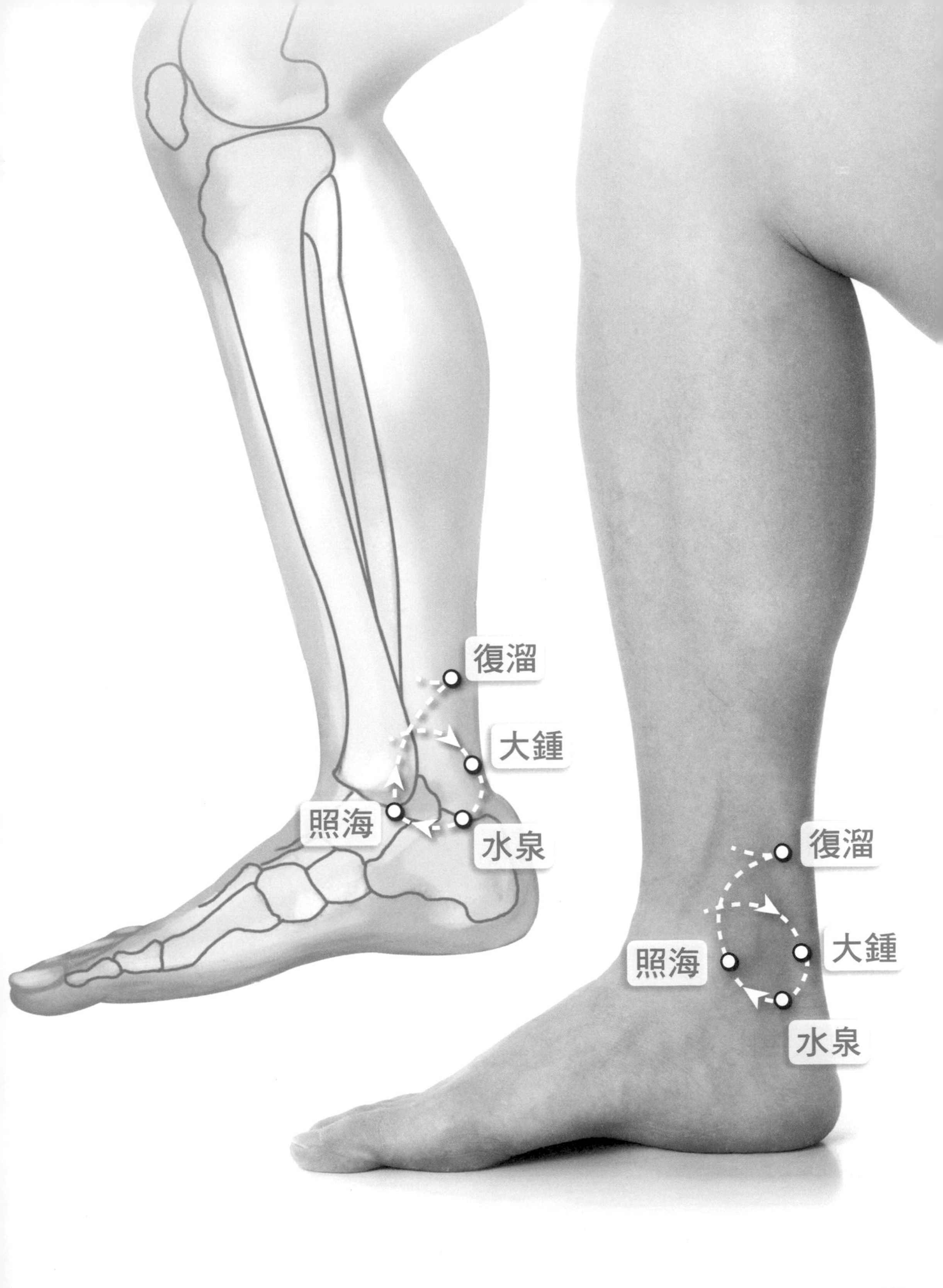
復溜
大鍾
照海
水泉
復溜
大鍾
照海
水泉

交信

調經養血止崩漏

交，交會；信，信用。信，五常之一，屬土，指脾。本經脈氣在本穴交會脾經。

主治　益腎調經，調理二便。主治淋病、月經不調、子宮脫垂、便祕、痛經。

部位　在小腿內側，內踝尖上2吋，脛骨內側緣後際凹陷中。

取穴　先找到太溪，直上量3橫指，再前推至脛骨後凹陷處即是。

按摩　彎曲拇指，用拇指指腹垂直揉按交信，有輕微酸脹感為宜，每次左右各揉按1～3分鐘，先左後右，可治月經不調、痛經、崩漏等婦科疾病。

築賓

排毒好幫手

築，強健；賓，同「髕」，泛指膝和小腿。穴在小腿內側，有使腿膝強健的作用。

主治　調理下焦，寧心安神。主治腳軟無力、腎炎、膀胱炎、腓腸肌痙攣。

部位　在小腿內側，太溪直上5吋，比目魚肌與跟腱之間。

取穴　先找到太溪，直上量7橫指，按壓有酸脹感處即是。

按摩　用食指指腹揉按築賓，力道適中，可改善小腿痙攣、腳軟無力等不適症狀。

陰谷

遺尿、遺精選陰谷

陰，陰陽之陰；谷，山谷。內為陰。穴在膝關節內側，局部凹陷如谷。

主治　益腎調經，理氣止痛。主治小便難、遺精、早洩、陰囊濕癢、婦人帶漏。

部位　在膝後區，膕橫紋上，半腱肌肌腱外側緣。

取穴　微屈膝，在膕窩橫紋內側可觸及兩條筋，兩筋之間凹陷處即是。

按摩　用食指指腹揉按陰谷，力道適中，每次揉按1～3分鐘，可治療陽痿、早洩、遺精、前列腺炎等男性功能障礙疾病。

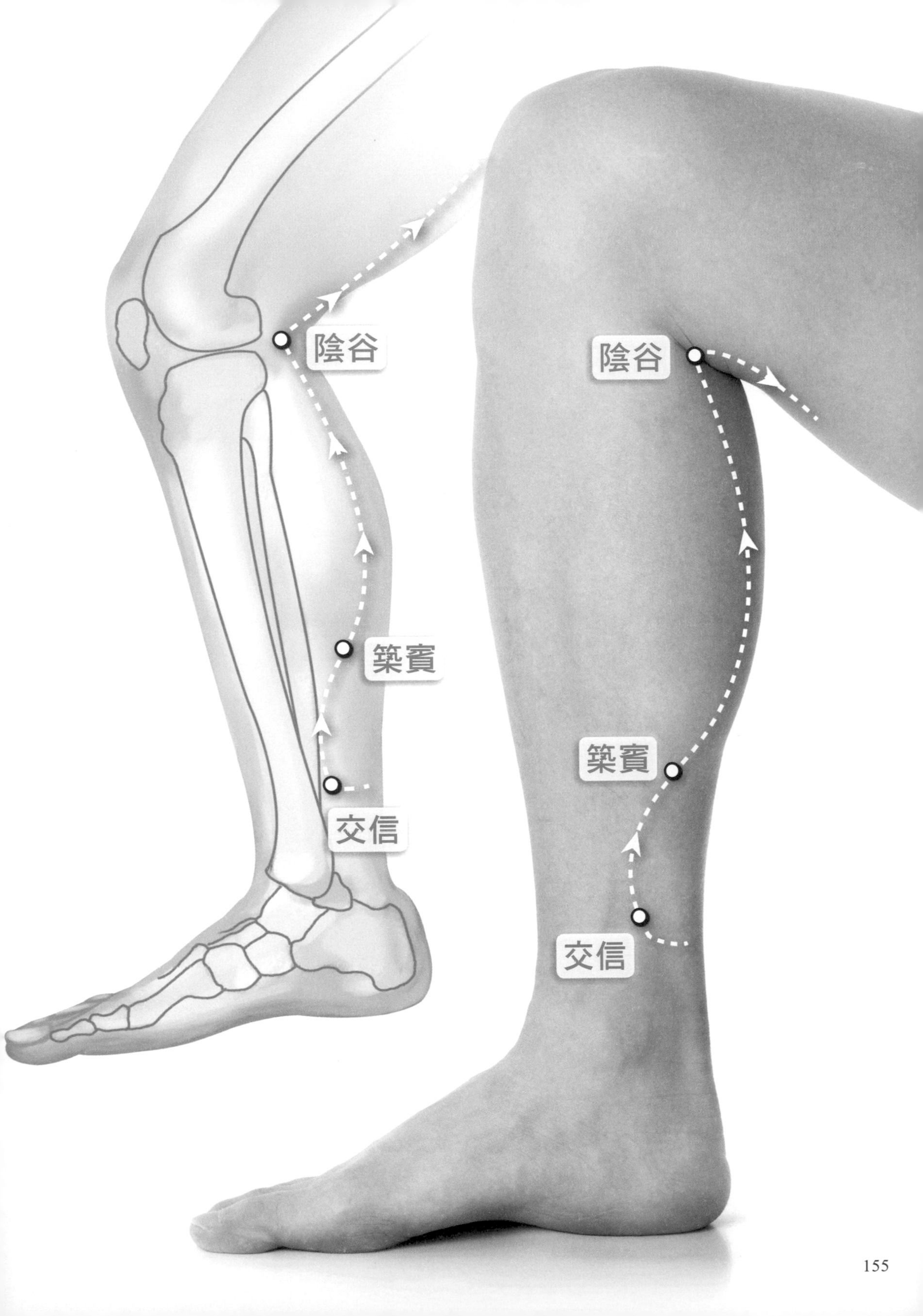
陰谷
築賓
交信
陰谷
築賓
交信

橫骨

擺脫男人難言痛苦

橫骨，為恥骨之古稱。穴在橫骨上緣上方，故稱橫骨。

主治 益腎助陽，調理下焦。主治腹痛、外生殖器腫痛、遺精、閉經、盆腔炎。

部位 在下腹部，臍中下5吋，前正中線旁開0.5吋。

取穴 仰臥，恥骨聯合上緣中點，再旁開半橫指處即是。

按摩 用拇指指腹從上向下推摩，每次3～5分鐘。可治小便不利、遺尿、遺精等泌尿生殖系統疾病。

大赫

生殖健康的福星

大，大小之大；赫，顯赫。顯赫有盛大之意。本穴為足少陰衝脈之會，乃下焦元氣充盛之處。

主治 益腎助陽，調經止帶。主治遺精、月經不調、痛經、不孕、帶下。

部位 在下腹部，臍中下4吋，前正中線旁開0.5吋。

取穴 仰臥，依上法找到橫骨，向上1橫指處即是。

按摩 用拇指指腹從上向下推摩大赫，每次3～5分鐘。可治生殖系統、泌尿系統疾病。

氣穴

利尿通便療效好

氣，氣血之氣，在此指腎氣；穴，土室。穴在關元旁，為腎氣藏聚之室。

主治 調理衝任，益腎暖胞。主治月經不調、痛經、帶下、遺精、陽痿。

部位 臍中下3吋，前正中線旁開0.5吋。

取穴 肚臍下4橫指，再旁開半橫指處。

按摩 用拇指指腹從上向下推摩氣穴，每次3～5分鐘。可有效治療生殖疾病。

四滿

腹痛腹冷不怕了

四，第四；滿，充滿。此乃腎經入腹的第四穴，可治腹部脹滿。

主治 理氣調經，利水消腫。主治痛經、不孕症、遺精、水腫、小腹痛、便祕。

部位 臍中下2吋，前正中線旁開0.5吋。

取穴 仰臥，肚臍下3橫指，再旁開半橫指處即是。

按摩 按揉四滿可治腹痛、便祕、腹瀉、月經不調等疾病；或艾條灸，每次5～15分鐘。

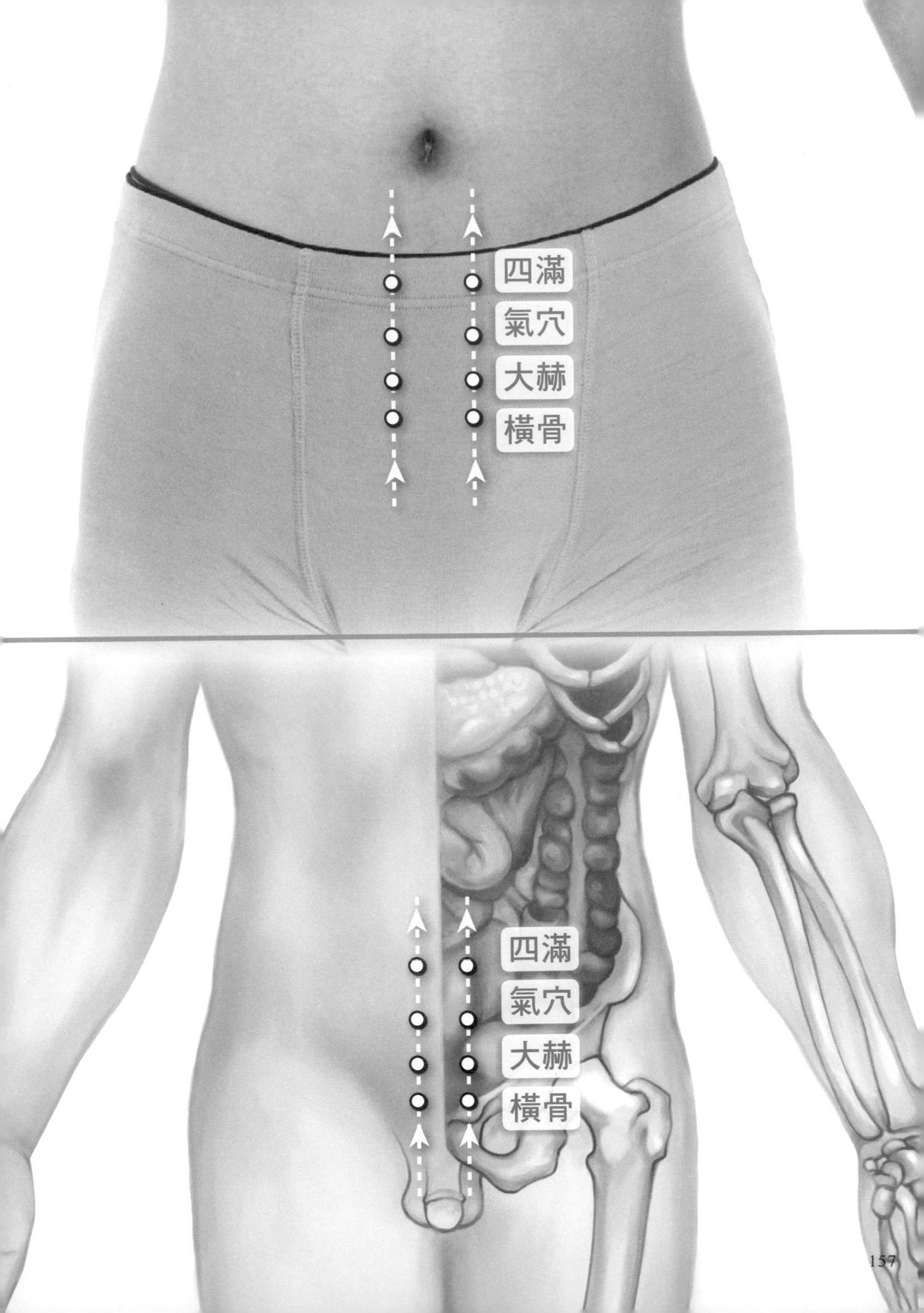
四滿
氣穴
大赫
橫骨
四滿
氣穴
大赫
橫骨

中注

常按摩，促消化

中，中間；注，灌注。腎經之氣由此灌注中焦。

主治　調經止帶，通調腑氣。主治腹脹、嘔吐、腹瀉、痢疾、腰腹疼痛。

部位　在下腹部，臍中下1吋，前正中線旁開0.5吋。

取穴　仰臥，肚臍下半橫指，再旁開半橫指處即是。

按摩　按揉中注可治腹痛、便祕、腹瀉、月經不調等疾病；可用艾條灸中注，每次5～15分鐘。

肓俞

告別便祕的痛苦

肓，肓膜；俞，輸注。腎經之氣由此灌注中焦。

主治　理氣止痛，潤腸通便。主治繞臍腹痛、腹脹、嘔吐、腹瀉、痢疾、便祕。

部位　在腹中部，臍中旁開0.5吋。

取穴　仰臥，肚臍旁開半橫指處即是。

按摩　用拇指指腹從上向下推摩肓俞，每次3～5分鐘，用艾條灸肓俞，每次5～15分鐘。可治腹痛、便祕、腹瀉、月經不調、疝氣等疾病。

商曲

幫你解決腹痛的煩惱

商，五音之一，屬金；曲，彎曲。商為金音，大腸屬金，本穴內對大腸彎曲處。

主治　健脾和胃，消積止痛。主治繞臍腹痛、腹脹、嘔吐、腹瀉、痢疾、便祕。

部位　在上腹部，臍中上2吋，前正中線旁開0.5吋。

取穴　仰臥，肚臍上3橫指，再旁開半橫指處即是。

按摩　用拇指指腹從上向下推摩商曲，每次3～5分鐘，或用艾條灸商曲，每次5～15分鐘。可治胃痛、便祕、腹瀉等胃腸疾病。

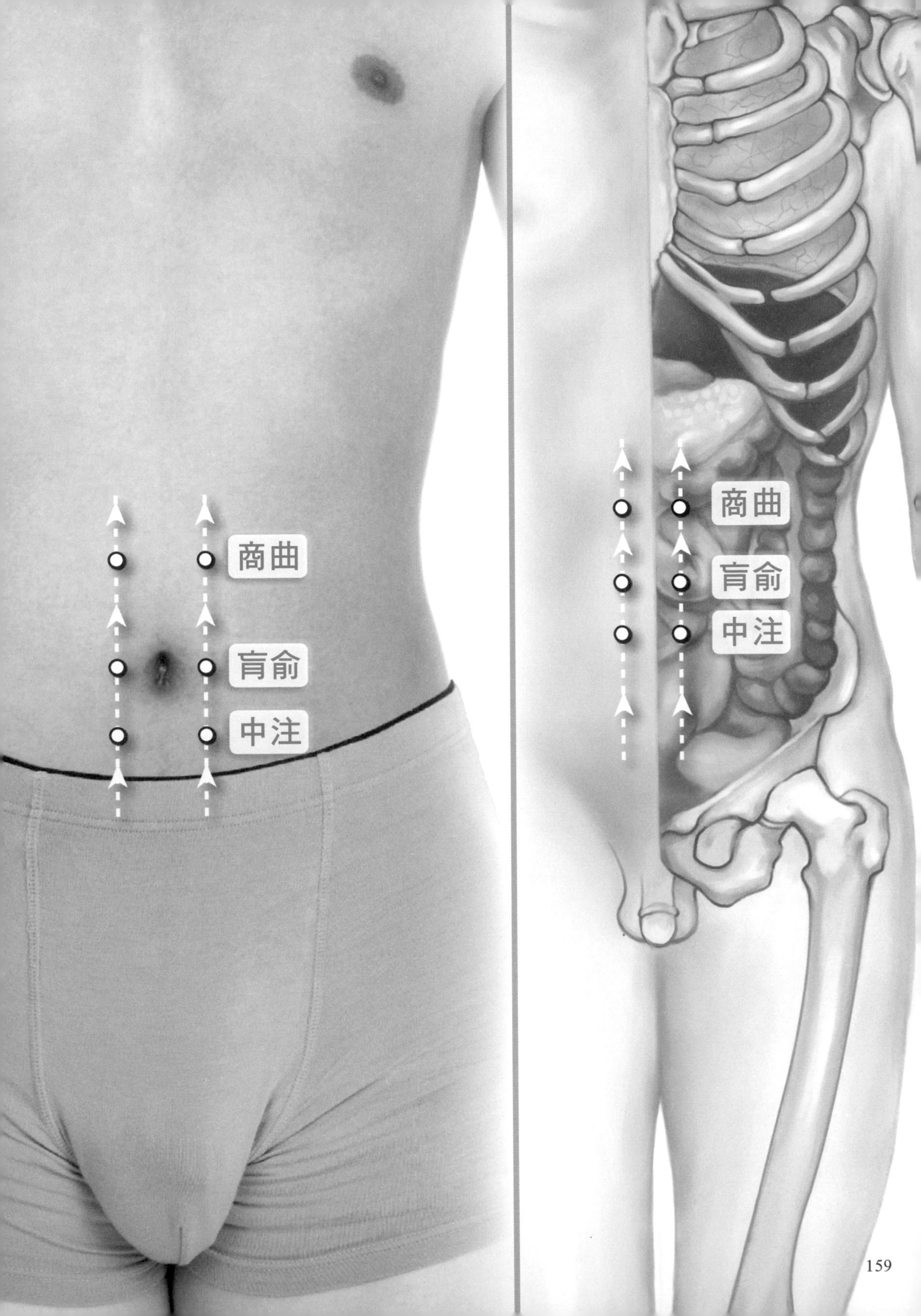
商曲
肓俞
中注
商曲
肓俞
中注

石關

脾胃虛寒按石關

石，石頭；關，重要。石有堅實之意。本穴為治腹部堅實病症的要穴。

主治　降逆止嘔、溫經散寒。主治閉經、帶下、脾胃虛寒、腹痛。

部位　在上腹部，臍中上3吋，前正中線旁開0.5吋。

取穴　仰臥，肚臍上4橫指，再旁開半橫指處即是。

按摩　兩手中指指腹相互疊加，用力按壓石關，有酸脹的感覺為宜，每次揉按3～5分鐘，可治嘔吐、腹痛、婦人不孕等脾胃虛寒之證。

陰都

有效緩解胃痛

陰，陰陽之陰；都，會聚。穴在腹部，為水谷聚焦之處。

主治　調理胃腸，寬胸降逆。主治腹脹、腸鳴、腹痛、哮喘、便祕、婦人不孕。

部位　在上腹部，臍中上4吋，前正中線旁開0.5吋。

取穴　仰臥，胸劍聯合與肚臍連線中點，再旁開半橫指處即是。

按摩　中間三指指腹摩陰都、中脘，可治胃脹、胃痛、噁心等。

腹通谷

胃痛嘔吐不用怕

腹，腹部；通，通過；谷，水谷。穴在腹部，為通過水谷之處。

主治　健脾和胃，寬胸安神。主治腹痛，腹脹，嘔吐，胸痛，急、慢性胃炎。

部位　在上腹部，臍中上5吋，前正中線旁開0.5吋。

取穴　仰臥，胸劍聯合處，直下量4橫指，再旁開半橫指處即是。

按摩　按揉腹通谷，可治胃痛、嘔吐、腹痛、腹脹等胃腸疾病。

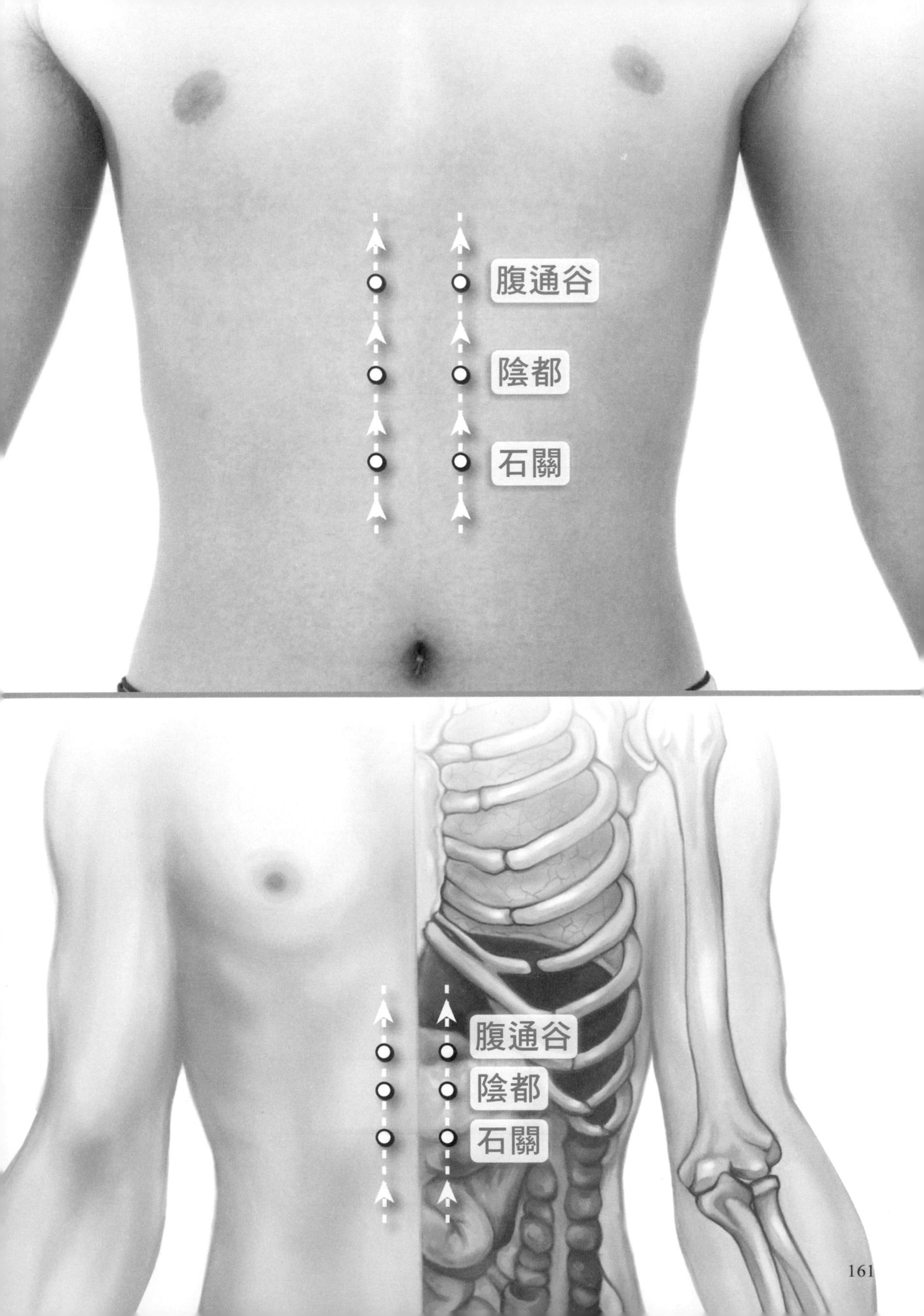
腹通谷
陰都
石關
腹通谷
陰都
石關

幽門

腹脹腹瀉雙調節

幽，隱藏在腹部深處；門，門戶。胃之下口稱幽門。穴之深部，鄰近幽門。

主治　健脾和胃，降逆止嘔。主治腹痛、嘔吐、胃痛、胃潰瘍、消化不良。

部位　在上腹部，臍中上6吋，前正中線旁開0.5吋。

取穴　仰臥，胸劍聯合處，直下量3橫指，再旁開半橫指處即是。

按摩　按揉幽門，可治嘔吐、腹痛、腹脹、腹瀉等胃腸疾病。

步廊

乳房保健穴

步，步行；廊，走廊。穴當中庭旁；經氣自此，如步行於庭堂之兩廊。

主治　寬胸理氣，止咳平喘。主治咳嗽、哮喘、胸痛、乳癰、胸膜炎。

部位　在胸部，第5肋間隙，前正中線旁開2吋。

取穴　仰臥，平乳頭的肋間隙的下一肋間，由前正中線旁開3橫指處即是。

按摩　急性乳腺炎患者可自步廊向乳頭方向推抹50～100次。

神封

迅速緩解氣喘

神，指心；封，領屬。穴之所在為心之所屬。

主治　寬胸理肺，降逆止嘔。主治咳嗽、哮喘、嘔吐、胸痛、乳癰、胸膜炎。

部位　在胸部，第4肋間隙，前正中線旁開2吋。

取穴　仰臥，平乳頭的肋間隙中，由前正中線旁開3橫指處即是。

按摩　用中指指腹揉按神封3～5分鐘，可緩解跑步後或搬重物後造成的氣喘。

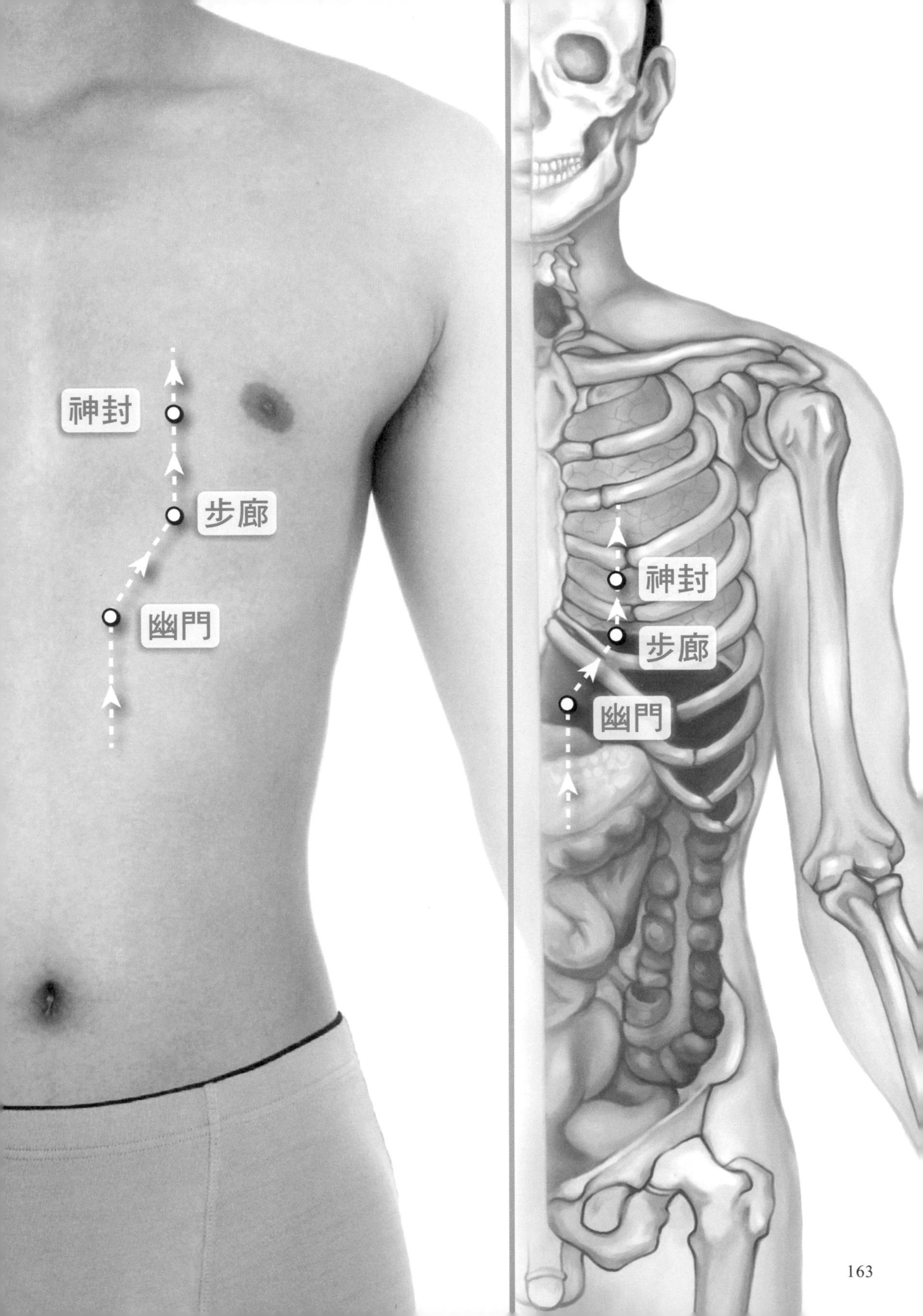
神封
步廊
幽門
神封
步廊
幽門

靈墟

風寒咳嗽找靈墟

靈，指心；墟，土堆。本穴內應心臟，外當肌肉隆起處，其隆起猶如土堆。

主治 疏肝寬胸，肅降肺氣，壯陽益氣。主治咳嗽、哮喘、胸痛、乳癰、胸膜炎、心悸。

部位 在胸部，第3肋間隙，前正中線旁開2吋。

取穴 仰臥，自乳頭垂直向上推1個肋間隙，該肋間隙中，由前正中線旁開3橫指處即是。

按摩 治療風寒咳嗽，常按揉靈墟，每次10～15分鐘，具有止咳化痰的功效。

神藏

艾灸治咳喘

神，指心；藏，匿藏。穴當心神匿藏之處。

主治 寬胸理氣，降逆平喘。主治咳嗽、哮喘、胸痛、支氣管炎、嘔吐。

部位 在胸部，第2肋間隙，前正中線旁開2吋。

取穴 仰臥，自乳頭垂直向上推2個肋間隙，該肋間隙中，由前正中線旁開3橫指處即是。

按摩 輕輕按揉神藏，可治咳嗽、氣喘等肺疾。

彧中

定咳順氣好幫手

彧，通「郁」；中，中間。郁有茂盛之意，穴當腎氣行於胸中大盛之處。

主治 寬胸理氣，止咳化痰。主治咳嗽、胸脅脹滿、不嗜食、咽喉腫痛。

部位 在胸部，第1肋間隙，前正中線旁開2吋。

取穴 仰臥，自鎖骨下緣垂直向下推1個肋骨，就是第1肋間隙，由前正中線旁開3橫指處即是。

按摩 生氣或疲累後，胸脅部有時會感到疼痛，而且不斷咳嗽，此時可以用拇指指腹點按彧中，有助於止痛、定咳、順氣。

俞府

勝過止咳良藥

俞，輸注；府，通「腑」。腎之經氣由此輸入內臟。

主治 止咳平喘，和胃降逆。主治咳嗽、哮喘、嘔吐、胸脅脹滿、不嗜食。

部位 在胸部，鎖骨下緣，前正中線旁開2吋。

取穴 仰臥，鎖骨下可觸及一凹陷，在此凹陷中，前正中線旁開3橫指處即是。

按摩 經常推揉、拍打俞府可調氣散結，延緩呼吸器官衰老。

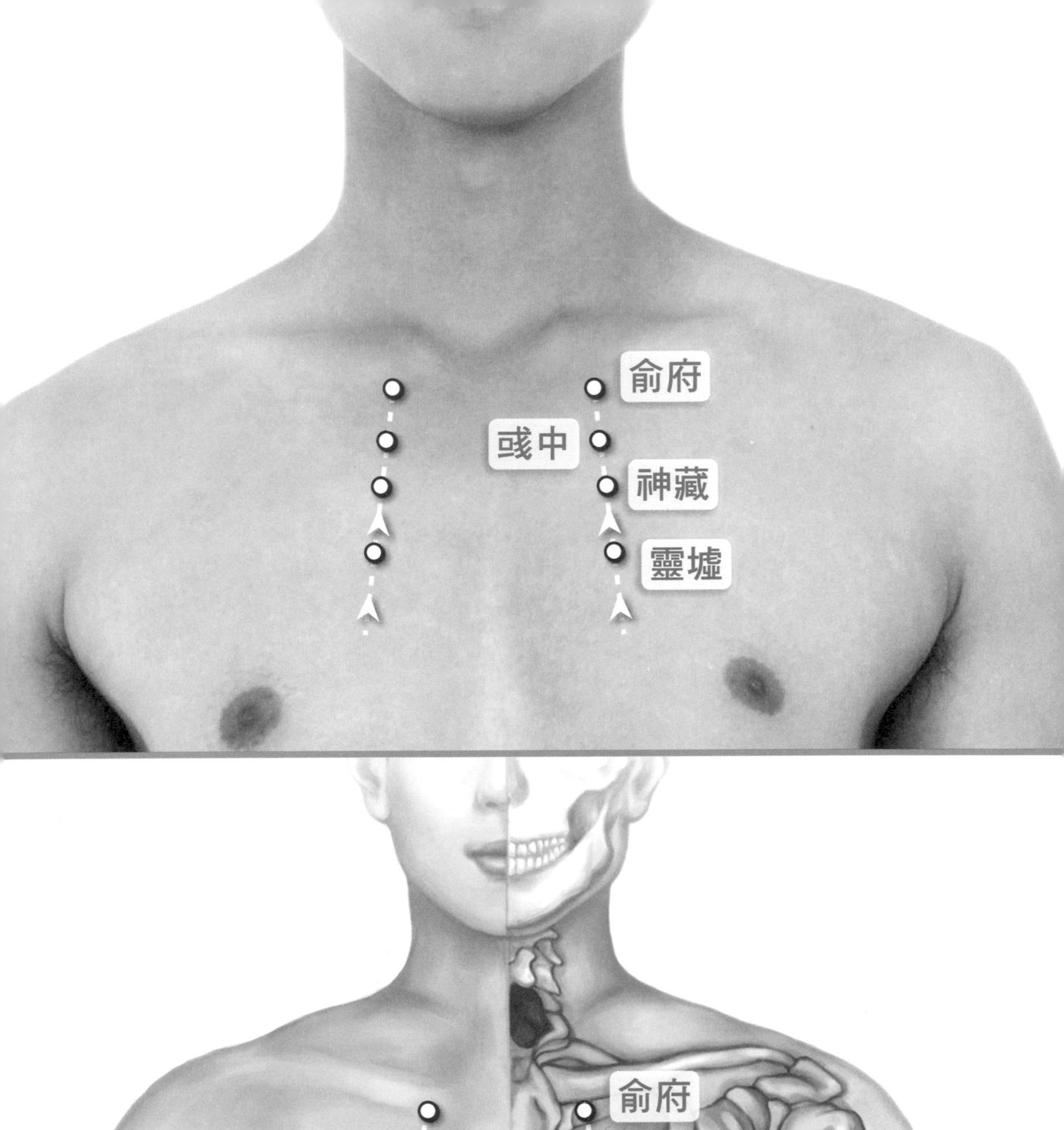
俞府
彧中
神藏
靈墟

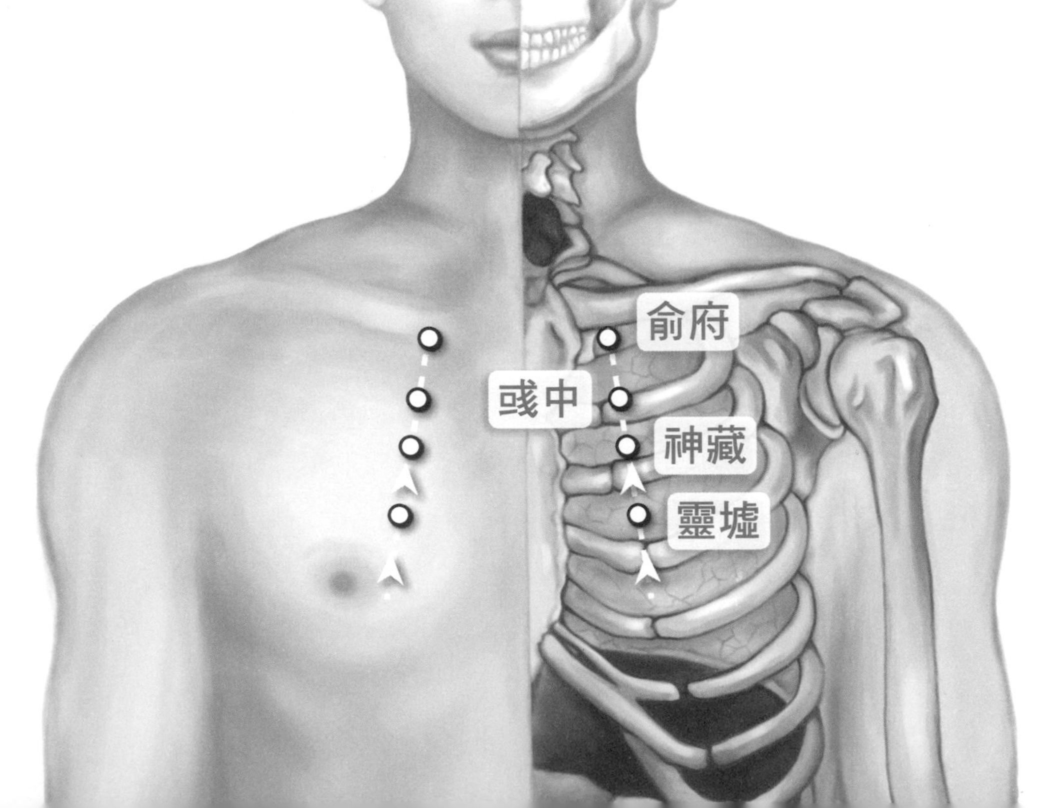
俞府
彧中
神藏
靈墟

第十章

手厥陰心包經：護衛心主的大將軍

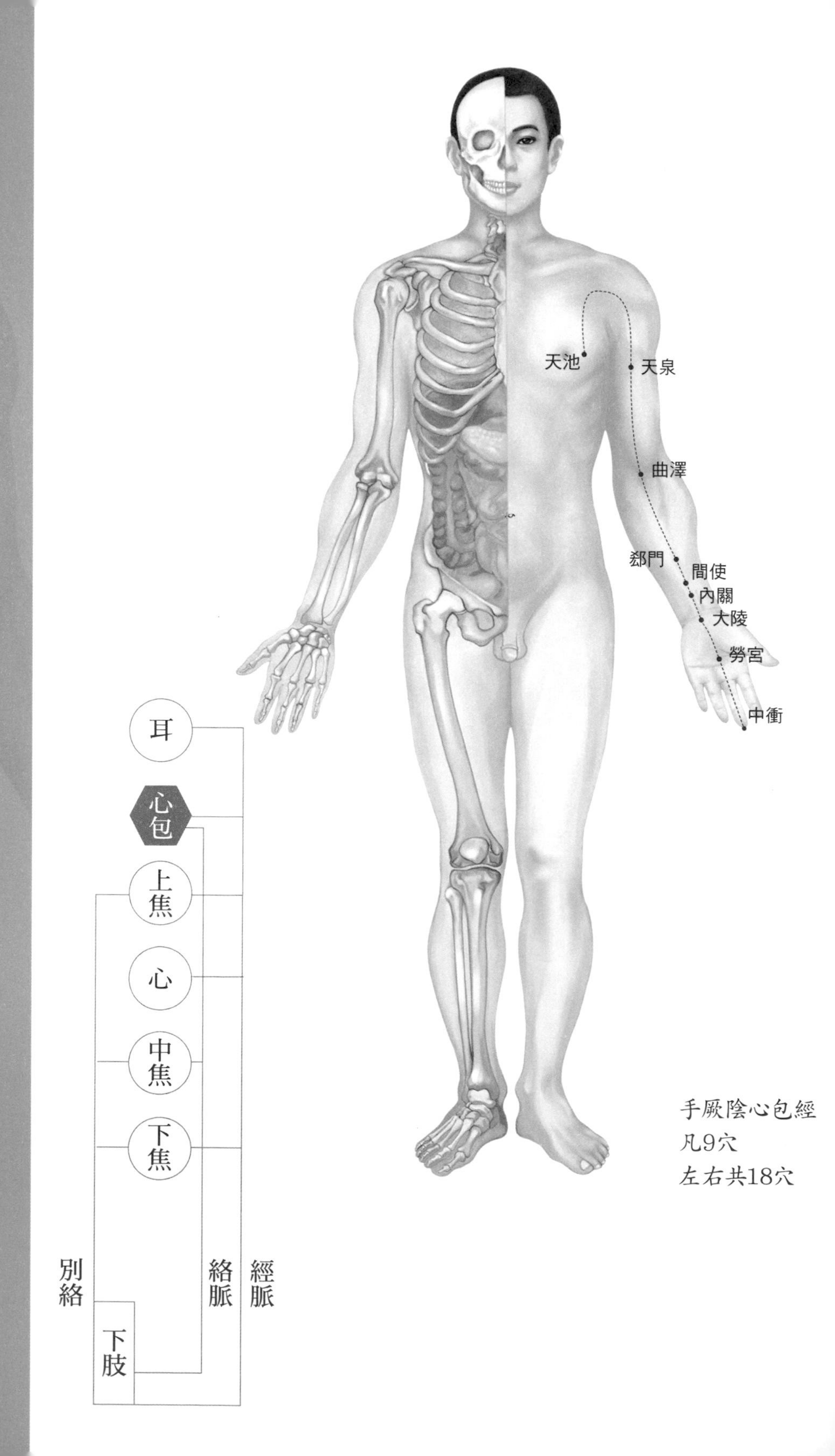

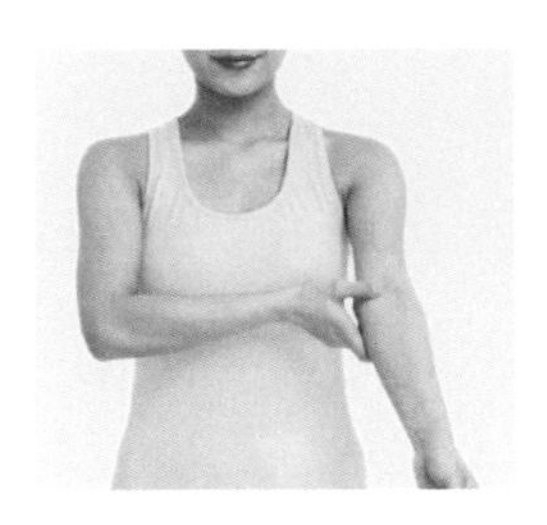
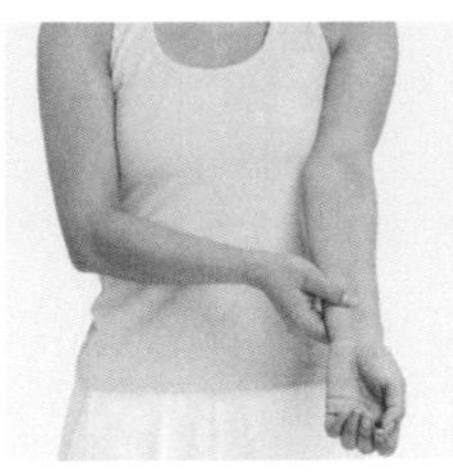
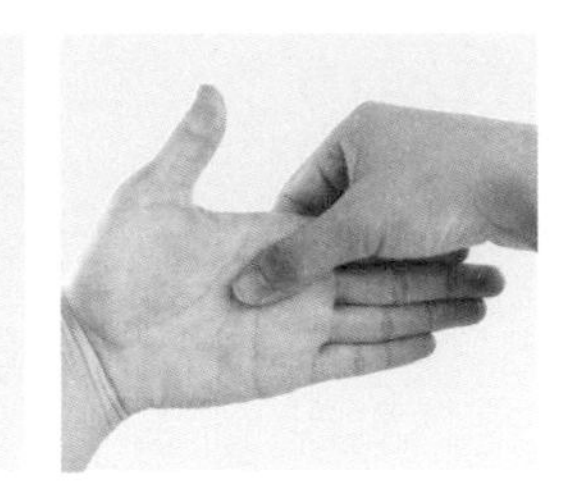

【保養心包經的最佳方法和時間】

心包經位於人體手臂內側，並包括胸部的天池穴。晚飯後適合散步，散步時輕輕拍打心包經穴位，至潮紅為宜，注意拍打力道，每次3～5分鐘即可。

心包是心的保護組織，又是氣血通道。心包經戌時（19:00～21:00）最興旺，心臟不好者最好在戌時循按心包經。此時還要給自己創造安然入眠的條件：保持心情舒暢，看書、聽音樂或打太極，放鬆心情，從而釋放壓力。

禁忌 晚餐不要太過油膩，否則易生亢熱而致胸中煩悶、噁心。

【心包經上潛伏的疾病】

心包經發生病變時，主要表現為以下疾病：

經絡症：失眠、多夢、易醒、健忘、口瘡、口臭、全身痛癢等。
臟腑症：心煩、心悸、心痛、心悶、神志失常等。心包氣絕則眼大無神直視，形體萎黃如煙燻。
亢進熱證時症狀：心煩、易怒、失眠、多夢、胸痛、頭熱痛、上肢痛、目赤、便祕。
衰弱寒證時症狀：心悸、心動過緩、眩暈、呼吸困難、上肢無力、胸痛、易醒、難入睡。

心包經腧穴

天池

乳腺增生的剋星

天，天空；池，池塘。穴在乳旁，乳房之泌乳，有如水自天池而出。

主治　活血化瘀，寬胸理氣。主治咳嗽、胸痛、胸悶、乳汁分泌不足、乳腺炎。

部位　在胸部，第4肋間隙，前正中線旁開5吋。

取穴　仰臥，自乳頭沿水平線向外側旁開1橫指，按壓有酸脹感處即是。

按摩　中指指腹垂直下壓揉按天池，持續3～5分鐘為宜，可治乳腺增生、乳腺炎等疾病。

天泉

增強心臟活力

天，天空；泉，泉水。源於天地的經氣由此而下，如泉水從天而降。

主治　寬胸理氣，活血通脈。主治心痛、打嗝、上臂內側痛、胸背痛。

部位　在臂前區，腋前紋頭下2吋，肱二頭肌的長、短頭之間。

取穴　伸肘仰掌，腋前紋頭直下3橫指，在肱二頭肌肌腹間隙中，按壓有酸脹感處即是。

按摩　心臟供血不足者，可每天堅持用中指指腹揉天泉，每次1～3分鐘。

曲澤

胸悶、心慌多按揉

曲，彎曲；澤，沼澤。經氣流注至此，入曲肘淺凹處，猶如水進沼澤。

主治　清心鎮痛，和胃降逆。主治胃痛、嘔吐、腹瀉、風疹、心痛、心悸。

部位　在肘前區，肘橫紋上，肱二頭肌腱的尺側緣凹陷中。

取穴　肘微彎，肘彎裡可摸到一條大筋，內側橫紋上可觸及凹陷處即是。

按摩　用拇指垂直按壓曲澤1～3分鐘，可治心火上升引起的心痛、心悸等心血管疾病。

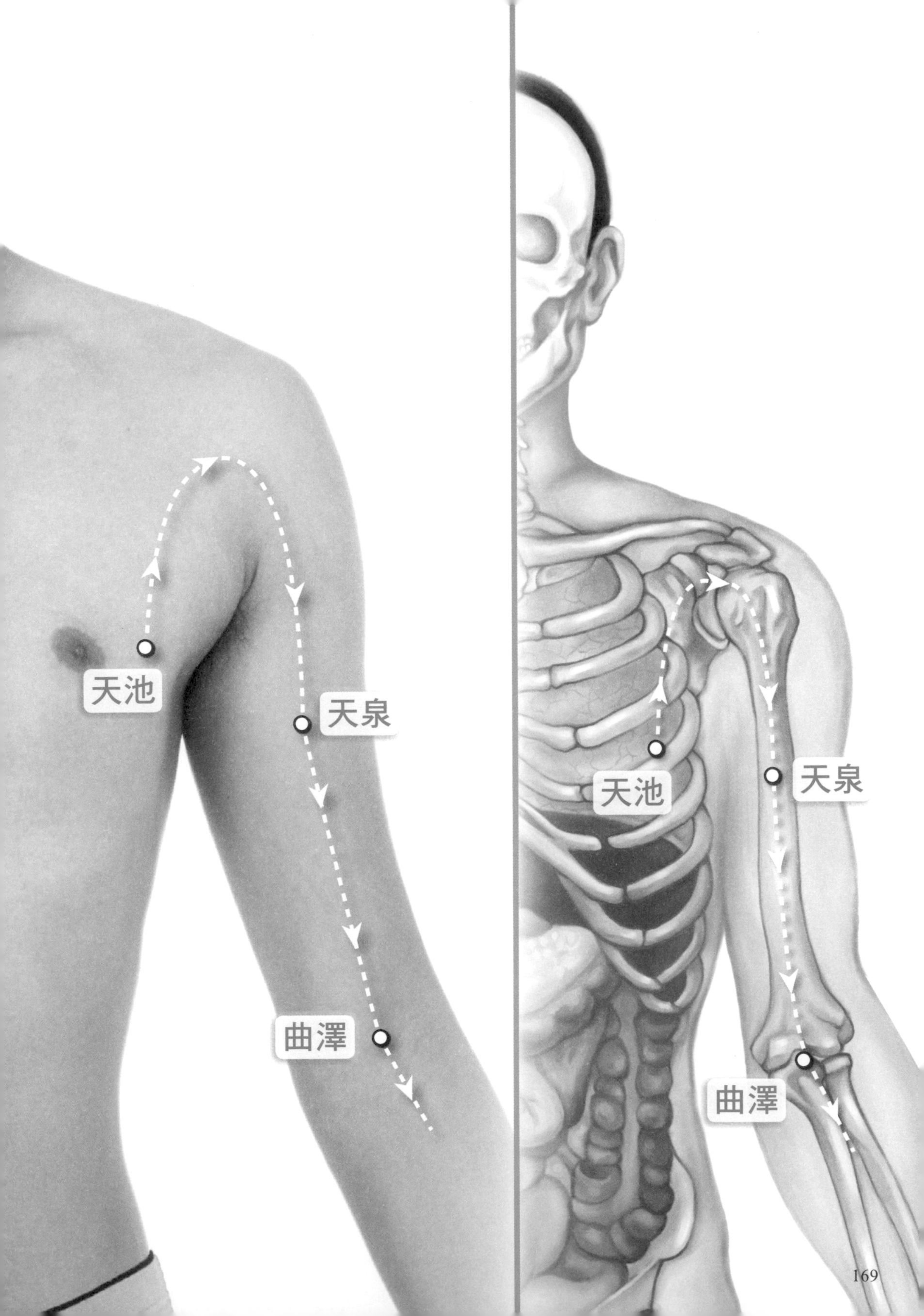
天池
天泉
曲澤
天池
天泉
曲澤

郄門

心絞痛的應急穴

郄，孔隙；門，門戶。此為本經隙穴，乃本經經氣出入之門戶。

主治 寧心安神，清營止血。主治心胸部疼痛、心悸、嘔血、鼻塞。

部位 在前臂前區，腕掌側遠端橫紋上5吋，掌長肌腱與橈側腕屈肌腱之間。

取穴 微屈腕握拳，曲池與大陵連線中點下1橫指處即是本穴。

按摩 患者自己可用右手拇指按定左手郄門，然後左手腕向內轉動45度再返回，以每分鐘60次的速度重複該動作，按摩1分鐘，可治心悸、心動過速、心絞痛等症狀。

間使

治打嗝之要穴

間，間隙；使，臣使。穴屬心包經，位於兩筋之間隙，心包為臣使之官，故名。

主治 寬胸和胃，清心安神，理氣鎮痛。主治打嗝、嘔吐、中風、月經不調、蕁麻疹。

部位 在前臂前區，腕掌側遠端橫紋上3吋，掌長肌腱與橈側腕屈肌腱之間。

取穴 微屈腕握拳，從腕橫紋向上量4橫指，兩條索狀筋之間即是。

按摩 用拇指指腹用力按壓間使，有酸脹感為宜，一般按摩3～5分鐘，即可消除打嗝症狀。

內關

心神守衛

內，內外之內；關，關隘。穴在前臂內側要處，猶如關隘。

主治 寧心安神，和胃降逆，理氣鎮痛。主治心痛、心悸、失眠、癲癇、胃痛、嘔吐、打嗝、哮喘、高血壓、低血壓、冠狀動脈疾病、汗多、神經性皮炎、小兒驚風。

部位 在前臂前區，腕掌側遠端橫紋上2吋，掌長肌腱與橈側腕屈肌腱之間。

取穴 微屈腕握拳，從腕橫紋向上量3橫指，兩條索狀筋之間即是內關。

按摩 用左手拇指指尖按壓右側內關10～15分鐘，每日2～3次；再用右手按壓左側內關，反覆操作。可改善風濕性心臟病、心肌炎、冠狀動脈疾病、心絞痛、心律不整等症狀。

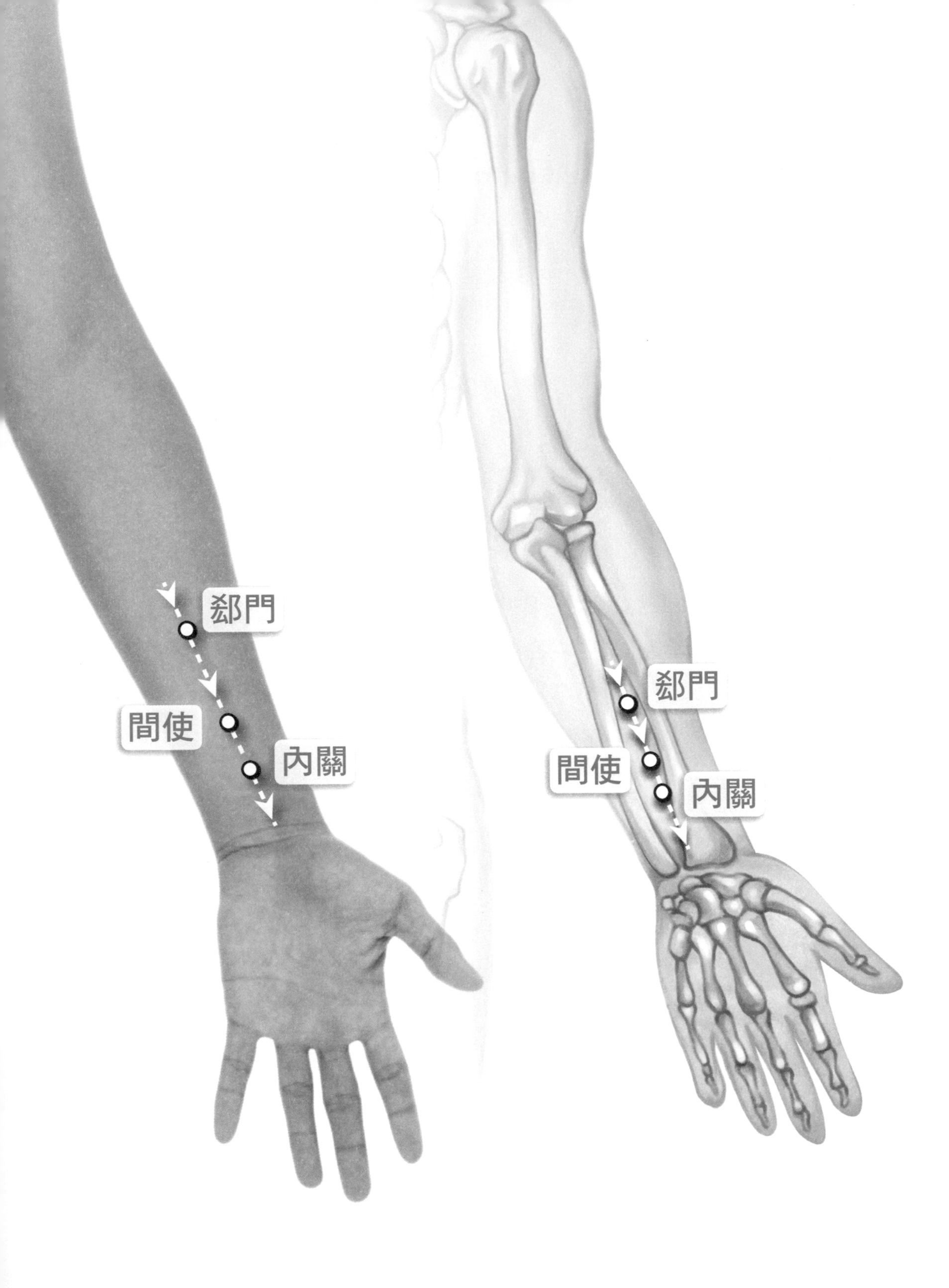
郄門
間使
內關
郄門
間使
內關

大陵

牙腫口臭消失了

大，大小之大；陵，丘陵。掌根突起部如同丘陵，穴在其腕側凹陷中。

主治　寧心安神，和營通絡，寬胸和胃。主治身熱、頭痛、扁桃腺炎、咽炎、腎虛、失眠。

部位　在腕前區，腕掌側遠端橫紋中，掌長肌腱與橈側腕屈肌腱之間。

取穴　微屈腕握拳，從腕橫紋上，兩條索狀筋之間即是。

按摩　用拇指指尖垂直掐按大陵，每天早晚兩側各掐按1～3分鐘。以治療心胸痛、胃炎、扁桃腺炎等疾病。

勞宮

安神解疲勞

勞，勞動；宮，中央。手司勞動，勞指手。穴在手掌部的中央。

主治　清心瀉熱，開竅醒神，消腫止癢。主治熱病、汗多、心煩、口腔潰瘍、中風昏迷、高脂血症。

部位　在掌區，橫平第3掌指關節近端，第2、第3掌骨之間偏於第3掌骨。

取穴　握拳屈指，中指尖所指掌心處，按壓有痠痛感處即是。

按摩　用拇指指腹揉按勞宮，每次1～3分鐘，可治腹瀉；用拇指尖掐按可治中風昏迷、中暑等急症。

中衝

補益肝腎

中，中間；衝，衝動，湧出。穴在中指端，心包經之井穴，經氣由此湧出，沿經脈上行。

主治　蘇厥開竅，清心瀉熱。主治心痛、心悸、中風、中暑、目赤、舌痛、小兒驚風。

部位　在手指，中指末端最高點。

取穴　俯掌，在手中指尖端的中央取穴。

按摩　用較重的手法掐中衝；或用硬物，如髮夾，捻按中衝約10秒鐘，可治療暈車、中風昏迷、中暑等症狀。

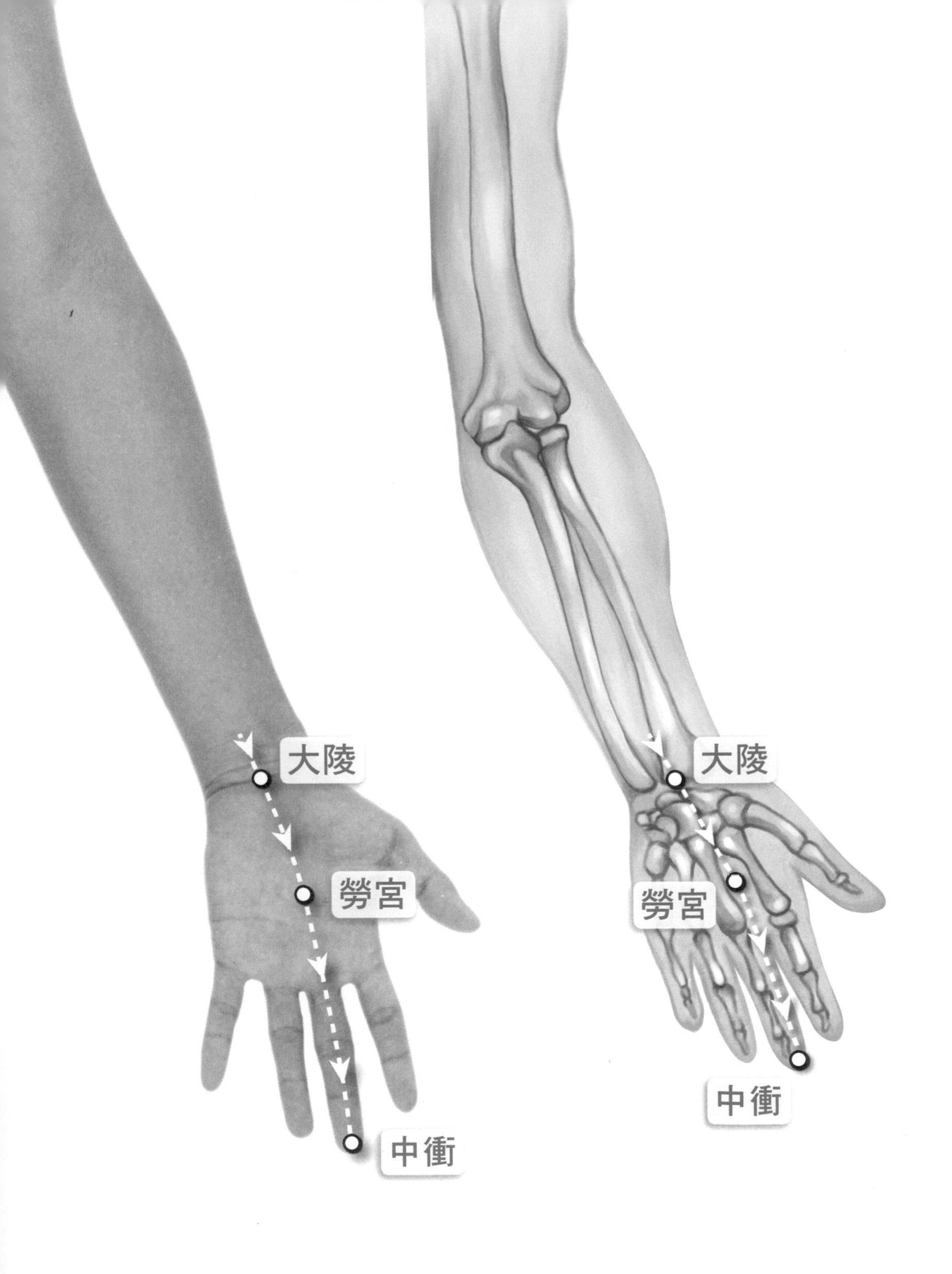
大陵
勞宮
中衝
大陵
勞宮
中衝

第十一章

手少陽三焦經：捍衛頭腦安全

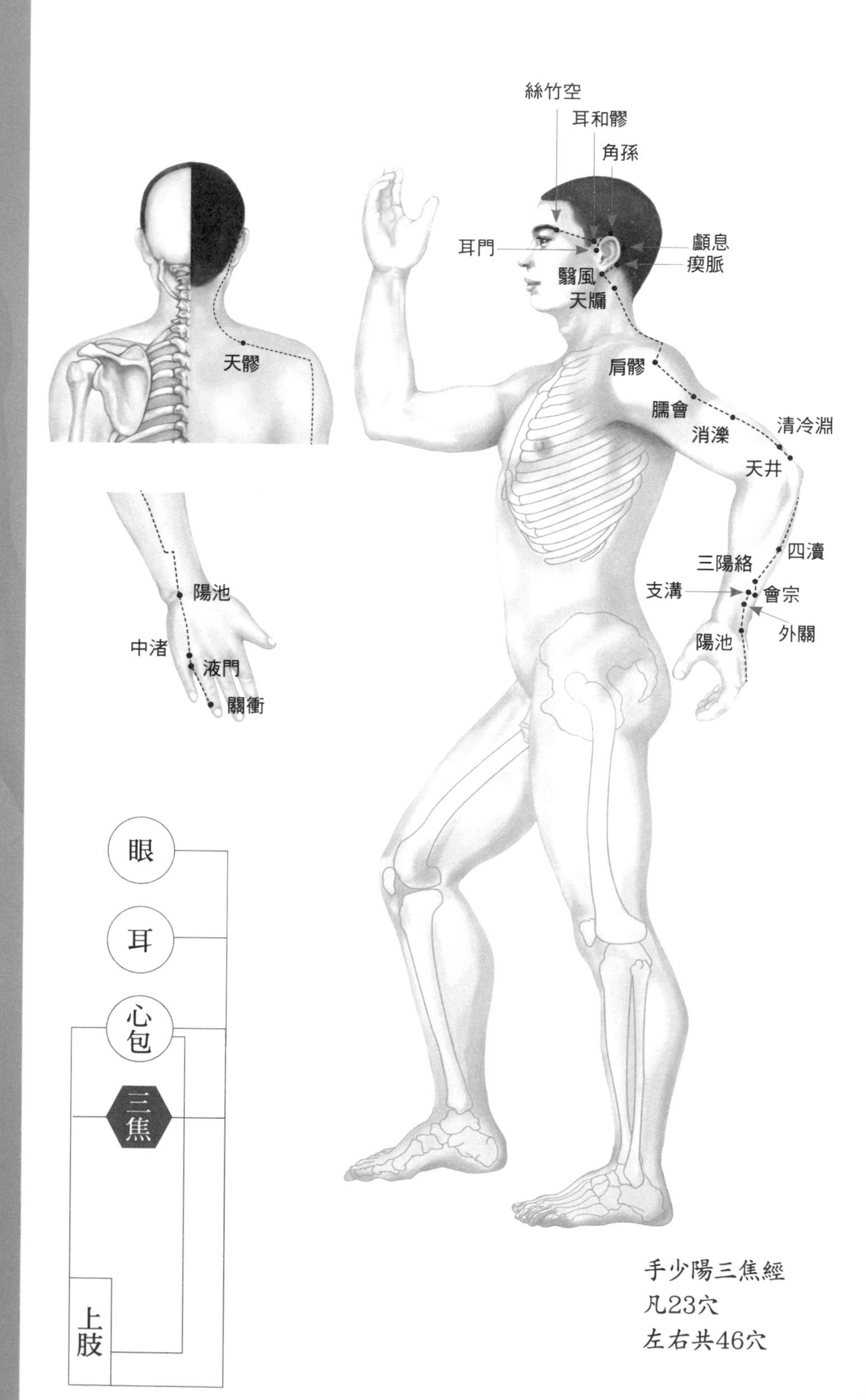

手少陽三焦經
凡23穴
左右共46穴

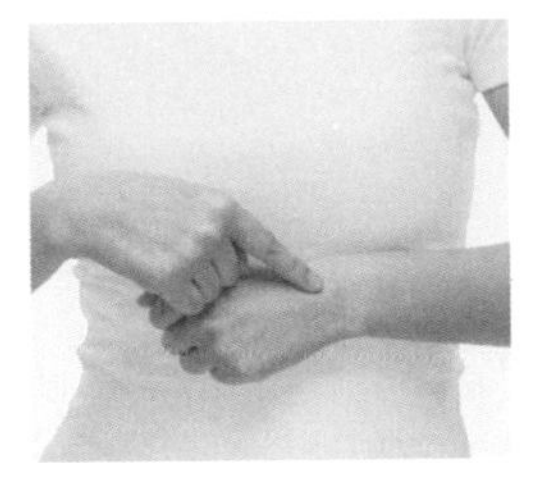 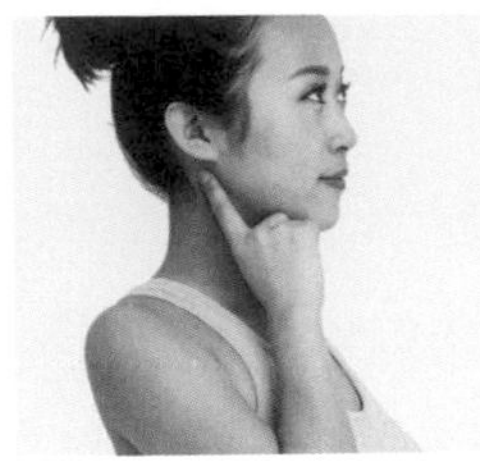 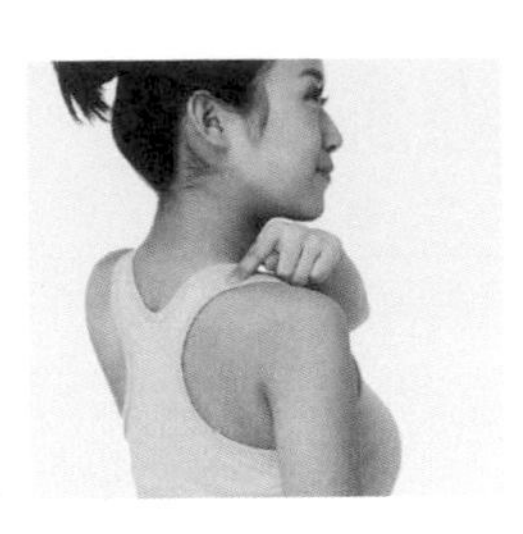

保養三焦經的最佳方法和時間

三焦經集中於人體頭部、頸部以及手臂外側。入睡前輕輕拍打三焦經循行路線，拍打3～5分鐘即可，注意拍打力道。若不想此時睡覺，可聽音樂、看書、看電視、練瑜伽，但最好不要超過亥時睡覺。

亥時（21:00～23:00）三焦經當令。三焦是六腑中最大的腑，為元氣、水谷、水液運行之所。此時是十二時辰中最後一個，是人們安歇睡眠的時候。人如果在亥時睡眠，百脈可得到最好的休養生息，對身體、美容十分有益。百歲老人有個共同特點，即在亥時睡覺。

禁忌 熬夜可能出現內分泌失調的症狀，所以最好不要養成熬夜的習慣。

三焦經上潛伏的疾病

三焦經發生病變時，主要表現為以下疾病：

經絡症：偏頭痛、耳鳴耳聾、咽喉腫痛、眼痛等頭面五官症狀，以及經絡所過部位如頸項痛、肩背痛、肘臂痛等運動障礙。

臟腑症：上焦病變易出現心煩胸悶、心悸咳喘；中焦病變易出現脾胃脹痛、食慾不振；下焦病變易出現水腫、遺尿、大小便異常等。上焦氣絕則喜噫，中焦氣絕則不能食，下焦氣絕則二便失禁。

亢進熱證時症狀：耳鳴、耳痛、頭劇痛、上肢痛、肩頸無力、食慾不振、失眠、易怒。

衰弱寒證時症狀：上肢無力麻木、面色白、呼吸表淺、發冷、尿少、精神與身體倦怠、憂鬱、肌肉鬆弛無力、聽力障礙。

三焦經腧穴

關衝

遠離更年期煩惱

關，通「彎」，指無名指；衝，衝要。穴在無名指端，經氣由此湧出，沿經上行。

主治　瀉熱開竅，清利喉舌，活血通絡。主治頭痛、咽喉腫痛、視物不明、肘痛。

部位　在手指，第4指末節尺側，指甲根角側上方0.1吋。

取穴　沿手無名指指甲底部與側緣引線的交點處即是。

按摩　用拇指指尖掐按關衝1～3分鐘，可緩解更年期症狀，如心慌氣短、性慾減退等。

液門

清火散熱有奇效

液，水液；門，門戶。此為本經滎穴，屬水，有通調水道之功，猶如水氣出入之門戶。

主治　清頭目，利三焦，通絡止痛。主治手背紅腫、五指拘攣、腕部無力、熱病。

部位　在手背，當第4、第5指間，指蹼緣後方赤白肉際處。

取穴　抬臂俯掌，手背部第4、第5指指縫間掌指關節前可觸及一凹陷處即是。

按摩　每天早晚用拇指指腹按揉液門200次左右，可緩解頭痛、目眩、咽喉腫痛、眼睛赤澀、齲齒等病症。

中渚

治療頸肩背痛常用穴

中，中間；渚，水中小塊陸地。穴在五輸流注穴之中間，經氣如水循渚而行。

主治　清熱通絡，開竅益聰。主治前臂疼痛、脂溢性皮炎、頭痛、目眩、耳聾。

部位　在手背，第4、第5掌骨間，第4掌指關節近端凹陷中。

取穴　抬臂俯掌，手背部第4、第5指指縫間掌指關節後可觸及一凹陷處即是。

按摩　每次按摩左右中渚各1～3分鐘，可治肢體關節腫痛以及屈伸不利之症。

陽池

驅走手腳的寒冷

陽，陰陽之陽；池，池塘。穴在腕背凹陷中，經氣至此如水入池塘。

主治　清熱通絡，通調三焦，益陰增液。主治腕關節腫痛、手足怕冷、口乾、糖尿病。

部位　在腕後區，腕背側遠端橫紋上，指總伸肌腱的尺側緣凹陷中。

取穴　抬臂垂腕，背面，由第4掌骨向上推至腕關節橫紋，可觸及凹陷處即是。

按摩　用中指指腹按摩陽池，可改善女性在經期、孕期和產褥期出現的手腳冰涼狀況。

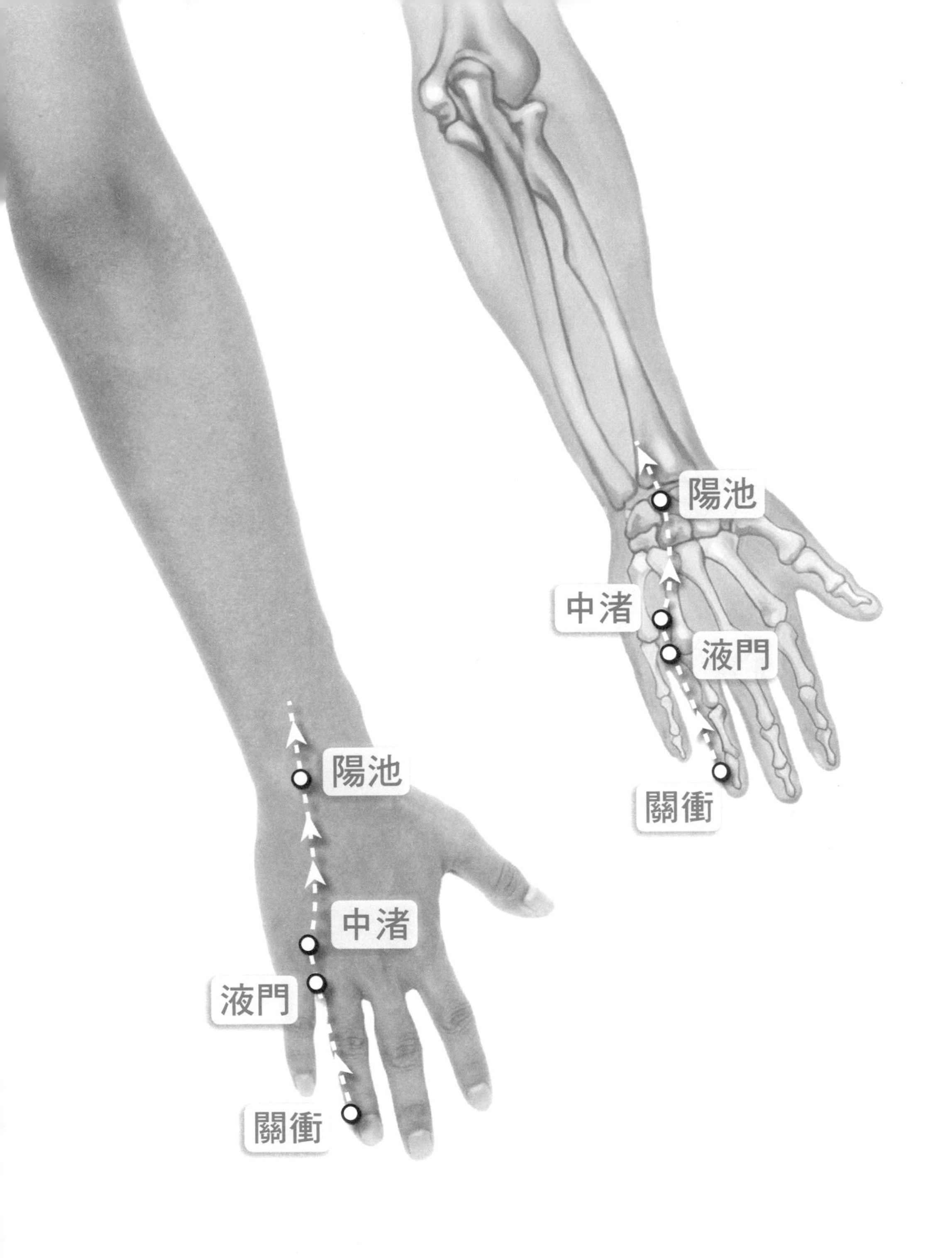
陽池
中渚
液門
關衝
陽池
中渚
液門
關衝

外關

緩解腰痛治療風濕

外，內外之外；關，關隘。穴在前臂外側要處，猶如關隘。

主治 清熱解表，通經活絡。主治感冒、頭痛、三叉神經痛、頸椎病、落枕。

部位 在前臂外側，腕背側遠端橫紋上2吋，尺骨與橈骨間隙中點。

取穴 抬臂俯掌，掌腕背橫紋中點直上3橫指，前臂兩骨頭之間的凹陷處即是。

按摩 用拇指揉、點外關，力量由輕到重，以穴位下有酸脹感為度，可治腰痛、手臂疼痛、偏頭痛、風濕等症狀。

支溝

排除體內毒素

支，通「肢」；溝，溝渠。支，在此指上肢。穴在上肢尺骨與橈骨間溝中。

主治 清利三焦，通腑降逆。主治胸脅痛、腹脹、便祕、心絞痛、上肢癱瘓。

部位 在前臂外側，腕背側遠端橫紋上3吋，尺骨與橈骨間隙中點。

取穴 抬臂俯掌，掌腕背橫紋中點直上4橫指，前臂兩骨頭之間的凹陷處即是。

按摩 按揉支溝3～5分鐘，可清除體內堆積宿便，防止便祕、腹脹。

會宗

溫通經脈治耳鳴

會，會合；宗，集聚。此為三焦經隙穴，是經氣會聚之處。

主治 清利三焦，安神定志，疏通經絡。主治偏頭痛、耳聾、耳鳴、咳喘胸滿、臂痛。

部位 在前臂外側，腕背側遠端橫紋上3吋，尺骨的橈側緣。

取穴 抬臂俯掌，掌腕背橫紋中點直上4橫指，拇指側按壓有酸脹感處即是。

按摩 常用食指指腹揉按會宗，有溫通經脈的功效，可預防聽力和視力減退。

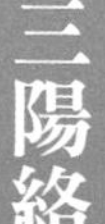

三陽絡

治療耳聾牙痛

三陽，指手三陽經；絡，聯絡。本穴聯絡手之三條陽經。

主治 舒筋通絡，開竅鎮痛。主治前臂痠痛、耳聾、牙痛、腦血管病後遺症。

部位 在前臂外側，腕背側遠端橫紋上4吋，尺骨與橈骨間隙中點。

取穴 先找到支溝，直上1橫指，前臂兩骨頭之間凹陷處即是。

按摩 用拇指指甲垂直下壓三陽絡，揉按3分鐘，先左後右，可有效緩解牙痛。

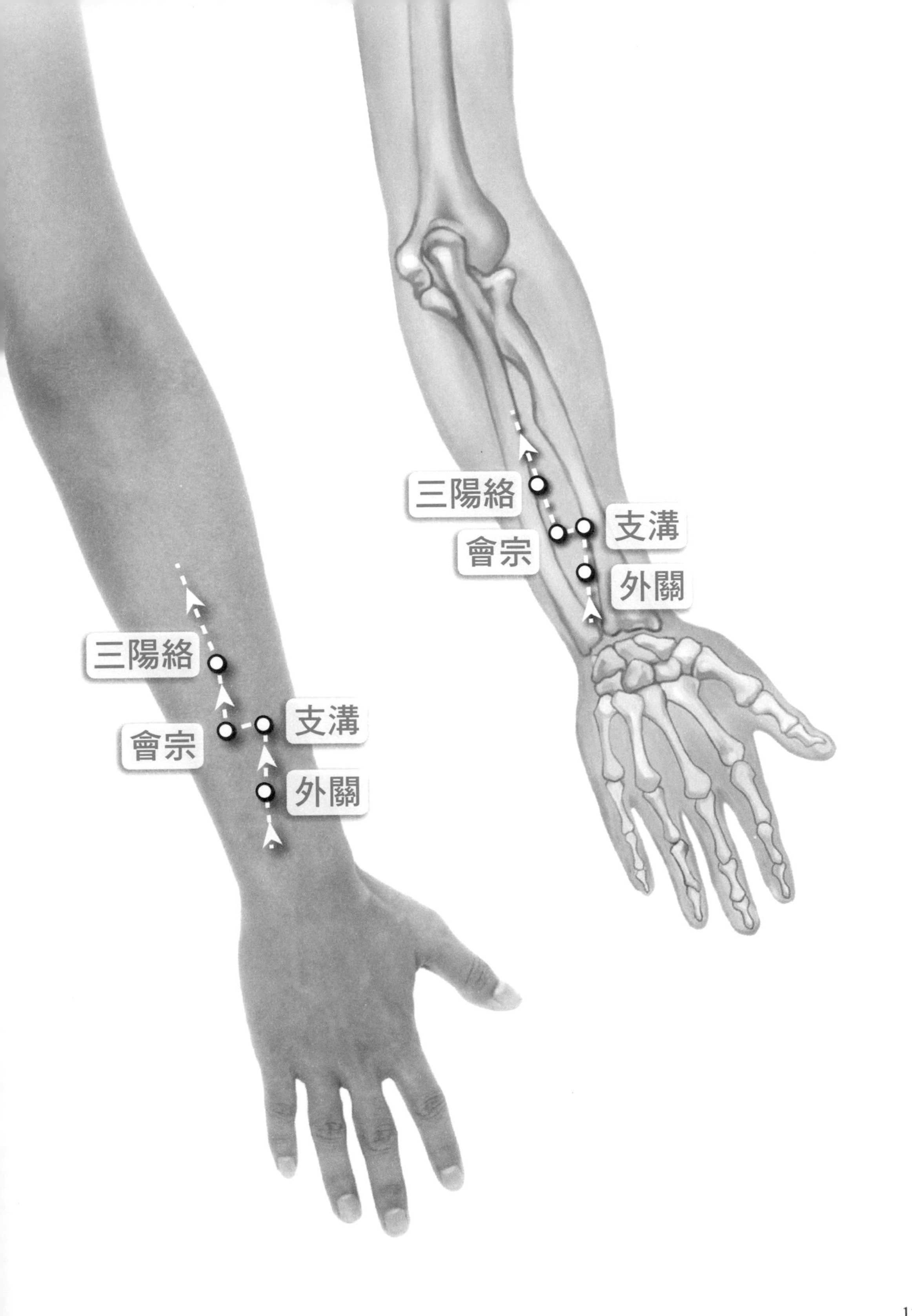
三陽絡
會宗
支溝
外關
三陽絡
支溝
會宗
外關

四瀆

治療咽喉腫痛有特效

四，四個；瀆，河流。古稱長江、黃河、淮河、濟水為四瀆。經氣至此，滲灌更廣，故喻稱四瀆。

主治　開竅聰耳，清利咽喉。主治咽喉腫痛、耳聾、耳鳴、頭痛、下牙痛、眼疾。

部位　在前臂外側，肘尖下5吋，尺骨與橈骨間隙中。

取穴　先找到陽池，其與肘尖連線的中點上1橫指處即是。

按摩　經常對四瀆進行點按，每次1～3分鐘，可以預防耳鳴、耳聾，對偏頭痛、牙痛也有很好的調理作用。

天井

淋巴結核不用怕

天，天空；井，水井。喻上為天。穴在上肢鷹嘴窩，其陷如井。

主治　行氣散結，安神通絡。主治前臂痠痛、淋巴結核、落枕、偏頭痛。

部位　在肘後側，肘尖上1吋凹陷中。

取穴　屈肘，肘尖直上1橫指凹陷處即是。

按摩　用一手輕握另一手肘下，彎曲中指以指尖垂直向上按摩天井，每天早晚各按1次，每次左右各1～3分鐘。可治療麥粒腫、淋巴結核。

清泠淵

著急上火就揉它

清泠，清涼；淵，深水。本穴具有清三焦之熱的作用，猶如入清涼深水之中。

主治　疏散風寒，通經止痛。主治前臂及肩背部痠痛不舉、頭項痛、眼疾。

部位　在臂後側，肘尖與肩峰角連線上，肘尖上2吋。

取穴　屈肘，肘尖直上3橫指凹陷處即是。

按摩　用中指指腹揉清泠淵1～3分鐘，可緩解著急上火、嗓子痛、牙痛、眼睛痛等症狀。

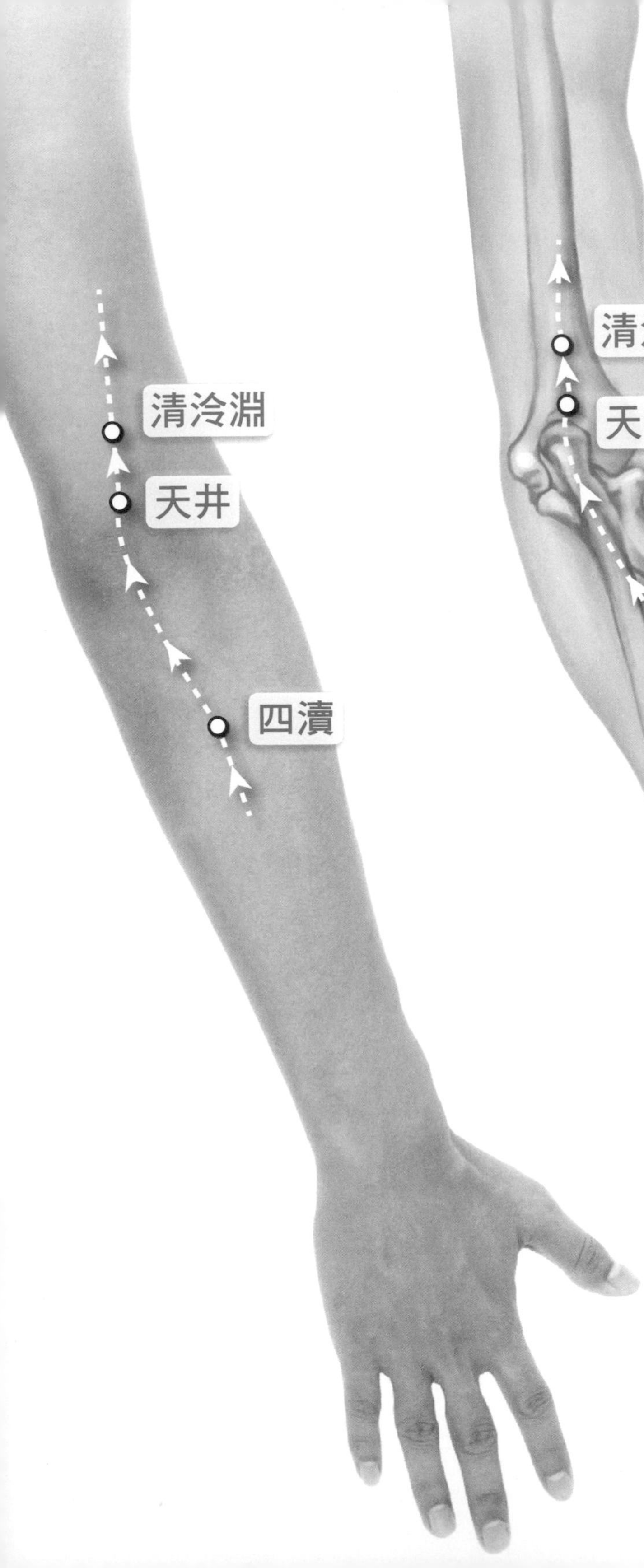

清泠淵
天井
四瀆

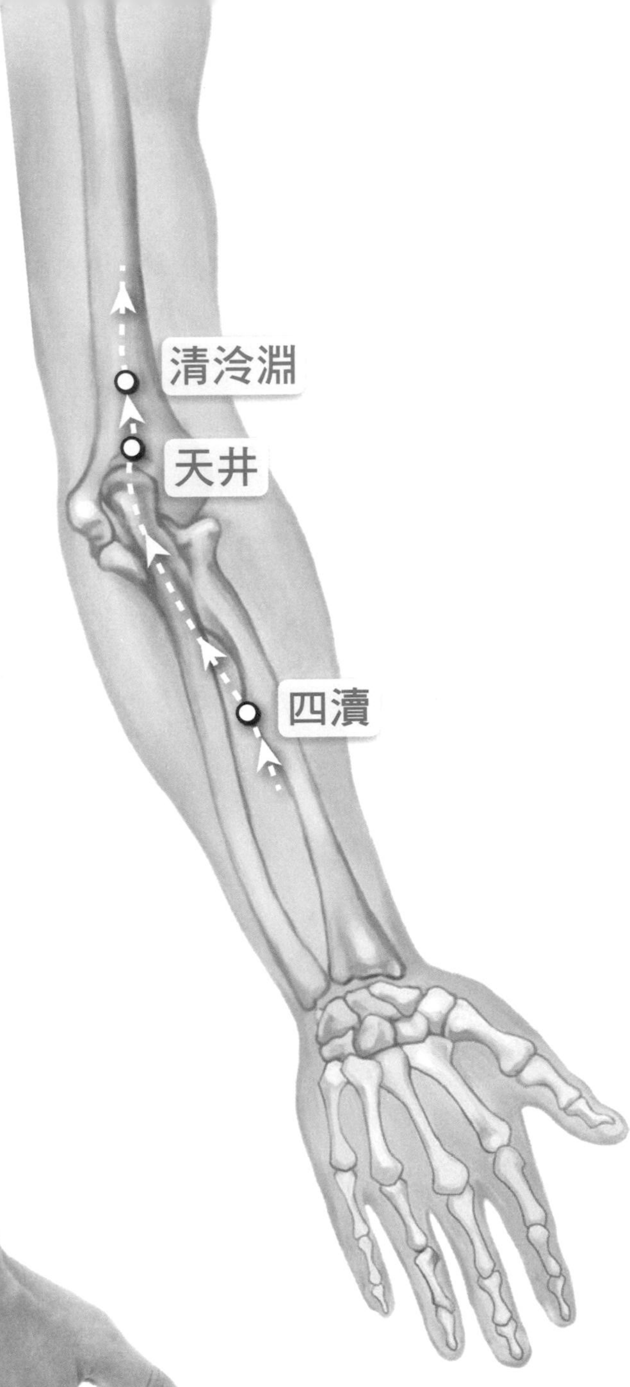

清泠淵
天井
四瀆

消濼

有效治療各種痛證

消，消除；濼，小水、沼澤。本穴屬三焦經，具有通調水道的作用。

主治　清熱安神，活絡止痛。主治頸項強急腫痛、臂痛、頭痛、牙痛。

部位　在臂後側，肘尖與肩峰角連線上，肘尖上5吋。

取穴　先取肩髎，其與肘尖連線上，肘尖上7橫指處即是。

按摩　四指併攏向消濼施加壓力，一壓一鬆，持續3～5分鐘為宜，可治頭痛、頸項強痛、臂痛、牙痛等疾病。

臑會

專治肩膀痛

臑，上臂肌肉隆起處；會，交會。穴在上臂肌肉隆起處，為三焦經和陽維脈之交會處。

主治　化痰散結，通絡止痛。主治肩胛腫痛、肩臂痠痛。

部位　在臂後側，平腋後紋頭，三角肌的後下緣。

取穴　先取肩髎，其與肘尖連線上，肩髎下4橫指處即是。

按摩　經常拿捏臑會，每次1～3分鐘，可以預防肩關節炎、上肢麻痺等症狀。

肩髎

緩解肩痛不舉

肩，肩部；髎，骨隙。穴在肩部骨隙中。

主治　祛風濕，通經絡。主治肩胛腫痛、肩臂痛、中風偏癱、蕁麻疹。

部位　在肩部，肩峰角與肱骨大結節兩骨間凹陷中。

取穴　外展上臂，肩膀後下方凹陷處即是。

按摩　用拇指、食指和中指拿捏肩髎3～5分鐘，每天早晚各1次。可緩解臂痛不能舉、脅肋疼痛等症狀。

天髎

治療頸項強痛

天，天空；髎，骨隙。上為天。穴在肩胛岡上方之骨隙中。

主治　祛風除濕，通經止痛。主治肩臂痛、頸項僵硬疼痛、胸中煩滿。

部位　在肩胛骨上角處，當肩井與曲垣之間的中點，橫平第1胸椎棘突。

取穴　肩胛骨上角，其上方的凹陷處即是。

按摩　用中指指腹揉按天髎，以有酸脹感為宜，可治肩臂痛、頸項僵硬疼痛等症狀。

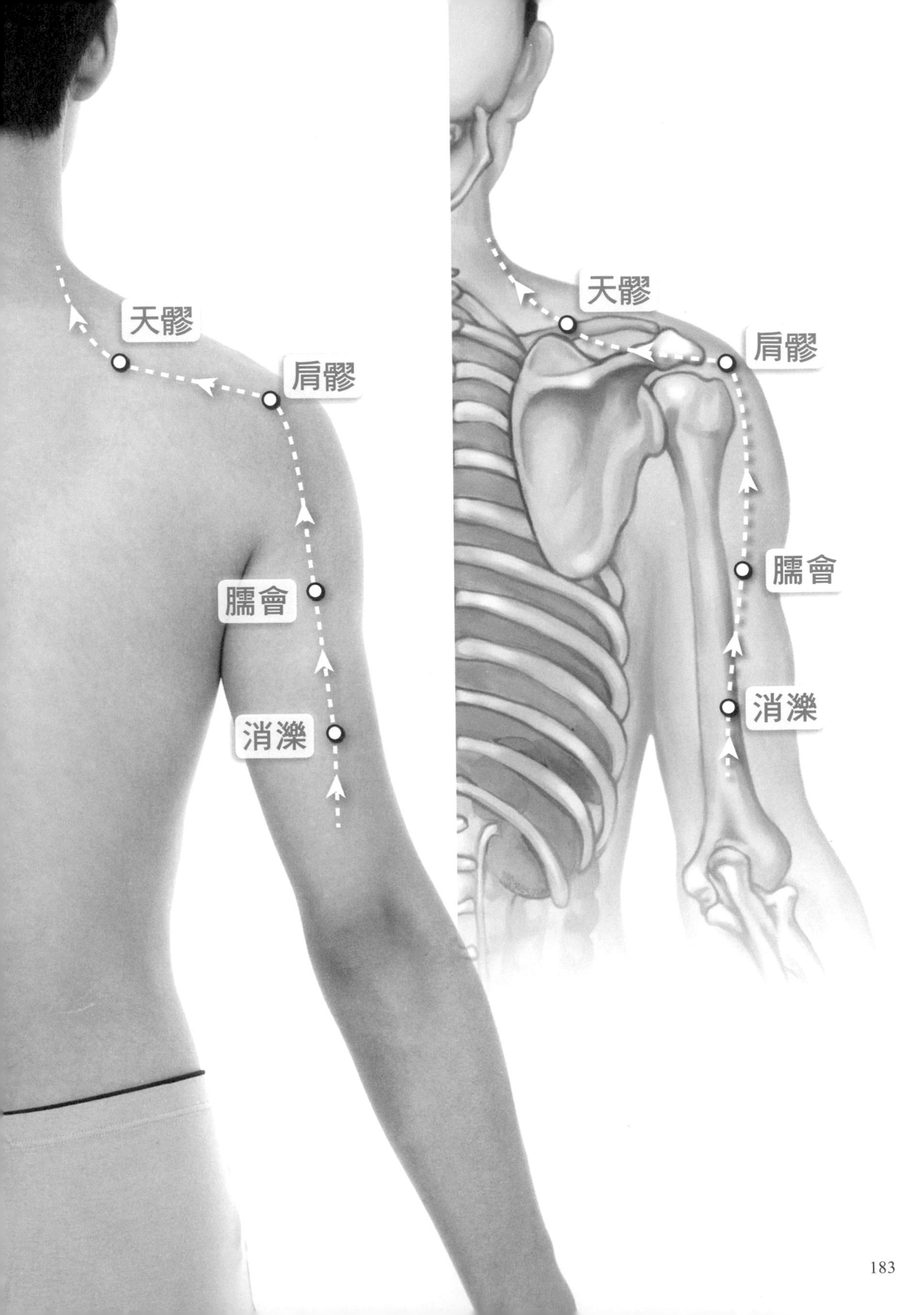
天髎
肩髎
臑會
消濼
天髎
肩髎
臑會
消濼

天牖

緩解頸肩痠痛

天，天空；牖，窗。上為天，穴在側頸部上方，本穴能開上竅，故喻為天窗。

主治　清頭明目，通經活絡。主治頭痛、頭暈、頸肩痠痛、目痛、耳鳴、喉痛。

部位　在項後，橫平下頜角，胸鎖乳突肌的後緣凹陷中。

取穴　乳突後方直下平下頜角的凹陷處即是。

按摩　常用中指指腹輕輕按摩天牖，每次3～5分鐘，對肩頸不適有良好的調理作用。

翳風

快速止嗝

翳，遮蔽；風，風邪。穴當耳垂後方，為遮蔽風邪之處。

主治　聰耳通竅，散內瀉熱。主治打嗝、中耳炎、三叉神經痛、牙痛、頰腫、失眠。

部位　在頸部，耳垂後方，乳突下端前方凹陷中。

取穴　頭偏向一側，將耳垂下壓，所覆蓋範圍中的凹陷處即是。

按摩　用手指尖大力按壓翳風，一般5分鐘內就可以止嗝。

瘈脈

小兒驚風療效佳

瘈，瘈瘲；脈，指絡脈。穴在耳後絡脈，有治瘈瘲的作用。

主治　熄風解痙，活絡通竅。主治頭痛、耳聾、耳鳴、小兒驚風、嘔吐。

部位　在頭部，乳突中央，角孫至翳風沿耳輪弧形連線的上2/3與下1/3交點處。

取穴　沿翳風和角孫做耳輪連線， 連線的上2/3與下1/3交點處即是。

按摩　將食指和中指併攏輕輕貼於耳後根處，順時針方向按摩瘈脈1～3分鐘，每天早晚各1次。可治頭痛、耳鳴、耳聾等症狀。

顱息

頭痛耳鳴揉顱息

顱，頭顱；息，安寧。穴在頭顱部，可安腦寧神。

主治　通竅聰耳，瀉熱鎮驚。主治耳鳴、頭痛、耳聾、小兒驚風、嘔吐。

部位　在頭部，角孫至翳風沿耳輪弧形連線的上1/3與下2/3交點處。

取穴　先找到翳風和角孫，二者之間做耳輪連線，連線的上1/3與下1/3交點處即是。

按摩　將食指和中指貼於耳後根處按摩1～3分鐘，可治頭痛、耳鳴、耳聾、中耳炎等症狀。

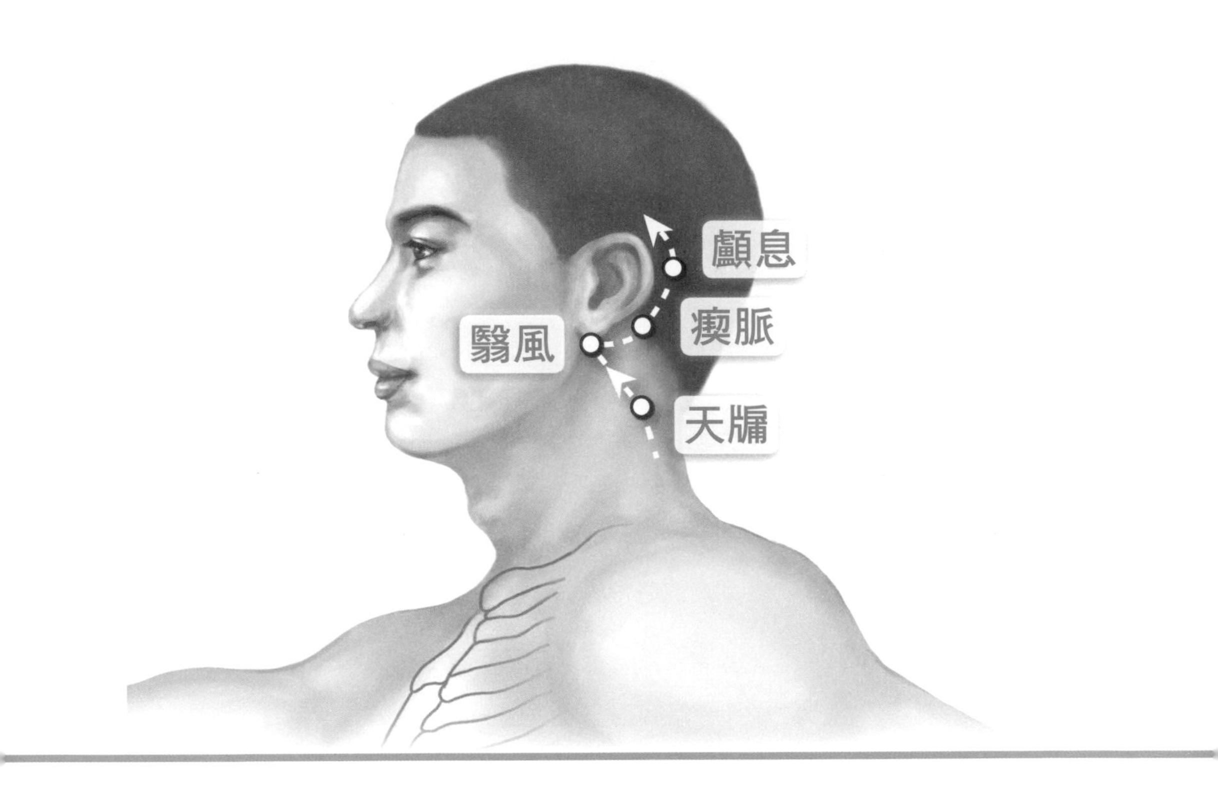
顱息
瘈脈
翳風
天牖

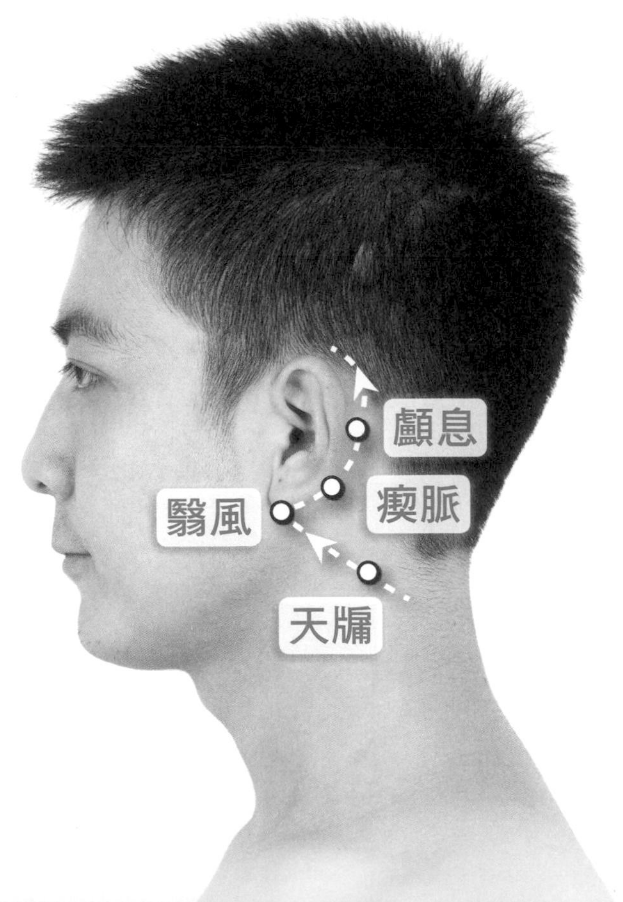
顱息
瘈脈
翳風
天牖

角孫

保護眼睛不受傷害

角，角隅；孫，孫絡。穴在顳顬部，相當於耳上角對應處，而有孫絡。

主治 清熱消腫，散風止痛。主治目赤腫痛、牙痛、頭痛、頸項僵硬。

部位 在側頭部，耳尖正對髮際處。

取穴 在頭部，將耳郭摺疊向前，找到耳尖，耳尖直上入髮際處即是。

按摩 用拇指指腹揉按角孫，每次1～3分鐘，對白內障、目生翳膜、齒齦腫痛等疾病療效明顯。

耳門

護耳有絕招

耳，耳竅；門，門戶。穴在耳前，猶如耳之門戶。

主治 開竅聰耳，瀉熱活絡。主治耳鳴、耳聾、耳道流膿、中耳炎、牙痛。

部位 在耳前，耳屏上切跡與下頜骨髁突之間的凹陷中。

取穴 耳屏上緣的前方，張口有凹陷處即是。

按摩 每天早晚各揉按耳門1次，每次1～3分鐘，可改善和治療耳鳴、中耳炎、耳道炎、重聽等耳部疾病。

耳和髎

五官疾病不必苦惱

耳，耳竅；和，調和；髎，骨隙。穴當耳前骨的前表陷隙中，可調耳和聲。

主治 祛風通絡，解痙止痛。主治牙關拘急、口眼喎斜、頭重痛、耳鳴。

部位 在頭部，鬢髮後緣，耳郭根的前方，顳淺動脈的後緣。

取穴 在頭側部，鬢髮後緣作垂直線，耳郭根部作水平線，二者交點處即是。

按摩 常用中指指腹輕輕按摩耳和髎，每次3～5分鐘，可預防面部痙攣，調理頭重、中風後遺症等疾病。

絲竹空

頭痛頭暈都點它

絲竹，即細竹；空，空隙。眉毛，狀如細竹。穴在眉梢之凹陷處。

主治 清頭明目，散骨鎮驚。主治頭痛、頭暈、目赤腫痛、視神經萎縮。

部位 在面部，眉梢凹陷中。

取穴 在面部，眉毛外側緣眉梢凹陷處。

按摩 用拇指指腹向內揉按左右絲竹空，每次1～3分鐘，有酸、脹、痛的感覺為宜，可治各種頭痛、頭暈、目眩、目赤疼痛等疾病。

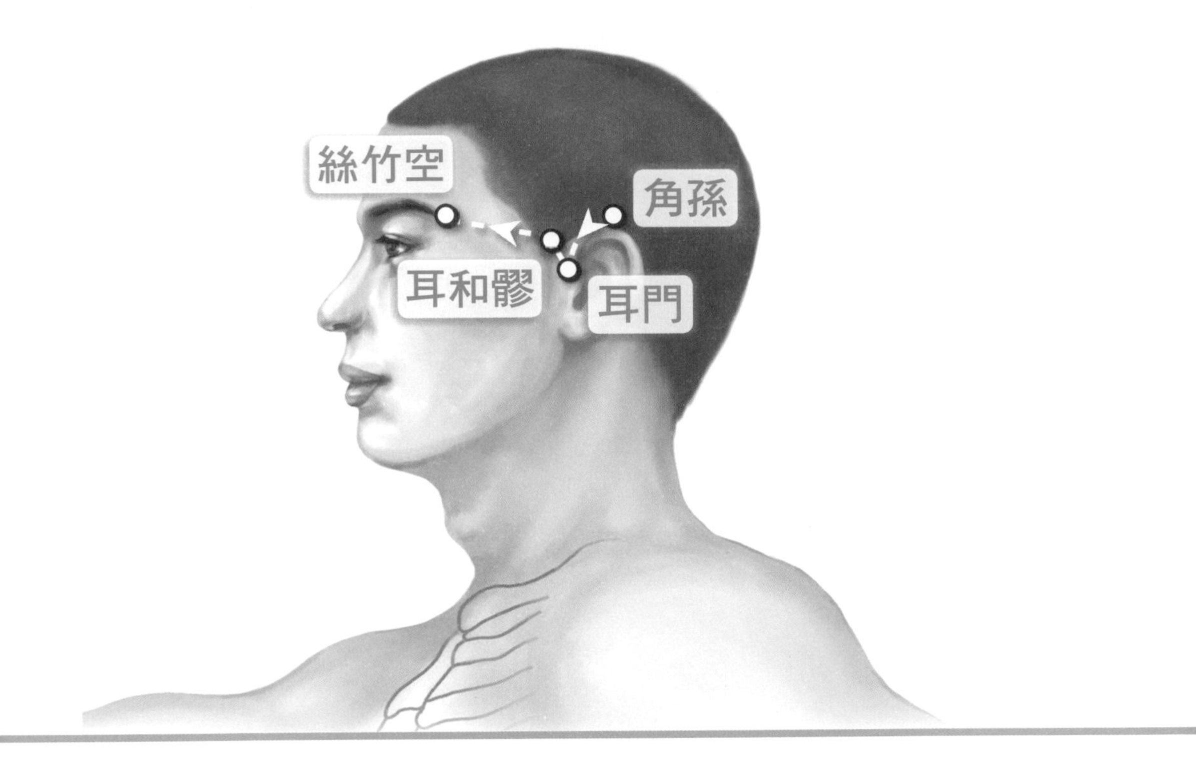
絲竹空
角孫
耳和髎
耳門

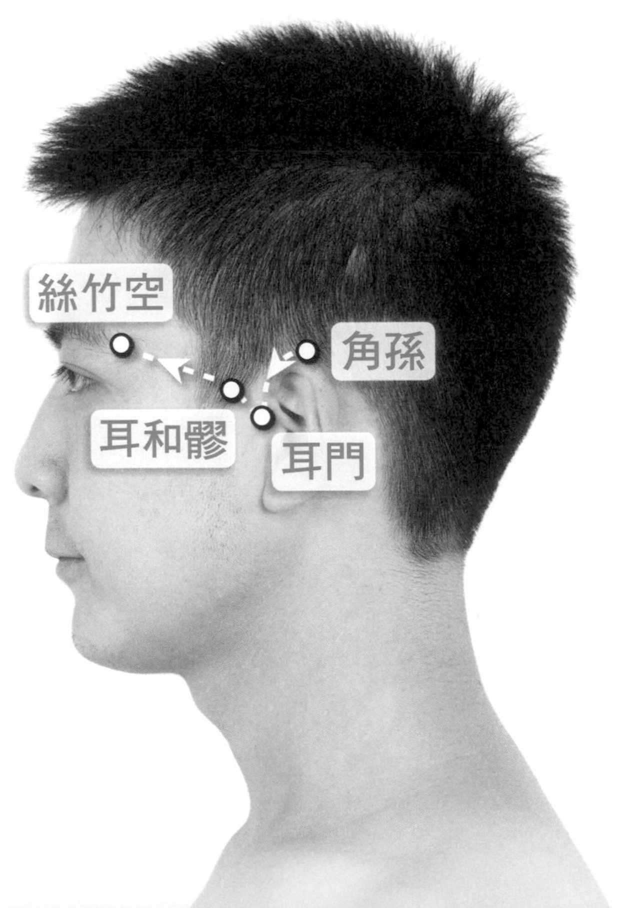
絲竹空
角孫
耳和髎
耳門

第十二章

足少陽膽經：具有神奇養生功用的經脈

眼

耳

心

肝

膽

別絡

經脈

下肢

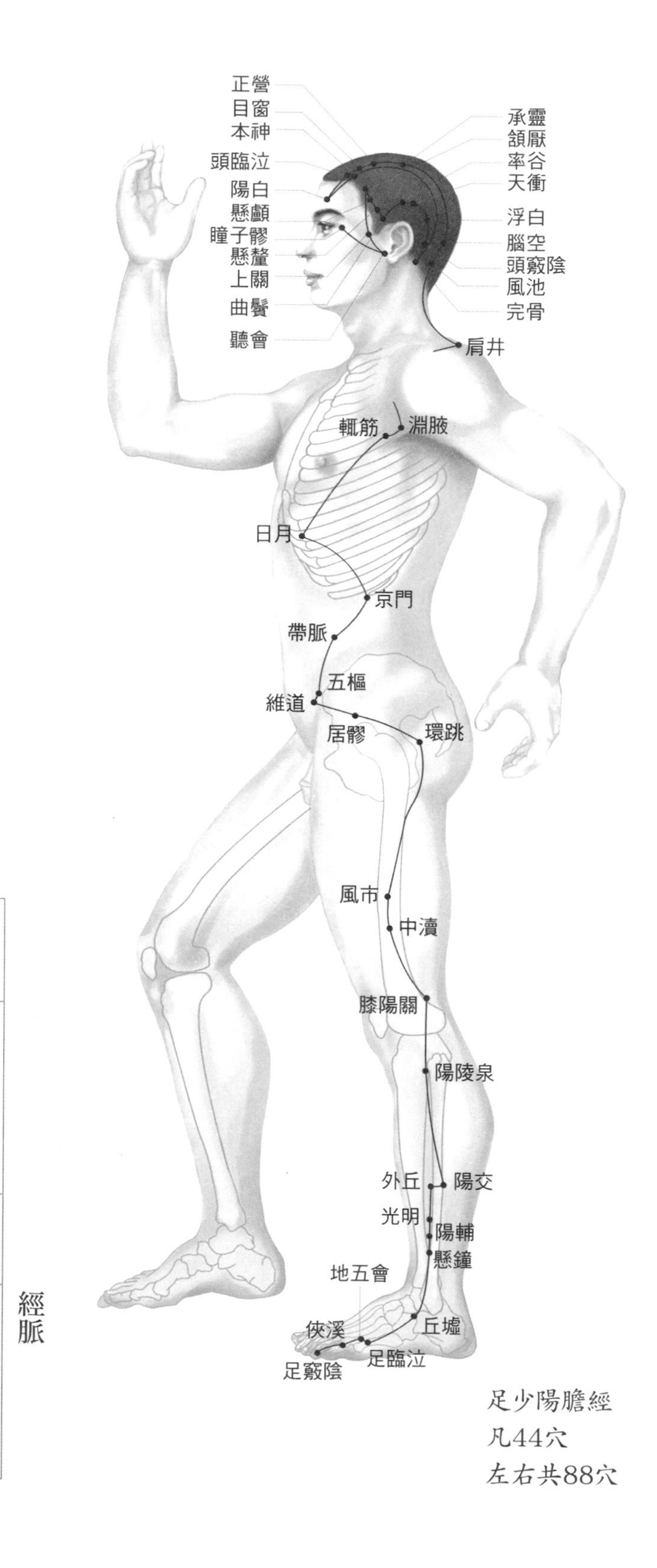

足少陽膽經
凡44穴
左右共88穴

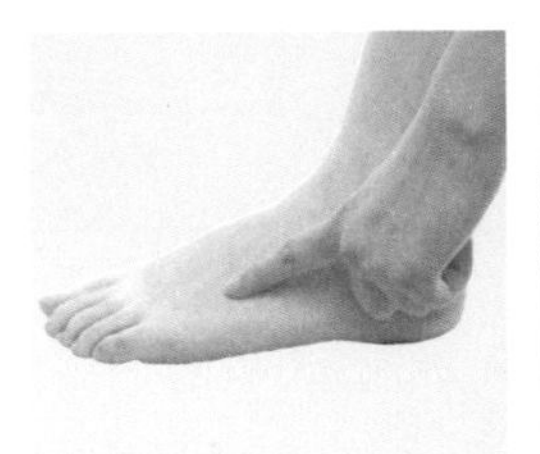
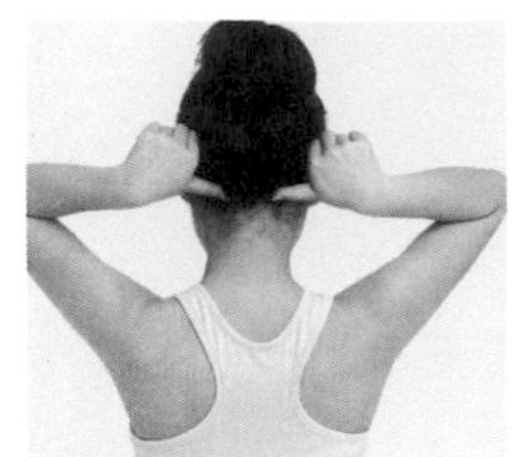
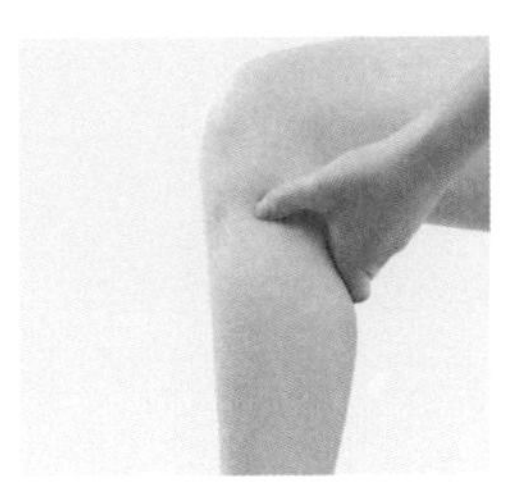

【保養膽經的最佳方法和時間】

膽經循行路線長，從頭到腳，部位多，功能廣。若選擇子時入睡，可在睡前拍打膽經，頭部可用手指刮拭，但要注意拍打力道，以舒適為宜，拍打過重不利於入睡，每次3分鐘即可。

子時（23:00～1:00）一陽初生，猶如種子開始發芽，嫩芽受損影響最大。這時不要熬夜，要及時上床睡覺。人在子時前入睡，晨醒後頭腦清醒、氣色紅潤，沒有黑眼圈。反之，常於子時內不能入睡者，則氣色青白、眼眶昏黑。同時因膽汁排毒代謝不良更容易生成結晶、結石。

禁忌	子時最好不要吃夜宵或做劇烈運動，以免影響入睡。

【膽經上潛伏的疾病】

膽經發生病變時，主要表現為以下疾病：

經絡症：口苦口乾、偏頭痛、白髮、脫髮、怕冷怕熱、腋下腫痛、膝或踝關節痛、坐骨神經痛。

臟腑症：胸脅苦滿、膽怯易驚、食慾不振、喜嘆氣、失眠、易怒、皮膚萎黃、便祕等。膽氣絕則眉傾毛落。

亢進熱證時症狀：口苦、胸脅脹、頸或下頜疼痛、喉嚨不適、失眠、頭痛、便祕、髀或腿膝脛踝外側痙攣疼痛、足下熱。

衰弱寒證時症狀：虛弱、關節腫脹、下肢無力、目黃、吐苦水、嗜睡、夜汗、驚悸嘆氣、呼吸沉悶、便溏。

膽經腧穴

瞳子髎

治療目赤眼花特效穴

瞳子，即瞳孔；髎，骨隙。穴在小眼角外方骨隙中，橫對瞳孔。

主治　平肝熄風，明目退翳。主治目痛、角膜炎、青光眼、視神經萎縮等。

部位　在面部，目外眥外側0.5吋凹陷中。

取穴　正坐，目外眥旁，眼眶外側緣處。

按摩　用兩手拇指用力垂直揉按瞳子髎，每天早晚各揉按1次，每次1～3分鐘。可治目赤腫痛、角膜炎、屈光不正、青光眼等症狀。

聽會

有助改善耳鳴耳聾

聽，聽覺；會，聚會。穴在耳前，功司耳聞，為耳部經氣聚會之處。

主治　開竅聰耳，通經活絡。主治頭痛、下頷關節炎、口眼喎斜、耳鳴、耳聾。

部位　在面部，耳屏間切跡與下頷骨髁突之間的凹陷中。

取穴　正坐，耳屏下緣前方，張口有凹陷處即是。或先取下關，向上推至顴弓上緣的凹陷中即是。

按摩　耳聾耳鳴時，用拇指指尖垂直按壓聽會，每次5秒，直到症狀緩和為止。

上關

常按預防視力減退

上，上方；關，關界。關，指顴骨弓，穴當其上緣。

主治　聰耳鎮痙，散風活絡。主治頭痛、眩暈、偏風、口眼喎斜、耳鳴、耳聾。

部位　在面部，顴弓上緣中央凹陷中。

取穴　正坐，耳屏往前量2橫指，耳前顴骨弓上側凹陷處即是。

按摩　用中指指腹輕輕揉按上關1～3分鐘，可治療耳鳴、耳聾、牙痛、口眼喎斜等病症。

頷厭

五官疾病不必苦惱

頷，下頷；厭，順從。穴在顳顬處，隨咀嚼順從下頷運動。

主治　清熱散風，通絡止痛。主治頭痛、眩暈、偏頭痛、頸項痛、耳鳴、耳聾。

部位　在頭部，從頭維至曲鬢的弧形連線（其弧度與鬢髮弧度相應）的上1/4與下3/4 的交點處。

取穴　先找到頭維和曲鬢，兩穴連線的上1/4 處即是。

按摩　用中指指腹垂直揉按頷厭，以有脹痛的感覺為宜，每天早晚各揉按1次，每次1～3分鐘，可治五官科疾病。

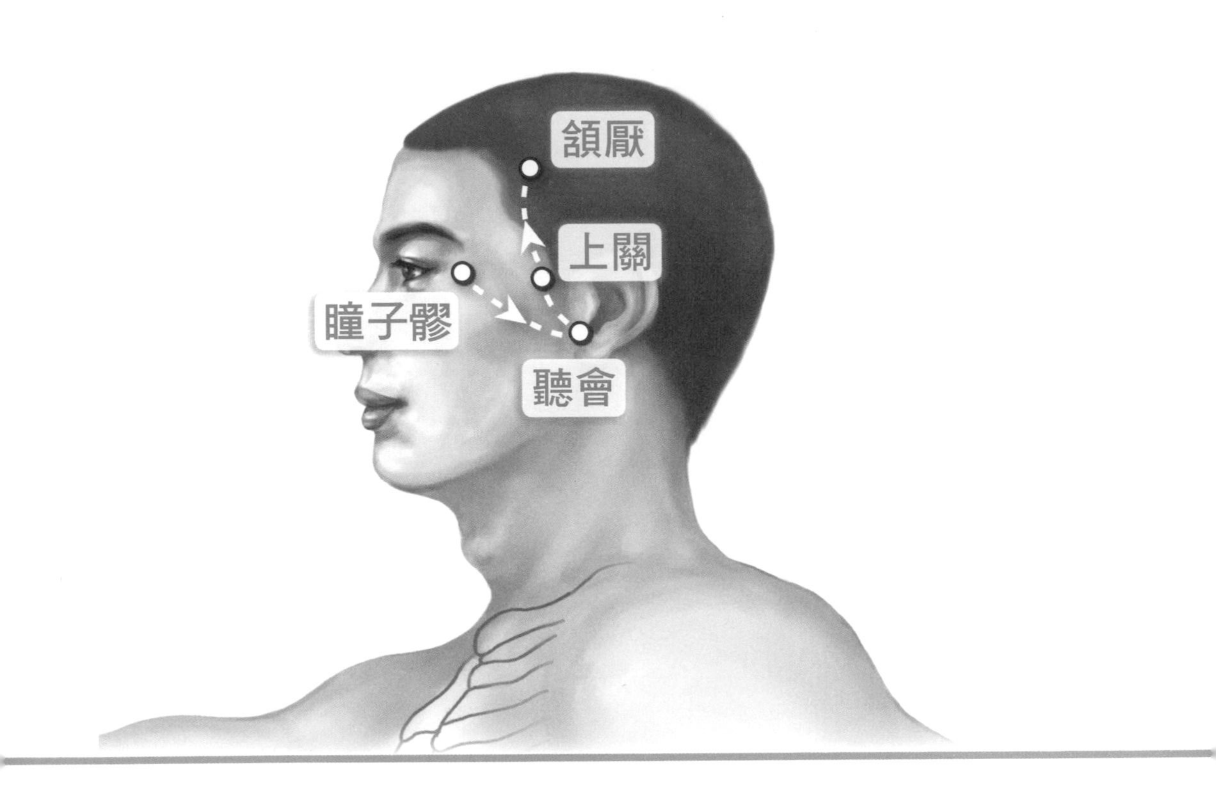
頷厭
上關
瞳子髎
聽會

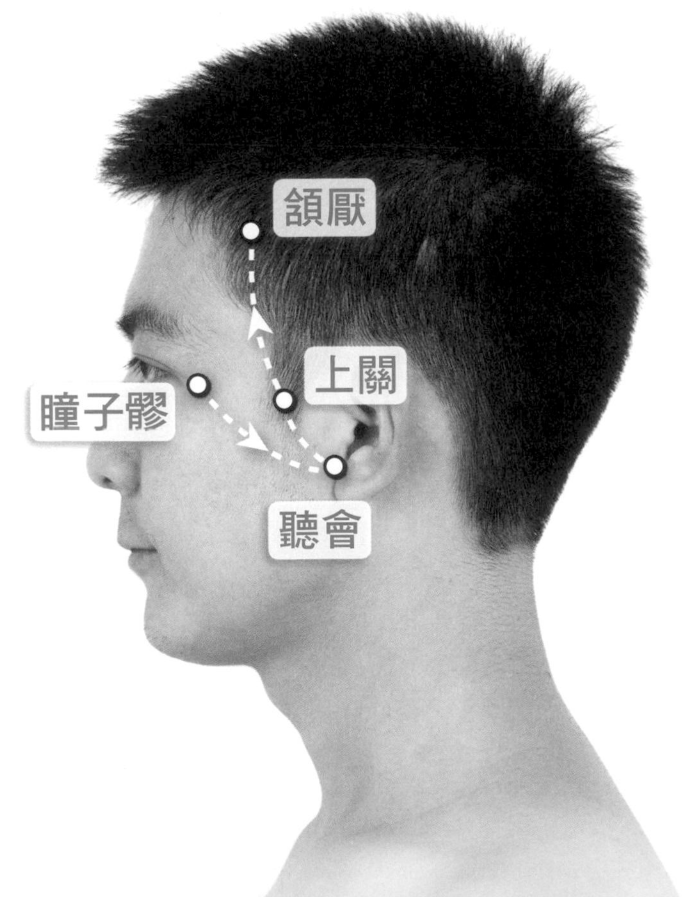
頷厭
上關
瞳子髎
聽會

懸顱

集中精力不走神

懸，懸掛；顱，頭顱。穴在顳顬部，如懸掛在頭顱之兩側。

主治 通絡消腫，清熱散風。主治偏頭痛、目外眥紅腫、牙痛、神經衰弱。

部位 在頭部，頭維至曲鬢的弧形連線（其弧度與鬢髮弧度相應）的中點處。

取穴 先找到頭維和曲鬢，兩穴連線的中點處即是。

按摩 許多孩子在學習的時候容易分心，注意力不集中，家長可以幫助孩子多揉揉懸顱，每次1～3分鐘，有助於孩子集中注意力。

懸釐

偏頭痛的終結者

懸，懸垂；釐，同「毛」，指頭髮。穴在顳顬部，位於懸垂的長發之中。

主治 通絡止痛，清熱散風。主治熱病汗不出、頭痛、眩暈、三叉神經痛。

部位 在頭部，從頭維至曲鬢的弧形連線（其弧度與鬢髮弧度相應）的上3/4與下1/4 的交點處。

取穴 先找到頭維和曲鬢，兩穴連線的下1/4 處即是。

按摩 頭暈目眩時，用食指和中指輕輕揉按懸釐，不適很快就能緩解；重按懸釐，可止偏頭痛。

曲鬢

牙痛頰腫就揉它

曲，彎曲；鬢，鬢髮。穴在耳上鬢髮邊際的彎曲處。

主治 清熱止痛，活絡通竅。主治頭痛、眩暈、口眼喎斜、牙痛、頰腫。

部位 鬢角髮際後緣與耳尖水平線的交點處。

取穴 在耳前鬢角髮際後緣作垂直線，與耳尖水平線相交處即是。

按摩 用中指指腹垂直揉按曲鬢1～3分鐘，可治療頭痛、牙痛、頰腫等症狀。

率谷

艾灸治頭痛

率，統率；谷，山谷。穴在耳上，為以「谷」命名諸穴的最高者，如諸谷的統帥。

主治 平肝熄風，疏經活絡。主治頭痛、眩暈、小兒驚風、胃寒、嘔吐。

部位 在頭部，耳尖直上入髮際1.5吋。

取穴 角孫直上2橫指處。

按摩 頭痛時，依頭痛的程度，每天用清艾條懸灸率谷3～5次，每次15分鐘；或由前向後推抹率谷50～100次，可止偏頭痛。

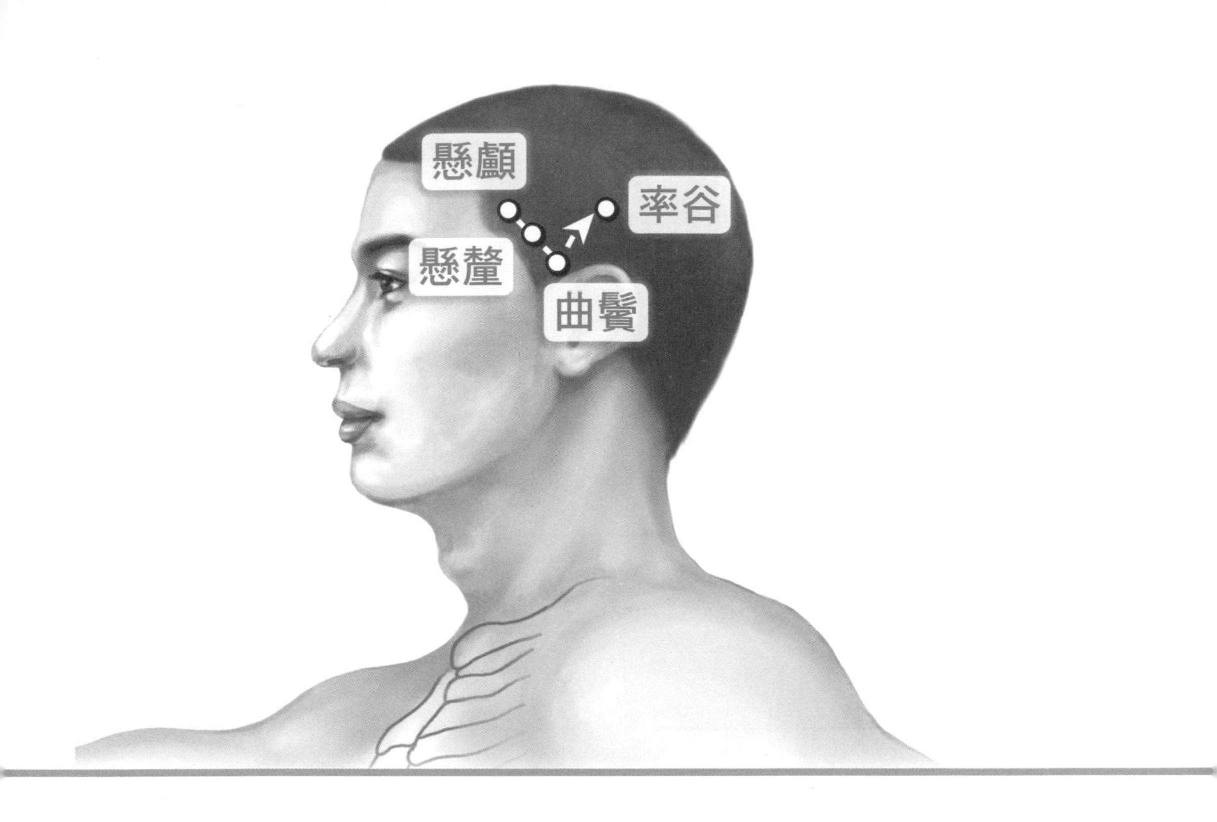
懸顱
率谷
懸釐
曲鬢

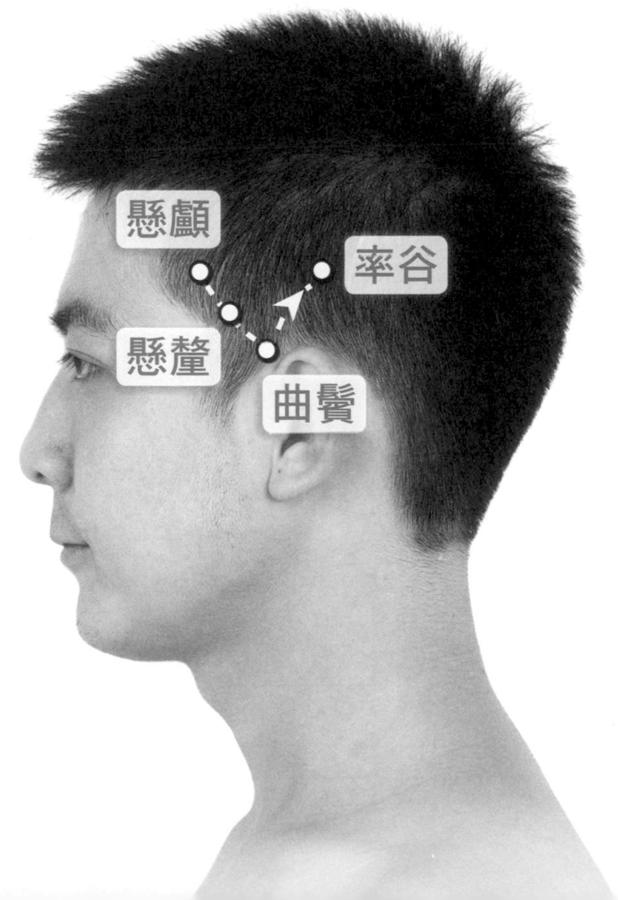
懸顱
率谷
懸釐
曲鬢

天衝

牙齦腫痛找天衝

天，天空；衝，衝出。天，指頭部，穴在其兩側，膽經氣血在本穴衝向巔頂。

主治　祛風定驚，清熱消腫，益氣補陽。主治頭痛、眩暈、癲癇、嘔吐、牙齦腫痛。

部位　在頭部，耳根後緣直上，入髮際2吋。

取穴　耳根後緣，直上入髮際3橫指處即是。

按摩　頭痛、牙齦腫痛時，可用中指指腹輕輕按摩天衝，很快就能止痛，效果非常好。

浮白

專治頭髮白

浮，浮淺；白，光明。穴位於體表浮淺部位，有清頭明目之功。

主治　理氣散結，散風止痛。主治頭痛、發白、頸項強痛、胸痛、打嗝、耳聾。

部位　在頭部，耳後乳突的後上方，天沖與完骨弧形連線（其弧度與鬢髮弧度相應）的上1/3與下2/3交點處。

取穴　先找到天衝和完骨，二者弧形連線上1/3 處即是。

按摩　用中指指腹每天早晚各揉按浮白1～3分鐘，可治經常熬夜不睡覺或者經常失眠而引起的頭髮白。

頭竅陰

耳鳴耳聾不擔憂

頭，頭部；竅，空竅；陰，陰陽之陰。肝腎屬陰，開竅於耳目。穴在頭部，可治療耳目之疾。

主治　平肝鎮痛，開竅聰耳。主治頭痛、眩暈、耳鳴、耳聾、牙痛、口苦。

部位　在頭部，當天沖與完骨的弧形連線（其弧度與耳郭弧度相應）的上2/3與下1/3交點處。

取穴　先找到天衝和完骨，二者弧形連線下1/3處即是。

按摩　每天早晚各揉按頭竅陰1次，每次1～3分鐘，可改善和治療耳鳴、耳聾等耳部疾病。

完骨

常按可改善貧血

完骨，即顳骨乳突。穴在耳後顳骨乳突下緣。

主治　通絡寧神，祛風清熱。主治頭痛、眩暈、耳鳴、耳聾、失眠、失語症。

部位　在頭部，耳後乳突的後下方凹陷中。

取穴　耳後明顯突起，其下方凹陷處即是。

按摩　每天用拇指指腹揉按完骨1～3分鐘，對五官疾病具有明顯的治療效果。

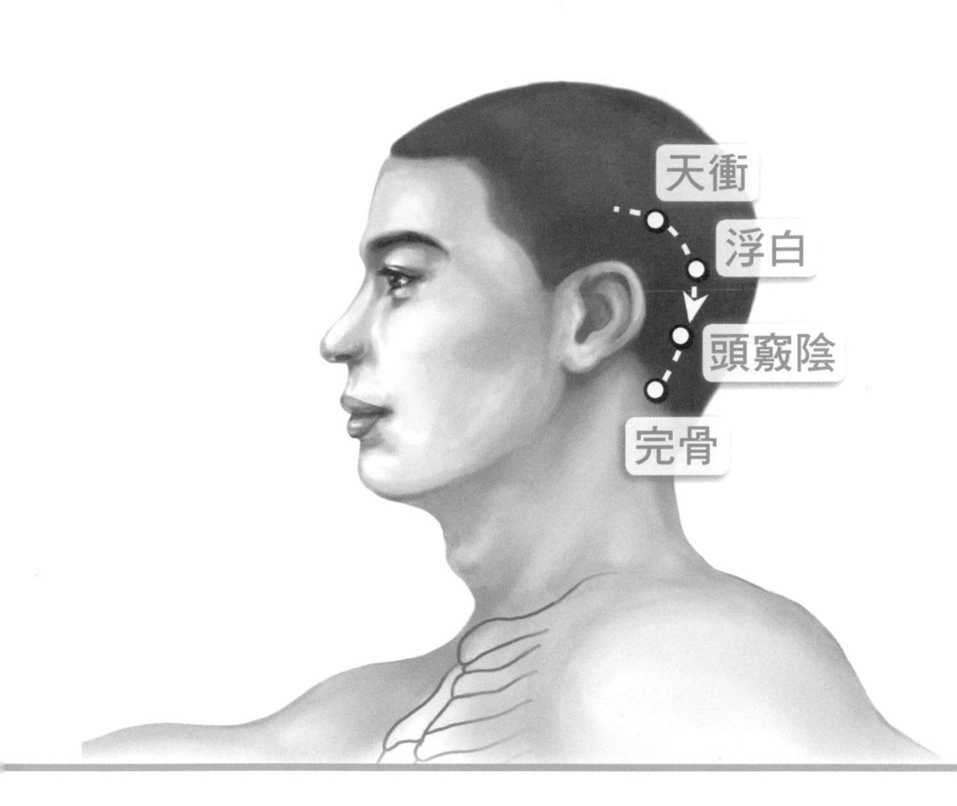
天衝
浮白
頭竅陰
完骨

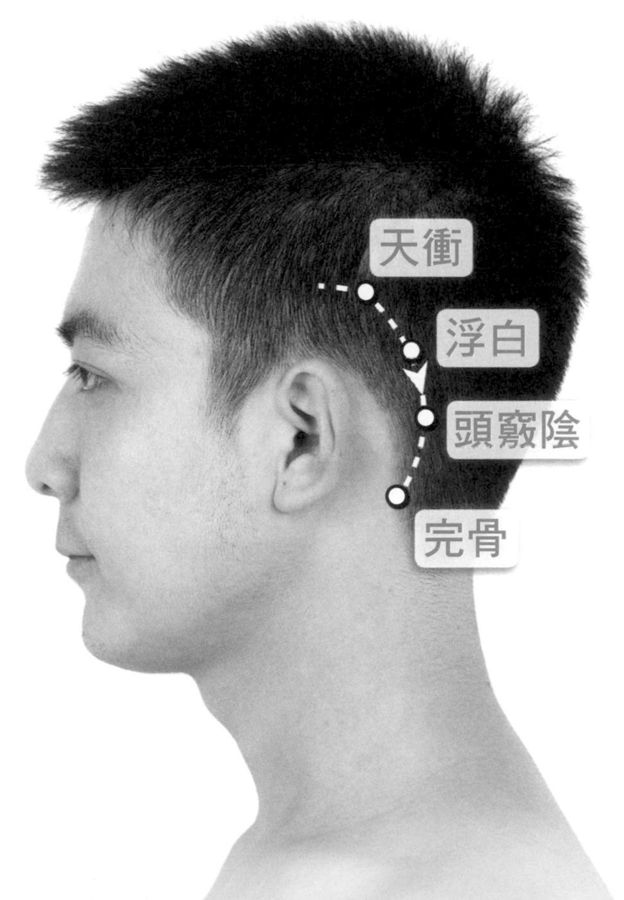
天衝
浮白
頭竅陰
完骨

本神

頭痛、目眩就按它

本，根本；神，神志。穴在前髮際神庭旁。內為腦之所在；腦為元神之府，主神志，為人之根本。

主治 祛風定驚，安神止痛。主治頭痛、眩暈、頸項強直、中風、小兒驚風。

部位 前髮際上0.5吋，頭正中線旁開3吋。

取穴 正坐，從外眼角直上入髮際半橫指，按壓有痠痛感處即是。

按摩 每天早晚各按摩本神1次，每次1～3分鐘，可有效治療頭痛、目眩等疾病。

陽白

淡化抬頭紋

陽，陰陽之陽；白，光明。頭為陽，穴在頭面部，有明目之功。

主治 清頭明目，祛風瀉熱。主治頭痛、頸項強直、角膜癢痛、近視、面癱。

部位 在頭部，眉上1吋，瞳孔直上。

取穴 正坐，眼向前平視，自眉中直上1橫指處即是。

按摩 將中指指腹置於陽白上，垂直揉按1～3分鐘，能有效治療眼疾。

頭臨泣

頭痛鼻塞及時了

頭，頭部；臨，調治；泣，流淚。穴在頭部，可調治迎風流淚等病。

主治 聰耳明目，安神定志。主治頭痛、目眩、目赤腫痛、耳鳴、耳聾。

部位 在頭部，前髮際上0.5吋，瞳孔直上。

取穴 正坐，眼向前平視，自眉中直上半橫指處即是。

按摩 每天早晚各揉按頭臨泣1～3分鐘，可改善和治療頭痛、目痛、鼻塞、鼻竇炎等疾病。

目窗

擦亮你的眼睛

目，眼睛；窗，窗戶。穴在眼的上方，善治眼疾，猶如眼目之窗。

主治 明目開竅，祛風定驚。主治頭痛、頭暈、小兒驚風、白內障、近視。

部位 在頭部，前髮際上1.5吋，瞳孔直上。

取穴 正坐，眼向前平視，自眉中直上，前髮際直上2橫指處即是。

按摩 將中指指腹置於目窗上垂直揉按，每天早晚各1次，每次1～3分鐘，可有效治療目痛、目眩、近視、遠視等眼疾。

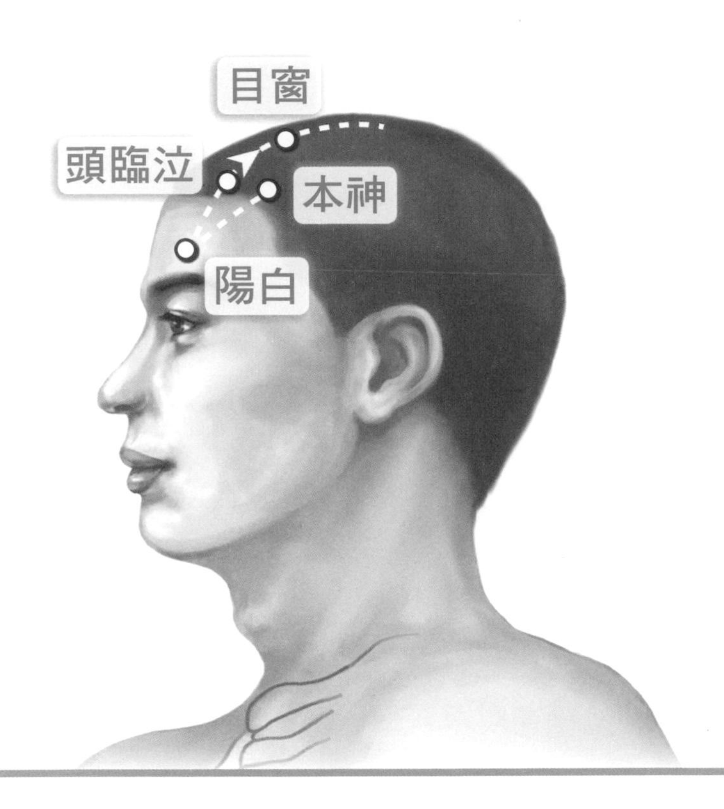
目窗
頭臨泣
本神
陽白

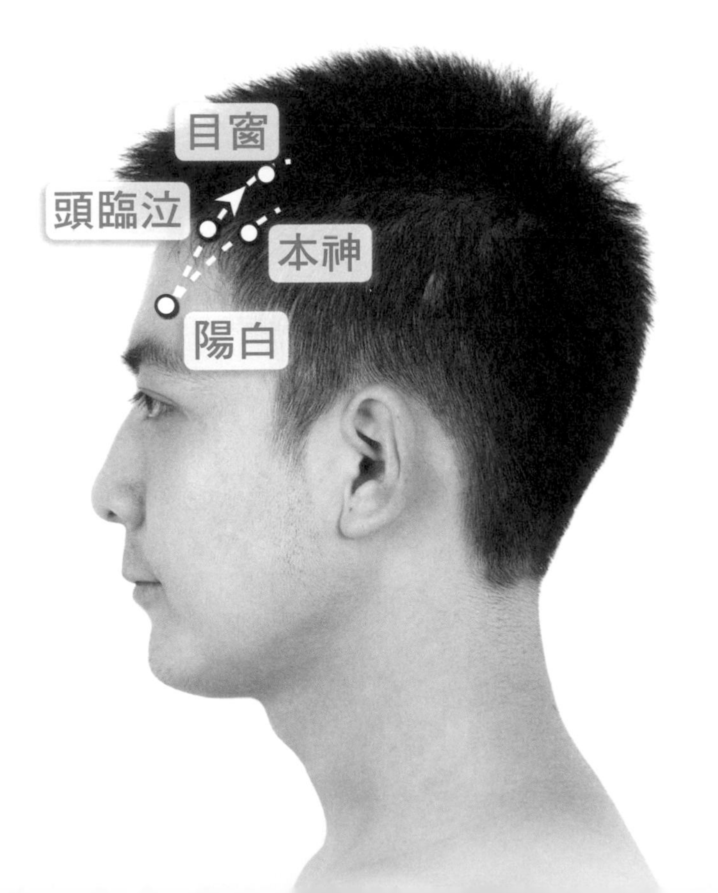
目窗
頭臨泣
本神
陽白

正營

專治頭痛頭暈

正，正當；營，同「縈」。正營，惶恐不安的意思。本穴主治惶恐不安等神志病。

主治　平肝明目，疏風止痛。主治頭痛、頭暈、目痛、眩暈、嘔吐、惶恐不安。

部位　在頭部，前髮際上2.5吋，瞳孔直上。

取穴　取前髮際到百會的中點作一水平線，再找到目窗作一垂直線，兩線交點處即是。

按摩　頭痛頭暈時，用手指指腹掐揉正營，可快速緩解。

承靈

面部痙攣按按它

承，承受；靈，神靈。腦主神靈，故腦上頂骨又稱天靈骨，穴就在其外下方。

主治　通利官竅，散風清熱。主治頭痛、眩暈、目痛、風寒、鼻塞、鼻出血。

部位　在頭部，前髮際上4吋，瞳孔直上。

取穴　先找到百會，向前1橫指作一水平線，再找到目窗作一垂直線，兩線交點處即是。

按摩　經常用中指指腹按壓承靈，每次1～3分鐘，對面部痙攣有良好的調理作用。

腦空

後腦疼痛不要怕

腦，腦髓；空，空竅。穴在枕骨外側，內通腦竅，主治腦病。

主治　散風清熱，醒腦寧神。主治頭痛、耳聾、癲癇、眩暈、身熱、頸強、驚悸。

部位　橫平枕外隆凸的上緣，風池直上。

取穴　在後腦勺摸到隆起的最高骨，上緣外約3橫指凹陷處即是。

按摩　用雙手拇指指腹揉按腦空，每次不少於30下，對頭痛、耳聾等症狀有明顯療效。

風池

疏風散寒治感冒

風，風邪；池，池塘。穴在枕骨下，局部凹陷如池，乃祛風之要穴。

主治　平肝熄風，祛風散毒。主治外感發熱、頭痛、眩暈、蕁麻疹、黃褐斑、小兒脊柱側彎、高血壓。

部位　在項後，枕骨之下，胸鎖乳突肌上端與斜方肌上端之間的凹陷中。

取穴　正坐，後頭骨下兩條大筋外緣陷窩中，與耳垂齊平處即是。

按摩　以雙手拇指指腹由下往上揉按風池，以有酸脹感為宜。每次按壓不少於30下，可治各種頭痛。

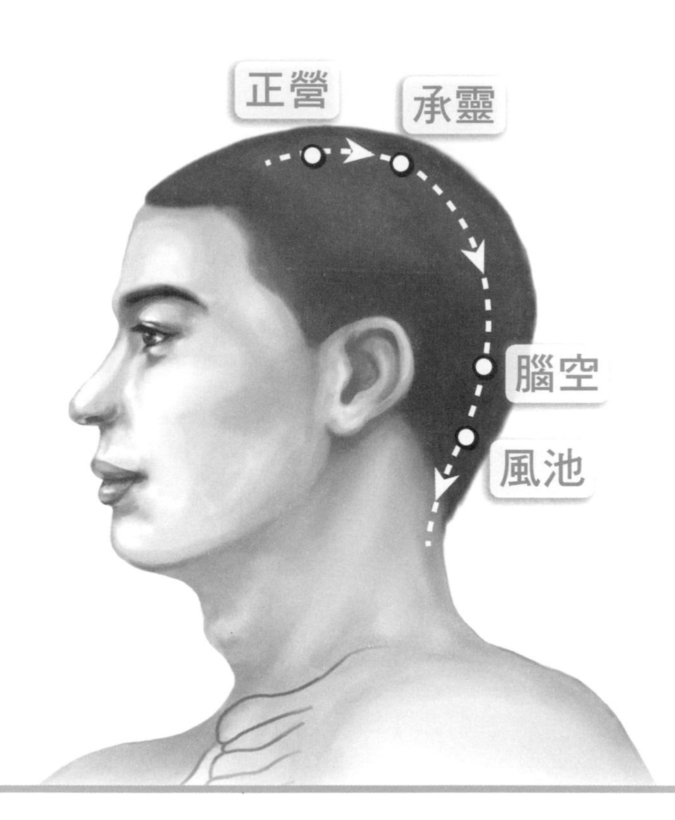
正營
承靈
腦空
風池

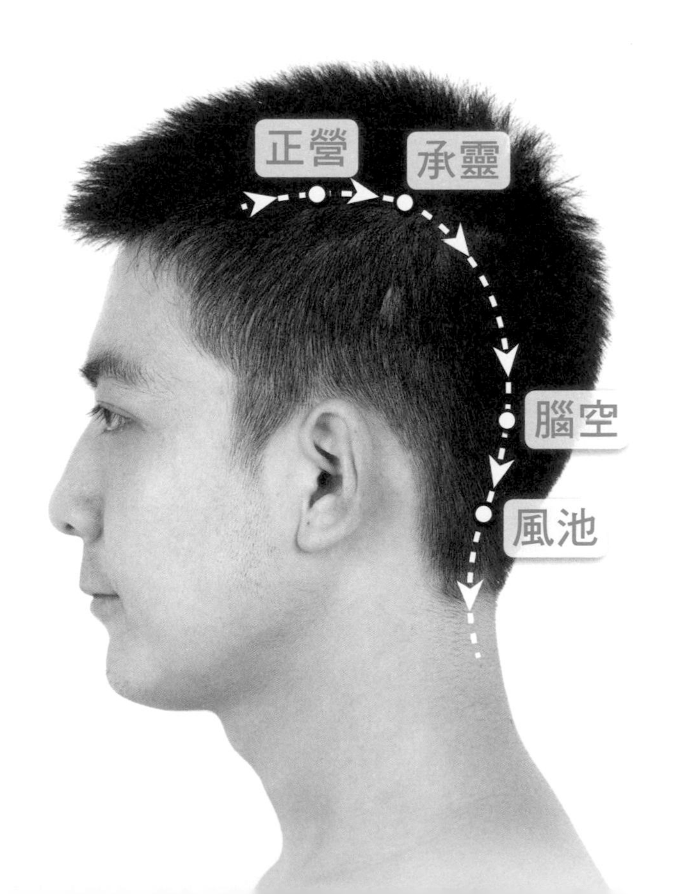
正營
承靈
腦空
風池

肩井

治療落枕與肩痛

肩，肩部；井，水井。穴在肩上，局部凹陷如井。

主治　祛風清熱，活絡消腫。主治肩臂疼痛、落枕、頸椎病、五十肩、抑鬱症、乳房脹痛、小兒脊柱側彎、更年期症候群。

部位　在肩胛區，第7頸椎棘突與肩峰最外側點連線的中點。

取穴　先找到大椎，再找到鎖骨肩峰端，二者連線中點即是。

按摩　按摩肩井，可緩解落枕和肩酸背痛等症；拿捏肩井，可發汗解表治感冒。

淵腋

腋窩汗多不用愁

淵，深潭；腋，腋部。穴在腋下。

主治　理氣寬胸，消腫止痛。主治胸滿、脅痛、腋下汗多、腋下腫、臂痛不舉。

部位　在胸外側，第4肋間隙中，在腋中線上。

取穴　正坐舉臂，從腋橫紋水平沿腋中線直下4橫指處即是。

按摩　用食指或中指點按淵腋，每次3～5分鐘，對治療腋下汗多特別有效。

輒筋

養肝護肝好幫手

輒，車耳，馬車的護輪板；筋，筋肉。兩側脅肋肌肉隆起，形如車耳，穴在其處。

主治　降逆平喘，理氣止痛。主治咳嗽、氣喘、嘔吐、肋間神經痛。

部位　在胸外側，第4肋間隙中，腋中線前1吋。

取穴　正坐舉臂，從淵腋向前下量1橫指處即是。

按摩　每天用食指指腹揉按輒筋1～3分鐘，可有效治療氣喘、胸脅痛、嘔吐等疾病。

日月

主治膽疾

日，太陽；月，月亮。日為陽，指膽；月為陰，指肝。此為治肝膽疾病的要穴。

主治　利膽疏肝，降逆和胃。主治肋間神經痛、肝炎、抑鬱症、口苦、膽囊炎。

部位　在胸部，第7肋間隙，前正中線旁開4吋。

取穴　正坐或仰臥，自乳頭垂直向下推3個肋間隙，按壓有酸脹感處即是。

按摩　日月以治療膽囊炎、膽結石、膽絞痛等膽本身疾病為主。稍用力指壓，效果較好。

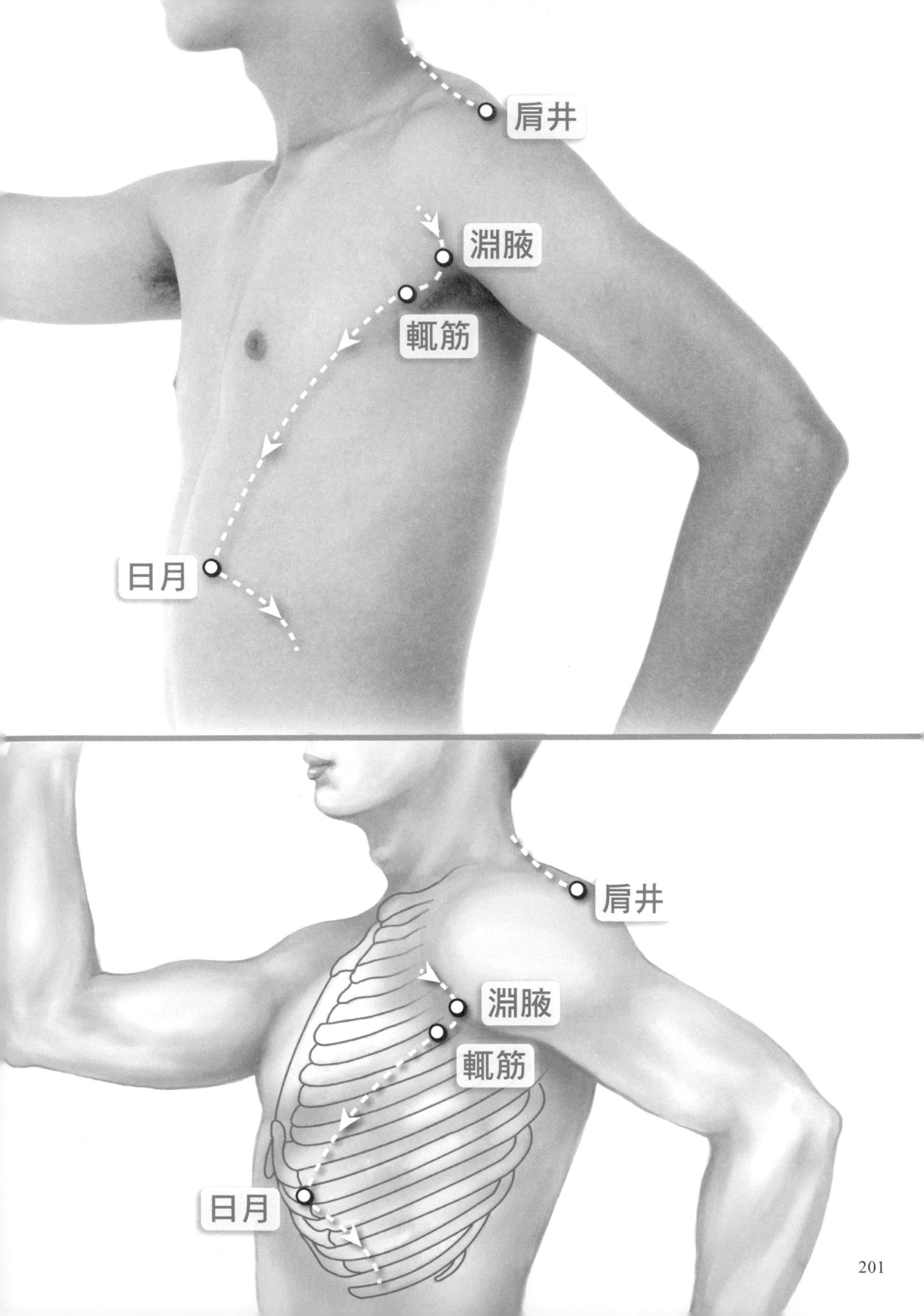
肩井
淵腋
輒筋
日月
肩井
淵腋
輒筋
日月

京門

補腎大穴

京，同「原」字；門，門戶。此為腎之募穴。穴之所在為腎氣出入的門戶。

主治　補腎通淋，健脾溫陽。主治脅肋痛、腹脹、腹瀉、腰痛、尿黃、腎炎。

部位　在上腹部，第12肋骨游離端下際。

取穴　章門後2橫指處即是。

按摩　用拇指指腹按揉京門，對腹脹、腹瀉、腸鳴等胃腸疾病有良好療效。

帶脈

調經止滯效果好

帶，腰帶；脈，經脈。穴屬膽經，交會在帶脈之上。

主治　健脾利濕，調經止帶。主治月經不調、赤白帶下、閉經、痛經、不孕。

部位　在側腹部，第11肋骨游離端垂線與臍水平線的交點上。

取穴　腋中線與肚臍水平線相交處即是。

按摩　月經不調、白帶異常者可在每天早上起床後，手握空拳，敲擊帶脈100次。

五樞

婦科疾病患者的福音

五，五個；樞，樞紐。五為中數，少陽主樞；意指穴在人身體中部的樞要之處。

主治　調經止帶，調理下焦。主治月經不調、子宮內膜炎、痛經。

部位　在下腹部，橫平臍下3吋，髂前上棘內側。

取穴　從肚臍向下4橫指處作水平線，與髂前上棘相交處即是。

按摩　常按揉五樞，可治痛經、帶下、月經不調等婦科病症。

維道

消除四肢浮腫

維，維繫；道，通道。本穴為膽經與帶脈之會，帶脈維繫諸經。

主治　調理沖任，利水止痛。主治四肢浮腫、盆腔炎、附件炎、子宮脱垂。

部位　在下腹部，髂前上棘內下0.5吋。

取穴　先找到五樞，其前下半橫指處即是。

按摩　以兩手拇指自上向下摩動維道，每次左右各按摩1～3分鐘，以減輕腰背疼痛、腰肌勞損、下肢癱瘓、膝關節炎等慢性病帶來的不適。

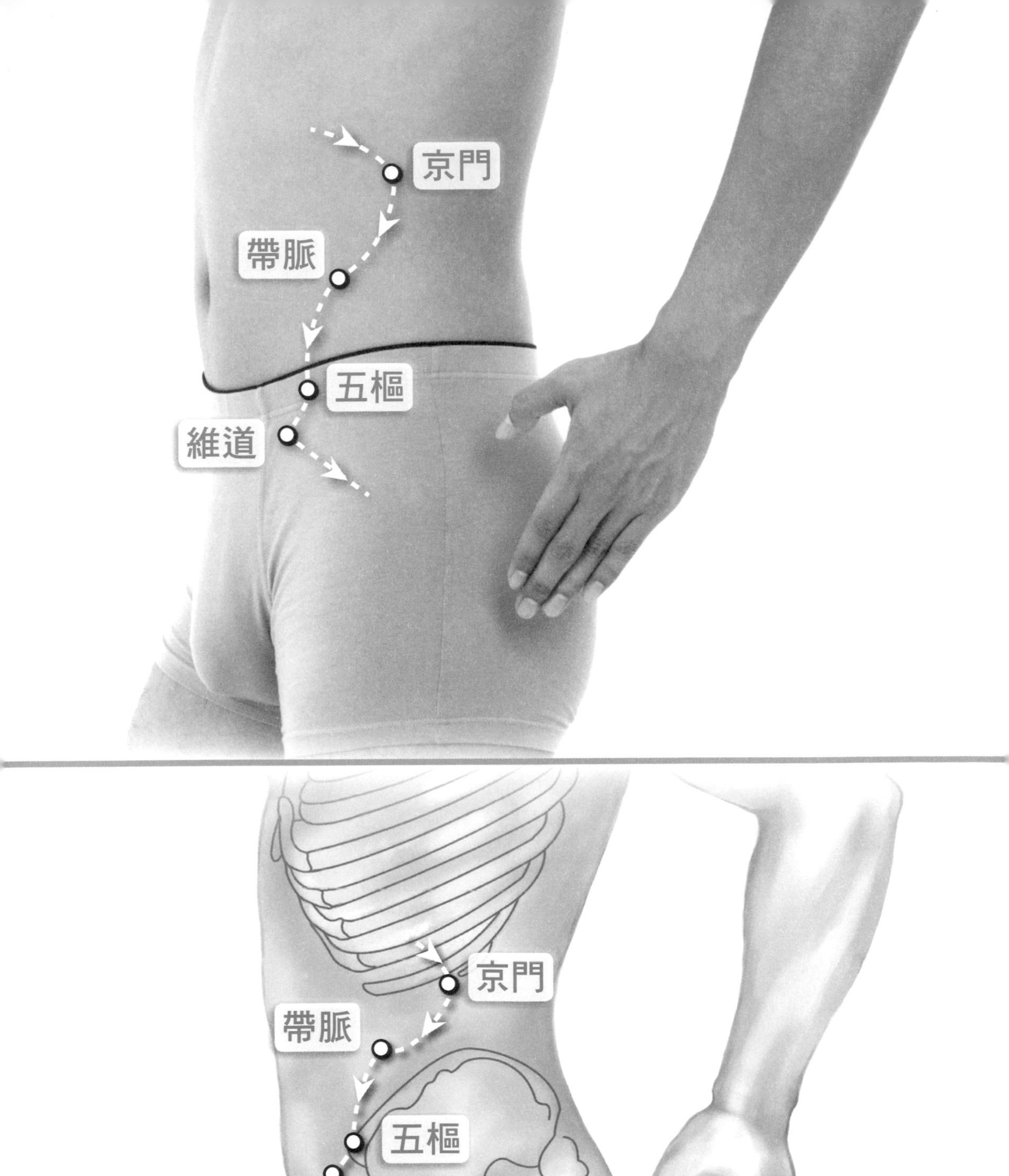
京門
帶脈
五樞
維道
京門
帶脈
五樞
維道

居髎

針對腰腿疾病

居，居處；髎，近骨之凹陷處。穴居髖骨上凹陷處。

主治 舒筋活絡，益腎強腰。主治腰腿痺痛、月經不調、白帶過多。

部位 在臀區，髂前上棘與股骨大轉子最凸點連線的中點處。

取穴 髂前上棘是側腹隆起的骨性標誌，股骨大轉子是髖部最隆起處，二者連線中點即是。

按摩 兩手拇指自上向下摩動居髎，每次左右各按摩1～3分鐘，可治腰腿痺痛、癱瘓等症狀。

環跳

腰痛腿疼先按它

環，環曲；跳，跳躍。穴在髀樞中，髀樞為環曲跳躍的樞紐。

主治 祛風化濕，強健腰膝。主治腰胯疼痛、腰痛、下肢痿痺、坐骨神經痛。

部位 在臀區，股骨大轉子最凸點與骶管裂孔連線上的外1/3與內2/3交點處。

取穴 側臥上腿彎曲，拇指橫紋按在股骨大轉頭上，拇指指向脊柱，指尖所在凹陷處即是。

按摩 常用拇指指端用力揉按環跳，每次1～3分鐘，可防治下肢痿痺、膝關節痛等下肢疾病。

風市

常按常揉遠中風

風，風邪；市，集市。集市有集散之意，此為疏散風邪之要穴。

主治 祛風化濕，通經活絡。主治眩暈、中風、半身不遂、下肢痿痺、神經性皮炎、皮膚搔癢、脂溢性皮炎、蕁麻疹。

部位 在大腿外側中線上，當臀下橫紋與膕橫紋之間中點處。

取穴 直立垂手，手掌併攏伸直，中指指尖處即是。

按摩 以中指指腹垂直下壓風市，以有酸、脹、麻感為宜，每次左右各按3～5分鐘，先左後右，可治中風、半身不遂、下肢麻痺等症狀。

中瀆

常按消除膽囊結石

中，中間；瀆，小的溝渠。穴在股外側兩筋之間，如在溝瀆之中。

主治 祛風散寒，疏通經絡。主治膽結石、下肢痿痺、半身不遂、坐骨神經痛。

部位 在股部，膕橫紋上5吋，髂脛束後緣。

取穴 先找到風市，直下量3橫指處即是。

按摩 膽囊有問題的人，按該穴肯定很痛，每天堅持敲打對膽囊有保健和調理作用。

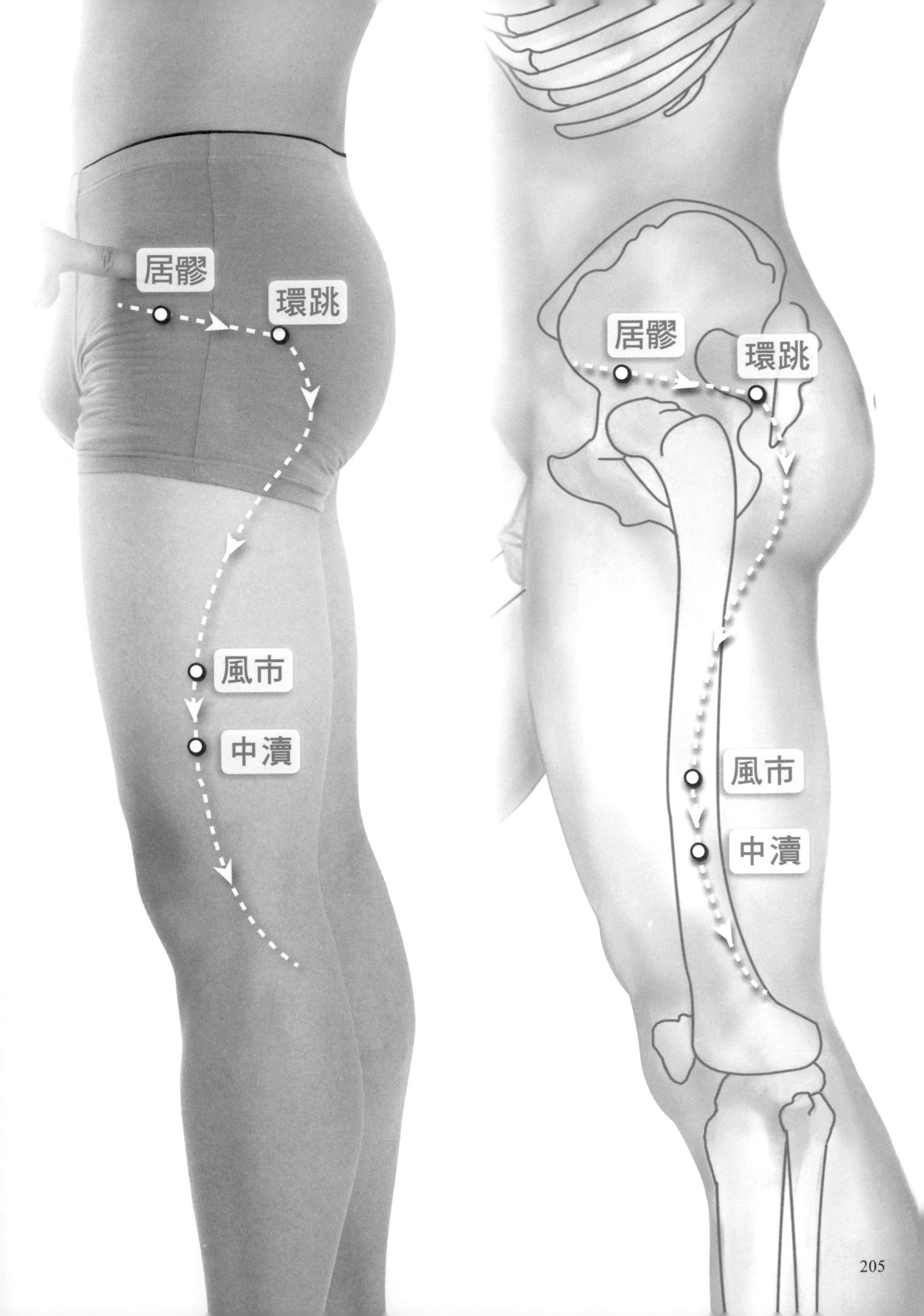
居髎
環跳
風市
中瀆
居髎
環跳
風市
中瀆

膝陽關

治療膝蓋痛有特效

膝，膝部；陽，陰陽之陽；關，機關。外為陽。穴在膝關節外側。

主治　疏利關節，祛風化濕。主治膝關節腫痛、膕筋攣急、小腿麻木。

部位　在膝部，股骨外上髁後上緣，股二頭肌腱與髂脛束之間的凹陷中。

取穴　屈膝90度，膝上外側有一高骨，其上方有一凹陷處即是。或陽陵泉直上4橫指處。

按摩　用中指指腹揉按膝陽關，有脹痛的感覺，可改善和治療膝關節腫痛、攣急及小腿麻木等下肢疾病。

陽陵泉

快速止抽筋

陽，陰陽之陽；陵，丘陵；泉，水泉。外為陽，膝外側腓骨小頭隆起如陵，穴在其下陷中，猶如水泉。

主治　利膽舒肝，強健腰膝。主治耳鳴、耳聾、口苦、坐骨神經痛、腿抽筋、甲狀腺腫大、脂溢性皮炎、白癜風、乳房脹痛、膽囊炎。

部位　在小腿外側，腓骨頭前下方凹陷中。

取穴　屈膝90度，膝關節外下方，腓骨小頭前下方凹陷處即是。

按摩　按摩陽陵泉，能增加膽囊的運動和排空能力，減輕膽囊內壓力，緩解膽囊炎等病症。

陽交

急性疼痛找陽交

陽，陰陽之陽；交，交會。外為陽，穴在小腿外側，與膀胱經交會。

主治　疏肝理氣，安神定志。主治膝痛、足脛痿痺、面部浮腫、坐骨神經痛。

部位　在小腿外側，外踝尖上7吋，腓骨後緣。

取穴　膕橫紋頭與外踝尖連線上，中點向下1橫指，腓骨後緣處即是。

按摩　用拇指指腹揉按陽交，每次1～3分鐘，可治突發頭痛、乳腺痛、坐骨神經痛等症狀。

外丘

止痛能手

外，內外之外；丘，丘陵。穴在外踝上方，局部肌肉隆起如丘。

主治　舒肝理氣，通絡安神。主治癲疾嘔沫、腹痛、腳氣、小腿抽筋。

部位　在小腿外側，外踝尖上7吋，腓骨前緣。

取穴　膕橫紋頭與外踝尖連線中點向下1橫指，腓骨前緣處即是。

按摩　按揉外丘最好採取指壓帶揉動的方式，每次約3分鐘。可緩解急性膽囊疼痛、頭痛等症狀。

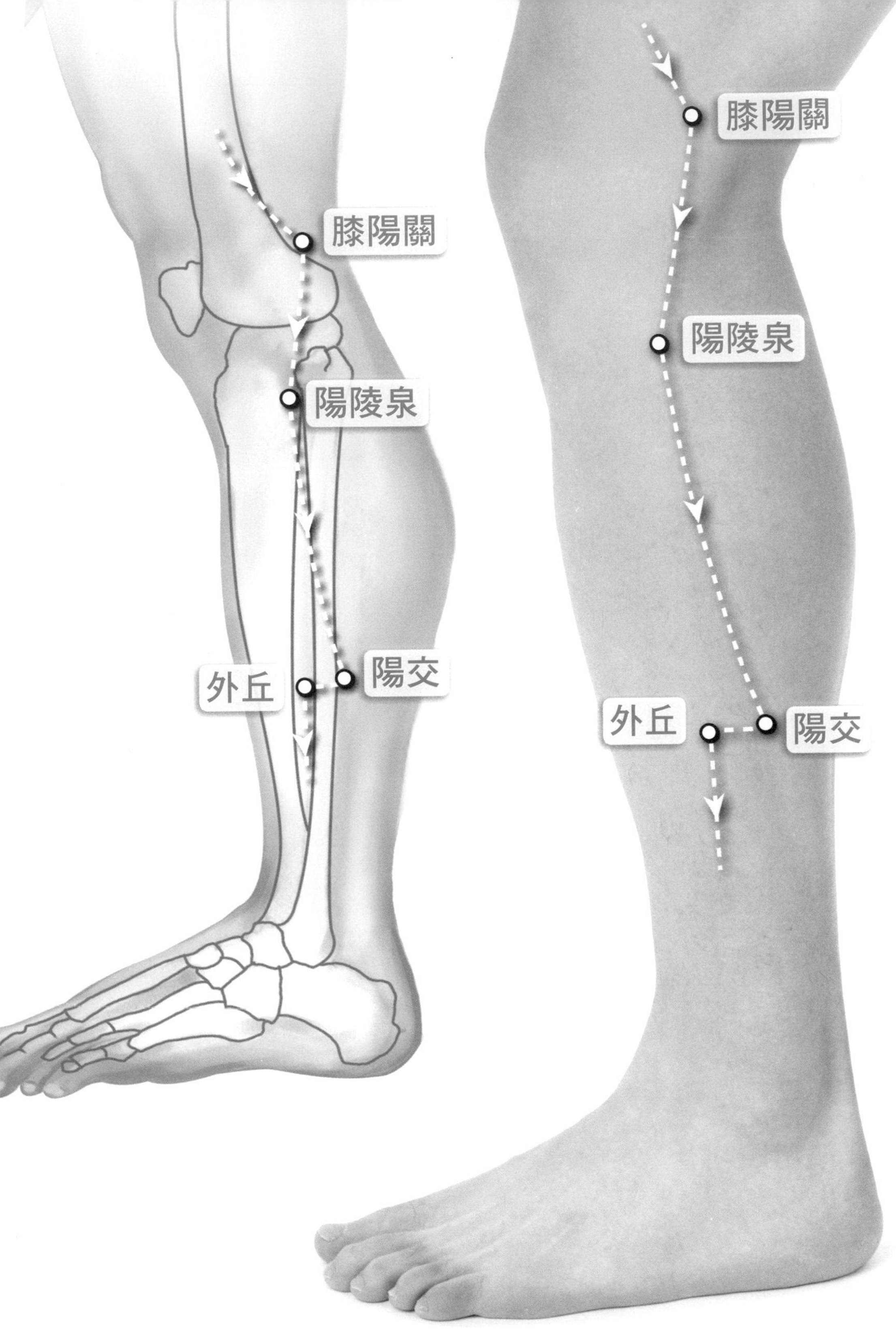
膝陽關
陽陵泉
外丘
陽交
膝陽關
陽陵泉
外丘
陽交

光明

除目赤，助視力

光明，即明亮的意思。為膽經絡穴，主治眼病，使之重見光明。

主治　舒肝明目，活絡消腫。主治目赤腫痛、視物不明、偏頭痛、精神病。

部位　在小腿外側，外踝尖上5吋，腓骨前緣。

取穴　先找到外丘，沿腓骨前緣向下3橫指處即是。

按摩　用中指指腹垂直按壓光明，每日早晚各揉按1次，每次1～3分鐘，可治近視眼、老年白內障、青光眼、視神經疾病等病症。

陽輔

熬夜頭暈就按它

陽，陰陽之陽；輔，輔助。外為陽，輔，指輔骨，即腓骨。穴在小腿外側腓骨前。

主治　清熱散風，疏通經絡。主治胸脅痛、下肢外側痛、膝下浮腫。

部位　在小腿外側，外踝尖上4吋，腓骨前緣。

取穴　膕橫紋頭與外踝尖連線的下1/4 ，腓骨前緣。

按摩　用拇指指腹，用力上下推動陽輔穴1～2分鐘，每5分鐘按摩1次，共按摩4～5次，可治療熬夜出現的頭暈、口苦等症狀。

懸鐘

降血壓效果好

懸，懸掛；鐘，鐘鈴。穴當外踝上，是古時小兒懸掛腳鈴處。別名絕骨。

主治　舒肝益腎，平肝熄風。主治頸項僵硬、半身不遂、頭暈、耳鳴、高血壓。

部位　在小腿外側，外踝尖上3吋，腓骨前緣。

取穴　外踝尖直上4橫指處，腓骨前緣處即是。

按摩　每天睡前艾灸懸鐘1次，每次8分鐘，可治療高血壓病人低壓值偏高；經常按揉此穴，可強健筋骨，補髓充腦。

丘墟

清醒頭腦

丘，小土堆；墟，大土堆。本穴在外踝（如墟）與跟骨滑車突（如丘）之間。

主治　健脾利濕，瀉熱退黃，舒筋活絡。主治胸脅痛、髖關節疼痛、下肢痿痛。

部位　在踝部，外踝的前下方，趾長伸肌腱的外側凹陷中。

取穴　腳掌用力背伸，足背可見明顯趾長伸肌腱，其外側、足外踝前下方凹陷處即是。

按摩　用拇指指腹按壓丘墟，每天早上按揉200次。對目赤腫痛、頸項痛、胸脅痛等疾病有良好的治療效果。

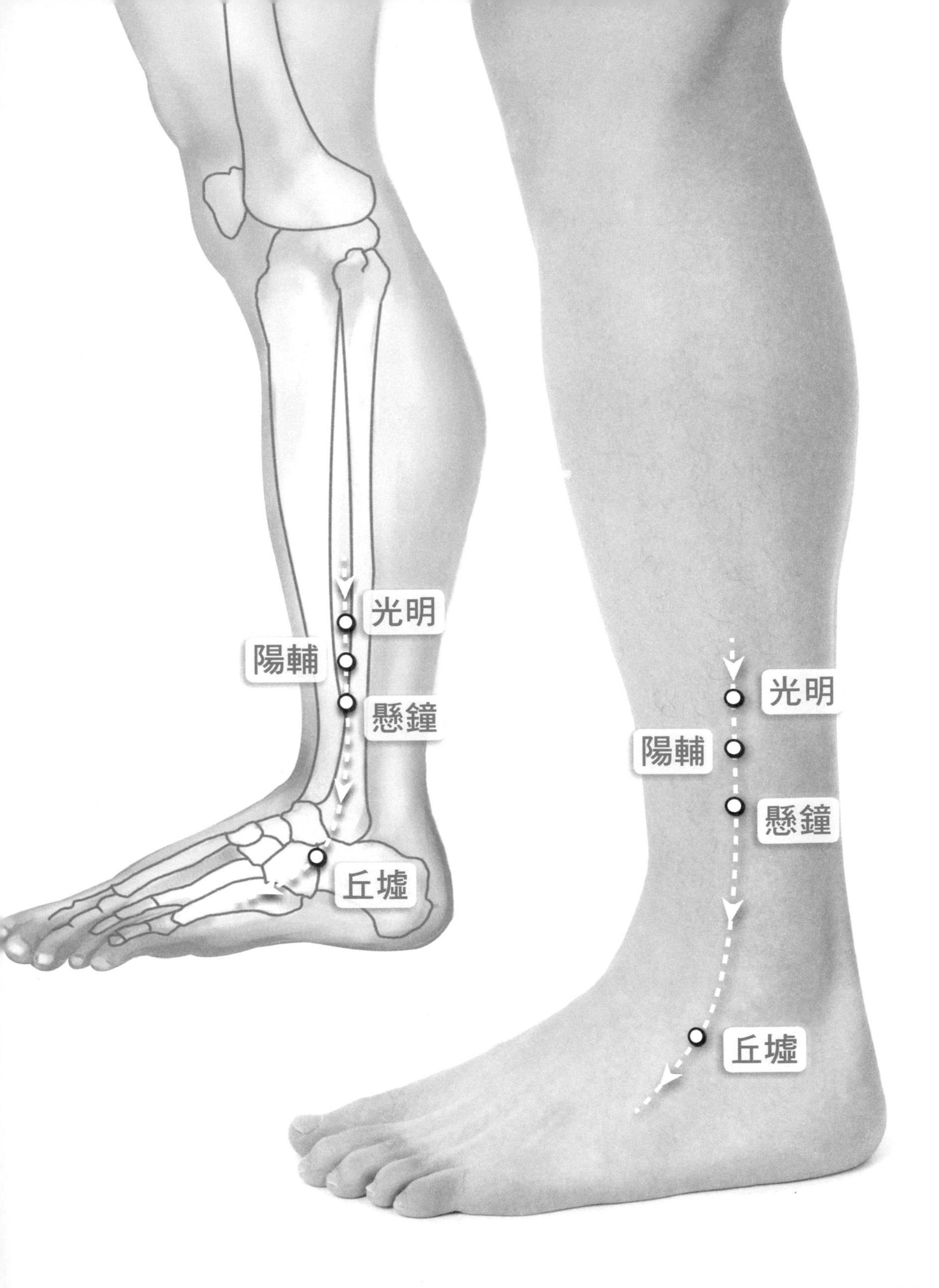
光明
陽輔
懸鐘
丘墟
光明
陽輔
懸鐘
丘墟

足臨泣

呵護女性乳房

足，足部；臨，調治；泣，流淚。穴在足部，可調治迎風流淚等眼疾。

主治　舒肝熄風，化痰消腫。主治頭痛、目赤腫痛、牙痛、乳癰、脅肋痛、白帶過多。

部位　在足背，第4、第5蹠骨底結合部的前方，第5趾長伸肌腱外側凹陷中。

取穴　坐位，小趾向上翹起，小趾長伸肌腱外側凹陷中，按壓有酸脹感處即是。

按摩　用拇指指腹揉按足臨泣，以有酸脹、微痛的感覺為宜，可治療女性乳房疾病，如乳腺炎、乳腺增生等。

地五會

足趾麻木不適就找它

地，土地；五，五個；會，會合。地在下，指足部。足部膽經穴有五，本穴居其中。

主治　舒肝消腫，通經活絡。主治頭痛、目眩、目赤腫痛、腋部腫痛、耳聾。

部位　第4、第5蹠骨間，第4跖趾關節近端凹陷中。

取穴　小趾向上翹起，小趾長伸肌腱內側緣處。

按摩　經常用拇指指腹按揉地五會，對足趾麻木等不適有很好的調理作用。

俠溪

頭痛目眩按一按

俠，通「夾」字；溪，溝溪。穴在第 4、第 5 趾的夾縫間，局部猶如溝溪。

主治　平肝熄風，消腫止痛。主治頭痛、耳鳴、貧血、肋間神經痛、高血壓。

部位　第4、第5趾間，趾蹼緣後方赤白肉際處。

取穴　坐位，在足背部第4、第5趾之間連接處的縫紋頭處即是。

按摩　頭痛目眩、耳鳴時，可按揉俠溪來緩衝。

足竅陰

點刺可治頭痛牙痛

足，足部；竅，孔竅；陰，陰陽之陰。腎肝屬陰，開竅於耳目。穴在足部，治療耳目之疾。

主治　疏肝解鬱，通經活絡。主治偏頭痛、目赤腫痛、耳鳴、耳聾、胸脅痛。

部位　第4趾末節外側，趾甲根角側後方0.1吋。

取穴　坐位，第4趾趾甲外側緣與下緣各作一垂線，其交點處即是。

按摩　頭痛和牙痛時，用5根牙籤捆在一起點刺足竅陰，每次100下。

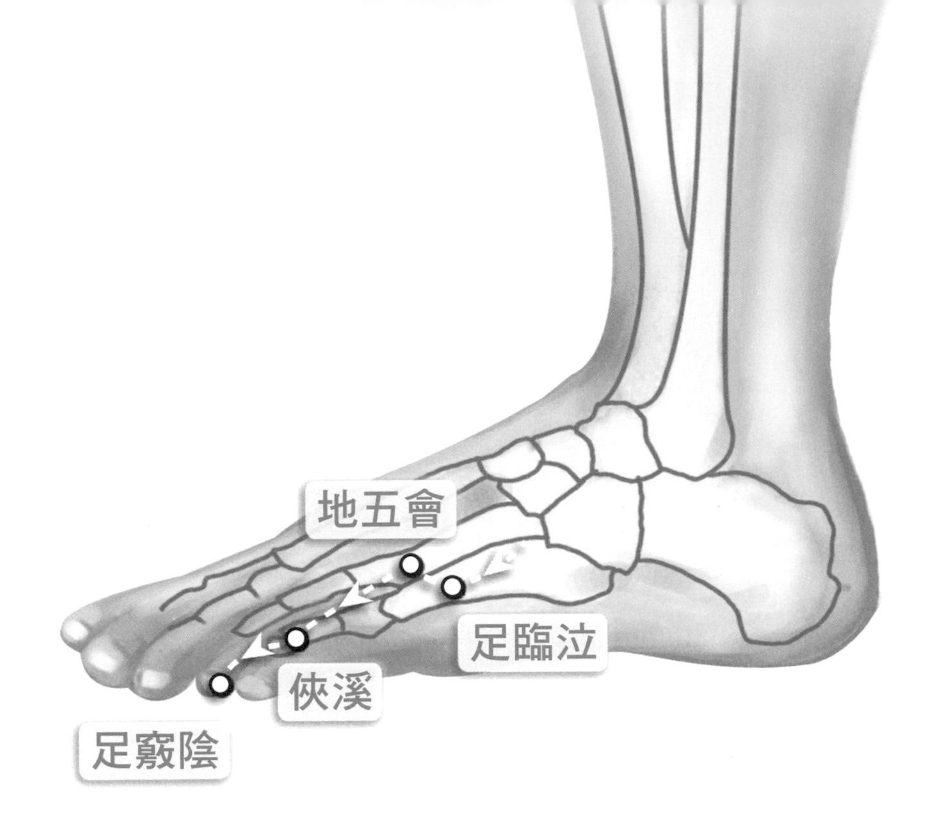
地五會
足臨泣
俠溪
足竅陰

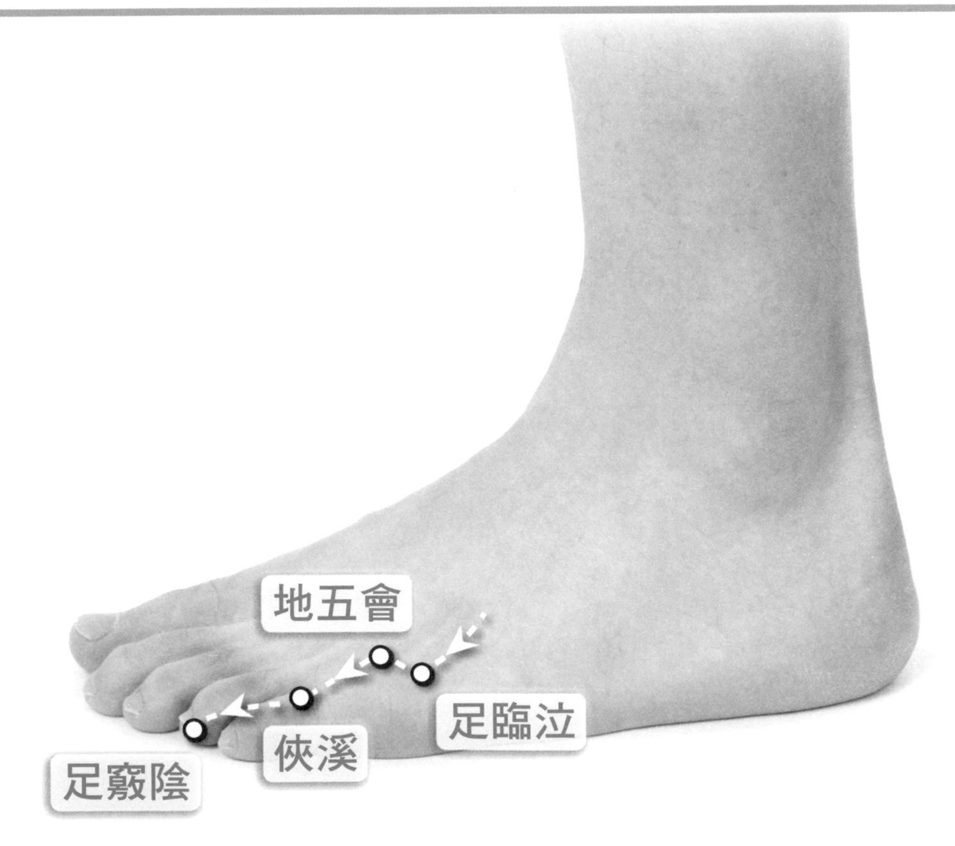
地五會
足臨泣
俠溪
足竅陰

第十三章

足厥陰肝經：修身養性的關鍵

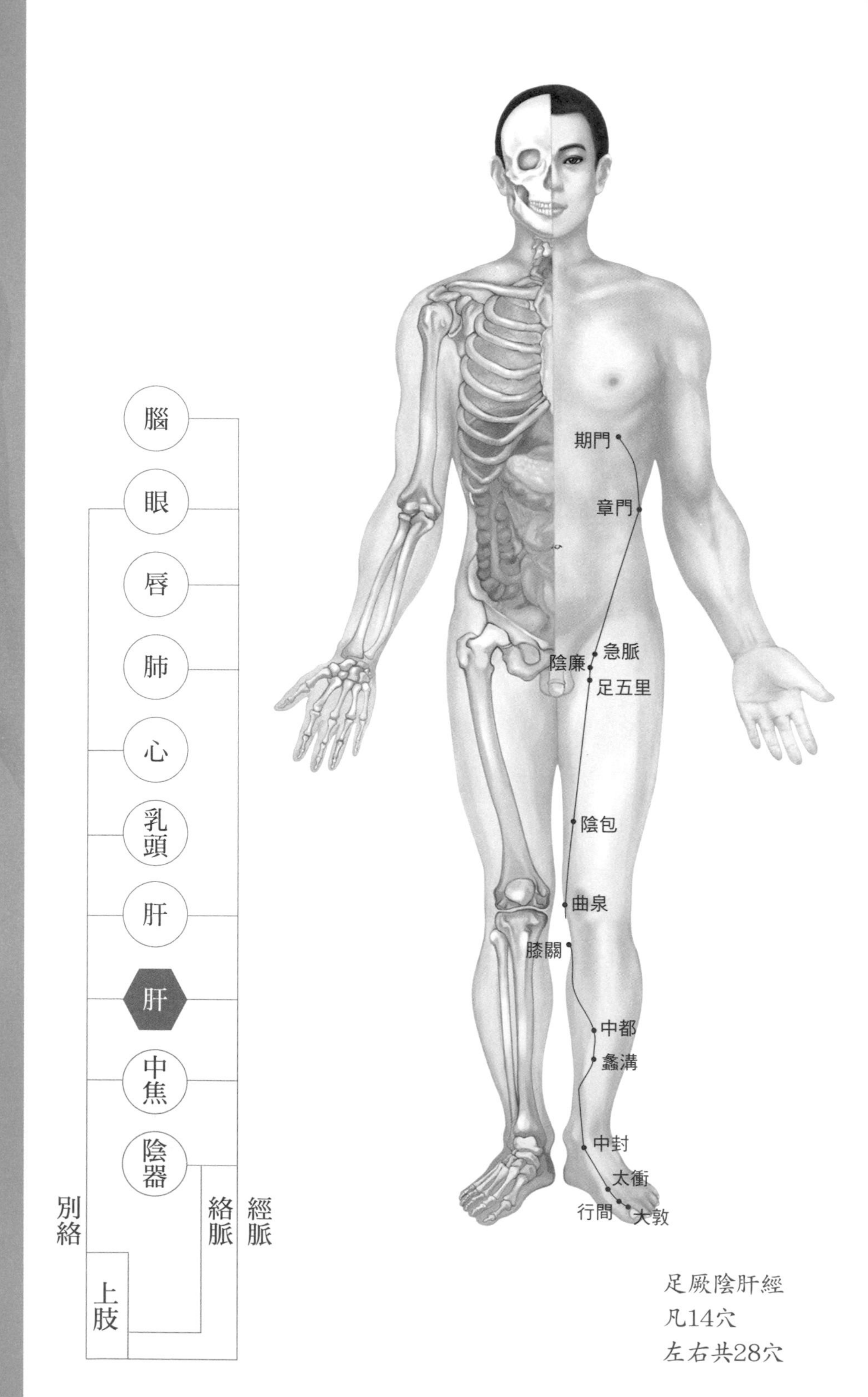

足厥陰肝經
凡14穴
左右共28穴

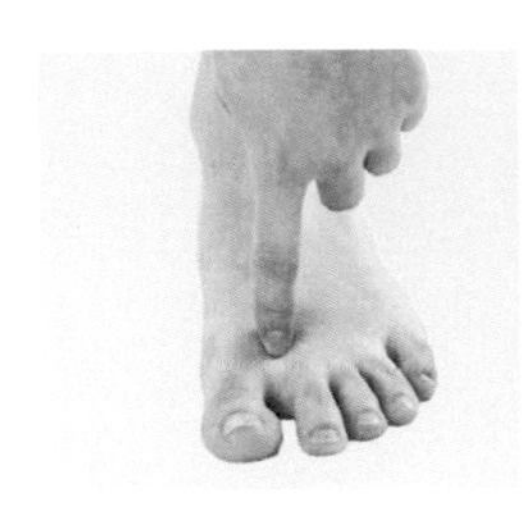 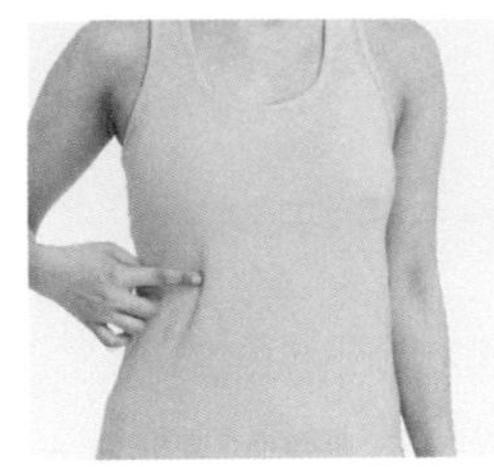 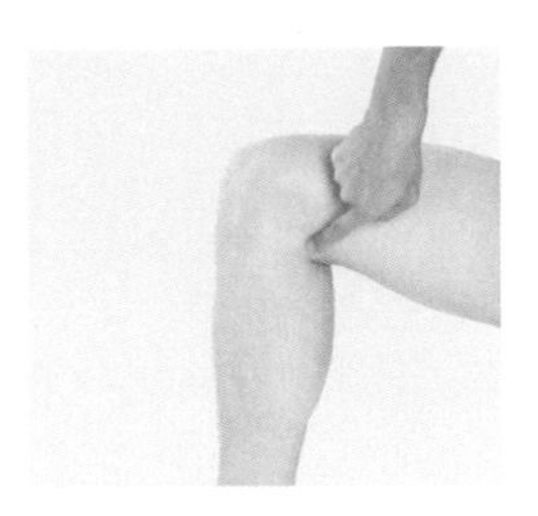

保養肝經的最佳方法和時間

肝經從胸部期門穴至足部大敦穴，左右共28個穴位。夜晚應保持靜臥休息，不必刺激肝經上的穴位。另外，心情不暢時，可用拔罐的方法刺激期門和膽經的日月，可保養肝經。

中醫理論認為「肝藏血」、「人臥則血歸於肝」。丑時（1:00～3:00）保持熟睡是對肝最好的關懷。如果丑時不能入睡，肝臟還在輸出能量支持人的思維和行動，就無法完成新陳代謝。

禁忌	熬夜對肝經的傷害很大，丑時前未能入睡者，面色青灰，情志怠慢而躁，易生肝病，臉色晦暗易長斑。

肝經上潛伏的疾病

肝經和肝、膽、胃、肺、膈、眼、頭、咽喉都有聯繫，雖然循行路線不長，穴位不多，但作用一點也不小。肝經有病就會出現以下問題：

經絡症：口苦口乾、頭目眩暈（高血壓）、頭頂重墜、眼睛乾澀、胸脅脹痛、肋間神經痛、小腹脹痛及經脈所過部位的疾病。

臟腑症：胸脅苦滿、情志抑鬱、脂肪肝、月經不調、乳腺增生、子宮肌瘤、前列腺肥大、疝氣等。

亢進熱證時症狀：頭痛、膚黃、腰痛、小便困難疼痛、經痛、易怒、興奮易衝動。

衰弱寒證時症狀：眩暈、面色白、性冷淡、大腿與骨盆疼痛、下肢無力、易倦、視力模糊、易驚恐。

肝經腧穴

大敦

快速止血的能手

大，大小之大；敦，惇厚。大，指大趾。穴在大趾外側，肌肉惇厚。

主治　回陽救逆，調經通淋。主治閉經、崩漏、遺尿、月經過多、睾丸炎。

部位　在足趾，大趾末節外側，趾甲根角側後方0.1吋。

取穴　坐位，大趾趾甲外側緣與下緣各作一垂線，其交點處即是。

按摩　經常用手指點按大敦，可緩解出血症。

行間

改善目赤與頭痛

行，運行；間，中間。穴在第 1、第 2 跖趾關節的前方陷中，經氣運行其間。

主治　清肝瀉熱，涼血安神，熄風活絡。主治目赤、頭痛、高血壓、陽痿、痛經、甲狀腺腫大。

部位　在足背，第1、第2趾間，趾蹼緣後方赤白肉際處。

取穴　坐位，在足背部第1、第2兩趾之間連接處的縫紋頭處即是。

按摩　一邊用中指指腹強壓行間，一邊吐氣，有輕微疼痛感，重複按壓2～3分鐘，可緩解頭痛、耳鳴耳聾、失眠。

太衝

清肝火，消怒氣

太，大；衝，重要部位，穴在足背，脈氣盛大。為肝經要穴。

主治　平肝瀉熱，舒肝養血，清利下焦。失眠、頭痛、腰痛、全身脹痛、甲狀腺腫大、肝炎、閉經、膽囊炎、膽結石。

部位　在足背，當第1、第2蹠骨間，蹠骨底結合部前方凹陷中。

取穴　足背，沿第1、第2趾間橫紋向足背上推，感覺到有一凹陷處即是。

按摩　按揉太衝，對除焦慮有特效。

中封

保養精血之要穴

中，中間；封，聚土成堆，穴在兩踝之間，如土堆之中。

主治　清瀉肝膽，通利下焦，舒筋通絡。主治內踝腫痛、足冷、小腹痛、嗌干、肝炎。

部位　在內踝前，脛骨前肌腱的內側緣凹陷處。

取穴　坐位， 拇趾上翹，足背可見一大筋，其內側、足內踝前下方凹陷處即是。

按摩　用拇指指端用力按中封，每次3分鐘，以有酸脹感為宜，可調理男性腎虛。

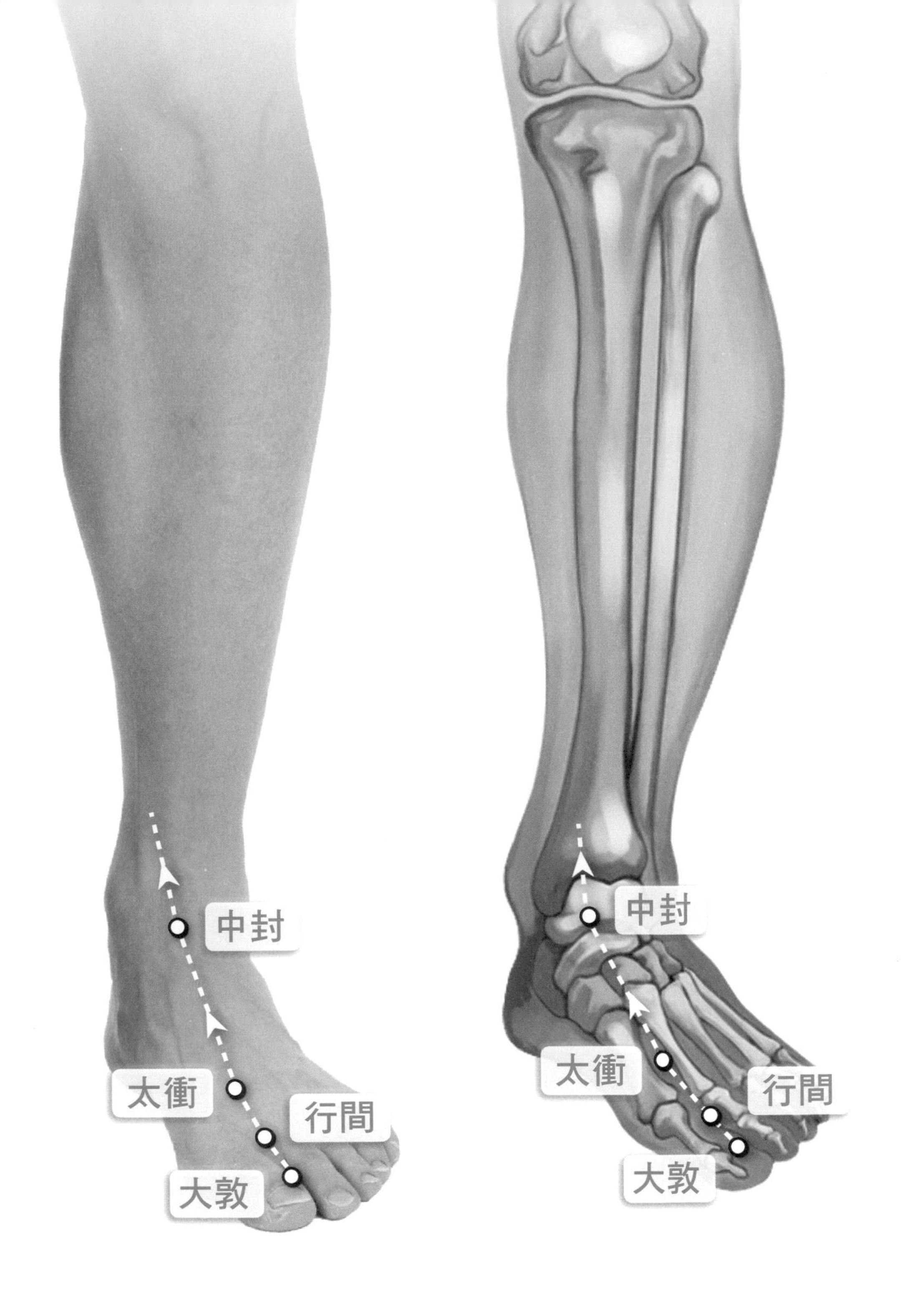
中封
太衝
行間
大敦
中封
太衝
行間
大敦

蠡溝

治療搔癢有奇效

蠡，貝殼；溝，水溝。腓腸肌外形酷似貝殼，穴在其前方溝中。

主治 疏肝理氣，調經止帶。主治疝氣、遺尿、陰痛陰癢、月經不調、崩漏。

部位 在小腿內側，內踝尖上5吋，脛骨內側面的中央。

取穴 坐位，內踝尖垂直向上量7橫指，脛骨內側凹陷處即是。

按摩 多揉蠡溝可治陰囊濕疹、陰道搔癢等濕熱病。

中都

急性疼痛揉中都

中，中間；都，會聚。穴在小腿內側中間，為肝經之氣深聚之處。

主治 疏肝理氣，調經止血。主治疝氣、痢疾、小腹痛、遺精、崩漏。

部位 在小腿內側，內踝尖上7吋，脛骨內側面的中央。

取穴 坐位，內踝尖與陰陵泉連線之中點上半橫指處即是。

按摩 用中指指腹揉中都，可緩解急性肋骨痛、急性肝區痛、急性眼睛脹痛。

膝關

膝關節疼痛就揉它

膝，膝部；關，關節。穴在膝關節附近。

主治 散風祛濕，疏通關節。主治膝髕腫痛、膝關節痛、下肢痿痺。

部位 在膝部，脛骨內側髁的下方，陰陵泉後1吋。

取穴 先找到陰陵泉，向後量1橫指，可觸及一凹陷處即是。

按摩 用拇食二指的指腹拿捏膝關3～5分鐘，可以有效緩解膝部和下肢疼痛。

曲泉

乳腺增生就找它

曲，彎曲；泉，水泉。穴在膕窩橫紋內側端；屈膝時局部呈凹陷如泉。

主治 清利濕熱，通調下焦。主治月經不調、子宮脫垂、乳腺增生、陽痿。

部位 在膝部，膕橫紋內側端，半腱肌肌腱內緣凹陷中。

取穴 膝內側，屈膝時可見膝關節內側面橫紋端，其橫紋頭凹陷處即是。

按摩 常用手指敲擊左腿曲泉，能疏肝解鬱，有效防治乳腺增生。

陰包

生殖泌尿它統管

陰，陰陽之陰；包，通「胞」。穴在大腿內側，主子宮疾病。

主治 調經止痛，利尿通淋。主治月經不調、腰骶痛、小便難、遺尿。

部位 在股前區，髕底上4吋，股內肌與縫匠肌之間。

取穴 大腿內側，膝蓋內側上端的骨性標誌，直上6橫指處即是。

按摩 用拇指指腹輕揉陰包，可增強生殖器官的功能，也可預防女性乳腺疾病。

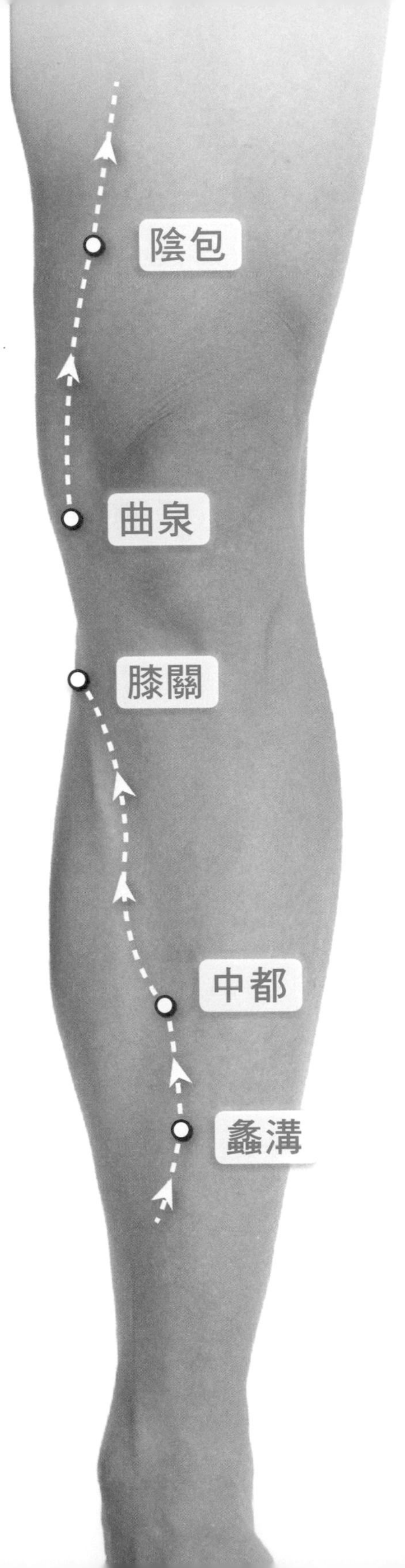
陰包
曲泉
膝關
中都
蠡溝
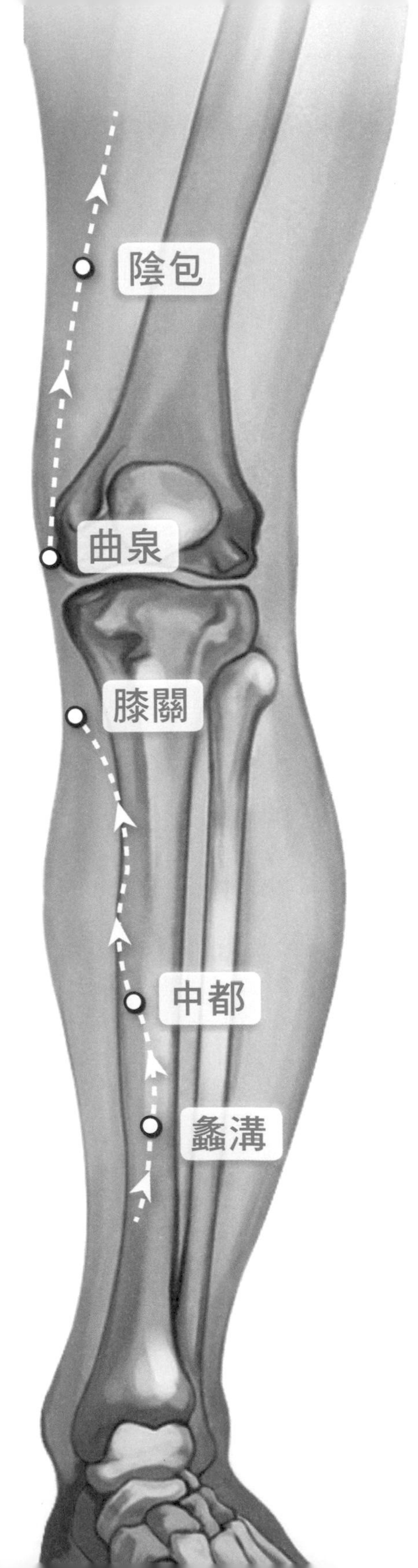
陰包
曲泉
膝關
中都
蠡溝

足五里

通利小便見效快

足，下肢；五，數詞；裡，古代有以裡為寸之說。穴在下肢，約當箕門上5吋。

主治　疏肝理氣，清利祛熱。主治腹脹、小便不通、陰囊濕癢、風撈。

部位　在股前側，氣衝直下3吋，動脈搏動處。

取穴　先取氣衝，直下4橫指處即是。

按摩　按摩足五里，可緩解小便不通暢、陰部濕癢、渾身倦怠無力等症狀。

陰廉

給女人多一點呵護

陰，陰陽之陰；廉，邊緣。內為陰。穴在大腿內側陰器的邊緣。

主治　調經止帶，通利下焦。主治月經不調、小腹疼痛、下肢痙攣。

部位　在股前側，氣衝直下2吋。

取穴　先取氣衝，直下3橫指處即是。

按摩　用中指指腹同時揉按兩側陰廉3～5分鐘，可治生殖系統疾病。

急脈

急性腹痛就按它

急，急促；脈，脈氣。肝經氣血在此吸熱後化為強勁的風氣。

主治　疏理肝膽，通調下焦。主治小腹痛、疝氣、陰莖痛、股內側部疼痛。

部位　在腹股溝區，橫平恥骨聯合上緣，前正中線旁開2.5吋處。

取穴　腹股溝動脈搏動處即是。

按摩　用中指指腹輕揉左右急脈，每次1～3分鐘，可改善精力減退、腰腿寒冷。

章門

腹脹按之效如神

章，同「障」字；門，門戶。穴在季肋下，如同屏障內臟之門戶。

主治　疏肝健脾，理氣散結。主治腹痛、腹脹、口乾、口苦、嘔吐、打嗝、腹瀉。

部位　在側腹部，第11肋游離端的下際。

取穴　正坐，屈肘合腋，肘尖所指處，按壓有酸脹感處即是。

按摩　腹痛、腹脹時用拇指指腹輕柔地按摩，一般持續3～5分鐘，即可緩解。

期門

疏肝理氣化瘀積

期，週期；門，門戶。兩側脅肋如敞開之門戶。

主治　疏肝健脾，理氣活血。主治乳房脹痛、肋間神經痛、肝炎、抑鬱症。

部位　在胸部，第6肋間隙，前正中線旁開4吋。

取穴　正坐或仰臥，自乳頭垂直向下推2個肋間隙，按壓有酸脹感處即是。

按摩　每天按揉期門2次，每次200下。可治各種婦科疾病和男科前列腺肥大。

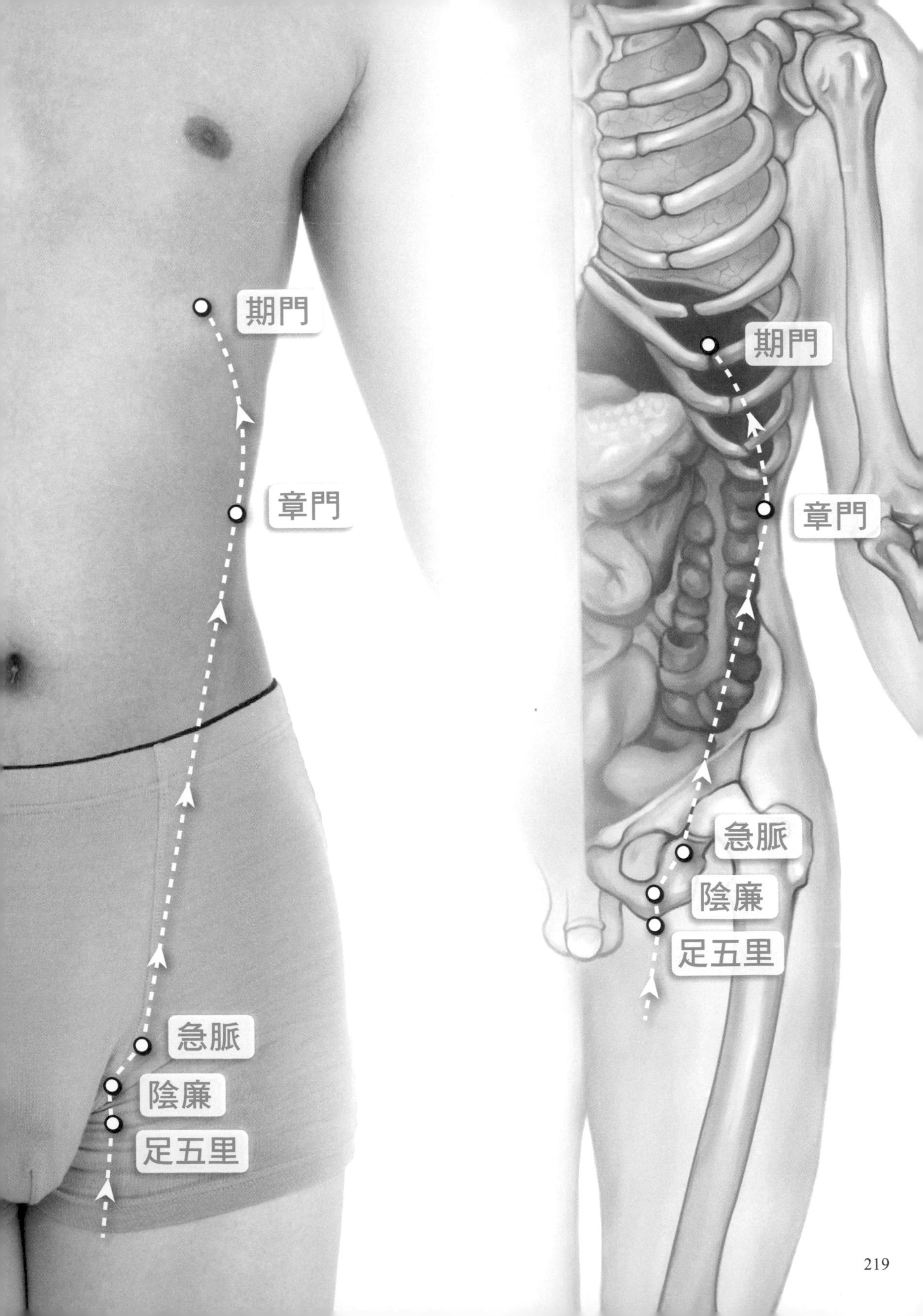
期門
章門
急脈
陰廉
足五里
期門
章門
急脈
陰廉
足五里

第十四章
任脈：掌管女性妊養的總管

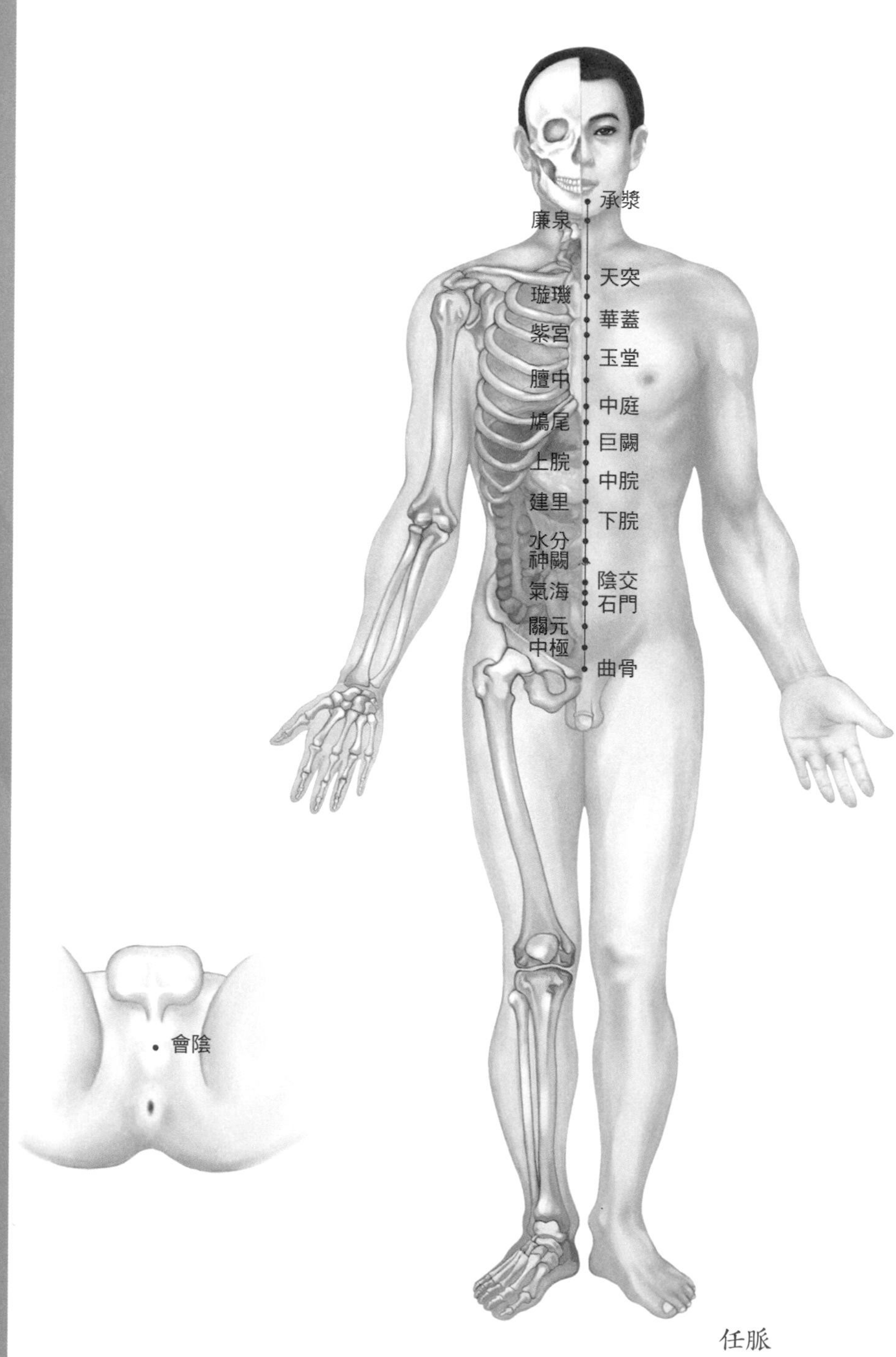

任脈
共24穴

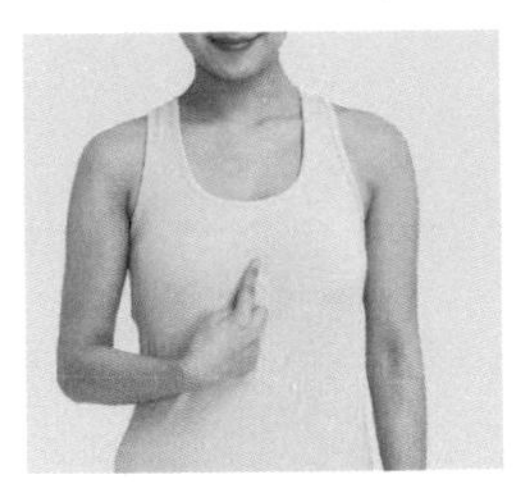
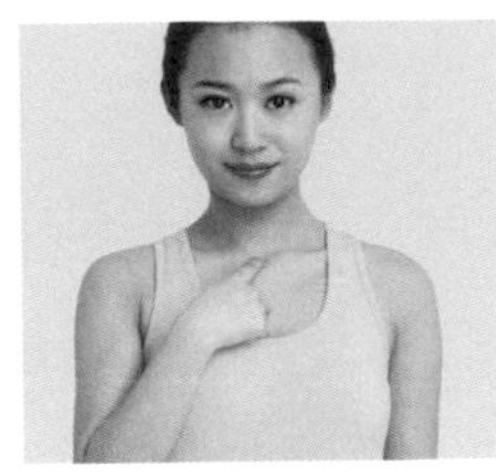
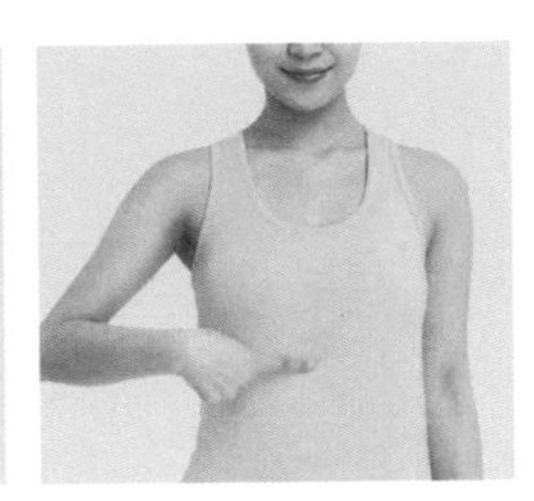

任脈的保養方法

任脈上有幾個重要的穴位，重點對它們進行刺激，可以對任脈達到保養作用。選取中脘、氣海、關元三個穴位，用中指指腹進行按摩，每次5分鐘左右，有微微的麻脹感為佳。也可以用艾條進行溫和灸，每次10～15分鐘。對於女性生殖系統有良好的保健養生作用，能保養整個生殖系統，預防早衰。

保養任脈沒有特定的時間。

任脈上潛伏的疾病

任脈失調，可出現以下疾病：

生殖泌尿系統疾病：月經不調、痛經、各種婦科炎症、不孕不育、白帶過多、小便不利、疝氣、小腹皮膚搔癢、陰部腫痛、早洩、遺精、遺尿、前列腺疾病等。

上腹部消化系統及胸部呼吸系統疾病：腹脹、嘔吐、打嗝、食慾不振、慢性咽炎、哮喘等。

任脈腧穴

會陰

專治男女性功能障礙

會，交會；陰，在此指下部兩陰竅。兩陰之間名會陰，穴當其中。

主治　醒神鎮驚，通調二陰。主治陰癢、陰痛、便祕、閉經、昏迷。

部位　在會陰部。男性在陰囊根部與肛門連線的中點，女性在大陰唇後聯合與肛門連線的中點。

取穴　仰臥屈膝，在會陰部，取兩陰連線的中點即是。

按摩　用中指指腹揉按會陰1～3分鐘，有酸脹感為宜。可調理男性生殖器官疾病。

曲骨

治前列腺炎通小便

曲，彎曲；骨，骨頭。曲骨，指恥骨，穴在恥骨聯合上緣。

主治　調經止帶，通利小便。主治遺精、陽痿、前列腺炎、月經不調、痛經。

部位　在下腹部，恥骨聯合上緣，前正中線上。

取穴　在下腹部，正中線上，從下腹部向下摸到一橫著走行的骨性標誌上緣。

按摩　中指指腹揉按曲骨3～5分鐘，可治療和調理小便不利、月經不調等疾病。

中極

解除尿頻尿痛

中，中間；極，正是。穴位正是在人體上下左右之中間。

主治　益腎通經。主治尿頻、遺精、月經不調、痛經、前列腺炎、夜尿症。

部位　在下腹部，臍中下4吋，前正中線上。

取穴　在下腹部，正中線上，恥骨聯合上緣1橫指處即是。

按摩　中指指腹揉按中極，每次1～3分鐘，對男女性生殖系統有保健作用。

關元

第一性保健大穴

關，關藏；元，元氣。穴在臍下 3 吋，為關藏人身元氣之處。

主治　培腎固本，調氣回陽。主治虛胖浮腫、月經不調、痛經、遺精、陽痿、不孕不育、小兒發熱、白帶過多、腸胃疾病、脂肪肝。

部位　在下腹部，臍中下3吋，前正中線上。

取穴　在下腹部，正中線上，肚臍中央向下4橫指處即是。

按摩　先將手掌溫熱，敷在穴位上，再指壓關元，可增加刺激時的舒適感；常摩揉關元，也可益腎壯陽。

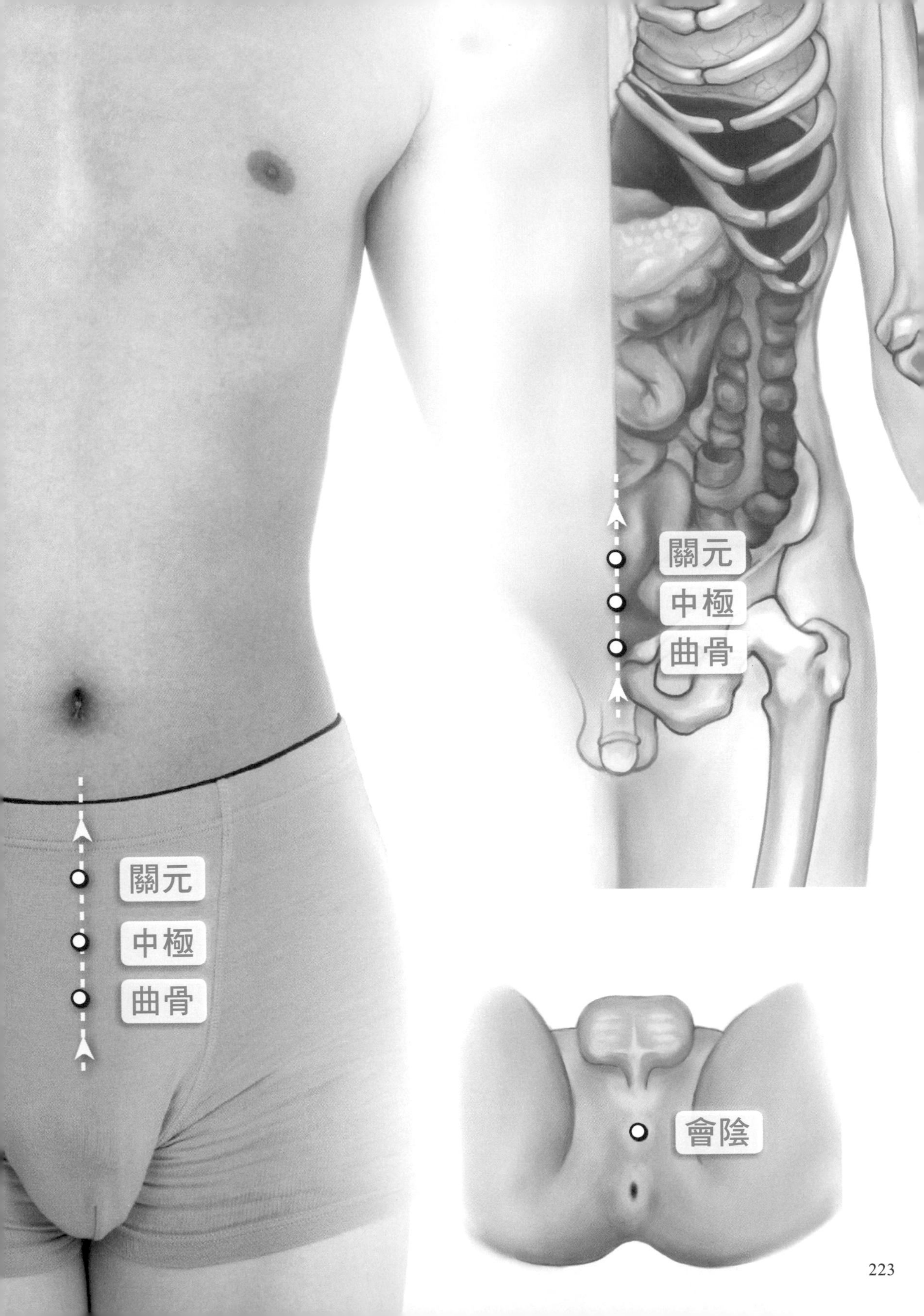
關元
中極
曲骨
關元
中極
曲骨
會陰

石門

治療水腫就熱敷

石，岩石；門，門戶。石有堅實之意。本穴能治下腹堅實之證。

主治 理氣止痛，通利水道。主治閉經、帶下、小腹絞痛、水腫、小便不利。

部位 在下腹部，當臍中下2吋，前正中線上。

取穴 在下腹部，正中線上，肚臍中央向下3橫指處即是。

按摩 對於女性來説，石門不太適宜指壓，也最好不要灸，可能引起不孕。可用蘸上薑汁的熱毛巾熱敷。

氣海

任脈之補虛要穴

氣，元氣；海，海洋。穴在臍下，為人體元氣之海。

主治 益氣助陽，調經固經。主治小腹疾病、腸胃疾病、虛證、遺精。

部位 在下腹部，臍中下1.5吋，前正中線上。

取穴 在下腹部，正中線上，肚臍中央向下與關元之間的中點處即是。

按摩 常按揉氣海，可補氣；用艾條溫和灸氣海，每次10～15分鐘，可治月經不調、痛經、腹瀉、消化不良等。

陰交

腹瀉不止揉陰交

陰，陰陽之陰；交，交會。穴在臍下 1 吋，為任脈、衝脈和腎經交會處。

主治 調經固帶，利水消腫。主治陰部多汗濕癢、月經不調、血崩、帶下。

部位 在下腹部，臍中下1吋，前正中線上。

取穴 在下腹部，正中線上，肚臍中央向下1橫指處即是。

按摩 腹瀉、腹脹時，用中指指腹輕揉陰交3～5分鐘，不適就會減輕。

神闕

睡前按之補虧虛

神，神氣；闕，宮門。穴在臍中。臍為胎兒氣血運行之要道，如神氣出入之宮門。

主治 溫陽救逆，利水固脱。主治腹瀉、腹脹、月經不調、崩漏、遺精、不孕、小兒腹瀉。

部位 在臍區，臍中央。

取穴 在臍區，肚臍中央即是。

按摩 經常揉臍，可防治小兒腹瀉、疳積等；突然大汗淋漓、唇舌蒼白、手腳冰冷之虛脱症，馬上溫灸神闕可發揮急救作用。

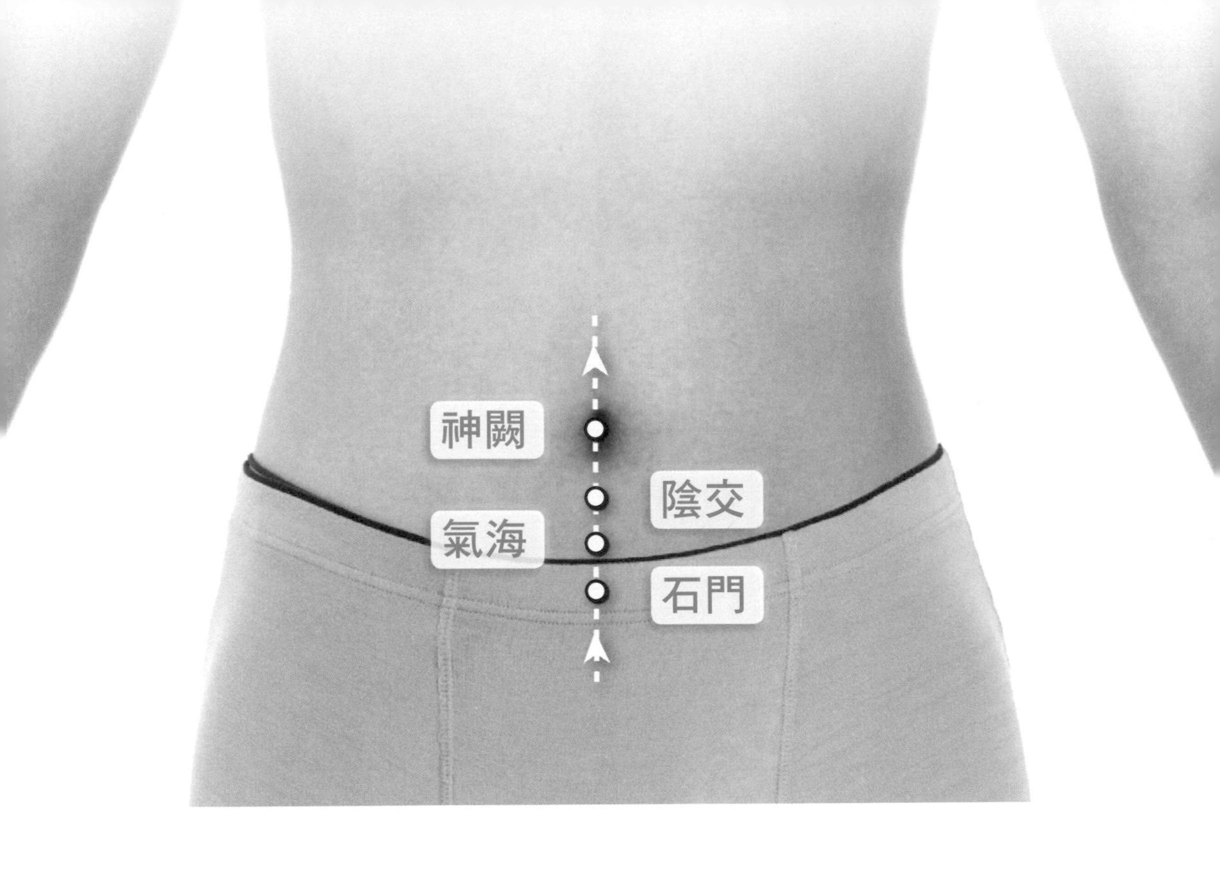
神闕
陰交
氣海
石門

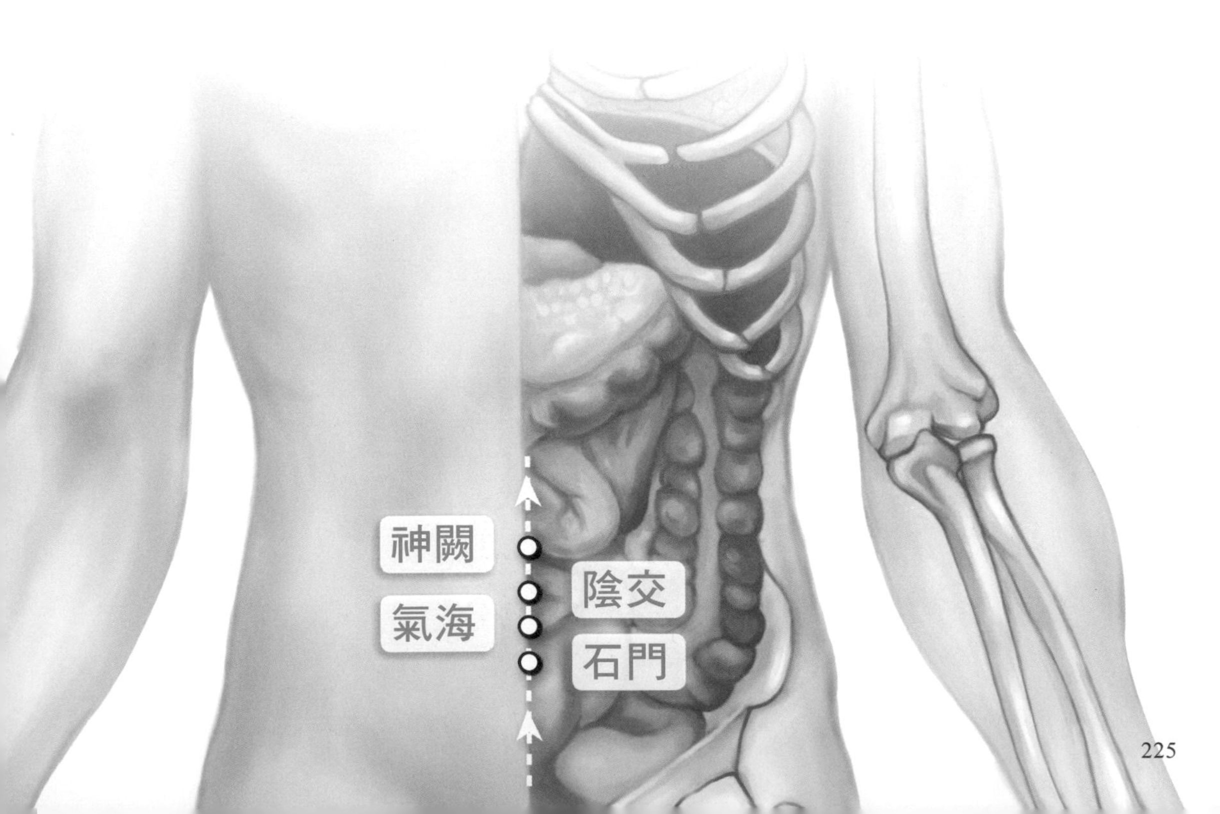
神闕
陰交
氣海
石門

水分

水腫腹水常按它

水，水谷；分，分別。穴在臍上 1 吋，內應小腸，水谷至此分別清濁。

主治　通調水道，理氣止痛。主治水腫、腹瀉、腹痛、繞臍痛、腸鳴。

部位　在上腹部，臍中上1吋，前正中線上。

取穴　在上腹部，肚臍中央向上1橫指處。

按摩　水腫、腹水時用食指揉按腹部的水分，按至有熱感為止。

下脘

緩解胃痛促消化

下，下方；脘，胃脘。穴當胃脘之下部。

主治　健脾和胃，降逆止嘔。主治胃痛、腹痛、腹脹、嘔吐、打嗝、腹瀉。

部位　在上腹部，臍中上2吋，前正中線上。

取穴　在上腹部，正中線上，肚臍中央向上3橫指處即是。

按摩　按摩時以手掌按揉下脘50～100次，對緩解腹痛，治療消化不良、嘔吐十分有效。

建里

體虛之人的溫補藥

建，建立；里，裡部。當胃脘部，有助於建立中焦裡氣。

主治　和胃健脾，通降腑氣。主治胃痛、嘔吐、食慾不振、腸中切痛。

部位　在上腹部，臍中上3吋，前正中線上。

取穴　在上腹部，正中線上，肚臍中央向上4橫指處即是。

按摩　按壓揉摩建裡，常用來治療胃痛、食慾不振、腹痛等病。

中脘

胃痛、嘔吐有效止

中，中間；脘，胃脘。穴當胃脘之中部。

主治　和胃降逆，健脾利水。主治胃痛、小兒厭食、嘔吐、高血壓、急性腸胃炎、脂肪肝。

部位　在上腹部，臍中上4吋，前正中線上。

取穴　在上腹部，肚臍與胸劍聯合連線的中點處。

按摩　在中脘或摩或按，可治療胃痛、嘔吐等症狀。

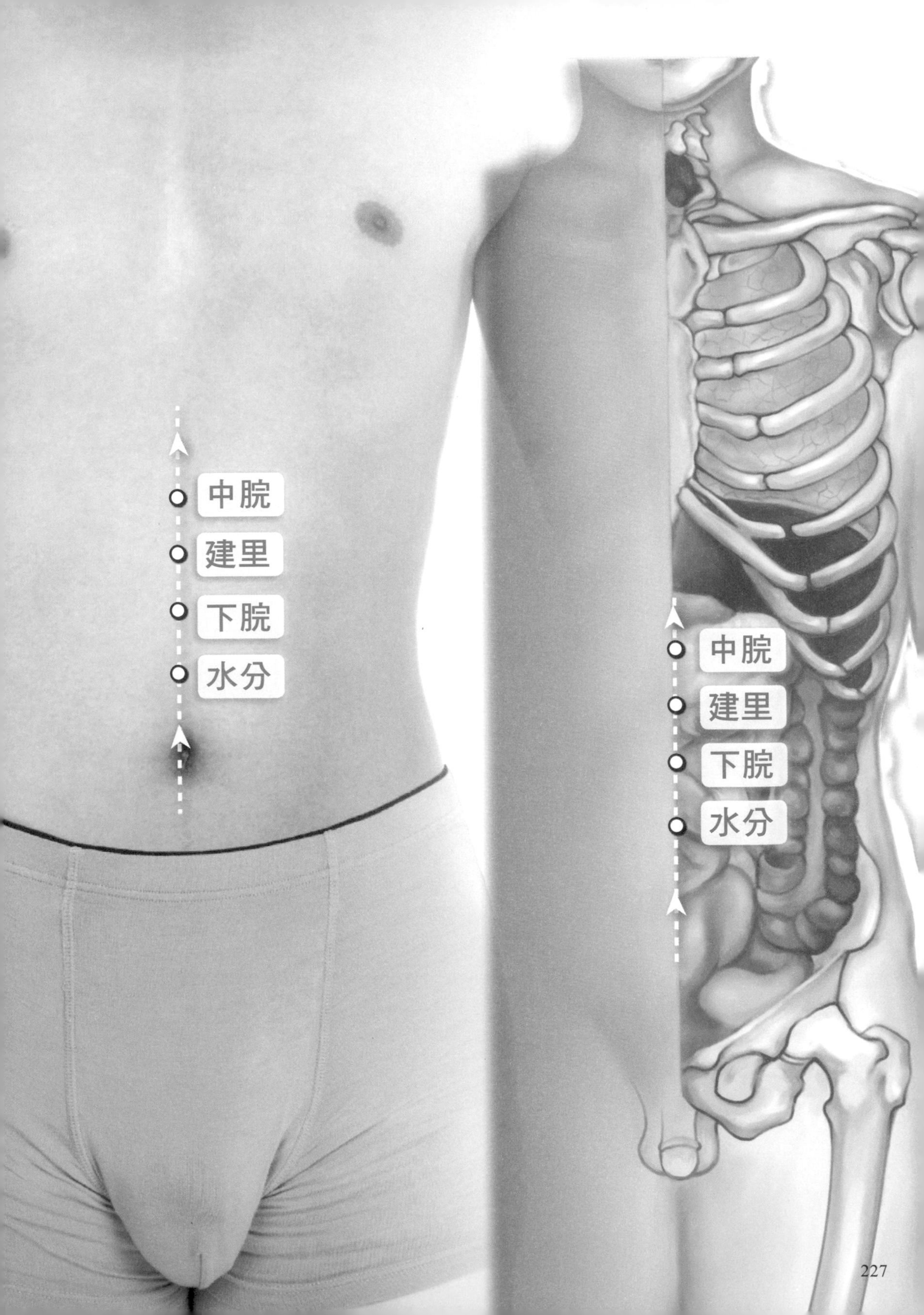
中脘
建里
下脘
水分
中脘
建里
下脘
水分

上脘

增加你的胃動力

上，上方；脘，胃脘。穴當胃脘之上部。

主治 和胃降逆，化痰寧神。主治胃痛、嘔吐、打嗝、納呆、痢疾。

部位 在上腹部，臍中上5吋，前正中線上。

取穴 在上腹部，中脘上1橫指處。

按摩 因吃得太快、吃得太飽，或者其他原因而引起胃脹、嘔吐、打嗝等症狀時，用拇指指腹揉按上脘3～5分鐘，可有效緩解不適。

巨闕

治療胃下垂有良效

巨，巨大；闕，宮門。此為心之募穴，如心氣出入的大門。

主治 安神寧心，寬胸止痛。主治胃痛、心痛、腹脹、腳氣、急性腸胃炎。

部位 在上腹部，臍中上6吋，前正中線上。

取穴 在上腹部，正中線上，中脘與胸劍聯合之間的中點處即是。

按摩 按揉巨闕善治胃下垂，亦可用艾灸法，每次5～10分鐘。

鳩尾

皮膚乾燥不用愁

鳩，鳩鳥；尾，尾巴。胸骨劍突形如鳩鳥之尾，穴在其下。

主治 安心寧神，寬胸定喘。主治咽喉腫痛、偏頭痛、哮喘、嘔吐、胃痛。

部位 在上腹部，胸劍結合部下1吋，前正中線上。

取穴 從胸劍結合部沿前正中線直下1橫指處即是。

按摩 經常用四指叩擊鳩尾，可使皮膚富有光澤，氣色飽滿，精神充沛。

中庭

胸滿嘔吐就找它

中，中間；庭，庭院。穴在心下，猶如在宮殿前的庭院之中。

主治 寬胸消脹，降逆止嘔。主治心痛、胸滿、噎嗝、嘔吐、小兒吐乳。

部位 在胸部，胸劍結合中點處，前正中線上。

取穴 在胸部，由鎖骨往下數第5肋間，平第5肋間，當前正中線上即是。

按摩 由上向下推中庭100次，可治療胸腹脹滿、嘔吐、噎嗝等胃氣上逆病症。

膻中

乳汁不足就灸它

膻，袒露；中，中間。胸部袒露出的中間部位古稱膻中，穴當其處。

主治 理氣止痛，生津增液。主治胸悶、氣短、氣管炎、咳喘、嘔吐、更年期症候群、 產婦乳少、乳房脹痛、小兒咳嗽。

部位 在胸部，橫平第4肋間隙，前正中線上。

取穴 在胸部，由鎖骨往下數第4肋間，平第4肋間，當前正中線上即是。

按摩 每天按揉300～500次膻中，可治療產後乳汁不足；用艾條灸5～10分鐘亦有效。

玉堂

常按可增強胸腺活力

玉，玉石；堂，殿堂。玉有貴重之意。穴在相當於心的部位，因其重要故比之為玉堂。

主治 寬胸止痛，止咳平喘。主治咳嗽、胸痛、嘔吐、哮喘、氣短喘息。

部位 在胸部，橫平第3肋間隙，前正中線上。

取穴 在胸部，由鎖骨往下數第3肋間，平第3肋間，當前正中線上即是。

按摩 兩手中指指腹相互疊加，用力按壓玉堂，有酸脹感。每次3～5分鐘，可治嘔吐、胸痛、乳房脹痛等氣滯引起的疾病。

紫宮

讓呼吸更加順暢

紫，紫色；宮，宮殿。紫宮，星名，代表帝王所居之處。穴對心的部位，心為君主之官。

主治 寬胸理氣，止咳平喘。主治咳嗽、氣喘、胸脅支滿、胸痛、食慾不振。

部位 在胸部，橫平第2肋間隙，前正中線上。

取穴 在胸部，由鎖骨往下數第2肋間，平第2肋間，當前正中線上即是。

按摩 用中間三指按揉紫宮5～15分鐘，可治咳嗽、氣喘、胸痛、支氣管炎、嘔吐等症狀。

華蓋

咽喉的護理師

華蓋在此指帝王所用的蓋分。穴位所在相當於肺臟部位；肺布心君之上，猶如心之華蓋。

主治 寬胸利肺，止咳平喘。主治咳嗽、氣喘、咽喉腫痛、胸脅支滿、胸痛。

部位 在胸部，橫平第1肋間隙，前正中線上。

取穴 在胸部，由鎖骨往下數第1肋間，平第1肋間，當前正中線上即是。

按摩 兩手中指指腹相互疊加，用力按壓華蓋，每次3～5分鐘，可治咳嗽、氣喘、扁桃腺炎等疾病。

璇璣

定喘順氣找璇璣

璇，同「旋」；璣，同「機」。璇璣，為北斗星的第二至第三星，與紫宮星相對，故名。

主治　寬胸利肺，止咳平喘。主治咳嗽、氣喘、胸脅支滿、胸痛、咽喉腫痛。

部位　在胸部，胸骨上窩下1吋，前正中線上。

取穴　仰臥，從天突沿前正中線向下1橫指處即是。

按摩　用拇指指腹直接點壓，有酸、脹、麻感覺時為宜，每次3～5分鐘。可治咳嗽、氣喘、胸痛、咽喉腫痛等病。

天突

緩解聲音嘶啞

天，天空；突，突出。穴位於氣管上段，喻為肺氣上通於天的部位。

主治　宣通肺氣，消痰止咳。主治哮喘、咳嗽、咳吐膿血、暴瘖、咽喉腫痛、小兒感冒。

部位　在頸前區，胸骨上窩中央，前正中線上。

取穴　仰臥，由喉結直下可摸到一凹窩，中央處即是。

按摩　用中指指腹慢慢按壓天突1～2分鐘，按摩時要格外輕柔，可治由於咳嗽、咽炎等呼吸系統疾病引起的聲音嘶啞。

廉泉

中風失語就求它

廉，清；泉，水泉。舌下兩脈古名廉泉，在喉結上緣。廉泉靠近此脈。

主治　利喉舒舌，消腫止痛。主治舌下腫痛、舌強不語、口舌生瘡、口苦。

部位　在頸前區，喉結上方，舌骨上緣凹陷中，前正中線上。

取穴　仰坐，從下巴沿頸前正中線向下推，喉結上方可觸及舌骨體，上緣中點處即是。

按摩　用拇指指腹點揉廉泉，用力要輕且均勻，反覆進行3～5分鐘，可調治舌痛、中風失語、慢性咽炎等病症。

承漿

治療口腔疾病好幫手

承，承受；漿，水漿。穴在頦唇正中的凹陷中，為承受從口流出的水漿之處。

主治　生津斂液，舒筋活絡。主治中風昏迷、口眼喎斜、流涎、牙關緊閉。

部位　在面部，頦唇溝的正中凹陷處。

取穴　正坐仰靠，頦唇溝正中按壓有凹陷處即是。

按摩　用拇指指腹直接點壓承漿，局部有酸、脹、麻感，每次1～3分鐘。有通經活絡、清熱利咽的功效。

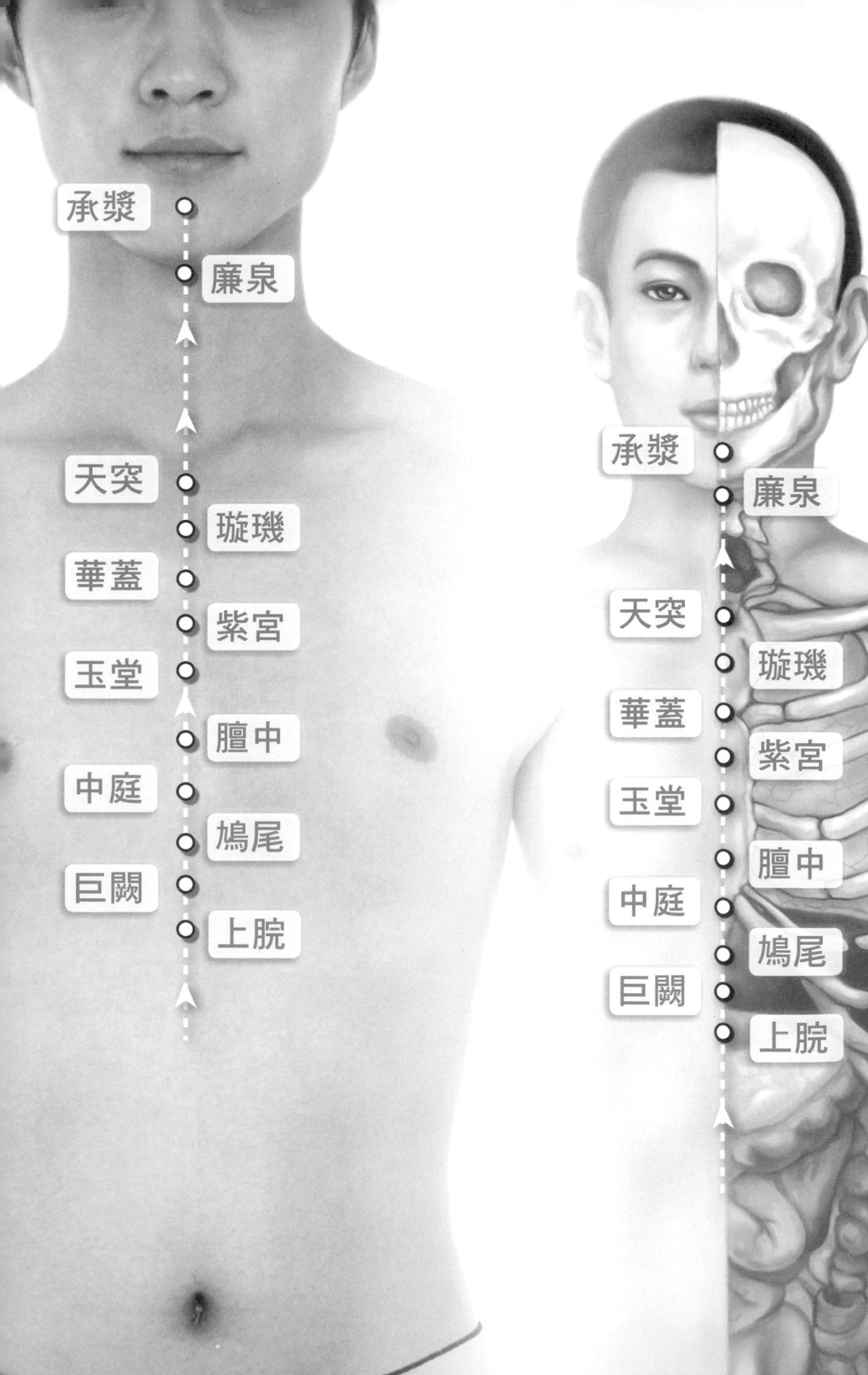
承漿
廉泉
天突
璇璣
華蓋
紫宮
玉堂
膻中
中庭
鳩尾
巨闕
上脘
承漿
廉泉
天突
璇璣
華蓋
紫宮
玉堂
膻中
中庭
鳩尾
巨闕
上脘

第十五章 督脈：調節陽經氣血的總督

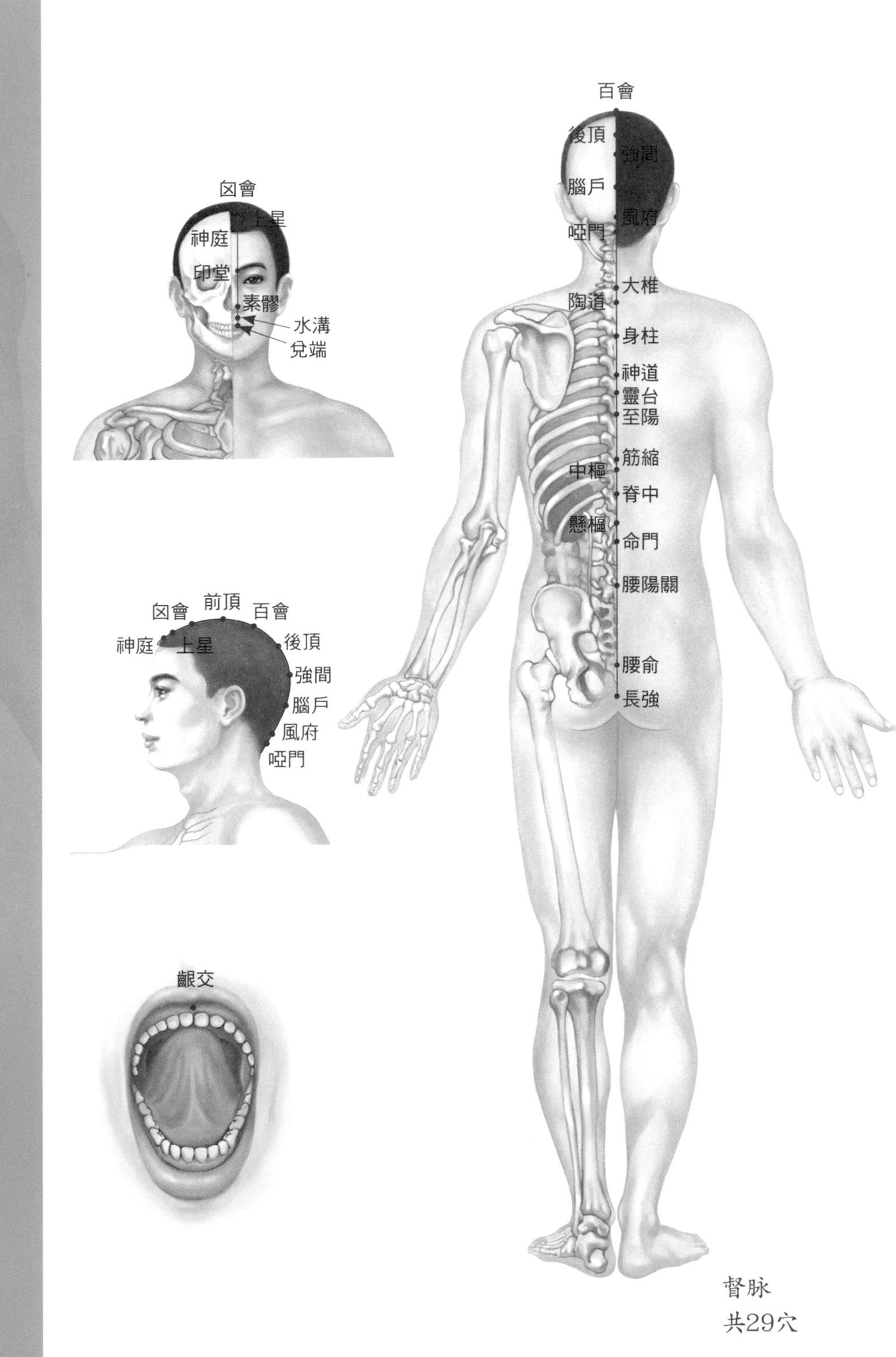

督脈
共29穴

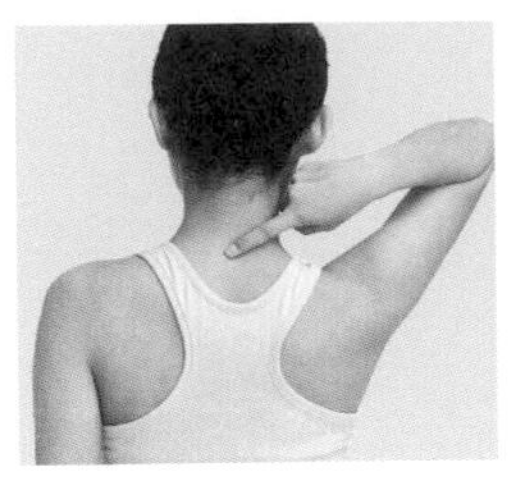
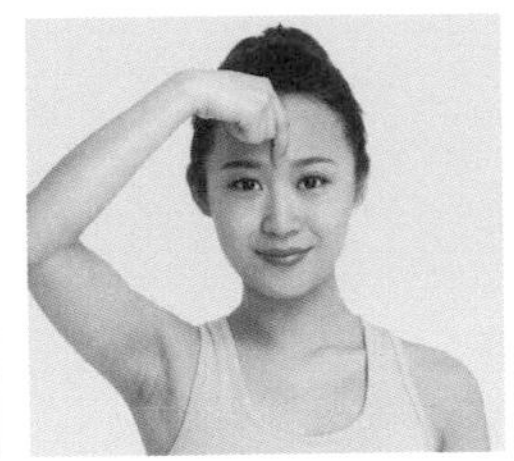
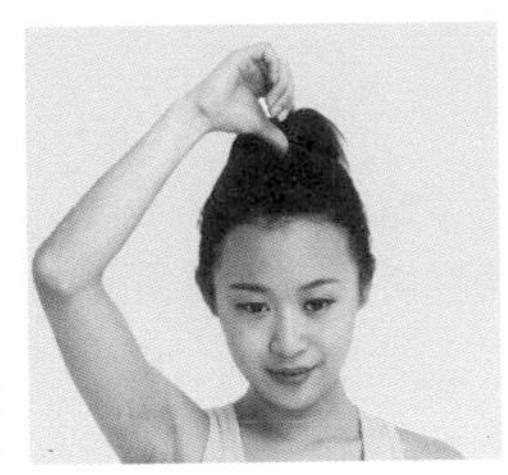

[督脈的保養方法]

保養督脈，可用刮痧板沿督脈進行刮痧，可以緩解頭痛、熱病、頸背腰痛。督脈上的命門、腰陽關、身柱、大椎為重要的養生穴位，用艾條溫和灸兩穴，每次10～15分鐘，對整個督脈有很好的保養作用，還可以提升人體陽氣，增強抵抗力。

保養督脈沒有特定時間。

[督脈上潛伏的疾病]

督脈氣血異常，人體主要發生頭腦、五官、脊髓及四肢疾病。

督脈陽氣過盛：頸背腰痛、頸部發硬、煩躁易怒，失眠多夢。

督脈虛寒：畏寒肢冷、走路搖擺不定、頭暈目眩、手足震顫、抽搐、麻木及中風、神經衰弱、健忘、痴呆、精神分裂等，以及經脈所過部位疾病如痔瘡、脫肛、子宮脫垂等。

督脈腧穴

長強

治療便祕痔瘡的首選

長，長短之長；強，強弱之強。腎為生命之源。脊柱長而強韌，穴在其下端。

主治　寧神鎮驚，通便消痔。主治腹瀉、便祕、便血、痔瘡、脱肛、女性陰道搔癢、陰囊濕疹。

部位　在尾骨下方，尾骨端與肛門連線的中點處。

取穴　仰臥屈膝，在尾骨端下，尾骨端與肛門連線中點處即是。

按摩　正坐，上身前俯，一手伸到臀後，用中指用力揉按長強，每天早晚各揉按1～3分鐘。可治療便祕、痔瘡、脱肛，並迅速止瀉。

腰俞

腰酸腰痛不用怕

腰，腰部；俞，輸注。穴在腰部，是經氣輸注之處。

主治　調經清熱，散寒除濕。主治腹瀉、便祕、痔瘡、尾骶痛、月經不調。

部位　在骶區，正對骶管裂孔，後正中線上。

取穴　俯臥，後正中線上，順著脊柱向下，正對骶管裂孔處即是。

按摩　正坐，一手伸到臀後，用中指用力揉按腰俞，每天早晚各揉按1～3分鐘，可治腹瀉等腸腑疾病，以及月經不調等。

腰陽關

遺精陽痿不復返

腰，腰部；陽，陰陽之陽；關，機關。督脈為陽。穴屬督脈，位於腰部轉動處，如腰之機關。

主治　寒除濕，舒筋活絡。主治腰骶痛、下肢痿痺、遺精、陽痿、月經不調。

部位　在腰部脊柱區，第4腰椎棘突下凹陷中，後正中線上。

取穴　兩側髂前上棘連線與脊柱交點處，可觸及一凹陷處即是。

按摩　左手或右手握拳，以食指掌指關節突起部揉按腰陽關3～5分鐘，可治腰膝痠痛、陽痿、早洩等。

命門

強腰膝，補腎氣

命，生命；門，門戶。腎為生命之源。穴在腎俞之間，相當於腎氣出入之門戶。

主治　補腎壯陽。主治遺精、陽痿、不孕、腰脊強痛、下肢痿痺。

部位　在腰部脊柱區，第2腰椎棘突下凹陷中。

取穴　肚臍水平線與後正中線交點，按壓有凹陷處即是。

按摩　每天按摩命門3分鐘，可治療陽痿、遺精、月經不調、四肢冷等疾病。

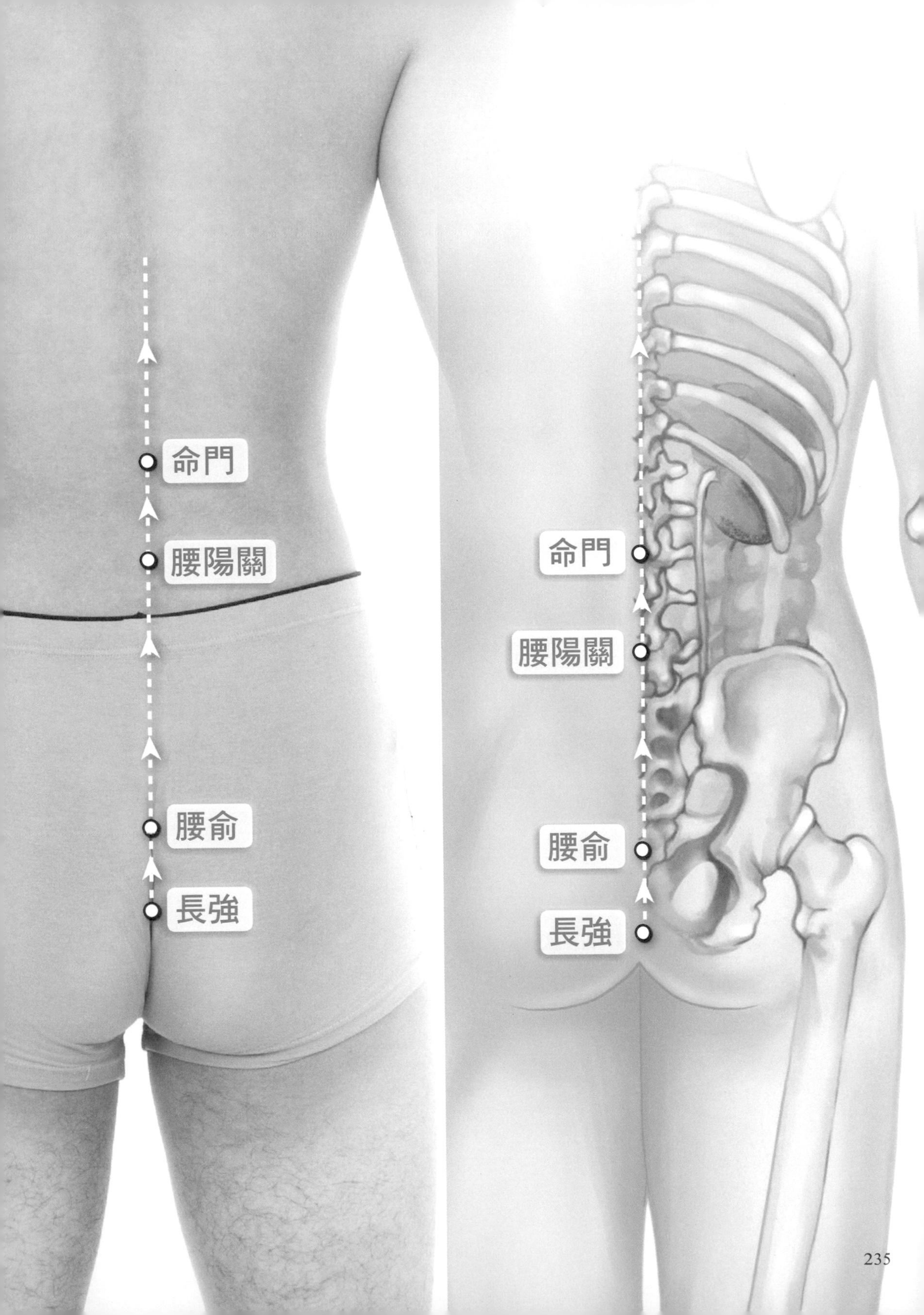
命門
腰陽關
腰俞
長強
命門
腰陽關
腰俞
長強

懸樞

腰脊強痛就按它

懸，懸掛；樞，樞紐。穴在腰部，仰臥時局部懸起，是腰部活動的樞紐。

主治　助陽健脾，通調腸氣。主治遺精、陽痿、不孕、腰脊強痛、下肢痿痺。

部位　在腰部脊柱區，第1腰椎棘突下凹陷中，後正中線上。

取穴　從命門沿後正中線向上推一個椎體，其上緣凹陷處即是。

按摩　常按揉懸樞，可治腹脹、腹瀉、消化不良、腰背部疼痛等胃腸疾病。

脊中

增強腸腑功能

脊，脊柱；中，中間。脊柱古作二十一椎；穴在第十一椎下，正當其中。

主治　健脾利濕，寧神鎮驚。主治腹瀉、反胃、吐血、痢疾、痔瘡、小兒疳積。

部位　在背部脊柱區，第11胸椎棘突下凹陷中，後正中線上。

取穴　兩側肩胛下角連線與後正中線相交處向下推4個椎體，其下緣凹陷處即是。

按摩　用拇指指腹常按揉脊中，可治腹脹、腹瀉、痔瘡、脫肛、便血等腸腑病症。

中樞

健脾胃，促消化

中，中間；樞，樞紐。穴在第 10 胸椎下，相當於脊柱中部之樞紐。

主治　健脾利濕，清熱止痛。主治嘔吐、腹滿、胃痛、食慾不振、腰背痛。

部位　在背部脊柱區，第10胸椎棘突下凹陷中，後正中線上。

取穴　兩側肩胛下角連線與後正中線相交處向下推3個椎體，其下緣凹陷處即是。

按摩　常按揉中樞穴，可治腰背疼痛、嘔吐、腹脹、胃痛、食慾不振等脾胃疾病。

筋縮

善治筋脈拘攣

筋，筋肉；縮，攣縮。本穴能治筋肉攣縮諸病。

主治　平肝熄風，寧神鎮痙。主治抽搐、脊強、四肢不收、筋攣拘急。

部位　在背部脊柱區，第9胸椎棘突下凹陷中，後正中線上。

取穴　兩側肩胛下角連線與後正中線相交處向下推2個椎體，其下緣凹陷處即是。

按摩　經常點揉筋縮，可治腰椎間盤突出、筋脈拘攣、小兒抽動症、癲癇等症狀。

至陽

快速止痛有絕招

至，到達；陽，陰陽之陽。本穴與橫膈平。經氣至此從膈下的陽中之陰到達膈上的陽中之陽。

主治 利膽退黃，寬胸利膈。主治胃痛、胸脅脹痛、黃疸、腰背疼痛、心悸。

部位 在背部脊柱區，第7胸椎棘突下凹陷中，後正中線上。

取穴 兩側肩胛下角連線與後正中線相交處椎體，其下緣凹陷處即是。

按摩 用按摩槌敲打刺激至陽，每次3～5分鐘，可即時緩解心絞痛、胃痛和腹痛症狀。

靈台

治療憂鬱失眠的養心穴

靈，神靈；台，亭台。穴在神道與心俞兩穴之下，故喻為心靈之台。

主治 清熱化濕，止咳定喘。主治咳嗽、氣喘、頸項僵硬、背痛、憂鬱、失眠。

部位 在背部脊柱區，第6胸椎棘突下凹陷中，後正中線上。

取穴 兩側肩胛下角連線與後正中線相交處向上推1個椎體，其下緣凹陷處即是。

按摩 經常用按摩槌，在靈台處輕輕敲打，可以提高睡眠質量。

神道

緩解心絞痛

神，心神；道，通道。心藏神，穴在心俞旁，如同心神之通道。

主治 寧神安心，清熱平喘。主治失眠、肩背痛、小兒驚風、咳嗽、神經衰弱。

部位 在背部脊柱區，第5胸椎棘突下凹陷中，後正中線上。

取穴 兩側肩胛下角連線與後正中線相交處向上推2個椎體，其下緣凹陷處即是。

按摩 用雙手中指指腹互相疊加，用力揉按神道3～5分鐘，可緩解心臟供血不足，治療心絞痛、心臟不適。

身柱

治療咳嗽和氣喘

身，身體；柱，支柱。穴在第 3 胸椎下，上連頭項，下通背腰，如一身之支柱。

主治 宣肺清熱，寧神鎮咳。主治咳嗽、氣喘、腰脊強痛、神經衰弱、牛皮癬。

部位 在上背部脊柱區，第3胸椎棘突下凹陷中，後正中線上。

取穴 兩側肩胛骨內側角連線與後正中線相交處椎體，其下緣凹陷處即是。

按摩 用中指指尖揉按身柱，有刺痛感為宜，每次揉按3～5分鐘，可治氣喘、感冒、咳嗽、肺結核，以及因咳嗽導致的肩背疼痛等疾病；常按揉捶擊此穴，可保健強身。

陶道

常按可愉悅身心

陶，陶冶；道，通道。比喻臟腑之氣匯聚於督脈，由此路上升。

主治 解表清熱，截虐寧神。主治頭痛、目眩、閉經、蕁麻疹、精神病。

部位 在項背部脊柱區，第1胸椎棘突下凹陷中，後正中線上。

取穴 低頭，頸背交界椎骨高突處垂直向下推1個椎體，其下緣凹陷處即是。

按摩 陶道是一個能讓人快樂的穴位，常按可使人心情安靜踏實，精神得到愉悅。

大椎

感冒清熱找大椎

大，巨大；椎，椎骨。古稱第一胸椎棘突為大椎，穴適在其上方，故名。

主治 清熱解表，截虐止癇。主治感冒發熱、手足怕冷、頸椎病、扁桃腺炎、痤瘡。

部位 在項背部脊柱區，第7頸椎棘突下凹陷中，後正中線上。

取穴 低頭，頸背交界椎骨高突處椎體，其下緣凹陷處即是。

按摩 按揉大椎，可治頸項疼痛，在大椎拔罐20～30分鐘，可治感冒、頭痛、咳嗽、氣喘。

啞門

聲音沙啞不苦惱

啞，音啞；門，門戶。本穴深刺可以致啞，也可治啞，故比喻為音啞的門戶。

主治 散風熄風，開竅醒神。主治舌緩不語、重舌、失語、大腦發育不全。

部位 在項後，第2頸椎棘突上際凹陷中，後正中線上。

取穴 沿脊柱向上，入後髮際上半橫指處即是。

按摩 啞門特殊，若按摩方法不對，不但治不了病，反而會致失聲，所以按摩時要謹慎。

風府

感冒及時擦風府

風，風邪；府，處所。本穴為治風邪之處。

主治 散風熄風，通關開竅。主治感冒、頸項強痛、眩暈、咽喉腫痛、中風。

部位 在頸後區，枕外隆突直下，兩側斜方肌之間凹陷中。

取穴 沿脊柱向上，入後髮際上1橫指處即是。

按摩 雙手拇指指尖相互疊加向下，用指腹揉按風府，有痠痛、脹麻的感覺。每次揉按1～3分鐘，可治風邪而致傷風感冒、發熱、鼻塞等疾病。

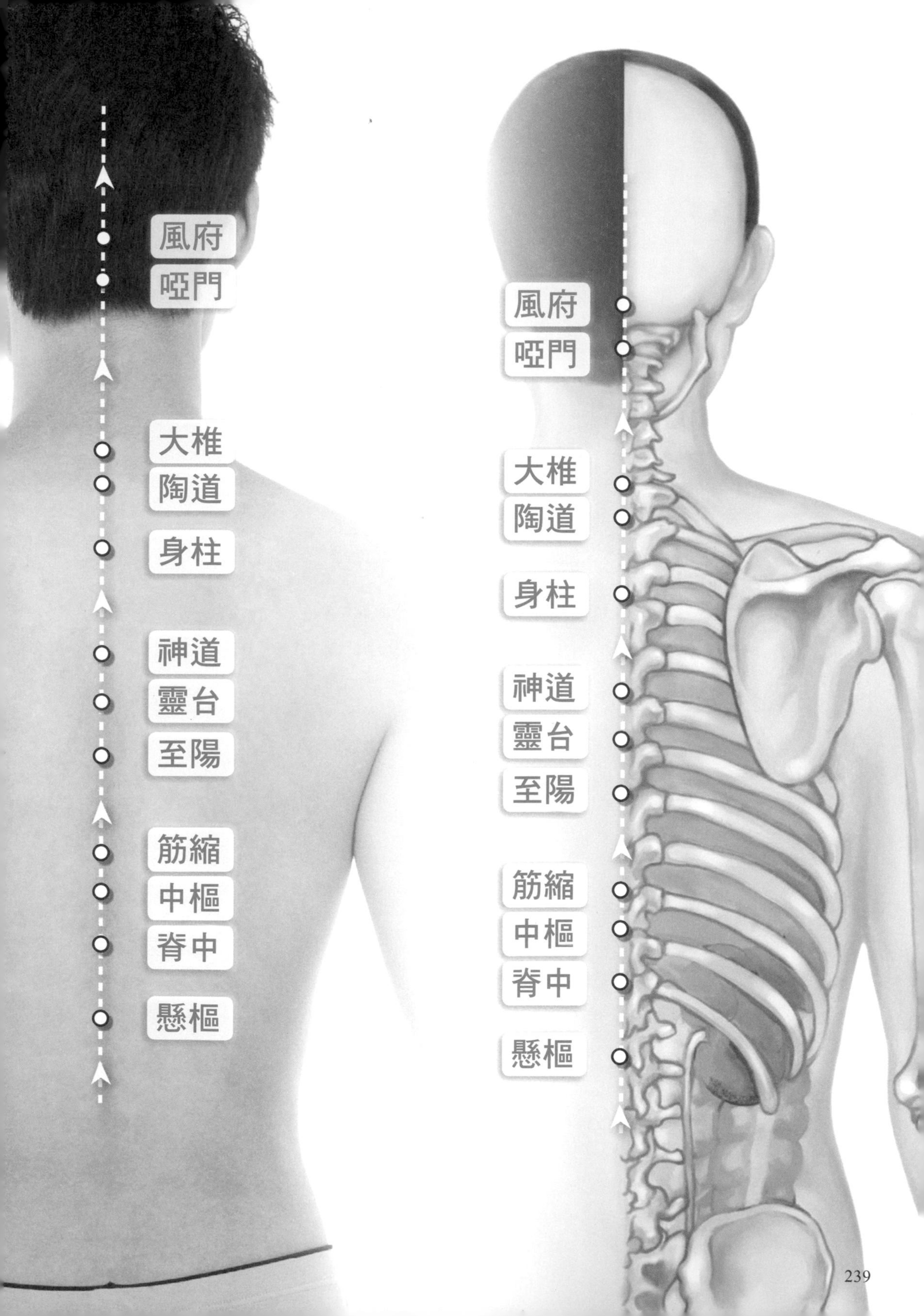
風府
啞門
大椎
陶道
身柱
神道
靈台
至陽
筋縮
中樞
脊中
懸樞
風府
啞門
大椎
陶道
身柱
神道
靈台
至陽
筋縮
中樞
脊中
懸樞

腦戶

頭痛感即刻減輕

腦，腦髓；戶，門戶。督脈循脊上行入腦。穴在枕部，相當於脈氣入腦的門戶。

主治　醒神開竅，平肝熄風。主治癲狂、癇症、眩暈、頭重、頭痛、頸項僵硬。

部位　在頭部正中線上，枕外隆凸的上緣凹陷中。

取穴　正坐或俯臥，在後正中線上，枕外粗隆上緣的凹陷處。

按摩　揉按腦戶3～5分鐘，可有效緩解工作或心理壓力引起的頭痛。

強間

讓你睡好心情好

強，強硬；間，中間。穴當頂骨與枕骨結合之中間，能治頭項強痛。

主治　醒神寧心，平肝熄風。主治頭痛、頸項強不得回顧、目眩、口喎、癇症。

部位　在頭部正中線上，後髮際正中直上4吋。

取穴　百會與風府連線的中點。

按摩　用中指指腹揉按強間，每次1～3分鐘。可治頭痛、目眩、頸項強痛等。

後頂

頭痛眩暈就按它

後，後方；頂，頭頂。穴在頭頂之後方。

主治　醒神安神，熄風止痙。主治頸項僵硬、頭痛、眩暈、心煩、失眠。

部位　在頭部正中線上，後髮際正中直上5.5吋。

取穴　正坐或俯臥，在後正中線上，前、後髮際之間的中點。

按摩　用拇指指腹垂直揉按後頂，每天早晚各1次，可治頭痛、眩暈、耳鳴等。

百會

長命百歲保健穴

百，多的意思；會，交會。百會是足三陽經、肝經和督脈等多經之交會處。

主治　熄風醒腦，昇陽固脫。主治中風、驚悸、頭痛、頭暈、失眠、健忘、耳鳴、眩暈、脫肛、痔瘡、低血壓。

部位　在頭部正中線上，前髮際正中直上5吋。

取穴　正坐，兩耳尖與頭正中線相交處，按壓有凹陷。

按摩　兩手中指疊壓，按百會3分鐘，長期堅持，可使人開慧增智、益壽延年。

前頂

頭暈頭痛找前頂

前，前方；頂，頭頂。穴在頭頂直前方。

主治　熄風醒腦，寧神鎮靜。主治癲癇、小兒驚風、頭痛、頭暈。

部位　在頭部正中線上，前髮際正中直上3.5吋。

取穴　正坐，由百會向前2橫指即是。

按摩　用雙手中指交疊用力向下按揉3～5分鐘，有酸脹感，可緩解頭痛症狀。

囟會

頭痛鼻塞不見了

囟，囟門；會，在此作「閉合」講。穴當大囟門的閉合處。

主治 安神醒腦，清熱消腫。主治頭痛、鼻塞、目眩、心悸、面腫、鼻塞。

部位 在頭部，正中線上，前髮際正中直上2吋。

取穴 正坐，從前髮際正中直上3橫指處即是。

按摩 每天早晚各揉按囟會1次，每次1～3分鐘，可改善和治療頭痛、眩暈、癲癇、鼻竇炎等疾病。

上星

有效緩解眼疲勞

上，上方；星，星球。人頭像天，穴在頭上，如星在天。

主治 熄風清熱，寧神通鼻。主治頭痛、眩暈、目赤腫痛、鼻出血、鼻痛、眼疲勞。

部位 在頭部，正中線上，前髮際正中直上1吋。

取穴 正坐，前髮際正中直上1橫指處即是。

按摩 用拇指指腹垂直向下壓按上星，每次1～3分鐘。可治各種頭痛、頭暈、目眩、目赤疼痛以及鼻竇炎、鼻出血等疾病。

神庭

頭昏嘔吐不怕了

神，神明;庭，前庭。腦為元神之府，神在此指腦。穴在前額部，如腦室之前庭。

主治 寧神醒腦，降逆平喘。主治失眠、頭暈、目眩、鼻塞、流淚、目赤腫痛。

部位 在頭部，正中線上，前髮際正中直上0.5吋。

取穴 正坐，從前髮際正中直上1橫指，拇指指甲中點處即是。

按摩 用中指指尖掐按神庭，每次3～5分鐘，可緩解和調理由重感冒或暈車、暈船引起的頭昏、嘔吐等症狀。

素髎

主治鼻塞

素，鼻莖；髎，骨隙。穴在鼻莖下端的骨隙中。

主治 清熱消腫，通利鼻竅。主治驚風、昏迷、鼻塞、低血壓、休克、小兒驚風。

部位 在面部，鼻尖的正中央。

取穴 正坐或仰臥，面部鼻尖正中央即是。

按摩 遇到有人因為血壓下降而引發休克或者呼吸困難時，可立刻掐按病人素髎，直到症狀有所緩和。

水溝

人體急救119

水，水液；溝，溝渠。穴在人中溝中，人中溝形似水溝。

主治　醒神開竅，清熱熄風。主治暈厥、中暑、驚風、面腫、腰脊強痛。

部位　在面部，人中溝的上1/3與中1/3交點處。

取穴　仰臥，面部人中溝上1/3 處即是。

按摩　掐水溝，是最常用的急救措施。具體方法是：每分鐘掐壓人中20～40次，每次持續0.5～1秒。一般病人會很快甦醒，病情較重患者要立刻送醫院。

兌端

牙痛鼻塞就揉它

兌，指口；端，尖端。穴在口的上唇尖端。

主治　寧神醒腦，生津止渴。主治昏迷、牙痛、齒齦痛、鼻塞。

部位　在面部，上唇結節的中點。

取穴　仰臥，面部人中溝下端的皮膚與上唇的交界處即是。

按摩　齒齦痛、鼻塞時，可用食指指腹揉按兌端，有很好的緩解和調理作用。

齦交

治療急性腰扭傷有妙招

齦，齒齦；交，交會。上齒齦中縫，為督脈和任脈的交會處。

主治　寧神鎮痙，清熱消腫。主治小兒面瘡、鼻塞、鼻息肉、癲狂、心煩。

部位　在上唇內，上唇繫帶與上牙齦的交點。

取穴　唇內的正中線上，上唇繫帶與上牙齦相接處即是。

按摩　每天用舌頭向上唇內側頂，可刺激到齦交穴，有促進身體水分循環，預防下半身水腫的作用。

印堂

提神醒腦

印，泛指圖章；堂，廳堂。古代指額部兩眉頭之間為「闕」，星相家稱之為印堂，穴位在其上，故名。

主治　清頭明目，通鼻開竅。失眠、頭痛、眩暈、過敏性鼻炎、三叉神經痛。

部位　在頭部，兩眉毛內側端中間的凹陷中。

取穴　兩眉頭連線中點處即是。

按摩　若頭痛、失眠、血壓升高時，印堂就會晦暗，這時可以用中指指腹點按印堂3～5分鐘，不適感覺就會得到緩解。

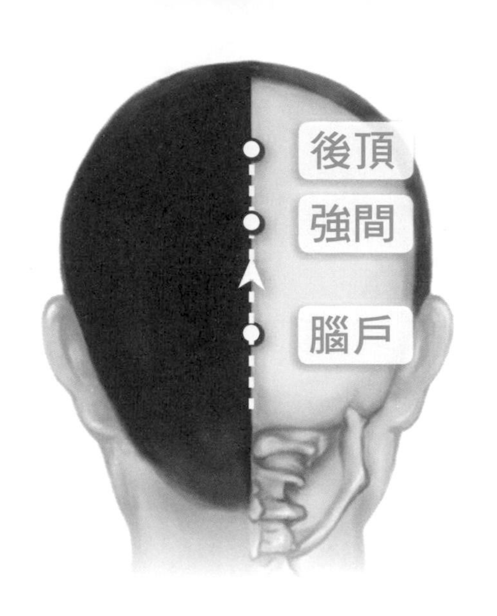
後頂
強間
腦戶

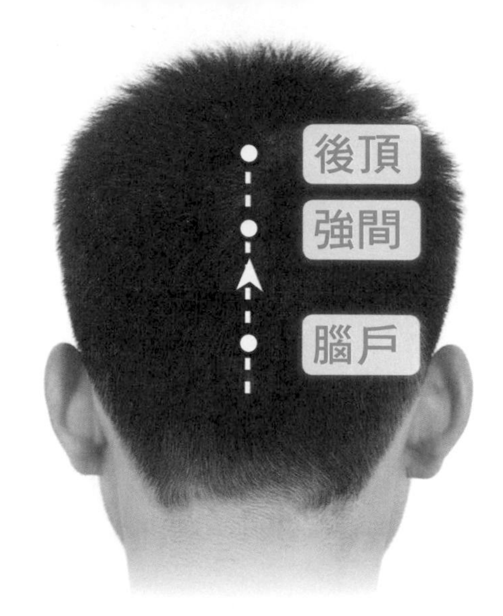
後頂
強間
腦戶

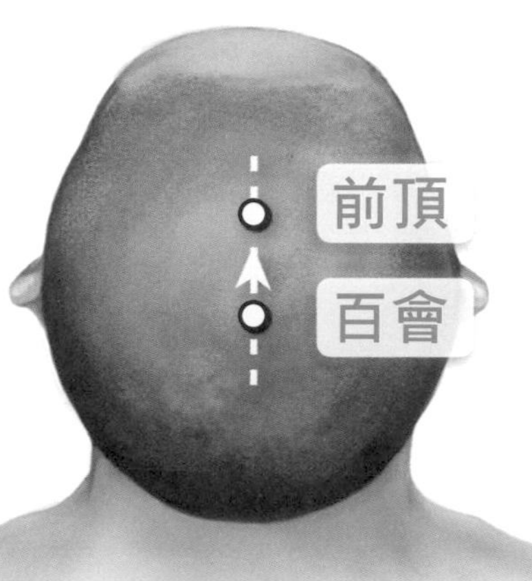
前頂
百會

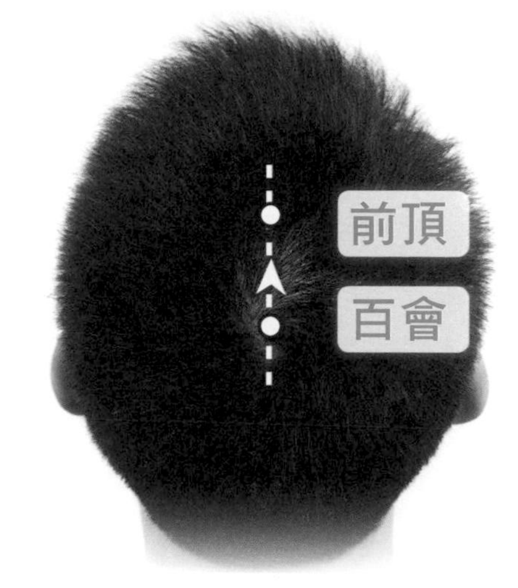
前頂
百會

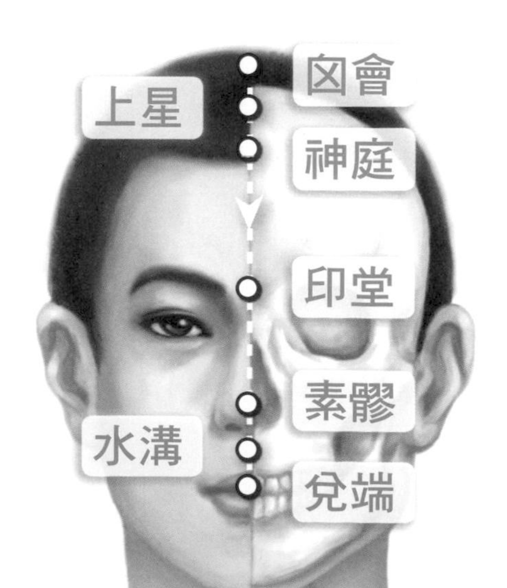
囟會
上星
神庭
印堂
素髎
水溝
兌端

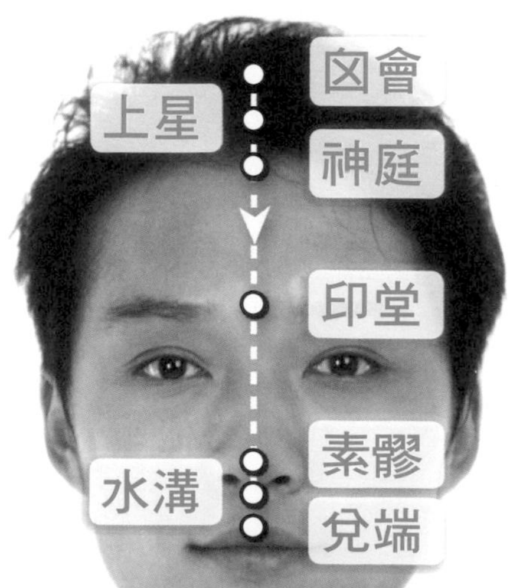
囟會
上星
神庭
印堂
素髎
水溝
兌端

經外奇穴大多不在經絡上，但它們有特殊的功效，都是在實際治療中取得很好療效的穴位，是前人的實踐總結，是經驗效方。

四神聰

頭痛健忘多敲擊

四，四個、四周；神，神志；聰，聰明。此穴一名四穴，能主治神志失調、耳目不聰等病症，故名四神聰。

主治 鎮靜安神，清頭明目，醒腦開竅。主治失眠、健忘、癲癇、頭痛、眩暈。

部位 在頭部，百會前、後、左、右各旁開1吋，共4穴。

取穴 先找百會，其前後左右各量1橫指處即是，共4穴。

按摩 當頭痛或頭暈腦漲時，可用食指或中指點、揉等手法逐一按摩，即可減輕症狀。

當陽

頭痛眩暈揉當陽

當，向著；陽，陰陽之陽。穴在頭前部，頭前部為陽，故名。

主治 疏風通絡，清熱明目。主治失眠、健忘、癲癇、頭痛、眩暈。

部位 在頭部，瞳孔直上，前髮際上1吋。

取穴 直視前方，沿瞳孔垂直向上，自髮際直上1橫指處即是。

按摩 以食指指腹按壓當陽，每次左右各1～3分鐘。可改善頭痛、眩暈、失眠等症狀。

魚腰

改善目脹痠痛

魚，生活在水中的脊椎動物；腰，泛指物體中部。人的眼眉狀如小魚形，穴在其中央處，故名。

主治 鎮驚安神，疏風通絡。主治口眼喎斜、目赤腫痛、三叉神經痛、視力模糊、白內障。

部位 在額部，瞳孔直上，眉毛中。

取穴 直視前方，從瞳孔直上眉毛中，即是。

按摩 常用中指指腹揉按魚腰，每次1～3分鐘，可緩解眼疲勞、預防眼耳鼻口腔疾病。

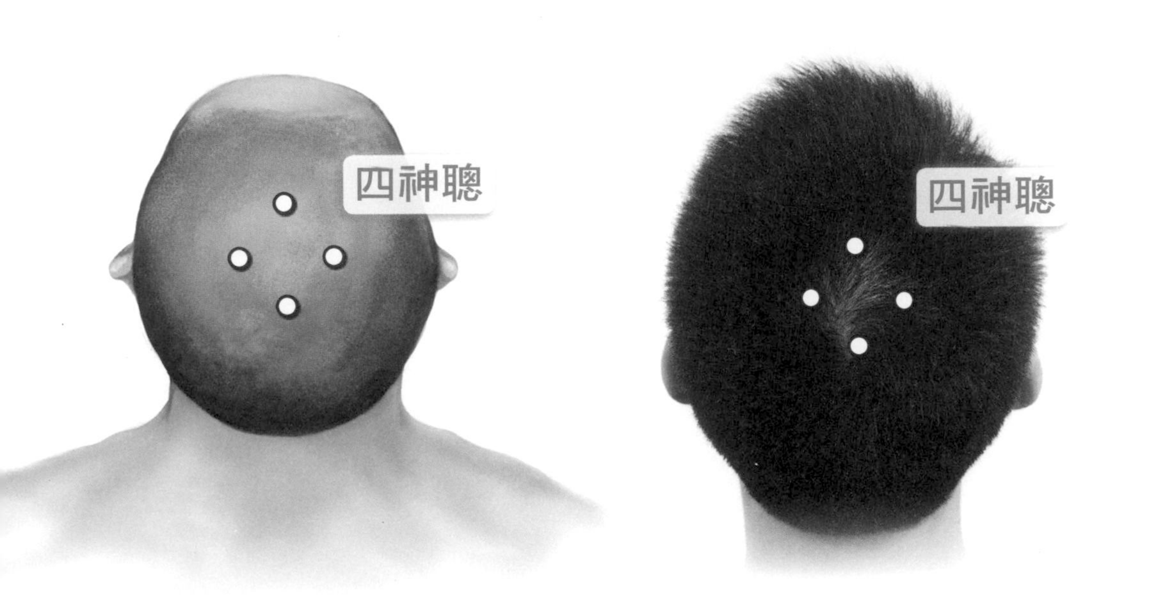
四神聰
四神聰

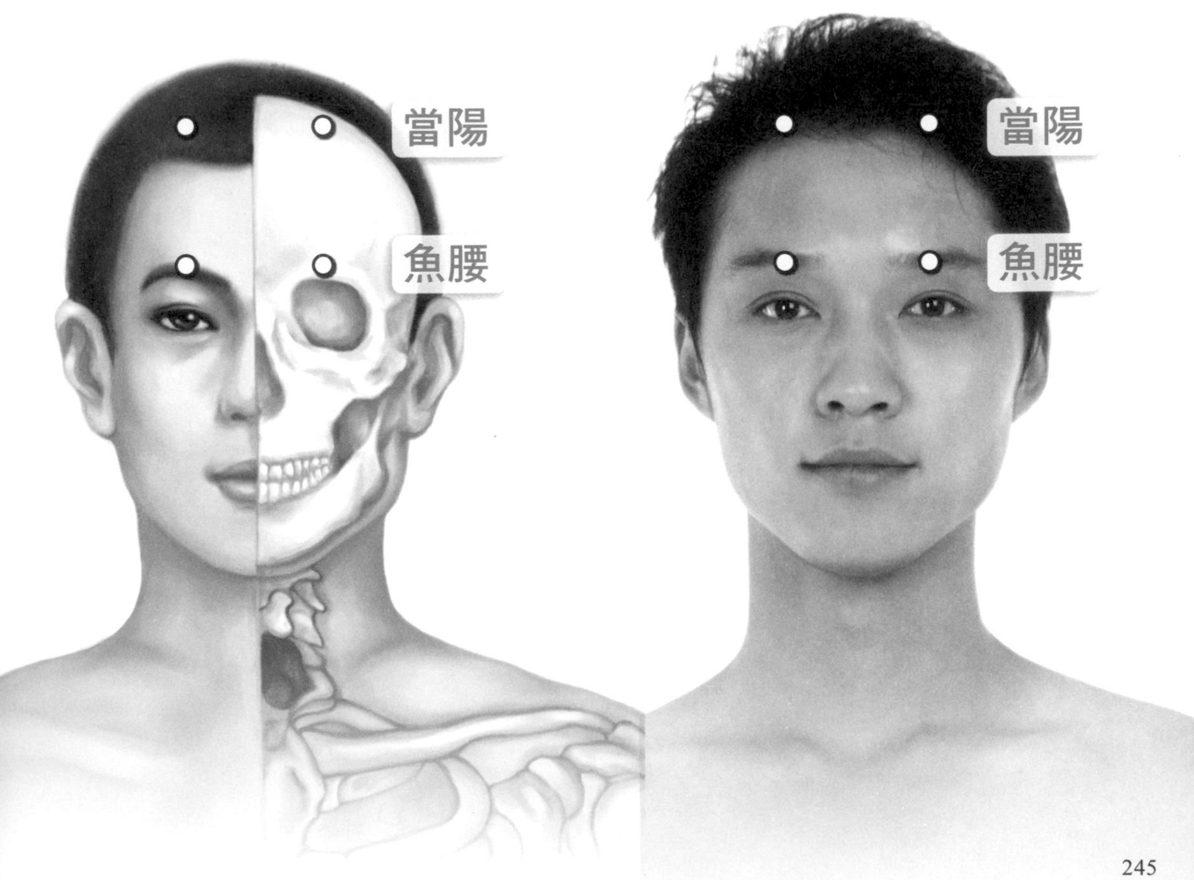
當陽
魚腰
當陽
魚腰

太陽

腦神經的天然調節器

主治 清肝明目，通絡止痛。主治感冒、失眠、健忘、癲癇、頭痛、眩暈、鼻出血、目赤腫痛、三叉神經痛、面癱、小兒感冒。

部位 在頭部，眉梢與目外眥之間，向後約1吋的凹陷中。

取穴 眉梢與目外眥連線中點向後1橫指，觸及一凹陷處即是。

按摩 每天臨睡前及早晨醒時，用雙手中指指腹揉按太陽1～3分鐘，可促進新陳代謝，健腦提神，養目護身，消除疲勞。

耳尖

防治麥粒腫

主治 清熱祛風，解痙止痛。主治急性結膜炎、麥粒腫、沙眼、頭痛、高血壓。

部位 在耳區，在外耳輪的最高點。

取穴 坐位，將耳郭折向前方，耳郭上方尖端處即是。

按摩 用拇指和食指用力擠壓耳尖，早晚各1次，每次100下，能防治麥粒腫。

球後

治療眼疾

主治 清熱明目。主治視神經炎、青光眼、斜視、虹膜睫狀體炎。

部位 在面部，眶下緣外1/4與內3/4交界處。

取穴 把眼眶下緣分成4等份，外1/4處即是。

按摩 用兩食指指腹揉按球後，有酸、脹、痛感，每天早晚各揉按1次，每次1～3分鐘。可治視神經炎、內斜視、青光眼等。

上迎香

專治鼻疾

主治 清利鼻竅，通絡止痛。主治過敏性鼻炎、鼻竇炎、鼻出血、嗅覺減退。

部位 在面部，鼻翼軟骨與鼻甲的交界處，近鼻唇溝上端處。

取穴 沿鼻側鼻唇溝向上推，上端盡頭凹陷處即是。

按摩 經常按摩上迎香，可明顯改善鼻部炎症、不辨氣味的狀況。

內迎香

常按防治鼻炎

主治 清熱通竅。主治頭痛、目赤腫痛、鼻炎、咽喉炎、中暑。

部位 在鼻孔內，當鼻翼軟骨與鼻甲交界的黏膜處。

取穴 正坐仰靠，在鼻孔內，當鼻翼軟骨與鼻甲交界的黏膜處即是。

按摩 每天用食指指腹從外部間接按摩內迎香，每次1～3分鐘，可以使鼻部保持通暢，預防鼻炎。

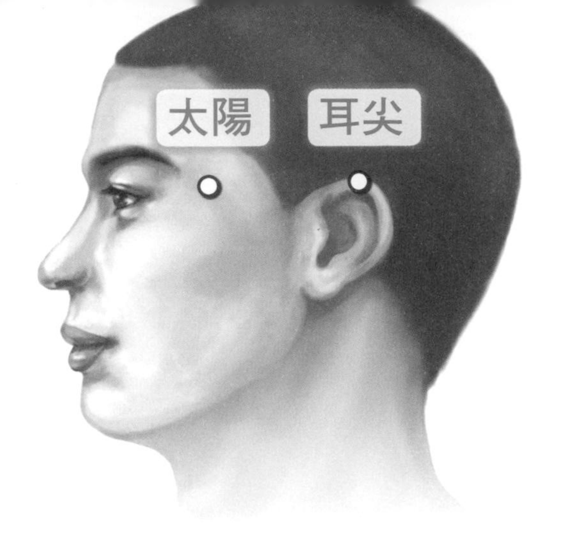
太陽
耳尖

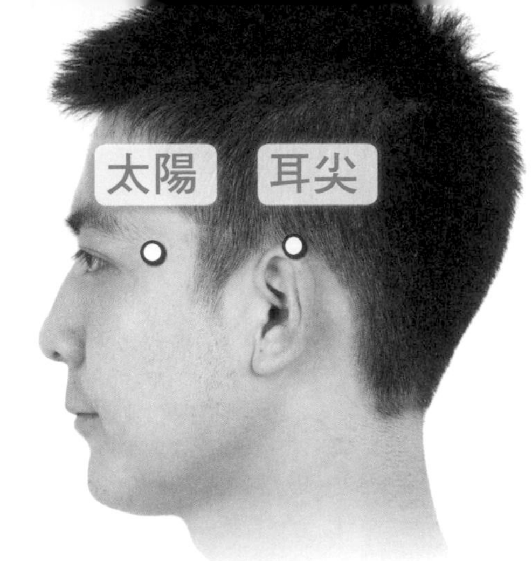
太陽
耳尖

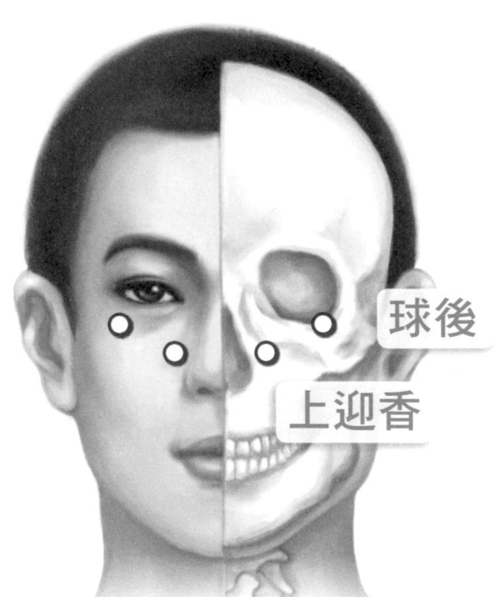
球後
上迎香

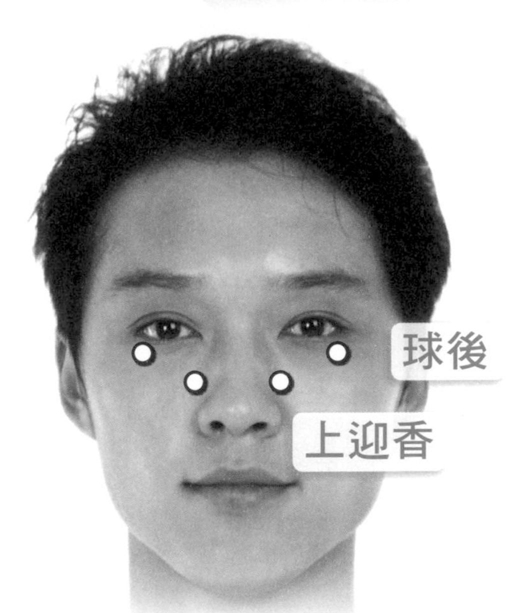
球後
上迎香

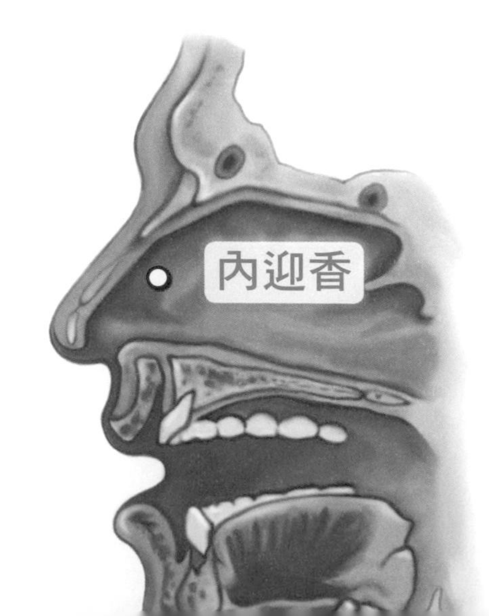
內迎香

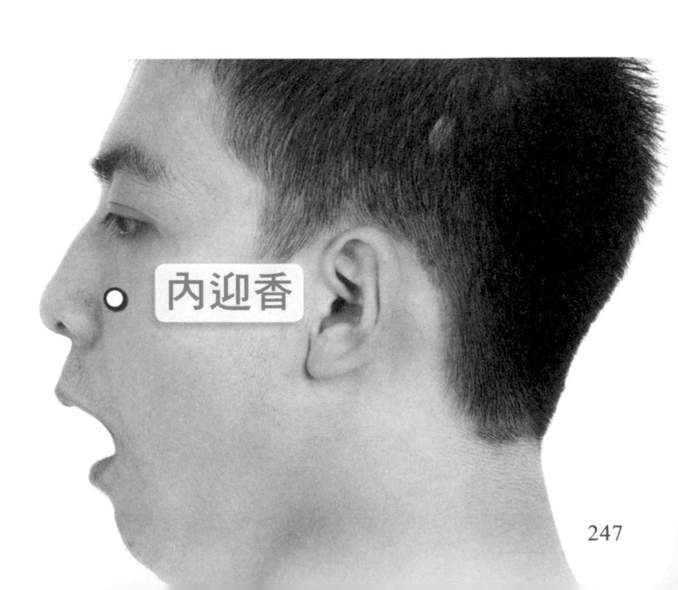
內迎香

聚泉

預防味覺減退

主治 清散風熱，祛邪開竅。主治咳嗽、哮喘、語言障礙、味覺減退。

部位 在口腔內，舌背正中縫的中點處。

取穴 正坐，張口伸舌，舌背正中縫的中點處即是。

按摩 常用舌頭向上唇內側頂，刺激聚泉，可使口唇潤澤，舌體靈活，維護口腔的正常功能。

海泉

清除口腔炎症

主治 祛邪開竅，生津止渴。主治口舌生瘡、嘔吐、腹瀉、咽喉炎、糖尿病。

部位 在口腔內，舌下繫帶中點處。

取穴 正坐，張口，舌轉捲向後方，舌下繫帶中點處即是。

按摩 常讓舌頭在口腔內活動，刺激海泉，可預防口角炎、口腔潰瘍、牙齦炎等口腔疾病。

金津

中暑昏迷可刺它

主治 清瀉熱邪，生津止渴。主治口腔炎、咽喉炎、語言障礙、昏迷。

部位 在口腔內，舌下繫帶左側的靜脈上。

取穴 伸出舌頭，舌底面，繫帶左側的靜脈上即是。

按摩 常讓舌頭在口腔內活動，刺激金津，可使口唇潤澤，舌體靈活，促進口腔疾病康復。

玉液

預防口腔疾病

主治 清瀉熱邪，生津止渴。主治口腔炎、咽喉炎、語言障礙、昏迷。

部位 在口腔內，舌下繫帶右側的靜脈上。

取穴 伸出舌頭，舌底面，繫帶右側的靜脈上即是。

按摩 常讓舌頭在口腔內活動，刺激玉液，可預防口腔疾病，維護口腔正常生理功能。

翳明

善治各種眼疾

主治 清瀉熱邪，生津止渴。主治遠視、近視、白內障、青光眼、耳鳴、頭痛、眩暈、失眠、精神病。

部位 在項部，翳風後1吋。

取穴 將耳垂向後按，正對耳垂邊緣凹陷處，向後1橫指處即是。

按摩 用雙手大拇指指尖分別按於同側翳明，適當用力按揉0.5～1分鐘，可很快緩解耳聾、耳鳴帶來的不適症狀。

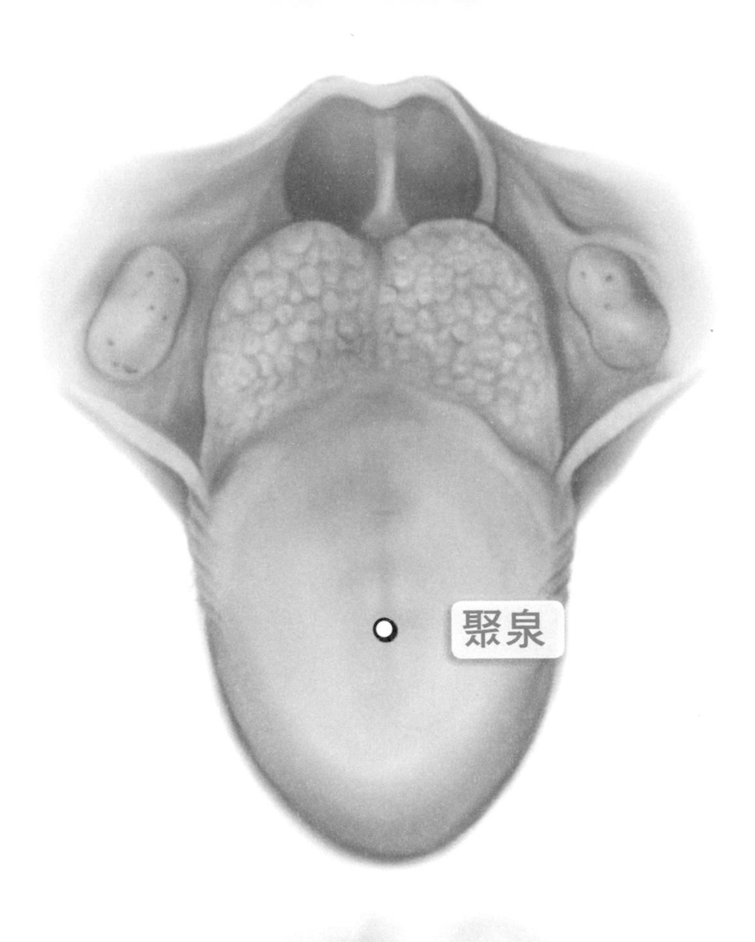
聚泉

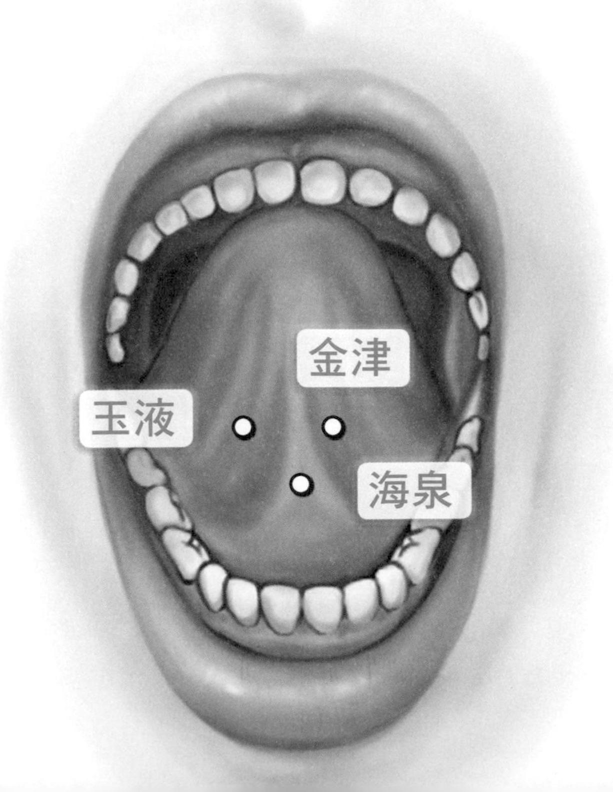
金津
玉液
海泉

頸百勞

頸肩不適的剋星

主治 延緩衰老。主治支氣管炎、支氣管哮喘、肺結核、頸椎病。

部位 在頸部，第7頸椎棘突直上2吋，後正中線旁開1吋。

取穴 低頭，頸背交界椎骨高突處椎體，直上3橫指，再旁開1橫指處即是。

按摩 用中指指腹按壓頸百勞，每次左右各按揉1～3分鐘。可治療支氣管炎、頸椎病等疾病。

子宮

擺脫女人難言苦惱

主治 調經理氣，升提下陷。主治月經不調、子宮脱垂、盆腔炎、闌尾炎。

部位 在下腹部，臍中下4吋，前正中線旁開3吋。

取穴 恥骨聯合中點上緣上1橫指，旁開4橫指處即是。

按摩 用中指指腹垂直輕揉子宮，每次3～5分鐘。可以治女子不孕、子宮脱垂、痛經、崩漏、月經不調等生殖系統疾病。

定喘

即刻緩解咳喘

主治 止咳平喘，通宣理肺。主治支氣管炎、支氣管哮喘、百日咳、落枕。

部位 在脊柱區，橫平第7頸椎棘突下，後正中線旁開0.5吋。

取穴 低頭，頸背交界椎骨高突處椎體，椎體下旁開半橫指處即是。

按摩 哮喘不止時，點按定喘200次，有即時止喘的功效。

夾脊

保養全身臟腑

主治 調節臟腑機能。主治心、肺、上肢疾病，腸胃疾病，腰、腹、下肢疾病。

部位 在脊柱區，第1胸椎至第5腰椎棘突下兩側，後正中線旁開0.5吋，一側17穴。

取穴 低頭，頸背交界椎骨高突處椎體，向下推共有17個椎體，旁開半橫指處即是。

按摩 經常捏脊，可強身健體，消除疲勞；夾脊穴分佈在脊柱兩側，數量多，部位長，多用刮痧法治療疾病。

胃脘下俞

治療胰腺炎效果好

主治 健脾和胃，理氣止痛。主治胃炎、胰腺炎、支氣管炎、肋間神經痛。

部位 在背部，橫平第8胸椎棘突下，後正中線旁開1.5吋。

取穴 兩側肩胛下角連線與後正中線相交處向下推1個椎體，下緣旁開2橫指處即是。

按摩 胰腺炎患者經常按摩胃脘下俞，可收到良好的消炎、止痛效果。

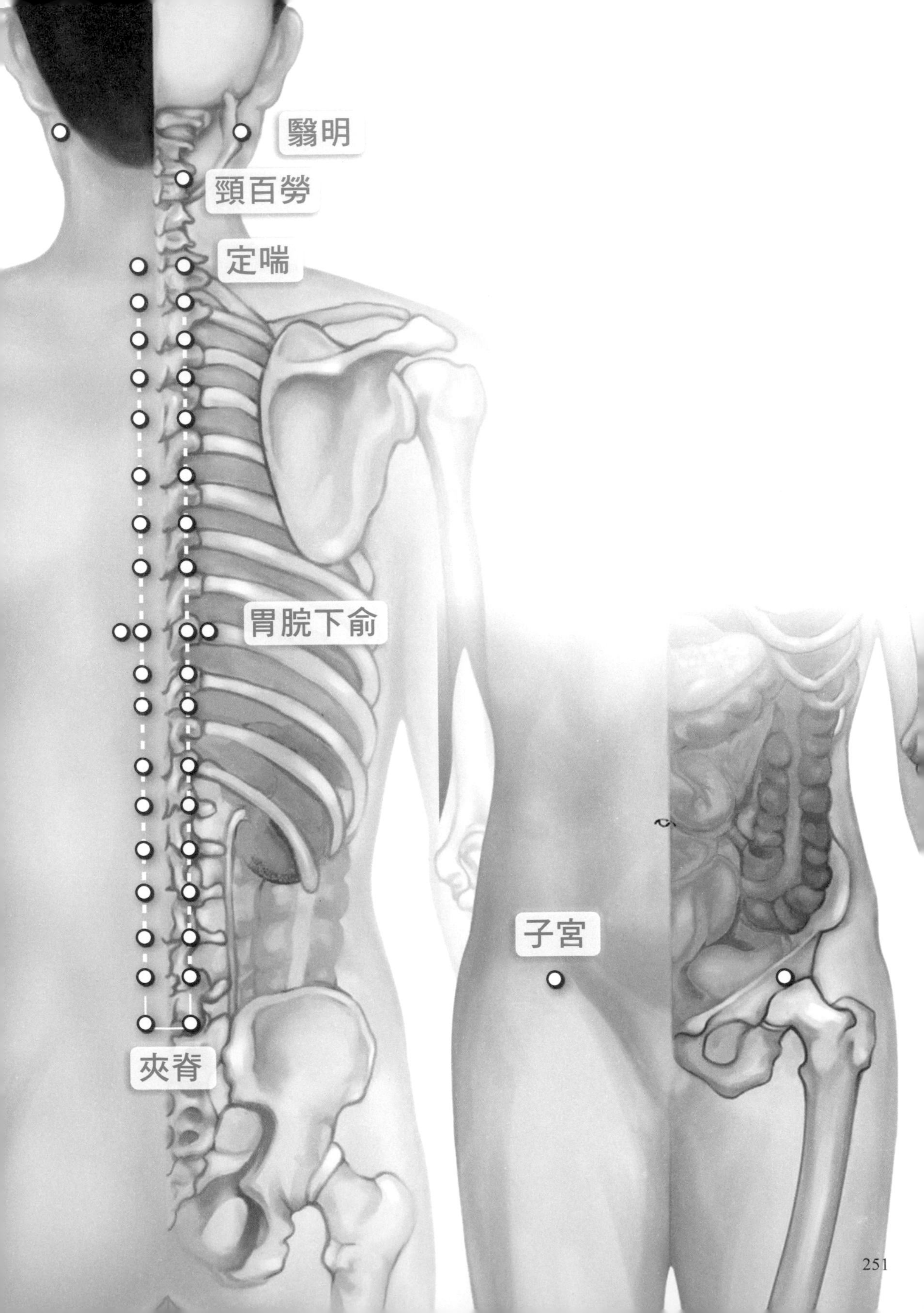
翳明
頸百勞
定喘
胃脘下俞
夾脊
子宮

痞根

肝脾腫大就找它

主治　健脾和胃，理氣止痛。主治胃痙攣、胃炎、肝炎、肝脾腫大、腎下垂。

部位　在腰部，橫平第1腰椎棘突下，後正中線旁開3.5吋。

取穴　肚臍水平線與後正中線交點向上推1個椎體，在其棘突下，旁開3.5吋處即是。

按摩　經常用按摩槌敲打刺激痞根，有利於維持和促進肝脾消化系統功能，可緩解由氣血瘀滯引起的肝脾腫大。

下極俞

壯腰好幫手

主治　強腰健腎。主治腎炎、遺尿、腸炎、腰肌勞損、陽痿、遺精。

部位　在腰部，第3腰椎棘突下。

取穴　兩側髂前上棘連線與脊柱交點向上推1個椎體，下緣凹陷處即是。

按摩　每天用按摩槌敲打下極俞，可防治腰背痠痛、腰肌勞損、陽痿等症狀。

腰宜

對付生殖系統疾病有辦法

主治　強腰健腎。主治睾丸炎、遺尿、腎炎、腰肌勞損。

部位　在腰部，橫平第4腰椎棘突下，後正中線旁開約3吋凹陷中。

取穴　俯臥，兩側髂前上棘連線與脊柱交點旁開4橫指凹陷處即是。

按摩　兩手拇指按住兩側腰宜向下叩按，以小腹舒適為宜，可治睾丸炎、腎炎等生殖系統疾病。

腰眼

腰痛當然找腰眼

主治　強腰健腎。主治腰痛、睾丸炎、遺尿、腎炎、腰肌勞損、婦科病。

部位　在腰部，橫平第4腰椎棘突下，後正中線旁開約3.5吋凹陷中。

取穴　俯臥，兩側髂前上棘水平線與脊柱交點旁開約1 橫掌凹陷處即是。

按摩　經常按揉推擦，可防治腰肌勞損；在腰眼附近刮痧，每次5分鐘；或用艾條灸10～15分鐘，可治遺尿、腎炎、帶下等生殖系統疾病。

十七椎

胎位不正找它幫

主治　強健骨骼。主治月經不調、胎位不正、腰骶部疼痛。

部位　在腰部，當後正中線上，第5腰椎棘突下凹陷中。

取穴　兩側髂前上棘水平線與脊柱交點向下推1個椎體，其棘突下即是。

按摩　經常用中指指腹揉按十七椎，有利於腰部骨骼強健，預防骨關節疾病。

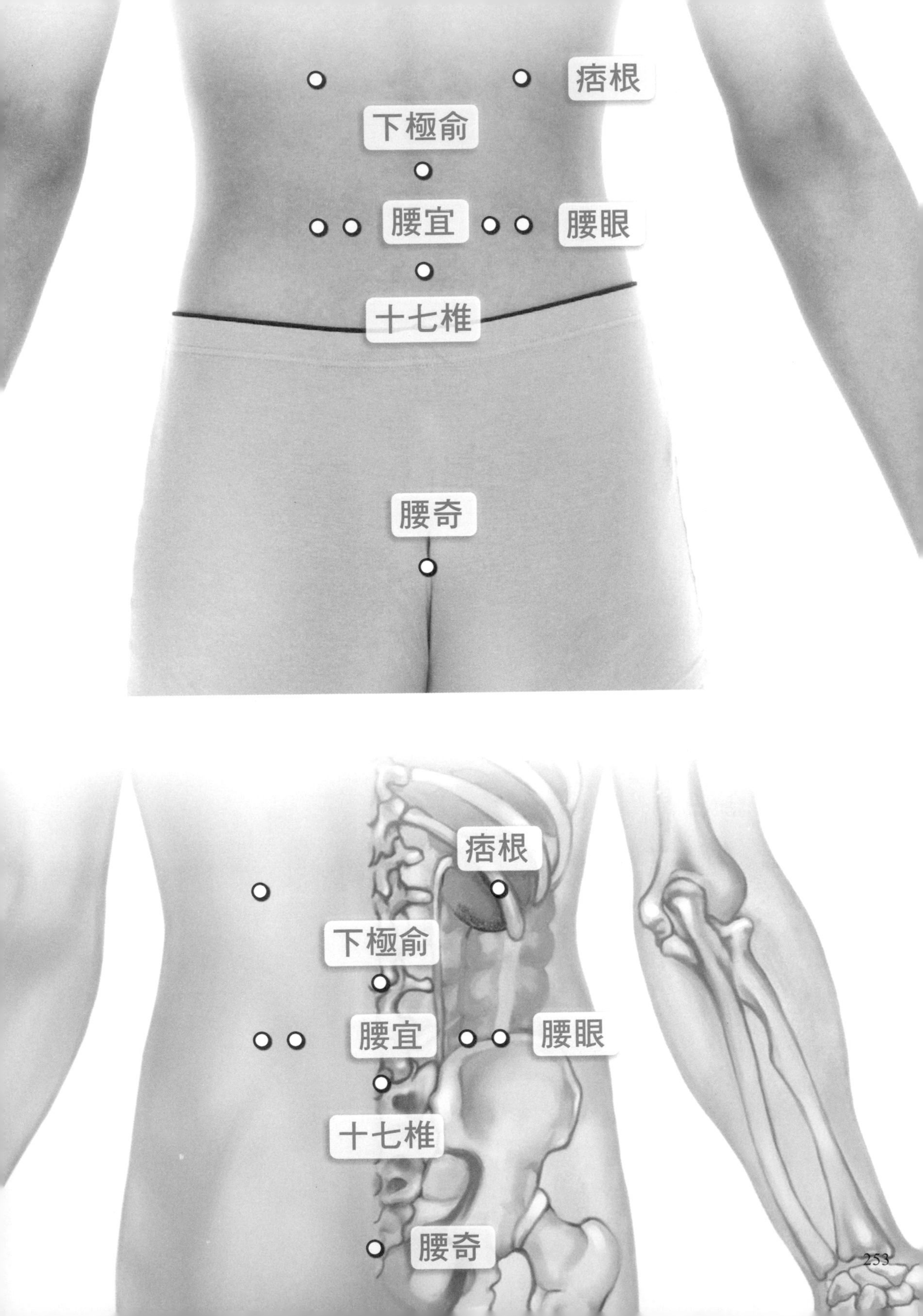
痞根
下極俞
腰宜
腰眼
十七椎
腰奇
痞根
下極俞
腰宜
腰眼
十七椎
腰奇

腰奇

治痔瘡要穴

主治 防痔瘡，止便祕。主治癲癇、失眠、頭痛、便祕、痔瘡。

部位 在骶部，尾骨端直上2吋，骶角之間凹陷中。

取穴 順著脊柱向下觸，尾骨端直上3橫指凹陷處即是。

按摩 雙手向後，手掌心朝向背部，用中指指腹揉按腰奇，每次左右各揉按1～3分鐘，可治痔瘡、便血。

肘尖

治療頸淋巴結核效果好

主治 增強手臂關節靈活性。主治淋巴結核、癰疔瘡瘍。

部位 在肘後部，尺骨鷹嘴的尖端。

取穴 屈肘，摸到肘關節的最尖端處，即為此穴。

按摩 氣血虧虛引起的淋巴結核，手術治療後，選用由黃精、何首烏、黃芪、蜂蜜等製成的益氣養血膏外敷肘尖，有很好的療效。

二白

痔瘡脫肛找二白

主治 調和氣血，提肛消痔。主治前臂神經痛、胸脅痛、脫肛、痔瘡。

部位 在前臂前區，腕掌側遠端橫紋上4吋，橈側腕屈肌腱的兩側，一肢2穴。

取穴 握拳，拇指側一筋凸起，腕橫紋直上6橫指處與筋交點兩側即是。

按摩 如廁時久蹲不下，感到疼痛難忍，揉揉二白，就能有效緩解疼痛。

中泉

治哮喘按中泉

主治 強健肌肉。主治支氣管炎、支氣管哮喘、胃炎、腸炎。

部位 在前臂後區，腕背側遠端橫紋上，指總伸肌腱橈側凹陷中。

取穴 手用力稍屈，總伸肌健與腕背橫紋交點靠拇指側的凹陷處即是。

按摩 經常用中指指腹揉按中泉，每次1～3分鐘，可強健肌肉，並緩解支氣管炎、哮喘。

中魁

治打嗝要穴

主治 疏通經絡，降逆和胃。主治反胃、嘔吐、急性胃炎、賁門梗阻、鼻出血。

部位 在手指，中指背面，近側指間關節的中點處。

取穴 中指背側靠近心臟端的指骨間關節中點處即是。

按摩 打嗝、嘔吐時，用力壓按中魁，能疏通經絡，通調三焦之氣，降逆和胃，打嗝很快就能停止。

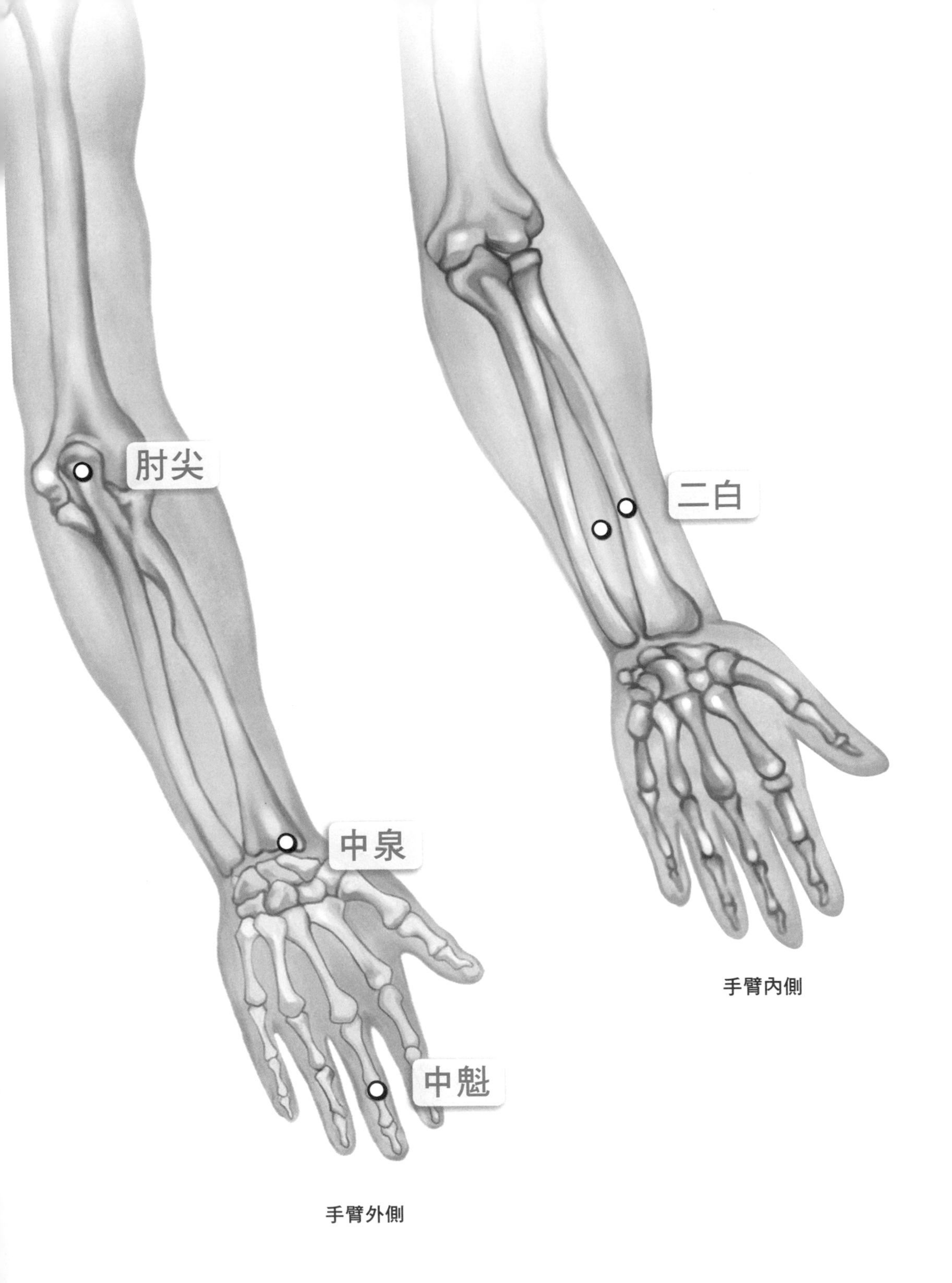

手臂內側

手臂外側

大骨空

治目翳內障就靠大骨空

主治　退翳明目。主治目痛、結膜炎、白內障、急性胃腸炎。

部位　在手指，拇指背面，指間關節的中點處。

取穴　抬臂俯掌，拇指指關節背側橫紋中點處即是。

按摩　急性鼻出血、急性胃腸炎發作時，可用拇指指尖掐按大骨空。

小骨空

治目赤腫痛就靠小骨空

主治　明目止痛。主治眼腫痛、咽喉炎、掌指關節痛、吐瀉。

部位　在手指，小指背面，近側指間關節的中點處。

取穴　小指背側第2指骨關節橫紋中點處即是。

按摩　治療掌指關節痛，可用拇指指腹揉按小骨空。

腰痛點

急性腰扭傷就點它

主治　舒筋通絡，化瘀止痛。主治急性腰扭傷、頭痛、目眩、耳鳴、氣喘。

部位　在手背，第2、第3掌骨及第4、第5掌骨間，腕背側遠端橫紋與掌指關節中點處，一側2穴。

取穴　手背第2、第3掌骨及第4、第5掌骨間，當掌骨長度中點處即是。

按摩　針刺腰痛點治療腰扭傷有奇效，針刺3～5分鐘，腰就不痛了，甚至能行動自如，但必須由專業醫師操作；掐按腰痛點1～2分鐘，同樣有效。

外勞宮

落枕就找外勞宮

主治　通經活絡，祛風止痛。主治頸椎病、落枕、偏頭痛、咽喉炎、手背紅腫。

部位　在手背，第2、第3掌骨間，掌指關節後0.5吋凹陷中。

取穴　手背第2、第3掌骨間，從掌指關節向後半橫指處即是。

按摩　用力按揉外勞宮50～100次，可緩解頸項疼痛。

八邪

毒蛇咬傷急救穴

主治　祛風通絡，清熱解毒。主治手指關節疾病、手指麻木、手腫、頭痛。

部位　在手背，第1～5指間，指蹼緣後方赤白肉際處，左右共8穴。

取穴　手背，兩手第1～5指間各手指根部之間，皮膚顏色深淺交界處即是。

按摩　被毒蛇咬傷後手部腫大時，可分別針刺手指間的八邪，可加速排毒退腫。

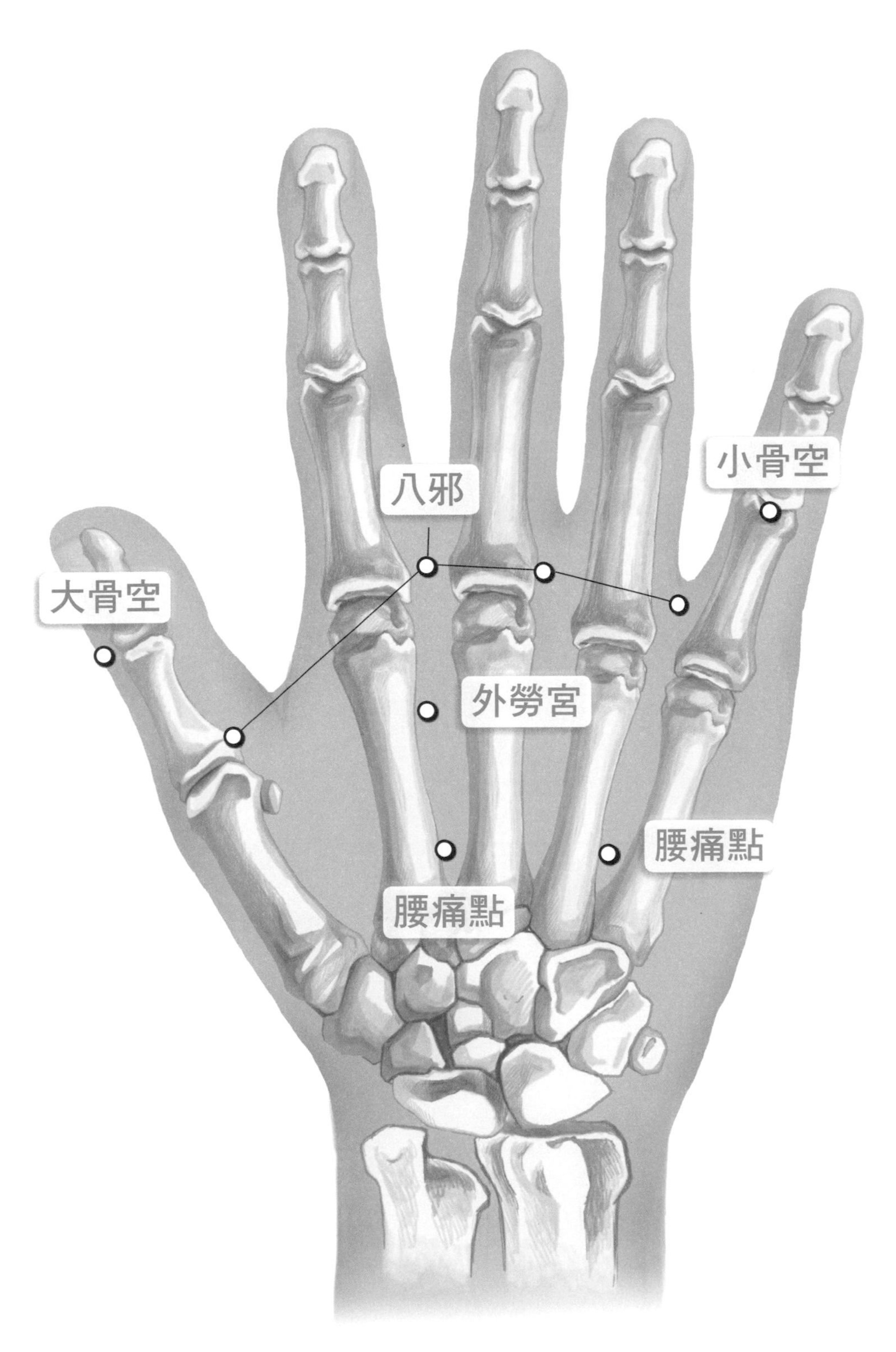

手背面

四縫

小兒食積不用愁

主治 消食導滯，祛痰化積。主治百日咳、哮喘、小兒消化不良、腸蛔蟲病。

部位 在手指，第2～5指掌面的近側指間關節橫紋的中央，一手4穴。

取穴 手掌側，第2～5指近指關節中點。

按摩 常用拇指和中指拿捏按小兒的四縫，可以改善小兒的消化不良狀況，增強體質。

十宣

急救專家

主治 清熱開竅。主治昏迷、休克、急性胃腸炎、高血壓。

部位 在手指，十指尖端，距指甲游離緣0.1吋，左右共10穴。

取穴 仰掌，十指微屈，手十指尖端，距指甲游離緣尖端0.1吋處即是。

按摩 兩手十指相對，一起活動手指，不僅可使手指更加靈活，對大腦也有保健作用；氣急時，用指甲掐十宣。

髖骨

治膝關節炎就找它

主治 強健腿部肌肉。主治腿痛、膝關節炎。

部位 在股前區，當梁丘兩旁各1.5吋，一側2穴。

取穴 膝關節上，膝部正中骨頭上緣正中凹陷處即是。

按摩 經常用拇指指腹揉按髖骨，每次1～3分鐘，可以強健腿部肌肉，預防腿部疾病。

鶴頂

治療膝關節痛有特效

主治 通利關節。主治膝關節炎、下肢無力、腦血管病後遺症。

部位 在膝前區，髕底中點的上方凹陷處。

取穴 正坐垂足，膝部正中骨頭上緣正中凹陷處即是。

按摩 常用指腹揉按鶴頂，每日3次，每次150下，可治療膝關節痛。

百蟲窩

皮膚搔癢不怕了

主治 祛風活血，驅蟲止癢。主治蕁麻疹、風疹、皮膚搔癢症、濕疹、蛔蟲病。

部位 在股前區，髕底內側端上3吋。

取穴 屈膝，血海上1橫指處即是。

按摩 用拇指指尖按揉百蟲窩，每天早晚各1次，每次1～3分鐘，可預防各種皮膚搔癢性疾病。

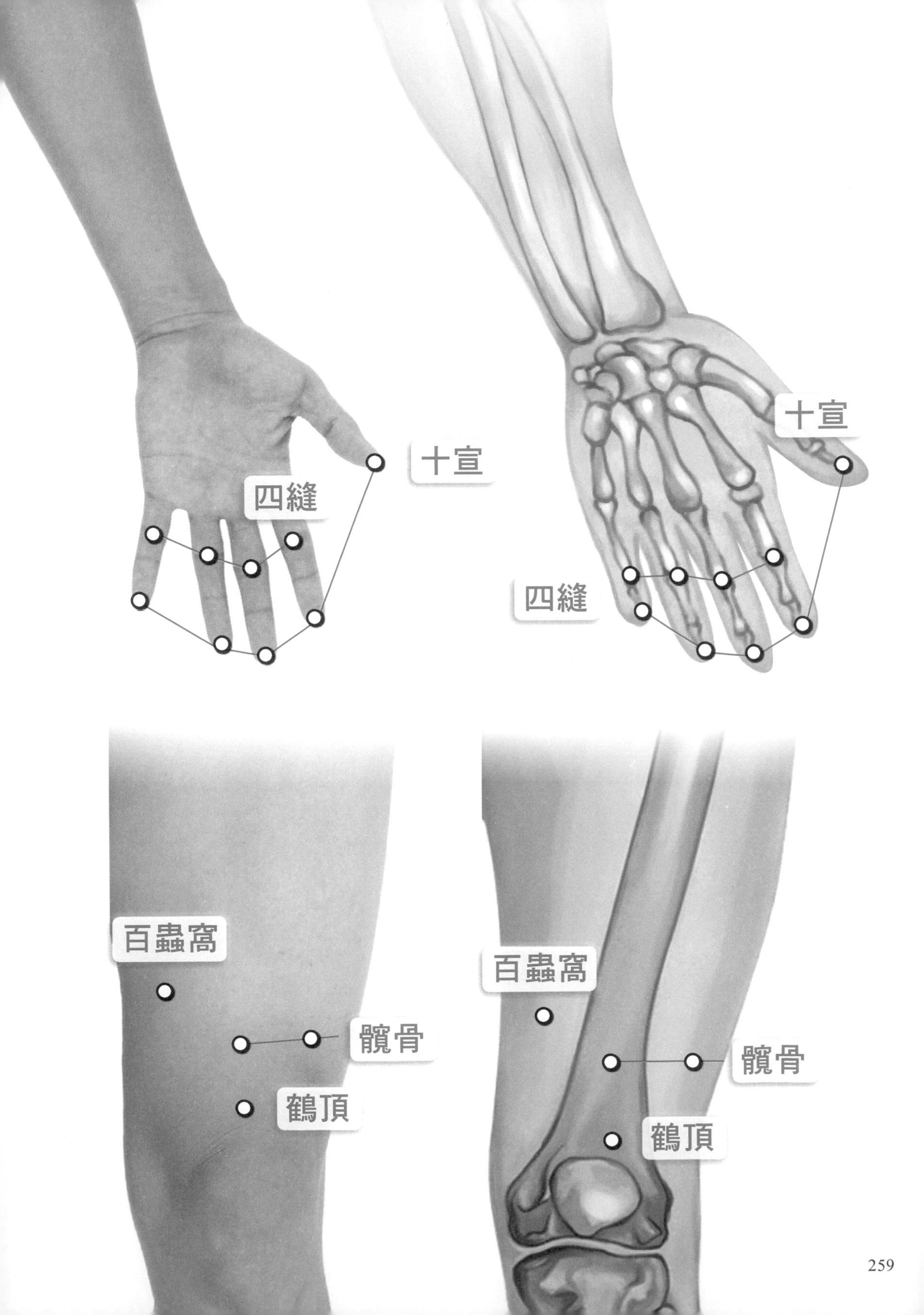
十宣
四縫
十宣
四縫
百蟲窩
髖骨
鶴頂
百蟲窩
髖骨
鶴頂

內膝眼

治療膝關節炎有特效

主治 活血通絡，疏利關節。主治各種原因所致的膝關節炎。

部位 在膝部，髕韌帶內側凹陷處的中央。

取穴 在髕韌帶兩側凹陷處。在內側的稱內膝眼。

按摩 內膝眼主治膝關節炎、膝部神經痛或麻木等運動系統疾病，按摩時手法要輕一些，以免損傷皮膚。

外膝眼

緩解膝部腫痛

主治 活血通絡，疏利關節。主治各種原因引起的下肢無力、膝關節炎。

部位 在髕韌帶兩側凹陷處。在內側的稱內膝眼，在外側的稱外膝眼。

取穴 坐位，微伸膝關節，膝蓋下左右兩個凹窩處即是。

按摩 膝部腫痛時，只需揉按膝眼3～5分鐘，疼痛就會大大減輕。

膽囊

膽道疾病找膽囊

主治 利膽通腑。主治急、慢性膽囊炎，膽結石，下肢癱瘓。

部位 在小腿外側，腓骨小頭直下2吋。

取穴 小腿外側上部，陽陵泉直下2橫指處即是。

按摩 膽囊炎發作時，用拇指指腹點壓膽囊100次，可收到良好的消炎、止痛效果。

闌尾

闌尾炎不用怕

主治 清熱解毒，化瘀通腑。主治急、慢性闌尾炎，胃炎，下肢癱瘓。

部位 在小腿外側，髕韌帶外側凹陷下5吋，脛骨前脊外1橫指。

取穴 足三里向下2橫指處即是。

按摩 闌尾發炎時，常在闌尾處出現明顯壓痛點，用拇指指腹點揉3～5分鐘，可緩解疼痛。

外踝尖

腳氣不妨揉揉它

外，外側；踝，踝關節部；尖，骨之突出部。腓骨下端之膨大部叫外踝，其向外方之最突出點叫外踝尖，穴在其上，故名。

主治 舒筋活絡。主治牙痛、腓腸肌痙攣、寒熱腳氣。

部位 在踝區，外踝的最凸起處。

取穴 正坐垂足，外踝之最高點處即是。

按摩 外踝尖善治各種原因引起的腳氣，常用拇指指腹揉按，或用艾條對準外踝尖灸5～10分鐘，有明顯療效。

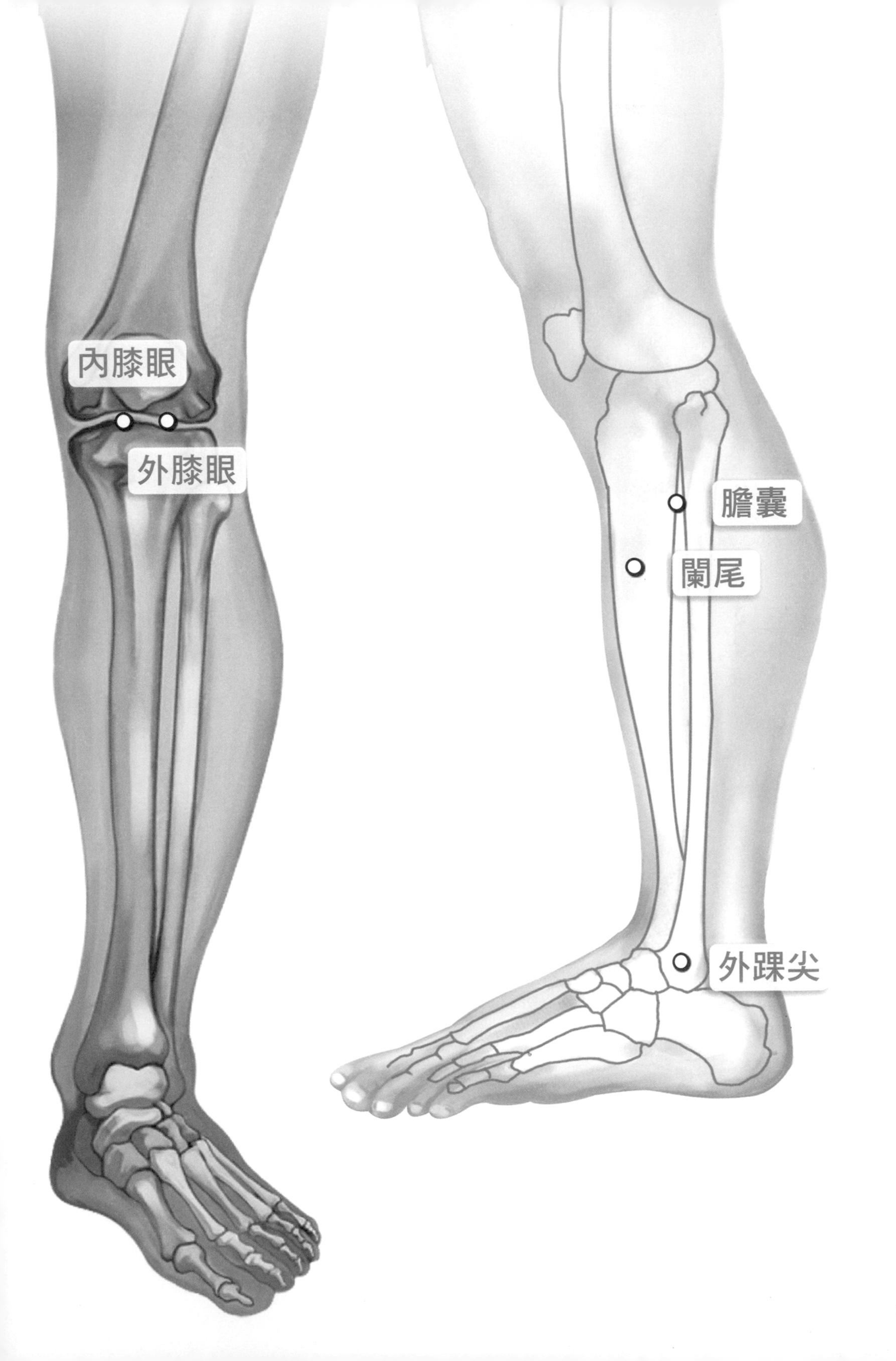
內膝眼
外膝眼
膽囊
闌尾
外踝尖

內踝尖

腳上功夫治牙痛

主治 舒筋活絡。主治下牙痛、腓腸肌痙攣。

部位 踝區，內踝尖的最凸起處。

取穴 正坐垂足，內踝之最高點處即是。

按摩 下牙痛時，用拇指揉推內踝尖，或用艾條對準內踝尖灸5～10分鐘，止痛作用明顯。

八風

足部腫痛用八風

八，基數詞；風，風寒之邪，致病因素之一。共8穴，在足5趾趾間，故名八風。

主治 祛風通絡，清熱解毒。主治頭痛、牙痛、足部腫痛、趾痛、月經不調。

部位 在足背，第1～5趾間，趾蹼緣後方赤白肉際處，左右共8穴。

取穴 足5趾各趾間縫紋頭盡處即是。

按摩 經常用手指點揉八風，可以促進足部血液循環，預防足部腫痛，維護腳的正常生理功能。

獨陰

有效緩解心絞痛

獨，1個；陰，陰陽之陰，下為陰。穴在足第2趾下面之第2趾關節橫紋上，而足趾下面只有此1穴，故名獨陰。

主治 調理沖任。主治小腸疝氣、心絞痛、女人乾嘔、月經不調。

部位 在足底，第2趾的跖側遠端，趾間關節的中點。

取穴 仰足，第2足趾掌面遠端，趾關節橫紋中點處即是。

按摩 用手拿捏足部，以中指指腹揉按獨陰，有酸脹感，每次3～5分鐘，多用來治療心絞痛、月經不調等症狀。

氣端

中風急救用氣端

氣，經脈之氣；端，趾端。足十趾端是經脈之氣所出之處。穴在其上，故名。

主治 通絡開竅。主治足背腫痛、足趾麻木、腦血管意外、中風。

部位 在足趾，十趾端的中央，距趾甲游離緣0.1吋，左右共10穴。

取穴 正坐垂足，足十趾尖端趾甲游離尖端即是。

按摩 中風、腦血管意外引起昏迷時，可用針刺其足趾的10個氣端，有助於病人在短時間內甦醒。

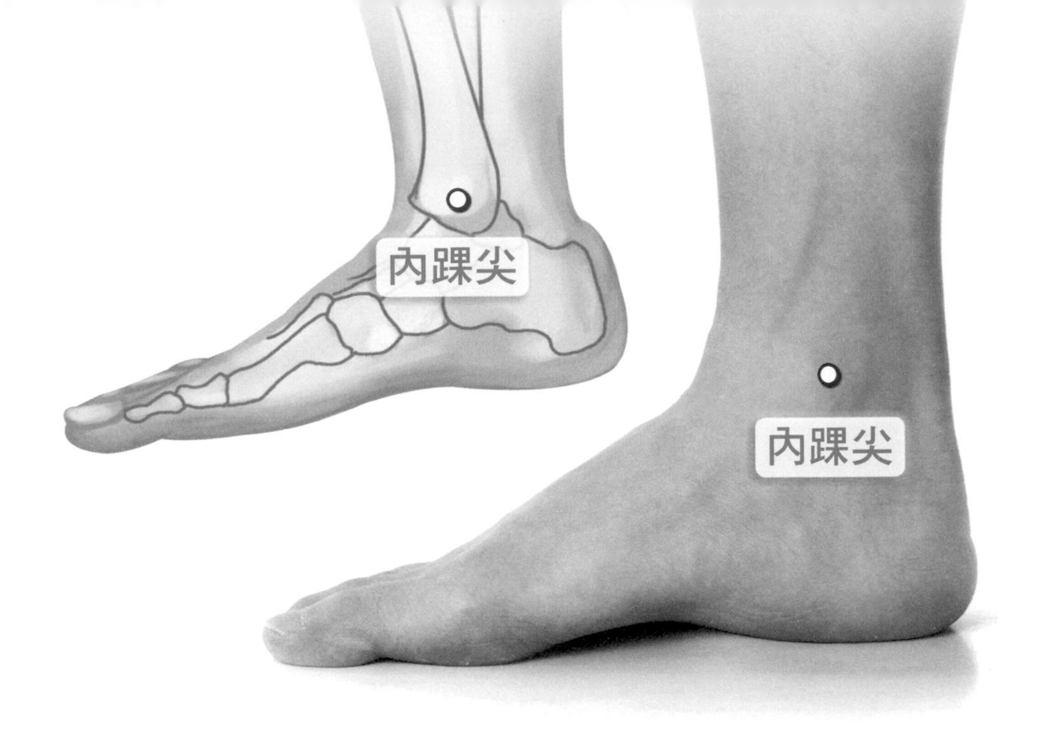
內踝尖
內踝尖

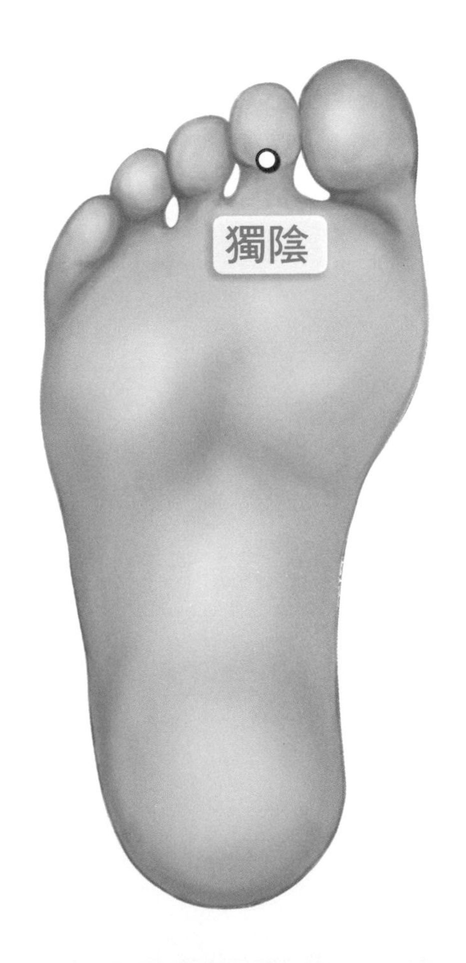
獨陰

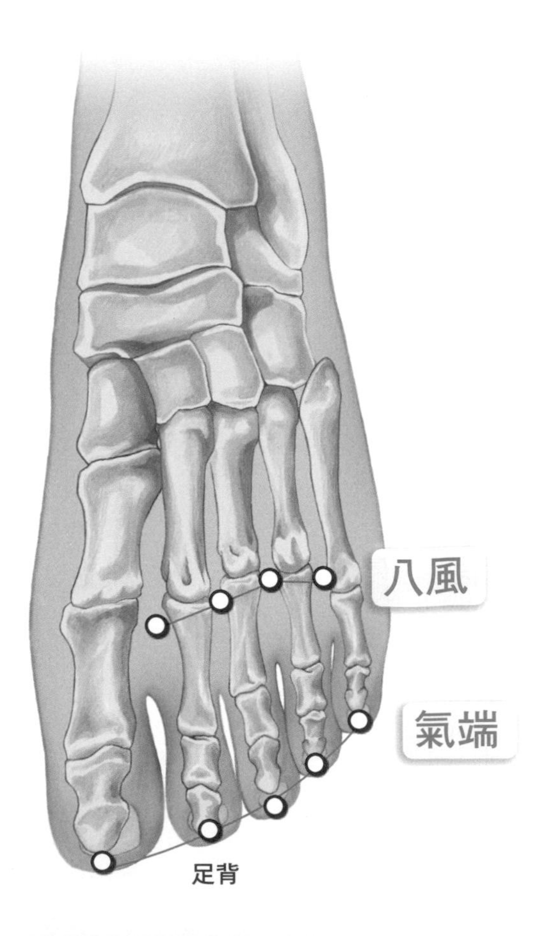
八風
氣端
足背

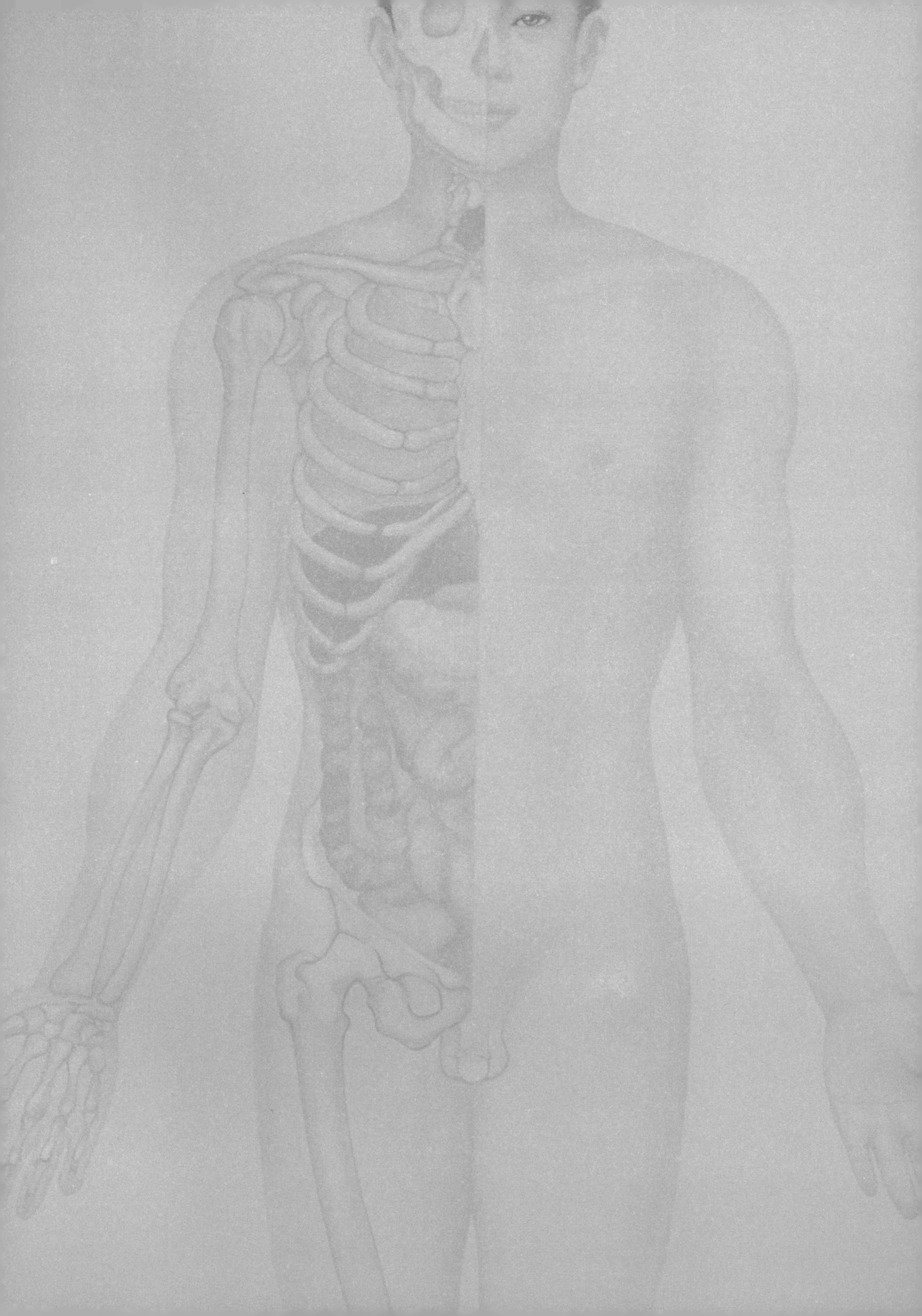

附錄

四季養生的12個特效穴位
調養五臟的10個特效穴位
九種體質的特效按摩

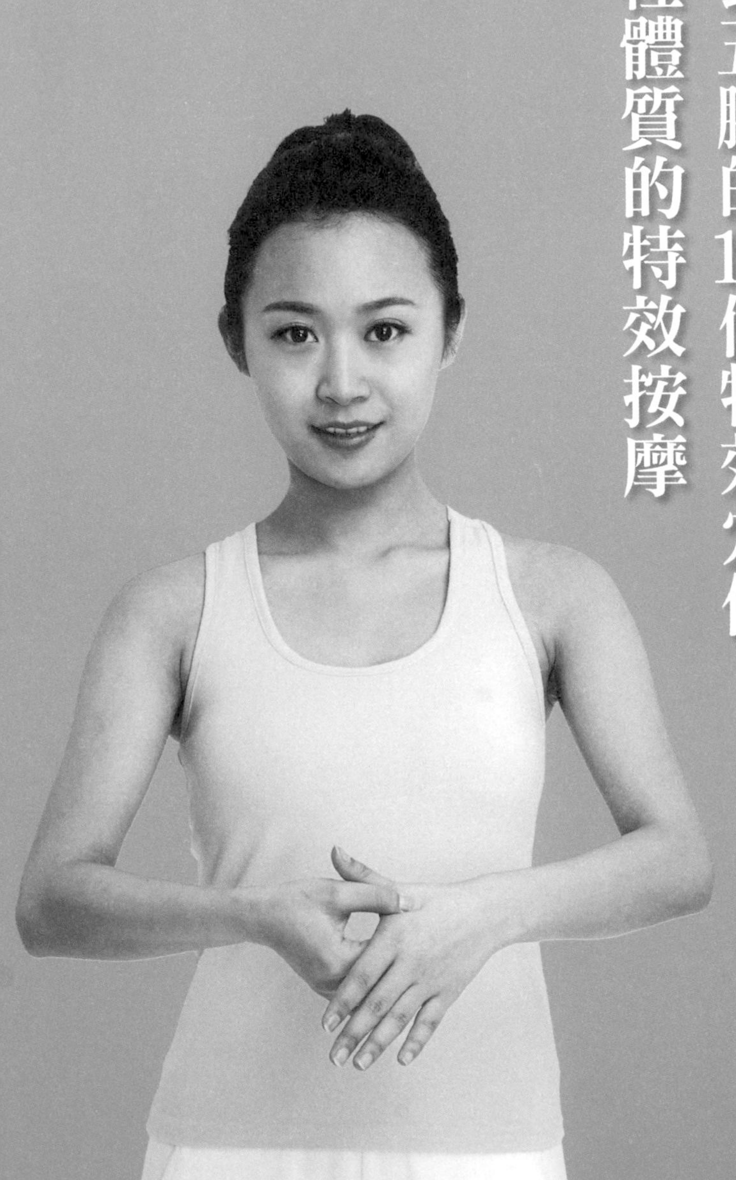

四季養生的12個特效穴位

1 春季

- 肝氣旺於春，故應以養肝為主。可每天按摩太衝10～30分鐘。
- 中醫有「春夏養陽」之説，故應助陽氣。雙手拇指按壓風池，每天輕按10～30分鐘。
- 氣血生化有賴於脾胃，故養肝先健脾。每天按摩足三里10～30分鐘，也可艾灸。

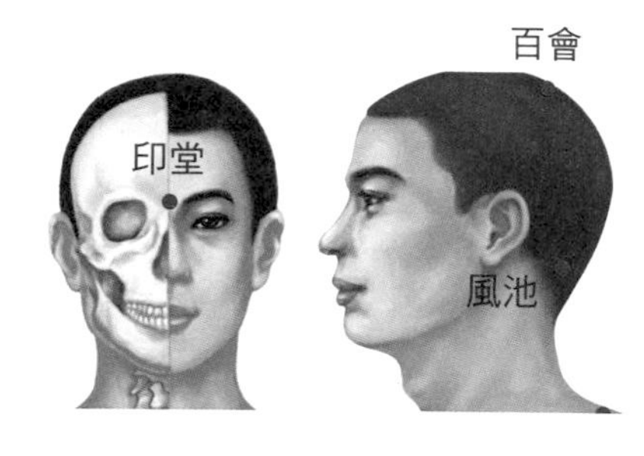

2 夏季

- 夏季火旺，與心功能相符，故應養心安神。可每天按摩百會10～15分鐘。
- 夏季多雨，暑濕之邪易阻滯經絡，故應謹防濕邪。可每天按摩陰陵泉10～15分鐘。
- 夏季暑熱邪盛，會傷人體陽氣，故應護養陽氣。可用食指點按印堂。

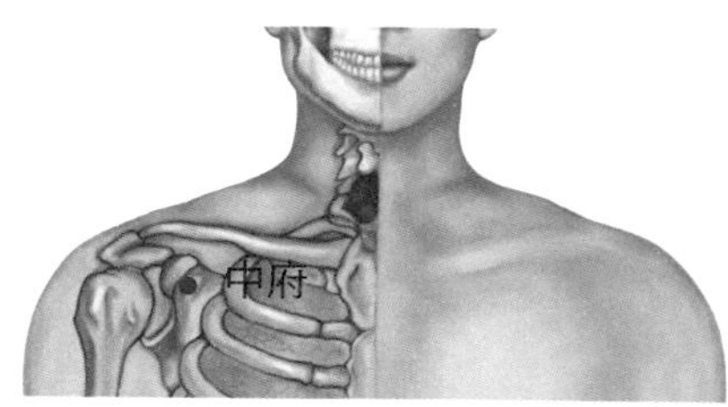

3 秋季

- 秋季尤以養肺陰為主，故應滋陰養肺。可每天按摩列缺10～15分鐘。
- 初秋溫燥易侵襲人體，故應清燥祛熱。可每天下午1:00～3:00按摩曲池2分鐘。
- 深秋涼燥易侵襲人體，故應潤燥。可每天按摩合谷。

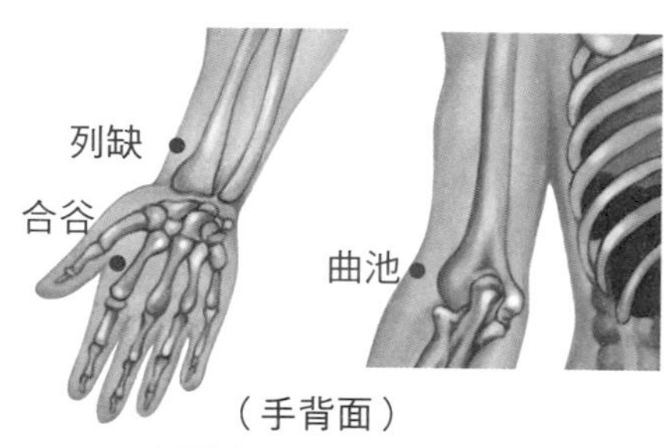

4 冬季

- 「秋冬養陰」，應保養精氣。可按摩中府，可充養肺陰。
- 南方冬季寒濕較重，故應溫陽化濕。可每天晚上按摩關元5分鐘，然後喝一杯溫開水。
- 北方冬季寒冷中夾雜燥氣，故應溫陽防燥。可每天晚上泡腳後按揉太溪5分鐘。

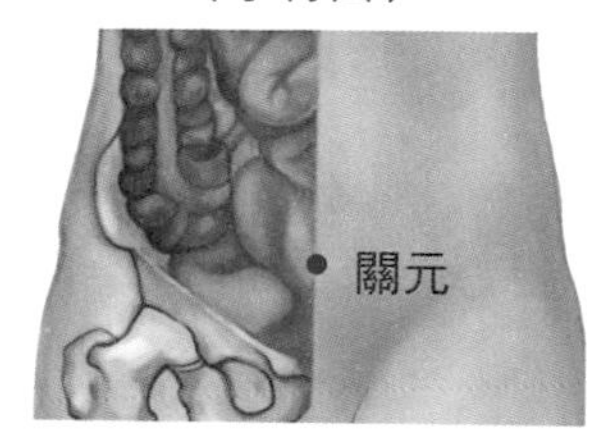

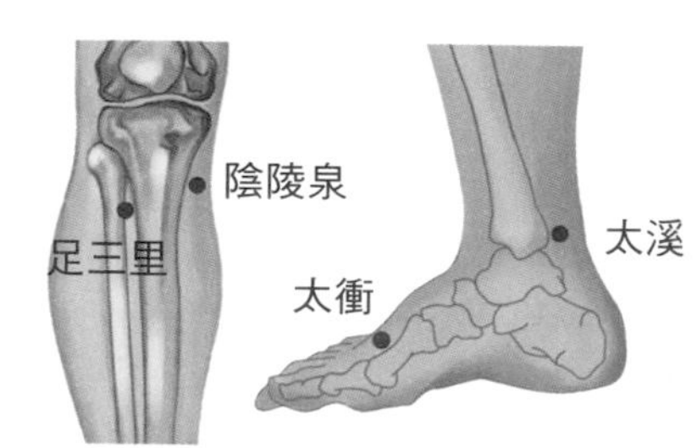

調養五臟的10個特效穴位

1 心

- 用拇指直接按壓，順時針方向按摩心俞，每分鐘80下，每天2～3次，可養心安神。
- 內關是心神守衛。用左手按壓右面穴位，按捏10～15分鐘，每天2～3次；再用右手按壓左面穴位，反覆操作即可。

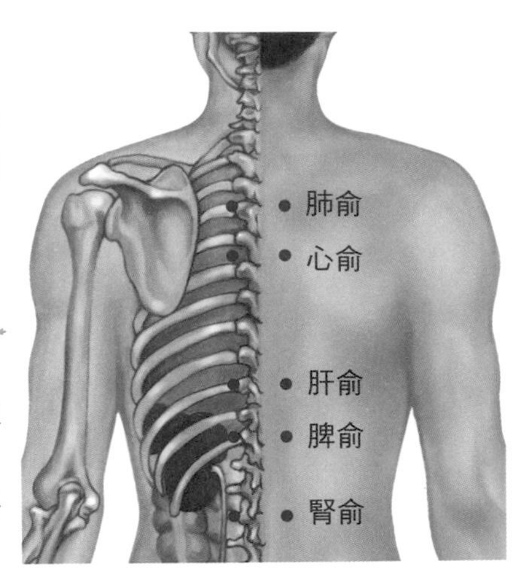

2 肝

- 用雙手拇指分別按壓雙側肝俞，做旋轉運動，由輕到重至能耐受為止，每次10～30分鐘，可清肝明目。
- 當感到煩悶、焦慮甚至想發火時，可推按雙側太衝各3分鐘，可清肝火、消怒氣。

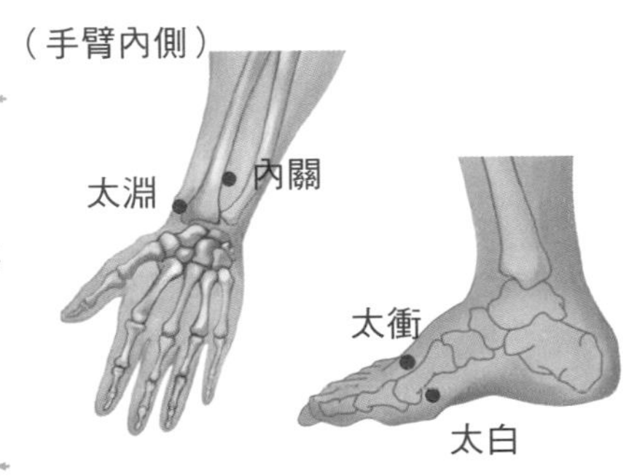

3 脾

- 用兩拇指按揉脾俞1～3分鐘，可促進脾的運化功能。
- 用拇指指腹點壓太白，揉按10分鐘，以有痛感為宜，每天1～3次，可健脾化濕。

4 肺

- 用手掌反覆摩擦肺俞，或雙手分推穴位，可很快緩解肺臟疾病。
- 用拇指指腹用力點按太淵，使有酸脹感，並加以揉動，
- 每穴按揉3分鐘，可宣肺益氣。

5 腎

- 用兩手拇指點揉腎俞，使局部出現明顯酸脹感為宜，可益腎固精，利腰髓。
- 用指節揉按京門，稍稍用力，有痛感為宜，可補氣益腎，利濕消腫。

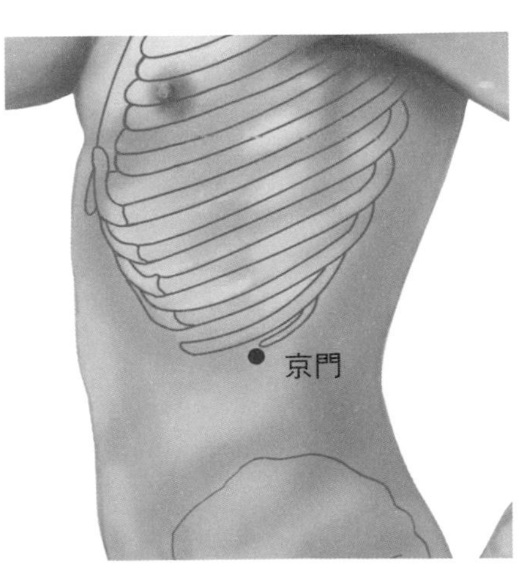

九種體質的特效按摩

1 陽虛體質

表現為體涼、怕冷、四肢冰冷。特別是冬天，手冷過肘，足冷過膝，背部和腹部特別怕冷。

- 用清艾條灸關元，通過關元進入腎和膀胱，溫暖消散內裡陰寒之氣，補元氣。
- 溫灸腎俞，溫暖暢通的信息可直達腎臟；或用清艾條灸腎俞，每天3次，每次用掉1公分艾條即可。

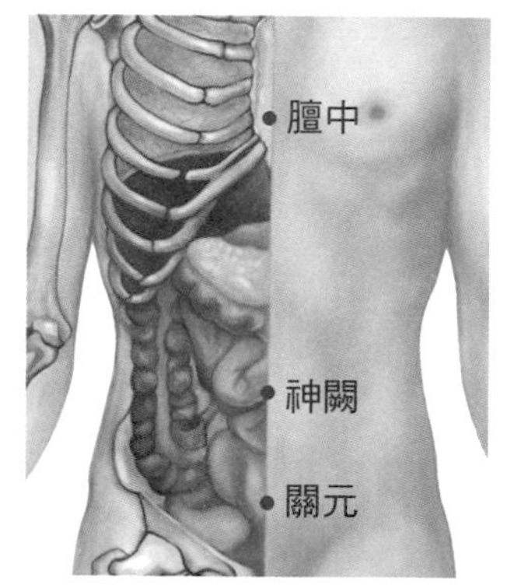

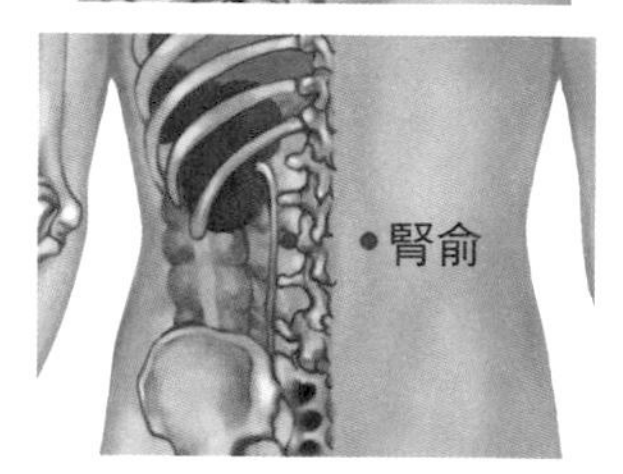

2 陰虛體質

感覺身體裡總有一個「小火苗」，容易乾澀乾枯，生內熱上火。

- 經常揉按太溪可滋補腎陰。用拇指指腹按摩，以有痠痛感為宜，每天3～5分鐘。
- 復溜在神經始發處附近，滋腎陰效果極好。可取0.5公分見方膠布，中央放置一粒綠豆，貼於穴位上，刺激穴位。

3 氣虛體質

表現為氣短，經常出長氣，説話低聲細語，有氣無力。

- 太淵為肺經原穴，補氣效果極佳。把指甲剪平，用大拇指或食指掐按。
- 肺經通過偏歷聯絡大腸陽明之氣。每天用大拇指輕輕按揉3～5分鐘，切忌用力過重，以免瀉掉身體陽氣。

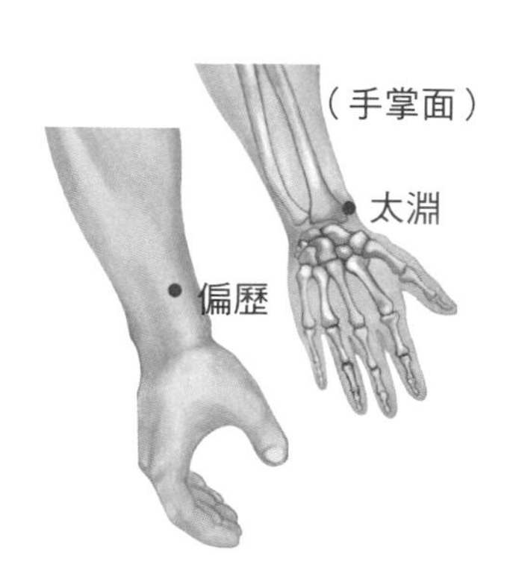

4 血瘀體質

此種體質者很容易產生各種以疼痛為主要表現的疾病以及腫塊。

- 三陰交是改善血瘀體質、打通瘀阻的關鍵穴。可用刮痧、拔罐的方法治療。
- 委中對一切由血瘀體質造成的腰背疼痛或下肢痺痛效果頗佳。可在委中和最痛處拔罐，每次留罐5～8分鐘。

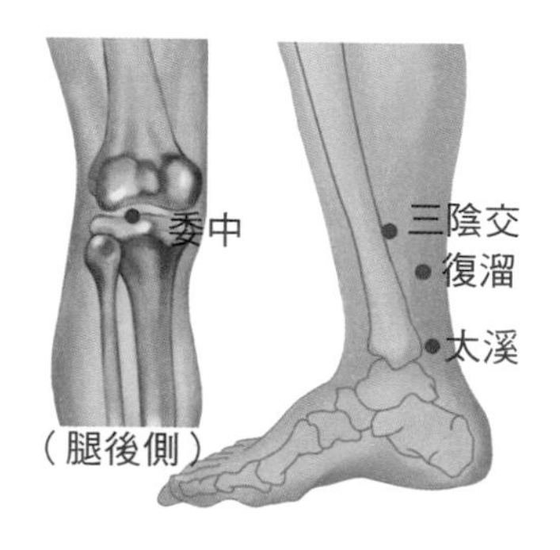

5 氣鬱體質

氣鬱的人經常鬱悶、不高興、生悶氣、常嘆氣。另外，失眠、多夢也是氣鬱常見的症狀。

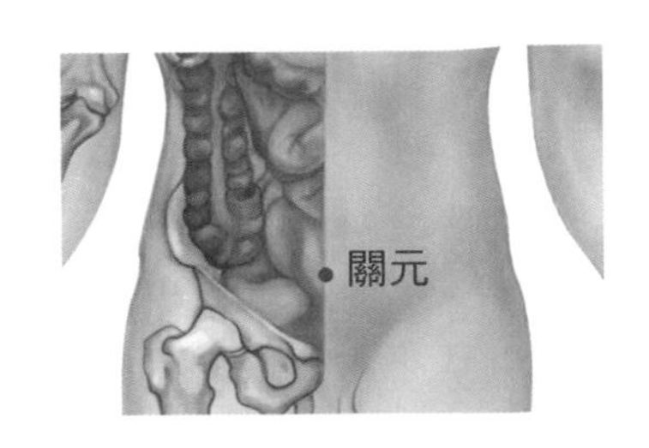

- 膻中為理氣要穴。每次按摩1～3分鐘，可調節全身氣機，疏。解胸中不暢。
- 神闕即肚臍，又稱「氣舍」。每次按摩10～20分鐘，力道適中。

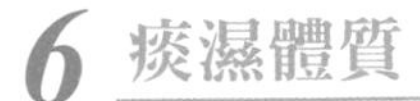

6 痰濕體質

此種體質易胖、體沉，汗出，要麼汗太多，要麼少汗無汗。另外皮膚經常油膩粗糙、易生痤瘡。

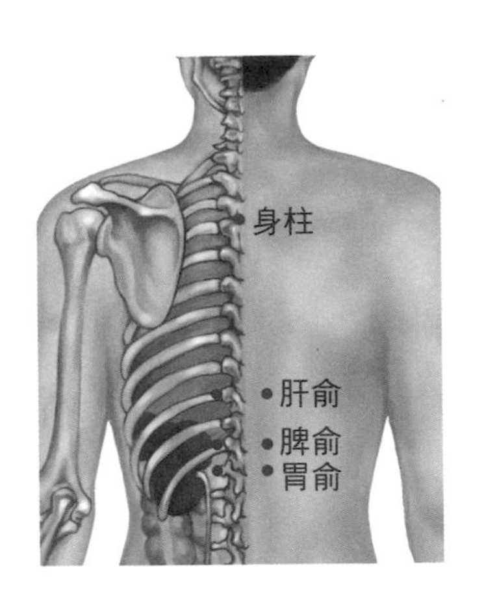

- 豐隆善於除濕化痰。每天用艾條灸1次豐隆，每次5分鐘。
- 太白是脾經經氣的重要腧穴。用拇指指腹點壓太白，揉按10分鐘，以有痛感為宜，每天1～3次。

7 濕熱體質

面色發黃、油膩，口乾、口苦、口臭、汗味大，容易感染化膿，小便黃、味道大，煩躁易怒等。

- 肝俞既可瀉火又可養肝陰。雙拇指分別按壓雙側穴位，做旋轉運動，由輕到重至能耐受為止，每次1～3分鐘。
- 胃俞與脾俞協同，有和胃降逆、健脾助運的功效。雙手握拳，將拳背第2、第3掌指關節放於兩穴上，適當用力按揉0.5～1分鐘。

8 特稟體質

極易過敏。常常患有過敏性鼻炎、皮膚過敏、過敏性氣喘等症狀。

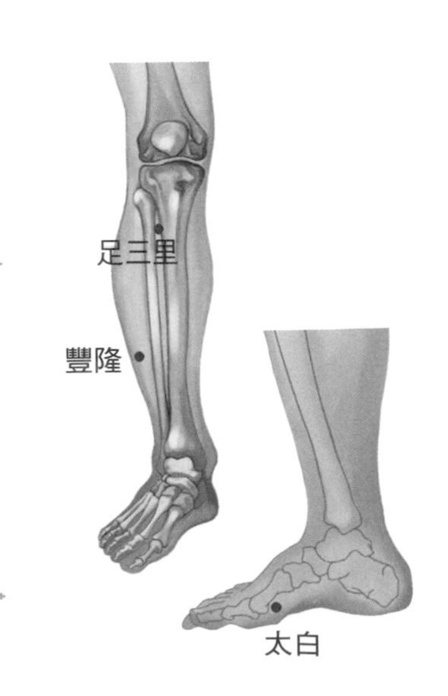

- 按摩關元可有效改善過敏性鼻炎。
- 艾灸足三里能有效預防哮喘發作。

9 平和體質

不要過勞、透支體力，均衡飲食，順應自然規律即可。常拍擊身柱，可強身健體。

經絡穴位按摩大全（二版）

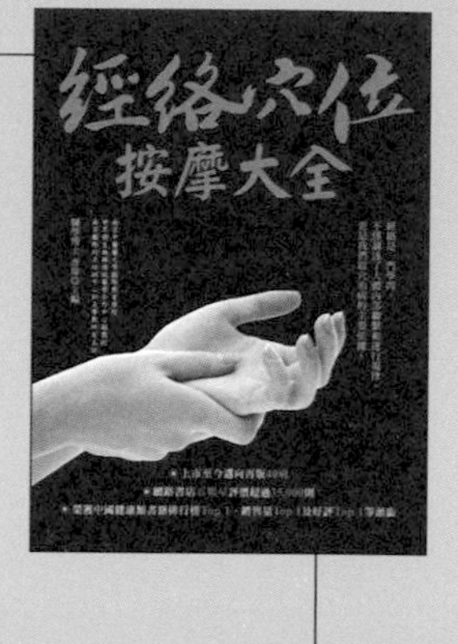

作　　者	查　煒
發 行 人	林敬彬
主　　編	楊安瑜
副 主 編	黃谷光
編　　輯	黃暐婷、林子揚
內頁編排	吳海妘
封面設計	高鍾琪
編輯協力	陳于雯、高家宏
出　　版	大都會文化事業有限公司
發　　行	大都會文化事業有限公司
	11051 台北市信義區基隆路一段 432 號 4 樓之 9
	讀者服務專線：（02）27235216
	讀者服務傳真：（02）27235220
	電子郵件信箱：metro@ms21.hinet.net
	網　　址：www.metrobook.com.tw
郵政劃撥	14050529 大都會文化事業有限公司
出版日期	2017 年 10 月初版一刷 • 2019 年 03 月初版五刷
	2021 年 01 月二版一刷 • 2022 年 09 月二版三刷
定　　價	450 元
ISBN	978-986-99519-6-8
書　　號	Health+171

國家圖書館出版品預行編目（CIP）資料

經絡穴位按摩大全 / 查煒 主編. — 二版. — 臺北市：
大都會文化, 2020.01
272 面；23×17 公分.
ISBN 978-986-99519-6-8（平裝）
1. 按摩 2. 經穴

413.92　　109020756

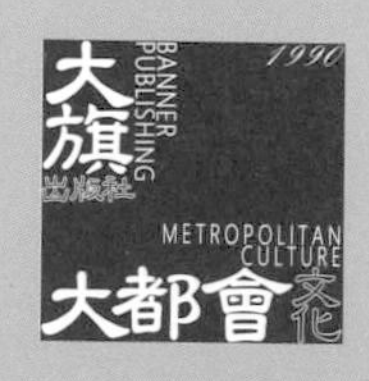

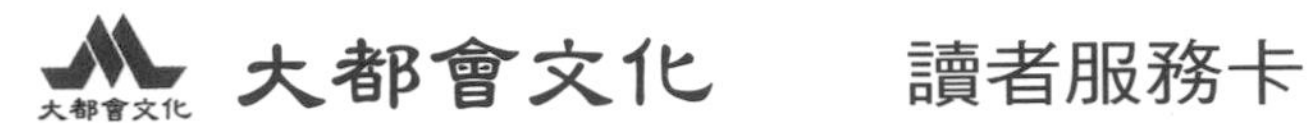

讀者服務卡

書名：經絡穴位按摩大全

謝謝您選擇了這本書！期待您的支持與建議，讓我們能有更多聯繫與互動的機會。

A. 您在何時購得本書：______年______月______日

B. 您在何處購得本書：____________書店，位於____________(市、縣)

C. 您從哪裡得知本書的消息：

1.□書店　2.□報章雜誌　3.□電台活動　4.□網路資訊

5.□書籤宣傳品等　6.□親友介紹　7.□書評　8.□其他

D. 您購買本書的動機：（可複選）

1.□對主題或內容感興趣　2.□工作需要　3.□生活需要

4.□自我進修　5.□內容為流行熱門話題　6.□其他

E. 您最喜歡本書的：（可複選）

1.□內容題材　2.□字體大小　3.□翻譯文筆　4.□封面　5.□編排方式　6.□其他

F. 您認為本書的封面：1.□非常出色　2.□普通　3.□毫不起眼　4.□其他

G. 您認為本書的編排：1.□非常出色　2.□普通　3.□毫不起眼　4.□其他

H. 您通常以哪些方式購書：(可複選)

1.□逛書店　2.□書展　3.□劃撥郵購　4.□團體訂購　5.□網路購書　6.□其他

I. 您希望我們出版哪類書籍：（可複選）

1.□旅遊　2.□流行文化　3.□生活休閒　4.□美容保養　5.□散文小品

6.□科學新知　7.□藝術音樂　8.□致富理財　9.□工商企管　10.□科幻推理

11.□史地類　12.□勵志傳記　13.□電影小說　14.□語言學習（____語）

15.□幽默諧趣　16.□其他

J. 您對本書（系）的建議：

____

K. 您對本出版社的建議：

____

讀者小檔案

姓名：______________ 性別：□男 □女　生日：____年____月____日

年齡：□20歲以下 □21～30歲 □31～40歲 □41～50歲 □51歲以上

職業：1.□學生 2.□軍公教 3.□大眾傳播 4.□服務業 5.□金融業 6.□製造業

7.□資訊業 8.□自由業 9.□家管 10.□退休 11.□其他

學歷：□國小或以下 □國中 □高中／高職 □大學／大專 □研究所以上

通訊地址：________________________________

電話：（H）______________（O）______________ 傳真：______________

行動電話：______________ E-Mail：______________

◎謝謝您購買本書，歡迎您上大都會文化網站（www.metrobook.com.tw）登錄會員，或至Facebook（www.facebook.com/metrobook2）為我們按個讚，您將不定期收到最新的圖書訊息與電子報。

經絡穴位按摩大全

北區郵政管理局
登記證北台字第9125號
免　貼　郵　票

大都會文化事業有限公司
讀　者　服　務　部　　收

11051台北市基隆路一段432號4樓之9

寄回這張服務卡〔免貼郵票〕
您可以：
◎不定期收到最新出版訊息
◎參加各項回饋優惠活動

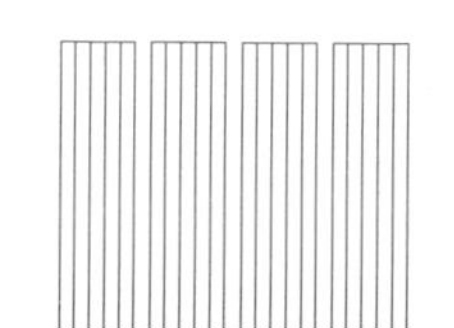